AF619364

TRAITÉ CLINIQUE

DES

MALADIES DE L'UTÉRUS

ET

DE SES ANNEXES.

TOME SECOND.

OUVRAGES SUR LES MALADIES DES FEMMES.

Chaussier. Convulsions qui attaquent les femmes enceintes. 2e édition. 1824, in-8, br. 1 fr. 25

Chaussier. Quelques considérations sur les soins qu'il convient de donner aux femmes pendant le travail ordinaire de l'accouchement. 1824, in-8. 1 fr. 25

Cliet. Utérotherme, nouveau procédé pour le traitement des affections de la matrice. 1845, in-8, fig. 1 fr.

Deneux. Mémoire sur les bouts de sein, ou mamelons artificiels, et les biberons. 1833, in-8, br. 1 fr. 50

Deneux. Propriétés de la matrice. 1818, in-8. 1 fr. 25

Duparcque. Traité des maladies de la matrice, par le docteur DUPARCQUE, ancien interne des hôpitaux de Paris. 1839, 2 vol. in-8. 2e édition. 12 fr.

Filhos. De la cautérisation du col de l'utérus avec le caustique solidifié de potasse et de chaux. 1847, in-8. 1 fr. 50

Filhos. Considérations pratiques sur le cancer du sein et la diathèse cancéreuse. 1855, in-8, br. 2 fr.

Filhos. Considérations pratiques sur les affections du col de l'utérus. 1847, in-8. 2 fr.

Imbert. Traité pratique des maladies des femmes. 1840, 1 vol. in-8. 6 fr.

Lacroix (Édouard). Traité de l'antéversion et de la rétroversion de l'utérus. 1844, in-8. 3 fr. 50

Landouzy. Traité complet de l'hystérie (couronné par l'Académie de médecine). 1846, 1 vol. in-8. 7 fr.

Lisfranc. Maladies de l'utérus, d'après les leçons cliniques faites à l'hôpital de la Pitié, par M. le docteur PAULY. 1836, 1 vol. in-8, br. 6 fr.

Murphy (W.). De la fièvre puerpérale, trad. de l'anglais par M. GENTIL, 1858, in-8. 60 cent.

Otterburg. Lettres sur les ulcérations de la matrice (métroelkoses) et leur traitement. 1839, in-8. 2 fr.

Pichard. Maladies des femmes, des ulcérations et des ulcères, du col de la matrice, et de leur traitement. 1848, 1 vol. gr. in-8 de 500 p. avec 27 fig. 8 fr.

Récamier. Recherches sur le traitement du cancer par la compression méthodique simple et combinée; suivies de notes : 1° sur les forces et la dynamétrie vitales ; 2° sur l'inflammation et l'état fébrile. 1829, 2 vol. in-8, fig. 12 fr.

Robert (A.). Des affections granuleuses, ulcéreuses et carcinomateuses du col de l'utérus. 1848, 1 vol. in-8 de 168 pag., avec 6 fig. color. 3 fr. 50

Sandras et **Bourguignon.** Traité pratique des maladies nerveuses. 2e édition très augmentée. 1859, 2 vol. in-8. 14 fr.

Van Leynselie. De l'adhérence du placenta. 1855, in-8, br. 2 fr. 50

Vigaroux. Cours élémentaire des maladies des femmes, ou Essai sur une nouvelle méthode pour étudier et classer les maladies de ce sexe. 1801, 2 vol. in-8, br. 12 fr.

Willemin. De l'emploi des eaux de Vichy dans les affections chroniques de l'utérus. 1857, 1 vol. in-8. 4 fr.

PARIS. — IMPRIMERIE DE L. MARTINET, RUE MIGNON, 2.

TRAITÉ CLINIQUE

DES

MALADIES DE L'UTÉRUS

ET

DE SES ANNEXES,

PAR

L.-A. BECQUEREL,

Médecin de l'hôpital de la Pitié,
Professeur agrégé à la Faculté de médecine de Paris, etc.

Avec Atlas de 18 planches, représentant 44 figures.

TOME SECOND.

PARIS

GERMER BAILLIÈRE, LIBRAIRE-ÉDITEUR,

RUE DE L'ÉCOLE-DE-MÉDECINE, 17.

LONDRES, H. BAILLIÈRE, 219, Regent-Street. | NEW-YORK, H. BAILLIÈRE, 290, Broadway.

MADRID, CH. BAILLY-BAILLIÈRE, calle del Principe, 11.

1859.

TRAITÉ CLINIQUE

DES

MALADIES DE L'UTÉRUS

ET

DE SES ANNEXES.

CHAPITRE III.

DES HÉMORRHAGIES DE L'UTÉRUS ET DE SES ANNEXES.

Nous diviserons ce chapitre en deux sections : 1° les hémorrhagies utérines proprement dites, 2° les hémorrhagies des annexes de l'utérus ou hémorrhagies péri-utérines (*hématocèles*).

SECTION Ire.

DES HÉMORRHAGIES UTÉRINES OU DE LA MÉTRORRHAGIE.

Je donnerai, avec la plupart des auteurs, le nom de *métrorrhagie* à tout écoulement de sang se faisant par l'utérus et résultant soit d'une époque menstruelle exagérée et surabondante, soit de l'apparition d'un flux sanguin en dehors de l'époque menstruelle. Il est inutile de donner à la première de ces variétés le nom de *ménorrhagie*, et de réserver celui de *métrorrhagie* pour la seconde ; l'histoire de l'une et de l'autre se confond sous tous les points et on ne saurait les séparer.

L'hémorrhagie utérine ou la métrorrhagie est donc constituée par deux grands faits, à l'égard desquels nous devons entrer dans quelques explications.

Pour bien apprécier leur existence, c'est-à-dire constater s'il y a augmentation ou plutôt exagération du flux menstruel, ou bien si le flux sanguin a paru en dehors de l'époque menstruelle, il faut se poser deux questions :

1° Quelle est la quantité ordinaire de sang, la durée et l'intensité du flux menstruel chez la femme que l'on soupçonne atteinte de métrorrhagie ? On comprend qu'il faut être bien renseigné sur l'état normal de ces conditions chez cette femme, afin d'avoir un point de départ bien déterminé pour admettre ou nier l'existence d'une hémorrhagie. Ainsi, chez une femme perdant habituellement très peu de sang à chaque époque menstruelle, on peut admettre l'existence d'une métrorrhagie avec une perte de sang qui serait tout à fait normale pour une autre femme réglée habituellement d'une manière très abondante. Or, on sait que, sous ce rapport, règnent les plus grandes différences parmi les femmes : les unes sont peu réglées, les autres le sont médiocrement, un certain nombre beaucoup. C'est de cet état physiologique qu'il faut partir pour admettre l'existence réelle d'une métrorrhagie.

2° Chez les femmes qui présentent leur époque menstruelle avec une régularité parfaite, il est évident que toute apparition d'un flux sanguin en dehors de cette époque constituera une métrorrhagie. Chez d'autres femmes, au contraire, qui, ayant une menstruation irrégulière et inégale, sont dysménorrhéiques ou même aménorrhéiques, il est souvent difficile de savoir si l'écoulement sanguin anormal n'est pas simplement une déviation ou un retour des règles.

Ces questions résolues, l'état normal de la menstruation chez la femme que l'on soupçonne atteinte de métrorrhagie étant supposé bien connu, on peut diviser ce grand phénomène en deux classes bien nettes, bien distinctes : la métrorrhagie *symptomatique* et la métrorrhagie *idiopathique*.

La première ne saurait être décrite ici d'une manière complète ; je résumerai seulement les principales circonstances dans lesquelles elle se montre, renvoyant aux descriptions particulières des affections dont elle est le symptôme, tout ce que j'aurai à en dire. La seconde est la seule sur laquelle je m'étendrai d'une manière particulière.

I. Métrorrhagie symptomatique.

La métrorrhagie peut être le symptôme d'états organiques de l'utérus bien différents les uns des autres, et qu'il est important de bien déterminer.

1° *Grossesse.* — Pendant la grossesse, l'existence des métrorrhagies est fréquente ; elles sont dues assez souvent à une inflammation chronique du col de l'utérus avec ramollissement (état fongueux). Nous avons vu précédemment que M. Bennett faisait jouer un rôle extrêmement important à toutes les variétés d'inflammation du col de l'utérus dans la production des hémorrhagies utérines pendant la grossesse. Dans des cas d'un autre ordre, ces hémorrhagies sont dues à l'insertion anormale du placenta sur le col utérin, à la rupture des vaisseaux utéro-placentaires ou des vaisseaux du cordon.

2° *Avortement.* — A la suite de l'avortement, on observe fréquemment des métrorrhagies qui, en pareille circonstance, ont été quelquefois considérables et ont pu compromettre la vie des malades.

3° *Accouchement.* — A l'instant de l'accouchement, on voit des hémorrhagies utérines se développer par suite de déchirures et de lésions traumatiques de l'utérus. Ainsi que nous l'avons démontré, l'existence antérieure d'un ramollissement chronique du col de l'utérus favorise singulièrement la production de ces hémorrhagies.

Après l'accouchement, l'inertie de l'utérus est la grande cause des hémorrhagies de cet organe.

4° *Inflammation chronique du col de l'utérus avec ramollissement* (état fongueux). — Cette inflammation chronique détermine des hémorrhagies fréquentes et qui se renouvellent souvent pendant un temps très long, de manière à affaiblir les malades. Lorsque cette variété de phlegmasie chronique se propage au corps de l'organe soit en totalité, soit en partie, ces hémorrhagies sont plus fréquentes et quelquefois même plus abondantes encore. Dans certaines formes de ces états fongueux du corps et du col de l'utérus, on rencontre un flux sanguin presque continu qui réunit en quelque sorte deux périodes menstruelles. Dans les autres variétés d'inflammations chroniques du corps ou du col de l'utérus, on peut également observer des métrorrhagies symptomatiques, mais elles sont beaucoup plus rares.

M. Letellier, dans une thèse publiée récemment sur la *Métrorrhagie symptomatique* est arrivé, sous ce rapport, aux conclusions suivantes, que je transcris textuellement :

« Pendant six années d'études dans les hôpitaux, j'ai recueilli un nombre assez considérable d'observations de métrorrhagie. En mettant de côté les métrorrhagies puerpérales, celles de l'avortement, celles qui accompagnent les cancers, les polypes, les tumeurs fibreuses de l'utérus et quelques autres de cause indéterminée, il m'en est resté un total de 82, réparties ainsi qu'il suit : ulcérations fongueuses du col, 9; métrite aiguë, 1; métrite chronique, 31; ovarite, 4; phlegmon péri-utérin, 26; hématocèle rétro-utérine, 4; syphilis, 2; cas complexes et douteux, 5; total, 82.

5° *Tumeurs fibreuses de l'utérus.* — Ces tumeurs déterminent fréquemment des hémorrhagies utérines qui se renouvellent souvent et sont parfois considérables.

6° *Polypes de l'utérus.* — Ils occasionnent non moins fréquemment des hémorrhagies utérines qui se renouvellent souvent et qui durent tant que les polypes existent dans cette cavité.

7° *Cancer de l'utérus.* — Les hémorrhagies utérines sont un des accidents les plus constants et les plus formidables du cancer de l'utérus.

8° *Altérations du sang.* — Il est certaines altérations du sang qui peuvent déterminer symptomatiquement des hémorrhagies utérines, et dont on ne saurait nier l'existence. Il en existe d'autres pour lesquelles on ne saurait dire la même chose, et dont le mode d'action pourrait être contesté à plus d'un titre. Nous examinerons successivement ces deux séries.

A. *Augmentation de proportion des globules du sang.* — Cette cause est admise par quelques médecins et en particulier par les auteurs du *Compendium de médecine*, qui ont considéré cette modification comme pouvant amener des hémorrhagies utérines et comme l'élément anatomique de la pléthore; il en résulte que ces hémorrhagies seraient tout simplement des hémorrhagies par pléthore. Mais il est une question préliminaire qui est loin d'être décidée, c'est la nature de la pléthore; or, il n'y a rien de moins démontré que ce fait. On peut même affirmer que la pléthore ne consiste en aucune manière dans l'augmentation de proportion des globules du sang, mais qu'elle est bien plutôt, comme le pensait Galien, le résultat pur et simple de l'accroissement de la quantité normale du sang. C'est cette augmentation qui est la cause, la raison d'être de la pléthore. Or, l'hémorrhagie par pléthore est une question à part que nous réservons, et que nous décrirons comme une des variétés des hémorrhagies idiopathiques de l'utérus.

B. *Diminution de proportion de la fibrine du sang.* — Théoriquement, on peut, *a priori*, admettre l'existence des métrorrhagies par diminution de proportion de fibrine. Ces hémorrhagies peuvent aussi bien se produire par la voie de l'utérus que par toute autre. Il existe en effet de nombreux faits qui démontrent la réalité des hémorrhagies utérines produites sous l'influence de l'état scorbutique du sang. Cet état scorbutique n'a pas été démontré par l'analyse du flux sanguin, il est vrai, mais les phénomènes pathologiques présentés par les malades indiquaient suffisamment qu'il s'agissait de cet état morbide. En pareil cas, de telles métrorrhagies sont évidemment des hémorrhagies symptomatiques, et l'accident utérin n'est qu'un élément d'une maladie plus générale, l'altération du sang.

Ces diverses hémorrhagies symptomatiques ne doivent pas être étudiées ici. Nous les laissons de côté, soit pour ne pas en parler, s'il s'agit, comme dans le scorbut, d'affections qui ne rentrent pas dans le cadre de cet ouvrage, soit parce qu'il en a été question précédemment en traitant de l'inflammation chronique du corps et du col de l'utérus, soit enfin parce qu'il en sera traité plus tard, lorsque nous décrirons les tumeurs fibreuses, les polypes, le cancer, etc.

Nous abordons donc immédiatement l'histoire de la métrorrhagie idiopathique.

II. De la métrorrhagie idiopathique.

ARTICLE I. — Anatomie pathologique de la métrorrhagie idiopathique.

On est loin d'être d'accord sur les lésions anatomiques qu'on peut rencontrer chez les femmes qui succombent à la suite d'une hémorrhagie utérine ; on ne rencontre dans les auteurs absolument rien de satisfaisant sur cette question, et le peu qu'on y trouve est encore sujet à contestations.

Beaucoup de médecins décrivent de la manière suivante les lésions qu'on peut trouver à l'autopsie : Le tissu de l'utérus est pâle, anémié, décoloré, plus mou que dans l'état normal. A l'intérieur de sa cavité, on trouve du sang en partie liquide et en partie coagulé ; quelquefois elle est complétement vide. N'est-ce pas un peu théoriquement que l'on a admis cet état pâle et exsangue d'un tissu qui vient d'être le siége d'une hémorrhagie considérable ?

Lisfranc a signalé l'existence d'une fausse membrane que l'on trouvait la plupart du temps à la face interne de la cavité utérine. Il est probable qu'il a pris pour une fausse membrane la fibrine coagulée qui s'est moulée sur la paroi interne de l'utérus, et s'étant en quelque sorte moulée à la face interne de la membrane muqueuse de cette cavité.

Pour d'autres, les lésions de l'utérus seraient d'une tout autre nature. M. Duparcque a donné une description qu'on a bien souvent répétée depuis, et d'après laquelle les lésions utérines seraient caractérisées de la manière suivante :

Le col, imbibé continuellement par le sang accumulé dans les vaisseaux capillaires, finit par en être pénétré complétement. Le tissu utérin devient alors plus mou, plus vasculaire, plus volumineux; en même temps, ce tissu est plus spongieux, il crépite sous le doigt; la pression en fait sortir du sang. La trame organique est en partie détruite; les fibres musculaires sont disséminées, noyées au milieu du sang. Ce tissu utérin se laisse déchirer facilement et on l'a comparé, avec juste raison, au tissu d'une rate imbibée d'une grande quantité de sang, ramollie et ayant subi un commencement de putréfaction. Dugès et Mme Boivin ont également décrit cette altération, qu'ils croyaient parfaitement susceptible de guérir, tandis que M. Duparcque la regarde comme une variété particulière du cancer (cancer sanguin).

On a encore signalé (Récamier) une altération que l'on trouve fréquemment à la face interne de l'utérus, chez les femmes qui succombent au milieu d'une métrorrhagie. Cette altération consisterait dans la présence de petites granulations ou d'espèces de fongosités à la surface interne de la membrane de l'utérus. MM. Maisonneuve, Malgaigne et Nélaton ont également insisté sur la présence de ces fongosités, qu'ils proposent même d'enlever par le grattage de la cavité utérine. Malgré tant d'autorités, on doit conserver le doute le plus grand relativement à l'existence de ces fongosités. Elles ne sont en aucune manière démontrées, et les nombreux examens d'utérus que j'ai faits me permettent de les nier d'une manière à peu près absolue.

Les deux altérations que nous venons de décrire ont été considérées à tort comme propres à la métrorrhagie. Si elles sont réelles, ce dont je doute beaucoup, on devrait tout simplement les rapporter à la métrite chronique avec ramollissement, et spécialement à la métrite chronique interne. Ces lésions ont déjà été décrites tome Ier, page 404, et nous avons surabondamment démontré leur nature. Or, cette forme de métrite chronique étant presque toujours accompagnée d'hémorrhagies utérines, il est probable que l'existence de ces hémorrhagies aura accumulé dans le tissu malade une plus grande quantité de sang qui, en s'infiltrant dans le tissu, se sera joint aux lésions phlegmasiques primitives. On doit, à mon avis, considérer la description des lésions hémorrhagiques faite par M. Duparcque, comme une simple inflammation chronique avec ramollissement du tissu utérin qui, de plus, s'est infiltré de sang à la suite d'une hémorrhagie utérine.

Quant à l'existence des granulations et des fongosités sur la membrane muqueuse du corps de l'utérus, si elles existent réellement, elles sont trop évidemment le résultat d'une inflammation chronique de ce tissu, pour qu'il soit utile d'y insister ici.

On le voit donc, l'anatomie pathologique du tissu et de la membrane muqueuse de l'utérus, dans le cas d'hémorrhagies utérines, est bien peu avancée, et tout est encore à faire à ce sujet.

ARTICLE II. — Étiologie de la métrorrhagie idiopathique.

La métrorrhagie est certainement l'hémorrhagie la plus commune après l'épistaxis, et cependant son étiologie est bien mal connue, et bien incomplétement établie. Pour bien connaître cette étiologie, il faudrait déterminer avec soin les influences qui peuvent favoriser cet écoulement de sang, les causes occasionnelles qui le déterminent, enfin les circonstances qui modifient sa production. Or, la plupart des opinions qui ont cours aujourd'hui dans la science sont à réviser, et l'étiologie des pertes utérines est presque entièrement à refaire.

Les causes ont été divisées en causes *prédisposantes* et en causes *occasionnelles* ou *efficientes;* de plus, il y a certain états morbides qui agissent comme causes. Nous suivrons cette division classique.

CAUSES PRÉDISPOSANTES. — En général, c'est pendant la vie menstruelle que la femme est sujette à la métrorrhagie ; une fois qu'elle a cessé d'être menstruée et après l'époque critique, les hémorrhagies utérines deviennent fort rares. Avant l'établissement de la menstruation, on cite quelques exemples fort rares, il est vrai, d'écoulements sanguins non menstruels qui méritent le nom de métrorrhagies. Ces écoulements sanguins n'ont été rattachés, par les auteurs qui les ont rapportés, à aucune cause spéciale. Après l'âge critique, on observe assez souvent des hémorrhagies, mais elles sont la plupart du temps symptomatiques de tumeurs fibreuses, de polypes ou de cancers de l'utérus, et très rarement idiopathiques. Ces dernières rentrent dans les cas extrêmement rares.

C'est donc pendant toute la période menstruelle que les femmes sont sujettes à la métrorrhagie.

Age. — On sait peu de choses toutefois relativement à l'influence de cette période de l'âge sur la fréquence de la métrorrhagie. Il est généralement admis que cette hémorrhagie est d'autant plus fréquente que la femme approche davantage de l'âge critique. C'est un fait qu'on ne saurait nier; on manque toutefois de chiffres statistiques pour l'établir d'une manière certaine.

Constitution. — Pour quelques auteurs, la constitution robuste prédispose aux hémorrhagies utérines; pour d'autres, au contraire, ce serait une constitution faible et délicate qui jouirait de ce triste privilége. Il est probable que l'un et l'autre sont vrais, c'est-à-dire que l'on a observé les hémorrhagies avec toutes sortes de constitutions.

Tempérament. — Les femmes de tout tempérament peuvent également être atteintes d'hémorrhagies utérines; il est cependant admis qu'on les observe plus particulièrement chez les femmes à tempérament sanguin et nerveux que chez d'autres. Il serait encore à désirer que l'on possédât quelques chiffres statistiques pour élucider cette question.

Climats chauds, saisons chaudes. — On répète, dans la plupart des traités de pathologie, que les climats chauds et les saisons chaudes prédisposent singulièrement aux hémorrhagies utérines. C'est possible, mais jusqu'à présent ce n'est qu'une simple assertion; aucun fait bien observé n'autorise encore à admettre une semblable proposition.

Professions — La plupart des professions qui exigent chez la femme la mise en jeu de l'effort, quelle que soit la cause pour laquelle cet acte physiologique est exécuté, prédisposent certainement à des pertes utérines. Il est probable que cette prédisposition est la conséquence de la congestion sanguine mécanique qui se produit dans les viscères abdominaux à la suite de l'effort, congestion qu'en pareille circonstance il est impossible d'éviter. L'usage habituel des chaufferettes prédispose-t-elle les femmes aux hémorrhagies utérines? C'est une question au moins fort incertaine et qu'il est difficile de décider quant à présent.

Les filles publiques semblent prédisposées aux hémorrhagies utérines ; c'est du moins ce qui ressort des travaux de Parent-Duchâtelet (1).

Prédisposition spéciale. — Ce qui est bien manifeste, ce qui ne saurait être mis en doute, c'est qu'il y a un certain nombre de femmes qui, sans présenter les attributs spéciaux, caractéristiques et bien nets de tel ou tel tempérament, de telle ou telle constitution, montrent manifestement une prédisposition spéciale aux hémorrhagies utérines. Il serait certainement difficile de définir et de caractériser cette prédisposition ; ce qu'il y a de positif, c'est qu'elle existe, et que les femmes qui la présentent sont bien plutôt atteintes que d'autres d'hémorrhagies utérines. Il ne faut souvent chez elles que des causes occasionnelles bien légères pour voir se développer une métrorrhagie.

Causes efficientes. — *Causes mécaniques directes.* — Un certain nombre d'actions mécaniques directes, portant leur action sur le col de l'utérus, peuvent déterminer la production d'hémorrhagies utérines. Tel est, en particulier, le rôle des causes suivantes : l'habitude de porter un pessaire ; les excès de coït pratiqués trop près du commencement ou de la fin des règles ou pendant leur durée ; les cautérisations de diverse

(1) Parent-Duchâtelet, *De la prostitution dans la ville de Paris*, 3e édit., 1857, t. Ier, p. 232.

nature pratiquées sur le col utérin, surtout lorsqu'elles sont faites à une époque rapprochée des menstrues.

Les excès de coït chez les filles publiques sont, d'après Parent-Duchâtelet, la cause fréquente d'hémorrhagies utérines. Dans tous les cas, il est certainement rationnel d'admettre l'action de ces causes mécaniques, mais il est une question préliminaire à laquelle on n'a pas toujours fait attention, et qui cependant devrait être prise en considération avant d'admettre l'existence de ces causes ; cette question est la suivante : le col de l'utérus, dans ces cas divers, était-il sain, ou bien n'était-il pas plutôt le siége d'une inflammation chronique antérieure, qui alors a pu jouer un rôle très important dans la production de ladite hémorrhagie. On peut encore se demander si ces causes mécaniques n'ont pas d'abord produit une inflammation chronique et si, continuant d'agir, elles n'ont pas conduit à une hémorrhagie.

Causes mécaniques indirectes. — Un certain nombre de causes mécaniques indirectes peuvent produire la métrorrhagie. C'est sans doute en imprimant à l'utérus des mouvements ou des secousses insolites qu'un pareil effet se produit. Nous citerons, parmi ces causes, tout effort violent pour soulever un fardeau, pour vaincre un obstacle ; les cris, les chants violents, l'équitation, une course dans une voiture très dure, la danse, les sauts. Voilà certainement des causes dont l'action est bien évidente, mais il faut encore se demander si les femmes chez lesquelles des causes mécaniques indirectes de ce genre ont produit des hémorrhagies utérines, n'étaient pas déjà atteintes, avant l'action de ces causes, d'une inflammation chronique du col.

Causes produisant une congestion sanguine de l'utérus et de ses annexes. — Les causes de cet ordre ont certainement une grande influence sur la production des métrorrhagies ; nous signalerons en particulier les suivantes : une chaleur très forte portée sur les membres inférieurs et le bassin, surtout si elle est prolongée ; les bains entiers et spécialement les bains de siége très chauds ; les lavements égalements chauds ; l'application de sangsues aux cuisses, au périnée, à l'anus, faite surtout immédiatement avant l'apparition des règles ou trop tôt après leur cessation. Nous citerons surtout encore les sangsues sur le col de l'utérus, dont l'application produit quelquefois des hémorrhagies utérines considérables et qu'il est parfois difficile d'arrêter.

Les emménagogues trop énergiques peuvent encore agir de cette manière.

A l'époque menstruelle, les bains de siége chauds, l'exposition des parties génitales à la vapeur d'eau très chaude, les pédiluves, les sinapismes aux membres inférieurs, les sangsues sur ces mêmes parties, ont souvent transformé un flux menstruel ordinaire en flux sanguin abondant, et quelquefois en perte utérine proprement dite.

Causes résidant dans le système nerveux. — Les émotions très vives de joie et de plaisir, les accès de colère, de crainte, de fureur, peuvent souvent déterminer des hémorrhagies utérines, surtout quand elles ont lieu à l'époque menstruelle et que l'effet primitif de ces émotions n'a pas été d'arrêter les règles.

ÉTATS MORBIDES ANTÉRIEURS. — Il est un certain nombre d'états morbides, placés en dehors de l'utérus, et qui sont capables d'exercer une influence puissante sur la production des hémorrhagies utérines. Nous allons passer en revue les influences de cet ordre dont l'action a été admise jusqu'à présent.

1° *État pléthorique.* — L'état pléthorique, qui est une cause fréquente d'hémorrhagies utérines, n'est pas dû à l'augmentation des globules, mais à la quantité du fluide sanguin, trop considérable pour le système destiné à le contenir ; c'est, en un mot, le résultat de la surcharge ou du trop-plein du système sanguin. Ainsi envisagé, on peut dire que l'état pléthorique est une cause assez commune d'hémorrhagie utérine ou plutôt une prédisposition à cet état morbide qu'une véritable cause occasionnelle.

2° *Suppression antérieure des menstrues.* — Une suspension antérieure des règles remontant à un, deux ou trois mois, est souvent suivie d'un retour des règles assez considérables pour constituer une véritable hémorrhagie. C'est au médecin à constater l'existence de cette cause, dont, en pareil cas, la réalité se conçoit fort bien.

La métrorrhagie est dite souvent *critique* lorsqu'elle sert de crise à une maladie quelconque. On peut admettre, *a priori*, la possibilité de l'existence de cette cause, mais il faut des faits bien positifs et bien recueillis avant de la considérer comme réelle et incontestable.

Les métrorrhagies sont quelquefois *supplémentaires*, lorsqu'elles viennent à suppléer des hémorrhagies d'autres organes où elles cessent de se montrer.

On voit encore quelquefois des hémorrhagies utérines apparaître à la suite d'une irritation des parties voisines de l'utérus; ainsi, dans certains cas de vaginite, dans quelques cas d'inflammation chronique avec induration du col de l'utérus, sous l'influence d'oxyures vermiculaires, etc., etc. On conçoit l'action de ces causes.

Chlorose. — Peut-on observer des hémorrhagies dans la chlorose? On sait que cette opinion compte assez de partisans. Les travaux modernes relatifs à la composition du sang permettent d'affirmer que l'hémorrhagie utérine n'existe pas dans la chlorose; ce sont deux mots incompatibles. Qui dit *chlorose* dit *aménorrhée* ou *dysménorrhée*. Voici la cause de l'erreur : les hémorrhagies utérines produites par des causes diverses déterminent chez des femmes une diminution des globules du sang, une anémie véritable, dont les symptômes ont une telle analogie avec ceux de la chlorose, qu'il faut une observation attentive pour les distinguer. Or, la cause de ces hémorrhagies persistant, ces dernières se renouvellent, l'anémie n'en devient que plus considérable, et on continue de regarder le fait comme une chlorose produisant des hémorrhagies utérines, tandis qu'il ne s'agit que d'hémorrhagies utérines produisant une anémie.

ARTICLE III. — Symptomatologie de la métrorrhagie idiopathique.

Mode de début. — Le début peut avoir lieu de plusieurs manières bien distinctes les unes des autres. Il est utile de le décrire séparément dans les deux circonstances suivantes : 1° dans la métrorrhagie menstruelle ou ménorrhagie ; 2° dans la métrorrhagie qui a lieu en dehors de l'époque menstruelle.

1° *Métrorrhagie menstruelle ou ménorrhagie.* — Le début passe inaperçu ; c'est une simple époque menstruelle qui se produit, et qui ne diffère d'une époque ordinaire que par la plus grande quantité de sang, et quelquefois par la présence de caillots au milieu de sang liquide.

L'époque menstruelle qui doit se transformer en métrorrhagie est précédée de prodromes tout particuliers, différents de ceux que la malade éprouve avant ses époques ordinaires et normales. Ces prodromes sont ceux du *molimen hemorrhagicum* utérin que nous allons étudier dans un instant. Puis, à la suite de ces phénomènes, l'époque paraît, mais avec une beaucoup plus grande abondance qu'à l'ordinaire.

2° *Métrorrhagie en dehors de l'époque menstruelle.* — Le début a lieu quelquefois, tout d'un coup, à la suite d'une cause occasionnelle quelconque à laquelle la malade a été soumise ; il n'y a pas de phénomènes précurseurs, pas de prodromes.

Dans d'autres cas la métrorrhagie est précédée des symptômes caractéristiques d'une congestion utérine, dont les phénomènes morbides les plus habituels constituent ce qu'on appelle le *molimen hemorrhagicum* utérin. Ces symptômes sont les suivants :

Sentiment de chaleur et de démangeaison à la vulve et dans le vagin ; pesanteur et douleurs lombaires ; fatigue et engourdissement des membres abdominaux et particulièrement des cuisses ; en même temps il y a un sentiment de malaise général, de la céphalalgie, de la courbature ; la femme se plaint de petits frissons et de froid des extrémités ; quelquefois le pouls est plus fréquent, plus fort, et parfois même dicrote.

Les symptômes de la métrorrhagie confirmée se rapportent à deux classes de phénomènes qui sont : 1° l'écoulement de sang ; 2° les phénomènes concomittants locaux ou généraux.

1° ÉCOULEMENT DE SANG. — A. *Manière dont il se fait.* — L'écoulement de sang dans la métrorrhagie peut avoir lieu de plusieurs manières très différentes.

Quelquefois c'est un écoulement peu considérable, peu abondant mais continu, et qui se fait pendant un certain temps sans aucune interruption ; il n'y a ni augmentation ni diminution.

D'autres fois cet écoulement, toujours continu, présente de grandes variations dans la manière dont il s'effectue : peu abondant ou modéré, il devient ensuite très abondant pour diminuer de nouveau ensuite, et cesser ou présenter de nouvelles exacerbations ou de nouvelles diminutions.

Dans d'autres cas, l'écoulement est intermittent ; il cesse un instant, revient, cesse de nouveau pour revenir, et ainsi de suite à différentes reprises.

On peut dire qu'il est continu, avec ou sans exacerbation, quand il accompagne l'époque menstruelle dont il est l'exagération ; tandis que quand il a dépassé la limite de cette époque, ou qu'il survient en dehors et dans l'intervalle du flux menstruel, la métrorrhagie a plus de tendance à présenter ces intermissions complètes et ces périodes d'augmentation et de diminution de l'écoulement de sang.

B. *Quantité de sang.* — La quantité de sang que perd une femme pendant une métrorrhagie ne peut être appréciée que par la quantité de ce liquide perdu par la femme pendant toute la durée de l'accident. Ainsi telle femme qui perdra beaucoup de sang dans l'espace de vingt-quatre heures, pourra, en définitive, en avoir perdu en tout beaucoup moins que telle autre femme qui en aura perdu très peu à la fois, mais chez laquelle l'écoulement aura duré dix, douze ou quinze jours. Pour bien apprécier la quantité de sang perdu, il faut attendre que la métrorrhagie soit arrêtée, et chercher à déterminer approximativement la quantité du liquide sanguin qui s'est écoulé pendant tout le temps de la durée de la perte.

C. *Nature du sang.* — Les pertes utérines présentent sous ce rapport de nombreuses différences, qui sont en particulier les suivantes :

Tantôt c'est un sang noir, épais, visqueux, mais complétement liquide, comme, par exemple, cela a lieu chez les femmes bien portantes, robustes et d'une bonne santé antérieure.

Tantôt le sang est plus clair, plus pâle, d'un rouge moins vif et quelquefois très clair; c'est ce qui arrive chez les femmes devenues anémiques à la suite de causes fort diverses, et notamment après des hémorrhagies utérines antérieures qui ont produit une diminution notable de la proportion des globules du sang.

Dans d'autres cas, un sang noir, visqueux, épais, ou bien un sang clair, rosé, peu dense, est mélangé d'une certaine quantité de caillots sanguins, tantôt d'un rouge foncé ou même noirs, tantôt dépouillés en partie de leurs globules, et constitués par de la fibrine qui peut même être blanche et décolorée.

Quelquefois le sang se dédouble, en quelque sorte, en deux parties. Les femmes rendent, à part ou bien simultanément, des caillots sanguins plus ou moins bien formés et plus ou moins consistants, et, d'un autre côté, de la sérosité du sang, soit rouge, soit rosée, ou même décolorée. Il est probable, dans ce dernier cas, que le sang exhalé dans la matrice y a séjourné un certain temps et s'y est partagé en deux parties, comme cela a lieu à l'air libre, c'est-à-dire qu'il se coagule et qu'il se forme un caillot et un sérum, qui ont été ensuite expulsés de cette cavité, soit en même temps, soit isolément.

On observe encore, dans quelques cas beaucoup plus rares, il est vrai, un sang vicié, odorant, et ayant subi un commencement de putréfaction. C'est ce qui peut arriver quand le sang a séjourné longtemps dans l'utérus avant d'en être expulsé.

D. *Durée de l'écoulement sanguin.* — La durée de la métrorrhagie est extrêmement variable. Dans quelques cas, elle semble subordonnée à son abondance, c'est-à-dire que plus elle est considérable, moins longtemps elle est prolongée ; mais cette règle est loin d'être constante, et l'on ne peut assigner absolument aucune durée fixe aux pertes utérines.

E. *Renouvellement de la métrorrhagie.* — La métrorrhagie est assez souvent un fait unique, et, une fois disparue, elle peut ne plus se montrer ; ou bien si, à une époque ultérieure et éloignée, elle se montre de nouveau, elle constitue alors une maladie nouvelle.

Mais si la perte utérine peut se montrer une seule fois, il arrive aussi bien souvent qu'elle apparaît à plusieurs reprises et qu'elle récidive plusieurs fois. C'est, en particulier, ce qui arrive lorsque les métrorrhagies sont liées à une cause générale, ou bien encore lorsque la cause locale qui l'a provoquée n'a pas disparu.

F. *Influence des mouvements sur l'hémorrhagie utérine.* — Tous les mouvements que la femme exécute, tous les efforts auxquels elle se livre, ont pour effet d'augmenter l'écoulement sanguin et de produire une exacerbation momentanée des accidents. C'est ainsi qu'agissent la marche, la promenade en voiture, la simple promenade à pied, les efforts pour uriner, pour aller à la selle ; quelquefois même la toux, le rire ou les éclats de voix.

L'exacerbation produite avec tant de facilité par ces mouvements, peut être également développée par les émotions morales et les perturbations nerveuses. Quelquefois ces influences ont pour effet d'exagérer la métrorrhagie dans une forte proportion.

G. *Cessation de l'écoulement sanguin.* — Lorsque la métrorrhagie est terminée, il peut arriver deux choses : ou bien l'écoulement s'arrête brusquement, ou bien il cesse insensiblement. Dans ce dernier cas, la quantité de sang diminue peu à peu ; ce liquide devient plus rare, plus clair, et il finit par être remplacé par une sérosité albumineuse rosée ou roussâtre, qui elle-même s'arrête complétement. Quelquefois une hémorrhagie utérine, avant de cesser d'une manière définitive, s'arrête un instant, reprend, se montre de nouveau, et ainsi de suite jusqu'à ce qu'elle disparaisse d'une manière définitive.

PHÉNOMÈNES CONCOMITANTS LOCAUX. — La métrorrhagie peut avoir lieu sans aucune douleur, sans aucune gêne pour les malades. Si les femmes ne connaissaient leur écoulement, elles pourraient ne pas se douter même qu'elles sont sous l'influence d'une hémorrhagie utérine.

Dans d'autres cas, il est loin d'en être ainsi; c'est, en particulier, ce qu'on observe lorsque l'écoulement sanguin est mêlé de caillots, ou bien encore lorsque la séparation du caillot et du sérum s'est faite dans l'intérieur de la cavité utérine, à la suite du séjour prolongé du sang dans cet organe. En pareil cas, on observe presque toujours de véritables douleurs expulsives, des tranchées utérines qui se montrent tantôt à l'hypogastre, et tantôt dans les régions lombaires. Il semble, en effet, qu'il s'opère dans l'utérus un véritable travail qui a pour but l'expulsion des caillots qui y séjournent.

L'émission des urines et la défécation ne présentent pas, en général, des troubles spéciaux sous l'influence de la métrorrhagie.

SYMPTÔMES GÉNÉRAUX. — Pendant la durée de la métrorrhagie, les femmes peuvent présenter des états bien différents et qu'il est important de distinguer les uns des autres.

Si la métrorrhagie est d'une médiocre intensité, au début ou à un instant rapproché du début, si enfin la femme qui en est atteinte est bien constituée, robuste et sans antécédents morbides, il peut n'exister absolument aucuns phénomènes particuliers; l'écoulement est le seul symptôme.

Dans le cas contraire, lorsqu'une hémorrhagie considérable s'accompagne de douleurs expulsives assez vives, que la métrorrhagie date déjà de quelques heures, et surtout de quelques jours; lorsque enfin la femme est épuisée soit par la métrorrhagie elle-même, soit par une maladie quelconque antérieure, on observe alors des symptômes généraux caractéristiques : la figure s'altère, pâlit, les yeux se creusent ; la malade accuse des frissons, un refroidissement facile ; elle est courbaturée, épuisée, très faible ; son impressionnabilité nerveuse augmente ; le pouls s'accélère, il devient plus fréquent, mais en même temps plus petit ; quelquefois se montrent des palpitations de cœur, des sueurs froides, des lypothymies, des syncopes, etc., etc.

Symptômes généraux consécutifs. — Ils se résument en un seul mot, le développement d'une anémie. Il est rare qu'une seule métrorrhagie détermine une anémie bien caractérisée ; il en faut, en général, plusieurs pour que cet état morbide se dessine nettement. On peut établir, en règle générale, que l'anémie qui se déclare à la suite des hémorrhagies utérines, est en raison directe des conditions suivantes :

a. La durée de l'écoulement de sang ; *b.* la quantité de sang perdue pendant la durée de l'écoulement sanguin ; *c.* le renouvellement de la métrorrhagie ; *d.* l'état antérieur d'affaiblissement de la femme.

L'anémie, qui se développe alors, présente donc une intensité très variable, et qui est subordonnée aux causes susdites. On peut observer tous les degrés intermédiaires, depuis une anémie légère jusqu'à une anémie profonde. Ses principaux caractères sont les suivants :

Décoloration de la peau, teinte pâle ou légèrement jaunâtre ; bruit de souffle au premier temps du cœur, se propageant d'une manière intermittente et avec une intensité variable dans les deux carotides ; plus rarement, bruit de souffle continu des jugulaires ; céphalalgie fréquente, parfois vertiges ; courbature facile ; appétit conservé, souvent phénomènes gastralgiques qui peuvent aussi manquer ; tympanite et constipation.

On observe quelquefois, à la suite des grandes anémies, une tendance à l'infiltration des jambes. Cette complication est assez rare ; elle se montre quand, à la diminution des globules du sang, caractéristique de l'anémie, est venue se joindre la diminution de proportion de l'albumine, du sérum ; cette dernière modification peut seule produire l'hydropisie.

ARTICLE IV. — Marche, durée, terminaison de la métrorrhagie idiopathique.

La *marche* d'une métrorrhagie doit être étudiée sous deux points de vue : 1° la marche d'une seule métrorrhagie, considérée depuis son début jusqu'à sa terminaison ; 2° la marche de l'ensemble des métrorrhagies, car il est à peu près aussi fréquent de n'observer qu'une seule hémorrhagie utérine chez la même femme que d'en observer plusieurs.

1° *Marche d'une hémorrhagie utérine considérée indépendamment de toute autre.* — La marche d'une métrorrhagie est loin de toujours se ressembler. Quelquefois intense dans le début, elle garde la même intensité jusqu'à la fin ; dans certains cas, elle commence doucement, augmente ensuite, acquiert le plus haut degré d'intensité, reste stationnaire un certain temps, puis décroît pour disparaître insensiblement ; dans d'autres cas, la métrorrhagie suit une marche assez irrégulière ; elle présente des instants d'exacerbation et de diminution ; quelquefois même elle cesse momentanément, quelques heures, un jour même, pour revenir ensuite ; rien n'est plus irrégulier, en un mot, que la marche d'une hémorrhagie utérine.

2° *Marche d'un ensemble de métrorrhagies.* — Quelquefois la métrorrhagie constitue une maladie à elle seule ; une fois disparue, elle ne revient plus, c'est une affection terminée ; et si elle reparaît au bout de quelques mois, plusieurs années, c'est une maladie nouvelle.

Mais la métrorrhagie peut revenir plusieurs fois de suite ; c'est lorsqu'il y a persistance de la cause qui a produit la maladie une première fois, ou bien lorsqu'il existe un état général de la santé ou un état morbide antérieur, sous l'influence desquels s'est produite l'hémorrhagie. On ne peut alors rien établir de fixe à cet égard ; c'est à cette persistance des causes occasionnelles, ou à l'état physiologique ou pathologique antérieur, qu'il faut demander la cause du renouvellement et de la réapparition des hémorrhagies utérines.

La *durée* d'une méthrorrhagie est très difficile à déterminer, et il n'est pas facile d'établir quelque règle précise à cet égard. On peut avoir une hémorrhagie utérine très abondante, ce qui fait perdre une énorme quantité de sang à la femme, bien qu'elle ne dure que quelques heures; tandis qu'une métrorrhagie de plusieurs semaines et presque de plusieurs mois, pourra ne pas faire perdre autant de sang à la malade ; ce serait une grande erreur de chercher à établir que la durée est en rapport direct avec la quantité de sang répandue.

Terminaison. — La terminaison d'une métrorrhagie peut avoir lieu par la guérison et par la cessation complète du flux sanguin et le retour à la santé.

Quelquefois l'hémorrhagie est tellement considérable qu'elle peut amener la mort au milieu des symptômes et des accidents des grandes hémorrhagies. Cette terminaison est heureusement très rare dans la métrorrhagie idiopathique ou essentielle. Dans certains cas, la métrorrhagie aboutit à un état anémique plus ou moins caractérisé et dont il est souvent difficile de débarrasser les femmes.

ARTICLE V. — Diagnostic de la métrorrhagie idiopathique.

Le diagnostic absolu d'une métrorrhagie n'est pas toujours chose aussi facile qu'on pourrait le croire.

Si la métrorrhagie arrive en dehors et dans l'intervalle de deux époques menstruelles, il n'y a pas le moindre doute, quelque faible qu'elle soit, c'est une hémorrhagie utérine. Mais quand la métrorrhagie est une exagération du flux menstruel, la chose n'est pas aussi facile, et c'est pour décider s'il y a véritablement hémorrhagie ou non, que nous avons tant insisté, au début de cet article, sur la constatation de l'état normal chez la femme qui en est atteinte. C'est donc en s'appuyant sur cet état normal que l'on se fondera pour admettre ou ne pas admettre une métrorrhagie.

Une fois la métrorrhagie bien constatée, il s'agit d'en reconnaître la cause, car c'est de cette dernière détermination que ressort la médication rationnelle qu'il faut employer.

Si une seule métrorrhagie a eu lieu, la question du diagnostic étiologique n'a pas une très grande importance; car l'accident, une fois combattu et arrêté, ne reparaît pas.

C'est lorsque les métrorrhagies se renouvellent, que la question de diagnostic devient souvent très difficile. En effet, on peut se poser cette question : s'agit-il d'une métrorrhagie idiopathique essentielle, ou symptomatique d'une tumeur fibreuse, de polypes, ou même de cancers à la première période? Si le col a subi l'altération cancéreuse, il est facile de le constater, et le doute n'est pas permis; mais il n'en est pas ainsi lorsqu'il s'agit de tumeurs fibreuses du corps de l'utérus au début, ou bien de polypes encore peu volumineux et contenus dans la cavité utérine. En pareil cas, on ne peut être assuré du diagnostic qu'avec le temps; il est donc rare qu'on puisse, dès le principe, être certain de la cause de la maladie.

ARTICLE VI. — Pronostic de la métrorrhagie idiopathique.

Le pronostic de la métrorrhagie est subordonné à plusieurs conditions dont il faut tenir compte pour l'établir avec certitude. Ces conditions sont les suivantes :

1° L'*abondance de l'hémorrhagie*. — Plus l'hémorrhagie est abondante, plus on doit redouter pour la femme qui en est atteinte l'anémie et l'état de faiblesse qui se développera infailliblement et immédiatement.

2° La *fréquence du renouvellement des métrorrhagies*. — Cette fréquence des hémorrhagies utérines aggrave non-seulement le pronostic sous le point de vue de l'anémie consécutive, mais encore ce renouvellement annonce l'existence d'une cause locale ou générale, permanente et résistante.

3° L'*état anémique* qui est le résultat de ces hémorrhagies.

4° La *cause des métrorrhagies*. — Si la cause de la métrorrhagie est rebelle et tenace, le pronostic sera plus défavorable, en raison précisément de la difficulté qu'on éprouve pour combattre ces causes, et de la fréquence de leur renouvellement qu'on devra redouter. La persistance et le renouvellement fréquent des hémorrhagies utérines, à l'époque de l'âge critique et après lui, doivent toujours faire redouter soit des tumeurs fibreuses, soit des polypes, soit un cancer de l'utérus.

ARTICLE VII. — Traitement de la métrorrhagie idiopathique.

L'existence d'une métrorrhagie présente plusieurs indications dont il faut tenir compte, et qui ne doivent jamais être perdues de vue. Ces indications sont les suivantes : 1° Arrêter l'hémorrhagie ou par une médication générale interne, destinée surtout à empêcher la continuation de l'écoulement sanguin, ou par des moyens locaux, lorsqu'elle devient trop considérable et qu'elle menace d'épuiser les malades et même de les faire succomber; 2° combattre l'état général qui peut être considéré comme la cause de la métrorrhagie, ou un phénomène consécutif de la métrorrhagie et qui peut empêcher le rétablissement des malades.

En mettant en usage des moyens nombreux et très divers pour remplir ces deux grandes indications, il est une observation de la plus haute importance qu'il ne faut pas perdre de vue : toutes les hémorrhagies utérines, sous le rapport du traitement, se partagent en deux groupes : celles dans lesquelles on doit tenir compte de la cause, et celles dans lesquelles on peut et on doit négliger ladite cause pour un instant au moins, celui de l'hémorrhagie, pour ne s'occuper que de cette dernière, ce qui est beaucoup plus fréquent. Dans la grande majorité des cas où l'on est appelé à traiter une hémorrhagie utérine, il en est très peu où il faille faire entrer la cause en ligne de compte ; on s'en occupera plus tard, lorsque l'hémorrhagie sera arrêtée, afin d'en prévenir le renouvellement, et l'hémorrhagie seule devra fixer l'attention. Ce que nous allons dire du traitement pourra donc être appliqué et aux hémorrhagies idiopathiques et aux hémorrhagies symptomatiques.

Pour remplir les deux indications que nous avons précédemment établies, on peut s'adresser à cinq médications spéciales qui sont les suivantes : *révulsive*, *générale astringente*, *générale spécifique*, *locale*, *tonique générale*.

§ 1. Médication révulsive.

1° *Saignée générale*. — La saignée du bras, et surtout les petites saignées du bras, sont très fréquemment employées pour combattre une métrorrhagie ; on en fait usage à titre de médication révulsive, et l'on a très souvent occasion de s'en louer.

Quelques médecins les pratiquent à peu près dans tous les cas ; c'est un abus. Les saignées sont excellentes chez les femmes fortes, robustes, et surtout pléthoriques, mais lorsqu'il s'agit d'altérations du sang d'une toute autre espèce, et surtout lorsqu'il existe une diminution de la proportion de fibrine, ces petites saignées ne pourraient qu'exagérer cette modification du sang, et, loin d'arrêter la métrorrhagie, elles favoriseraient sa continuation, la prolongeraient, ou au moins la renouvelleraient.

Je crois qu'on peut préciser ainsi les cas dans lesquels il faut avoir recours à la saignée du bras dans la métrorrhagie : 1° chez les femmes fortes, sanguines, pléthoriques, lorsque la métrorrhagie est produite sous l'influence de cette dernière cause ; 2° lorsqu'il s'agit d'une première métrorrhagie, et que la femme n'est pas encore épuisée par la longue durée de l'écoulement sanguin ; 3° chez les femmes qui, en même temps que la métrorrhagie, présentent les symptômes d'une congestion utérine. Les saignées qu'on fait pratiquer en pareil cas doivent être, en général, peu considérables ; 150 à 200 grammes de sang tiré par la veine suffisent la plupart du temps.

2° *Saignées locales, sangsues*. — L'emploi des sangsues dans les hémorrhagies utérines est parfaitement inutile. Placées aux parties inférieures, elles augmenteraient l'hémorrhagie ; aux parties supérieures, elles pourraient favoriser la production d'une congestion sanguine dans un organe plus immédiatement important à la vie que l'utérus.

3° *Ventouses sèches, ventouses scarifiées.* — Les ventouses sèches et les ventouses scarifiées n'ont aucun avantage et on doit les rejeter pour les mêmes raisons qu'on le fait pour les sangsues. Cependant il faut faire une exception en faveur des ventouses sèches appliquées sur la partie supérieure du tronc, et plus particulièrement sur les reins. Leur action est quelquefois assez efficace, et elles agissent dans le même sens que les autres moyens révulsifs dont il nous reste à parler.

Ligature des membres. — La ligature des membres, et particulièrement des cuisses à la partie supérieure, est un moyen accessoire auquel on a souvent recours pour empêcher le sang veineux de remonter vers l'utérus et d'entretenir ainsi la métrorrhagie. C'est un moyen bien facile, bien simple, mais aussi bien innocent, et le plus souvent sans efficacité ; on peut l'employer en même temps que d'autres ; peut-être aidera-t-il leur action.

Vésicatoires volants. — Les vésicatoires volants, appliqués aux membres inférieurs, ne sauraient avoir aucune efficacité pour arrêter une hémorrhagie utérine. Dans quelques cas de métrorrhagie rebelle et considérable, on pourrait songer à un moyen révulsif puissant qui m'a réussi une fois. Il s'agit d'appliquer un large vésicatoire qui couvre la plus grande partie de l'abdomen.

Maniluves, sinapismes. — Les maniluves, les sinapismes appliqués aux membres supérieurs et sur les seins, sont quelquefois d'utiles moyens auxiliaires ; ils peuvent contribuer, sinon à faire disparaître, du moins à modérer l'intensité d'une hémorrhagie utérine.

§ 2. Médication générale astringente.

Un certain nombre de médicaments astringents administrés par la bouche, paraissent jouir de la propriété de transmettre au loin l'action locale astringente qu'ils exercent sur les tissus, et arrêter ainsi des hémorrhagies qui se trouvent placées loin des points où les astringents ont été appliqués. Peut-on expliquer ce mode d'action? non, certes; mais il ne faut pas moins en profiter pour arrêter des hémorrhagies qui deviennent souvent inquiétantes.

Cette médication générale astringente peut être employée de trois manières bien différentes, qui sont : le froid, les acides, les astringents proprement dits.

A. *Froid.* — Le froid appliqué sur un point quelconque du corps autre que l'utérus et le bassin, a contribué souvent à arrêter des métrorrhagies; mais aussi ces applications éloignées n'ont eu aucune efficacité, et l'hémorrhagie a continué malgré l'application de cet agent.

On peut appliquer le froid dans les régions dorsales ou lombaires, ou enfin sur l'abdomen lui-même. On a prétendu que ce dernier mode d'application présentait de sérieux inconvénients et qu'il pouvait amener le développement d'une péritonite. Je ne sais si une telle allégation a quelque solidité et si on peut l'appuyer de quelque fait bien observé, mais ce qu'il y a de positif, c'est que cette conséquence est fort contestable, et qu'il est des cas impérieux dans lesquels une métrorrhagie abondante et inquiétante impose l'obligation d'appliquer d'une manière continue la glace sur l'abdomen; j'avoue avoir eu bien des fois occasion d'employer ainsi le froid et n'avoir jamais observé ensuite rien qui ressemblât à une péritonite. On peut encore faire usage du froid à l'intérieur et administrer des boissons glacées et des lavements très froids; ils contribuent au succès et aident à arrêter l'hémorrhagie. Quel est le mode d'action du froid dans ces cas divers? On est en droit de se demander si l'espèce d'éréthisme, de contraction nerveuse que l'application du froid produit dans tout l'organisme, n'est pas pour quelque chose dans l'influence heureuse qu'il exerce pour arrêter les hémorrhagies utérines comme celles des autres organes.

B. *Acides.* — On a très souvent recours à la médication acide dans le traitement des hémorrhagies utérines. On ne peut disconvenir, en effet, que les boissons acides minérales ou végétales n'exercent une action astringente indirecte sur ces hémorrhagies, comme sur celles des autres organes. On peut donc avoir recours, en pareil cas, à la limonade sulfurique, qui jouit d'une réputation, peut-être un peu usurpée, pour combattre les hémorrhagies, ou à la limonade citrique, qui me semble avoir autant d'efficacité. Ces limonades données à la glace agissent d'une double manière.

C. *Médicaments astringents proprement dits.* — La médication astringente peut avoir une grande utilité, mais il est important que nous entrions dans quelques détails à cet égard. Les astringents mis en usage pour combattre les hémorrhagies contiennent deux principes immédiats dont on peut invoquer l'action hémostatique ; ces deux principes sont le tannin et l'acide gallique. Or, voici le résultat des recherches les plus récentes : le tannin semble n'exercer qu'une action tannante locale, il n'est que peu ou point absorbé et ne saurait exercer qu'une action hémostatique toute locale ; l'acide gallique, au contraire, a une action locale peu énergique ; il est absorbé et semble porter au loin son action astringente, c'est-à-dire hémostatique.

Les médicaments astringents proprement dits, et en particulier le ratanhia, le cachou, la bistorte et bien d'autres, contiennent en même temps le tannin et l'acide gallique ; on peut donc beaucoup compter sur leur action par absorption. Si on voulait procéder localement, c'est au tannin pur qu'il faudrait avoir recours.

J'ai fait un grand usage de l'extrait de ratanhia, spécialement dans le traitement des hémorrhagies utérines, et j'ai toujours eu beaucoup à m'en louer. Je le donne dans une potion formulée ainsi :

Eau de laitue..................	125	grammes.
Sirop d'écorce d'oranges amères..	30	grammes.
Extrait de ratanhia............	4	grammes.

Par cuillerée à bouche toutes les deux heures.

Je conseille en même temps des quarts de lavements froids (125 grammes), contenant 1 gramme d'extrait de ratanhia, et qu'on peut renouveler souvent. L'alun peut être également administré à l'intérieur à petites doses; je ne l'ai jamais employé seul.

§ 3. Médication générale spécifique.

Cette médication comprend l'emploi de trois agents : *a.* l'opium; *b.* le seigle ergoté et l'ergotine; *c.* certains agents spéciaux réputés antihémorrhagiques.

Opium. — L'opium est surtout employé dans les métrorrhagies qui s'accompagnent de douleurs vives, de coliques, de tranchées ; on y a quelquefois recours dans les métrorrhagies qui ne présentent pas ces conditions, mais il est moins efficace. Dans le premier cas, j'ai vu souvent l'opium amender singulièrement, sinon arrêter complétement, l'écoulement du flux sanguin. L'opium peut s'administrer en potion, à la dose de 5 à 10 centigr. Il est préférable d'avoir recours aux lavements laudanisés, auxquels on revient à plusieurs reprises dans la même journée. On donne, par exemple, trois fois un quart de lavement avec 10 gouttes de laudanum de Sydenham.

Seigle ergoté, ergotine. — Le seigle ergoté d'abord, l'ergotine de M. Bonjean (extrait aqueux de seigle ergoté) plus tard, ont été vivement préconisés pour arrêter les métrorrhagies d'origines diverses. J'ai expérimenté avec soin ces deux médications, et voici le résultat de mes recherches : le seigle ergoté administré en suspension émulsive dans une potion, à la dose de 2 à 4 grammes par jour, donnée toutes les deux heures, ne m'a semblé exercer aucune action hémostatique dans les faits que j'ai observés. Dans les quatre observations de ce genre que j'ai recueillies, j'ai donné 2 grammes le premier jour, 4 le second, et je me suis arrêté le troisième, en présence de l'inefficacité à peu près complète du médicament.

J'ai expérimenté l'*ergotine* un plus grand nombre de fois (12 à 15 cas). Je la donnai immédiatement à la dose de

4 grammes dans une potion de 120 grammes administrée par cuillerées à bouche de deux heures en deux heures ; il m'avait d'abord paru qu'il se produisait une diminution de l'hémorrhagie, mais, finalement, j'ai toujours été obligé d'en discontinuer l'emploi, en présence de la nullité des résultats. Je dois faire observer que les 16 ou 19 cas dans lesquels j'ai expérimenté le seigle ergoté et l'ergotine, étaient tous des métrorrhagies graves, considérables, et à une époque peu éloignée du début, 2 fois même il s'agissait d'un cancer utérin, et 1 fois d'une tumeur fibreuse de l'utérus.

Cannelle, *digitale*, *uva ursi*, etc. — Le premier de ces prétendus spécifiques a été préconisé par Récamier, et M. Gallard nous a appris que M. Gosselin en conseillait l'usage bien avant la publication dans le *Bulletin de thérapeutique* d'un article dont l'auteur s'attribue la découverte de cette action thérapeutique. M. Gosselin prescrit 15 ou 20 grammes de *teinture de cannelle* à prendre en une seule fois dans une potion de 120 grammes. Je n'ai jamais expérimenté ce médicament, non plus que la *digitale* qui, suivant le docteur W. Howship Dickenson, arrête parfaitement les métrorrhagies idiopathiques, ni que l'*uva ursi* à laquelle M. De Beauvais attribue des propriétés analogues.

§ 4. Médication locale.

La médication locale a surtout pour but de remédier au cas le plus pressant; il n'est guère utile d'y avoir recours que lorsque la métrorrhagie est très considérable et menace d'épuiser les malades ; elle repose sur l'emploi des agents suivants :

1° *Application locale du froid.* — L'application locale du froid s'entend ici de deux modes différents : le premier consiste dans l'introduction au fond du vagin de sachets de caoutchouc vulcanisé ou de boyaux de moutons qu'on remplit de glace pilée ou de mélanges réfrigérants. Ces sachets sont fermés avec un fil et on les introduit soit directement, soit à l'aide d'un spéculum ; il faut les renouveler souvent si l'on veut exercer une action utile. Ils réussissent quelquefois à diminuer et même à arrêter l'hémorrhagie. Le deuxième mode consiste dans les injections d'eau glacée qu'on renouvelle fréquemment; j'ai souvent eu à me louer de ces injections, mais elles sont loin de constituer un remède toujours fidèle; souvent on les voit échouer complétement.

2° *Injections acides et astringentes.* — L'eau glacée qu'on injecte dans le vagin peut être chargée de principes acides ou de substances astringentes.

Les injections acides sont, en général, faites avec de l'acide acétique. On pourrait faire usage d'une solution de perchlorure de fer au 20e ou au 30e degré. Cette médication exerce souvent une action très avantageuse pour arrêter une hémorrhagie utérine. Je n'ai pas, malheureusement, encore expérimenté la solution de perchlorure de fer, pour avoir une opinion positive sur cet agent, dans lequel, il me semble, on doit trouver un moyen hémostatique puissant.

Les solutions astringentes peuvent exercer une action extrêmement utile, comme moyen local, dans les métrorrhagies. C'est ainsi que les solutions d'eau chargée de tannin, 10 grammes pour 100 grammes d'eau au moins, sont souvent d'un bon secours.

3° *Tamponnement.* — Lorsque la métrorrhagie résiste à la série des nombreux moyens que nous avons successivement passés en revue, ou bien lorsqu'elle est très abondante et que la femme est dans un danger immédiat, il n'y a jamais à hésiter, il faut pratiquer le tamponnement par le vagin, opération que nous ne pouvons décrire ici, mais que nous signalons et qui doit être employée sans retard.

§ 5. Médication tonique générale.

Tels sont les moyens nombreux qu'on peut mettre en usage contre une métrorrhagie, quelle qu'en soit l'origine. Mais le traitement ne doit pas en rester là; il faut encore songer à deux points de vue que nous devons signaler à l'attention des praticiens, et sans la considération desquels le traitement qu'on vient de faire n'aurait qu'un succès momentané.

a. La cause de l'hémorrhagie, l'état de santé antérieur de la malade, ses habitudes hygiéniques, doivent être étudiés avec soin par le médecin et modifiés dans le but de prévenir une métrorrhagie future. C'est spécialement dans les cas de métrorrhagie symptomatique qu'il faut agir ainsi, car le traitement des causes physiologiques et pathologiques de l'hémorrhagie a bien plus d'importance encore que celui de l'accident lui-même. A cet égard, nous renvoyons le lecteur à l'histoire des maladies dont la métrorrhagie est le symptôme.

b. La métrorrhagie laisse souvent à sa suite un état anémique porté à un haut degré, et dont le traitement doit être pris en sérieuse considération. Il faudra donc le combattre par une hygiène convenable, les préparations de quinquina, les divers toniques, enfin par tous les moyens que l'hygiène et la médecine mettent à notre disposition.

SECTION II.

DES HÉMORRHAGIES PÉRI-UTÉRINES OU DES HÉMATOCÈLES PÉRI-UTÉRINES.

Depuis une vingtaine d'années, on s'est beaucoup occupé d'une affection qui, bien que connue depuis longtemps, avait cependant été complétement mise de côté. Cette affection est celle à laquelle on a donné le nom d'abord d'*hématocèle rétro-utérine*, puis celui d'*hématocèle péri-utérine.*

Depuis les premiers travaux sérieux qui ont été publiés sur ce sujet, la clarté, loin de se faire, s'est peu à peu obscurcie. Des discussions nombreuses sur la cause, le point de départ et la nature de cette affection, se sont élevées; les théories les plus diverses ont été proposées pour expliquer la production de cette nouvelle hémorrhagie. Maintenant on possède beaucoup d'observations parfaitement recueillies; des travaux consciencieux ont été faits par des médecins recommandables, et cependant il est beaucoup de points sur lesquels on est loin d'être d'accord.

A mon avis, ces difficultés tiennent à ce qu'on a voulu faire une seule et même affection de maladies différentes les unes des autres, et qui ont une origine, un mode de production, une évolution différentes. C'est dans la pensée que les choses devaient se passer ainsi, que j'ai entrepris la rédaction de cet article que je ferai précéder d'un exposé historique rapide de la question.

Il est évidemment question de l'hématocèle dans Hippocrate, et M. Voisin (1), dans sa thèse, a cité deux passages bien concluants du père de la médecine sur ce sujet.

C'est cependant à Ruysch (1737) que l'on doit attribuer la première description de l'hématocèle.

Deneux fit connaître plusieurs cas de ce genre (1830).

Récamier publia la première observation bien complète d'hématocèle péri-utérine. Dix ans plus tard, M. Bourdon, un de ses élèves, en décrivit un fait dans son *Mémoire sur les tumeurs fluctuantes du petit-bassin.*

M. Bernutz publia en 1848 un travail relatif aux accidents produits par la rétention du sang menstruel.

En 1849, M. Nélaton s'occupait activement de l'histoire de cette maladie, et appelait sur elle l'attention de plusieurs de ses élèves. La thèse de M. Vigués est l'exposé des premières idées du maître à cette époque.

Depuis, nous avons eu les thèses de M. Prost, en 1854; Fenerly et Cestan, en 1855; Engelhardt (de Strasbourg), en 1858; Voisin et Baudelot, en 1858. Cette dernière est peut-être la plus complète et la plus impartiale que j'aie lue sur ce sujet.

Le travail de M. Gallard, dans lequel nous trouvons pour la première fois la qualification de *rétro-utérine* remplacée par celle plus exacte de *péri-utérine*, mérite également d'attirer l'attention des praticiens.

Les leçons de M. Nélaton, les observations de MM. Robert

(1) Voisin, *De l'hématocèle rétro-utérine*. Thèse de Paris, 1858, n° 16.

Denonvilliers, Nonat, Gosselin, Huguier, Follin, Tardieu, ont contribué à mieux faire connaître cette maladie.

Nous pouvons encore citer l'ouvrage de M. Mikschik sur la *Pathologie des ovaires* (Leipzig, 1854); celui de West, en Angleterre, sur les *Maladies des femmes;* le *Guide du médecin praticien* de Valleix, dans lesquels on trouve de bons articles sur l'hématocèle.

Nous appuyant sur ces nombreux travaux, nous allons essayer de tracer l'histoire de cette maladie.

ARTICLE I. — Anatomie pathologique des hématocèles péri-utérines.

J'ai employé en commençant cet article l'expression *hémorrhagies péri-utérines;* c'est qu'en effet on ne peut admettre une seule espèce d'hémorrhagie ou d'hématocèle péri-utérine ; il y en a plusieurs variétés bien distinctes, qui peuvent quelquefois se confondre, à une époque donnée de leur évolution.

La division suivante expliquera notre manière de voir.

On doit rechercher dans les hématocèles péri-utérines : le siége primitif, ou l'origine du sang ; le siége consécutif, ou le lieu où se rend le sang provenant de sources différentes.

§ 1. Siége primitif des hématocèles péri-utérines.

L'étude de ce siége primitif nous conduit à l'établissement de plusieurs variétés de ces hémorrhagies, variétés fort différentes les unes des autres.

1° *Hémorrhagies ovariennes.* — Ces hémorrhagies ovariennes sont de plusieurs espèces et reconnaissent des causes différentes. On trouve les variétés suivantes :

A. *Kystes sanguins ovariques.* — Ces kystes ont surtout été bien décrits par M. Velpeau, et sont la conséquence d'une hémorrhagie ovarique survenue à une époque antérieure.

B. *Hémorrhagies ovariennes proprement dites.* — Ces hémorrhagies ont été bien décrites par M. Ch. Robin. Il admet que les kystes sanguins sont dus à une hémorrhagie avec altération des vésicules ovariennes. Il y aurait, suivant lui, deux espèces d'hémorrhagies dans les vésicules : l'une constituée par l'épanchement de sang périodique accompagnant la rupture de la vésicule et la sortie de l'ovule ; l'autre espèce se formerait à l'époque de la menstruation ; elle consisterait dans un épanchement de sang qui se ferait simultanément dans une ou plusieurs vésicules, sans que ces organes se soient rompus et vidés de leur contenu.

On trouve souvent une, deux, trois vésicules altérées ; elles sont distendues par un caillot, et leur volume peut dépasser celui d'une noisette. Le caillot qui y est contenu est mou et de couleur gelée de groseille foncée ; leur membrane interne est rougeâtre et marbrée par places isolées de petites taches jaunes.

Ces hémorrhagies vésiculaires se rencontrent aussi bien au centre que vers le bord libre de l'organe ou vers le point d'adhérence de l'ovaire au ligament large.

C. *Rupture d'une veine ovarienne.* — Chaussier (1), M. Fleuriot (2), l'ont trouvée dans des cas de mort subite.

D. *Rupture de petits kystes péri-ovariques.*

2° *Hémorrhagies des trompes.* — On peut observer directement des hémorrhagies des trompes. Il y en a deux variétés :

A. *Hémorrhagie directe des trompes.* — M. Nélaton a eu plusieurs fois occasion de la rencontrer. M. Trousseau en a rapporté dernièrement un nouvel exemple.

B. *Déchirure d'une tumeur sanguine* adhérente à l'une des trompes utérines (Fauvel, *Société anatomique*, 1855).

3° *Hémorrhagie des ligaments larges.* — M. Richet a une fois observé la rupture d'une veine variqueuse des ligaments larges.

On peut faire rentrer dans cette catégorie les recherches que M. Richet a faites sur les varices des plexus utéro-ovariens ; il a insisté avec soin sur la disposition des veines des ligaments larges, et sur le rôle qu'elles peuvent être appelées à jouer dans la production des hématocèles.

(1) Chaussier, *Mémoires et consultations de médecine légale*, 1824, 1 vol. in-8.
(2) Fleuriot, *Bulletins de la Société anatomique*, 1855, p. 399.

« J'ai la conviction, dit cet auteur, qu'un très grand nombre de ces tumeurs, récemment décrites sous le nom d'*hématocèle péri-utérine* ou *rétro-utérine*, qui se renouvellent à peu près périodiquement à chaque époque menstruelle, ne sont pas autre chose que des dilatations variqueuses de ce plexus utéro-ovarien. Par suite de l'afflux sanguin dont à ce moment tous les organes génitaux sont le siége, le système veineux qui occupe les ligaments larges est distendu outre mesure, et les bosselures qui résultent de cette réplétion sont appréciables par le toucher vaginal.

» On comprend que si la fluxion sanguine est par trop considérable, et surtout si les malades sont obligées à un exercice forcé, une ou plusieurs bosselures variqueuses pourront se rompre et donner lieu à des épanchements dans le tissu cellulaire du ligament large. C'est là probablement ce qui s'est passé chez une infirmière de mon service, sujette depuis plusieurs années à ces congestions péri-utérines, et chez laquelle, à la suite d'un exercice violent (elle avait frotté le parquet), il se fit un brusque épanchement de sang dans le ligament large du côté gauche, qui prit issue longtemps après par une ouverture spontanée dans le vagin. »

4° *Rupture d'une grossesse extra-utérine à l'instant de sa production.* — M. Gallard, qui a observé plusieurs faits de ce genre, en a fait la base de sa théorie, dont il sera question plus loin.

5° *Reflux du sang de l'utérus dans le péritoine.* — D'après M. Bernutz, lorsque, par une cause quelconque, le col utérin vient à s'oblitérer, ou bien lorsqu'un obstacle congénital ou acquis empêche le flux menstruel de sortir au dehors, le sang accumulé dans la cavité de l'utérus fait effort pour sortir ; il ne trouve alors qu'une seule voie accessible, ce sont les trompes, par lesquelles il reflue et s'écoule dans le péritoine.

6° *Simple exhalation sanguine.* — Une hémorrhagie par simple exhalation sanguine peut se produire dans un point quelconque du tissu cellulaire péri-utérin, ou même dans le cul-de-sac utéro-rectal du péritoine. Ce sont des exhalations sanguines que M. Tardieu a observées dans les quatre cas d'hématocèles péri-utérines qu'il a rapportés dans les *Annales d'hygiène* (juillet 1854).

7° Les modifications de composition du sang, et en particulier la diminution de proportion de la fibrine, peuvent encore être le point de départ des hémorrhagies péri-utérines. Cette cause doit être plutôt admise comme un fait possible que comme un fait réel, car je ne sache pas qu'on ait rapporté jusqu'à présent des exemples d'hématocèles péri-utérines dues à cette cause.

Telles sont les différentes espèces d'hémorrhagies péri-utérines que l'on a eu jusqu'à présent occasion d'étudier. Il est probable qu'on n'en restera pas là, et le nombre en sera très certainement multiplié.

Le sang provenant de ces diverses origines bien déterminées, ou d'autres que nous ne connaissons pas encore, ne reste pas toujours dans le point où l'hémorrhagie s'est produite ; il se rend dans un autre endroit et prend ce que nous avons appelé un siége consécutif ou plutôt secondaire, qui est celui qu'on a surtout étudié et dont nous allons maintenant nous occuper.

§ 2. Siége secondaire ou consécutif.

Il y a dans la science deux opinions bien opposées, bien contradictoires, relativement au siége secondaire des hématocèles péri-utérines. Pour les uns, le siége est intra-péritonéal, c'est-à-dire que le sang s'accumule dans la cavité du péritoine ; pour les autres, il s'accumule dans tout ou partie du tissu cellulaire qui entoure l'utérus, et qui remplit les ligaments larges, etc., etc. Nous devons accorder quelque attention à ces deux manières de voir qui ne s'excluent pas l'une l'autre, comme semblent le croire leurs partisans les plus zélés.

M. Nélaton, et son élève, M. Voisin, sont ceux qui soutiennent avec le plus d'énergie le siége intra-péritonéal de l'hématocèle péri-utérine. Ce sang, qu'il ait pris son origine dans l'ovaire, la trompe, l'utérus ou les ligaments larges, tombe dans le péritoine, gagne les parties les plus basses du petit bassin, et spécialement le cul-de-sac utéro-rectal, dans lequel il s'accumule en repoussant en haut les anses intestinales. A la suite de cet épanchement de sang, se développe avec une très grande rapidité une inflammation autour de ce produit nouveau : il se forme des adhérences, et bientôt l'épanchement sanguin est limité et circonscrit. La tumeur ainsi formée est limitée en avant par l'utérus et les ligaments larges ; en arrière par le rectum et le péritoine ; sur les côtés par les parois du bassin ; en bas par le cul-de-sac utéro-rectal ; et en haut par les anses intestinales réunies ensemble par suite du développement de l'inflammation adhésive.

La seconde opinion a surtout été défendue par M. Nonat et ses élèves, et adoptée par un certain nombre de médecins. Dans cette hypothèse, le sang, quelle que soit son origine, vient gagner le tissu cellulaire péri-utérin ou celui des ligaments larges. Là, tantôt il infiltre ce tissu cellulaire tout entier, tandis que, dans d'autres cas, il se limite à une partie bien plus circonscrite ; le plus souvent en arrière, quelquefois en avant ; parfois aussi sur les côtés. Le sang ainsi infiltré peut fuser dans tout le tissu cellulaire du petit bassin, refouler en haut le péritoine, le décoller de la face postérieure de l'utérus, et même descendre jusque dans la cloison recto-vaginale.

Tels sont les deux siéges que peut présenter l'hématocèle. A mon avis, et sous ce rapport je suis heureux de partager celui de beaucoup de médecins qui se sont occupés de ce sujet, ces deux siéges sont réels : il y a une hématocèle intra-péritonéale et une hématocèle sous-péritonéale, dont la fréquence relative n'a pas encore été bien déterminée ; on a cependant de la tendance à considérer les hématocèles intra-péritonéales comme plus fréquentes que les autres. Cela est possible, mais il n'y a encore aucune statistique qui permette de décider la question.

Quantité du sang. — La quantité du sang constituant l'hématocèle varie beaucoup. Il est d'abord probable que cette hémorrhagie est beaucoup plus fréquente qu'on ne le croit généralement, et que toutes les fois qu'elle n'est constituée que par une faible quantité de ce liquide, elle nous échappe complétement. On ne peut donc compter que les cas dans lesquels l'hématocèle est formée par une quantité de sang assez considérable pour produire des troubles fonctionnels caractéristiques. En pareil cas, on peut admettre que la quantité de sang varie dans de très grandes limites; on en trouve depuis 100 grammes jusqu'à 1000 et au delà.

Couleur et consistance du sang. — Ces caractères du sang varient beaucoup, suivant son ancienneté et suivant son origine.

Dans les premiers instants de la formation de l'hématocèle, le sang est presque complétement liquide ou mêlé seulement de grumeaux sanguins ou de quelques caillots rouges et mous. Un peu plus tard, la coagulation du sang s'opère, et il se forme un caillot plus ou moins volumineux qui nage au milieu d'une quantité variable de sérosité, rarement claire et transparente. La plupart du temps c'est une sérosité sanguinolente plus ou moins consistante.

A une époque ultérieure, lorsque la résolution de l'épanchement sanguin se fait, que devient le sang? Si on s'en rapportait à ce qui se passe en général dans les kystes hématiques ordinaires, on devrait décrire cette résorption, en admettant qu'elle s'opère, au moyen de la dissolution successive du caillot sanguin dans le liquide qui l'entoure, et dans l'absorption de ce liquide par la membrane kystique qui entoure le sang; c'est ce qui est probable, nous n'avons cependant trouvé aucun détail anatomique qui nous permît d'affirmer la réalité de ce fait. Si ce que dit M. Voisin est exact, les choses ne se passeraient pas tout à fait de la même manière. Suivant lui, dans toutes les observations qu'il a compulsées la tumeur a toujours été très dure, jusqu'à sa disparition complète, et cette dureté n'indiquerait pas la présence d'un liquide. C'est du reste un fait à vérifier.

M. Heurtaux a examiné pour M. Voisin le sang contenu dans une hématocèle. Cet examen microscopique, qui n'avait pas encore été fait, a donné les résultats suivants :

1° Des gouttes huileuses blanchâtres ou jaunâtres ;

2° Des cellules sphériques intactes ou brisées en fragments irréguliers, surchargés de globules de graisse (globules de Glüge) ;

3° Quelques fragments amorphes d'hématoïdine ;

4° Deux cristaux quadrilatères, dont l'un était terminé d'un côté par un sommet dièdre, et qui paraissait être du phosphate ammoniaco-magnésien ;

5° Quelques globules sanguins déformés, encore bien colorés ;

6° Enfin un grand nombre de petites masses noires, de forme anguleuse, ayant des dimensions très variables, résultant de l'altération de la matière colorante du sang.

Kystes. — Le kyste qui s'est formé autour du sang épanché, est constitué de parois plus ou moins épaisses, tantôt unies et lisses, tantôt tomenteuses ; quelquefois tapissées d'une couche de fibrine étalée sous forme de fausse membrane.

La cavité du kyste est rarement régulière ; la plupart du temps essentiellement irrégulière, elle présente des saillies, des enfoncements, des arrière-cavités ; on y trouve des brides, des cloisons incomplètes et même complètes. Quelquefois le kyste semble constitué par plusieurs autres kystes secondaires, qui communiquent alors les uns avec les autres tantôt par des ouvertures assez larges, tantôt par des trajets fistuleux plus ou moins directs.

Le kyste a été trouvé formé dans plusieurs cas où la mort est survenue au bout de quelques heures ; c'est précisément ce qui est arrivé dans un des faits que j'ai observés. S'il n'y avait pas d'autres preuves, celle-là serait suffisante pour montrer que le siége de l'hémorrhagie est dans le tissu cellulaire sous-péritonéal. Il est, en effet, impossible qu'en quelques heures, un épanchement intra-péritonéal ait pu déterminer une inflammation péritonéale circonscrite et la formation d'adhérences et de fausses membranes assez bien organisées pour faire un kyste.

A une époque plus avancée des hémorrhagies, ou bien lorsqu'elles acquièrent rapidement un haut degré d'intensité, on trouve tout confondu. Ainsi, du côté des ovaires, ce sont des kystes sanguins, des foyers hémorrhagiques, ou une destruction plus ou moins complète de leur propre tissu ou une atrophie complète.

Les trompes sont tantôt intactes, tantôt distendues par des caillots sanguins, avec ou sans rupture de leurs parois, et dans ce cas elles sont dilatées d'une manière très notable. On y trouve encore les trompes plongeant au milieu de l'épanchement sanguin, en partie détruites et en partie conservées ; dans quelques cas plus rares on a rencontré ces organes oblitérés ou complétement disparus.

ARTICLE II. — Étiologie des hématocèles péri-utérines.

On peut diviser les causes des hématocèles péri-utérines en *prédisposantes* et en *occasionnelles*. Nous les étudierons successivement, tout en établissant d'abord que dans un bon nombre de cas les causes de ces affections sont complétement inconnues.

CAUSES PRÉDISPOSANTES. — *Age.* — M. Voisin a rassemblé 38 observations où l'âge est indiqué. Voici les résultats qu'il a obtenus : une femme a moins de 21 ans et une plus de 40 ans ; 26 ont de 25 à 35 ; 7 de 21 à 25 ; 3 de 35 à 40. C'est à l'âge de 30 ans que la fréquence semble donc la plus grande.

Tempérament. — M. Voisin donne les résultats suivants : 11 femmes avaient le tempérament nerveux, 5 le tempérament sanguin, 1 le lymphatique. Le même auteur pense que plusieurs malades atteintes d'hématocèle présentaient une impressionnabilité remarquable, une disposition notable aux passions vives.

Menstruation. — Voici les résultats que nous extrayons de la thèse de M. Voisin, et qu'il nous semble utile de rappeler ici.

Sur 13 malades où le fait a été noté, 9 fois la menstruation était régulière et 4 fois irrégulière.

Sur 17 observations où on a observé la manière dont s'accomplissait la menstruation, on a trouvé 9 fois une quantité de sang considérable, 4 fois une proportion normale; 4 femmes perdaient des caillots. Sur ces mêmes 17 femmes, 9 fois l'écoulement menstruel était accompagné de douleurs.

L'hématocèle a coïncidé d'une manière à peu près constante avec l'époque menstruelle; c'est là ce qui a servi de base à l'opinion de M. Nélaton, qui le premier a admis que la ponte spontanée de l'ovule était une cause prédisposante de l'hématocèle rétro-utérine, et à la théorie de M. Laugier, qui reconnaît que la cause de cette maladie est la congestion physiologique menstruelle de l'ovaire, portée à un point exagéré, et amenée par des causes accidentelles de diverse nature.

Aménorrhée ou dysménorrhée. — On a noté que chez beaucoup de femmes atteintes d'hématocèles, il existait de l'aménorrhée ou de la dysménorrhée. M. Voisin a trouvé qu'il en était ainsi 19 fois sur 29 malades. Voici le fait tel qu'il faut l'admettre : l'auteur a été un peu loin en tirant de ce fait la conséquence que les hémorrhagies des vésicules ovariennes prédisposaient à l'hématocèle. Voici le raisonnement bien indirect qu'il fait à cet égard. Les hémorrhagies ovariennes, bien décrites par M. Ch. Robin, ont été trouvées par lui coïncider toujours avec des phénomènes d'aménorrhée ou de dysménorrhée ; or, trouvant dans un certain nombre de cas l'aménorrhée ou la dysménorrhée, M. Voisin conclut qu'il y avait probablement hémorrhagie ovarienne chez ces femmes, et par conséquent que c'était là le point de départ de l'hématocèle. Tout ceci n'est qu'une hypothèse basée sur un trop petit nombre de faits et sur une supposition trop gratuite pour être admise comme positive.

Constipation. — Elle est considérée comme pouvant prédisposer à l'hématocèle en produisant des varices des plexus veineux sous-ovariens; ce fait est possible, mais non démontré d'une manière positive, et l'observation clinique n'est en aucune manière venue le confirmer.

Causes occasionnelles ou efficientes. — Voici les causes efficientes résumées par M. Voisin : sur 40 observations, 20 fois la cause a été signalée; chez 6 femmes, la maladie coïncidait avec un rapprochement sexuel; 1 fois seulement on a observé qu'il avait eu lieu vers la fin du flux menstruel; 6 fois des violences, des efforts ont été notés; 2 fois ils ont coïncidé avec l'époque menstruelle; 2 fois on a remarqué des émotions morales, des chagrins très vifs; la cause a été produite 1 fois par une grossesse tubaire; 1 fois par une imperforation de l'hymen; et 1 fois par des grossesses extra-utérines.

M. Baudelot, dans sa thèse déjà citée, a résumé les causes connues des hématocèles péri-utérines dans un tableau fort exact, et que je crois devoir reproduire ici.

Causes prédisposantes.

- Locales...
  - Menstruation viciée
    - par défaut.
      - Aménorrhée.
      - Dysménorrhée.
    - par excès. Métrorrhagie.
  - Adhérences du pavillon de la trompe.
  - Congestion utéro-ovarienne par cause accidentelle morbide ou physiologique.
  - Varices des plexus utéro-ovariens (M. Richet).
  - Kystes sanguins des ovaires et des ligaments larges (MM. Richet et Ch. Robin).
  - Grossesse.
- Générales.
  - Age (d'aptitude à la reproduction).
  - Tempérament nerveux.
  - Pléthore.
  - Diathèse hémorrhagique.

Causes efficientes.

- Ruptures vasculaires
  - par suite de congestion excessive (apoplexie).
  - par suite de violences mécaniques.
- Chute d'un ovule.
- Exhalation sanguine (Tardieu).
- Reflux du sang de l'utérus dans le péritoine (M. Bernutz).

Avant de passer à l'étude de la symptomatologie, je crois devoir exposer rapidement les trois théories proposées pour expliquer la production et le développement des hématocèles.

1° Théorie de la congestion sanguine dans l'hématocèle.

M. Nélaton le premier, et après lui M. Laugier, ont développé une explication basée sur cette origine présumée du sang. Pour ces habiles professeurs, l'hématocèle est le résultat d'une congestion sanguine des ovaires à l'époque de la ponte spontanée, congestion sanguine qui peut, du reste, être produite par des causes très diverses et dont l'existence est évidemment indispensable pour expliquer l'hémorrhagie qui se produit ensuite. Cette théorie est basée sur la coïncidence à peu près constante de l'hématocèle avec la ponte spontanée, c'est-à-dire avec la rupture d'une vésicule de Graaf.

Or, si cette congestion sanguine vient à s'exagérer, soit spontanément, soit par des causes diverses, le sang accumulé dans tout le système utérin, s'y trouvant alors en quantité trop considérable, distend les vaisseaux, les tissus, et il n'y a qu'un pas à la rupture des vaisseaux soit de l'utérus, soit de l'ovaire, des trompes ou des ligaments larges.

Beaucoup de faits semblent venir à l'appui de cette manière de voir. Ainsi, on voit les hématocèles se développer à la suite des règles supprimées, pendant l'existence d'une aménorrhée ou d'une dysménorrhée; quelquefois à la suite d'excès de coït.

2° Théorie de l'évolution spontanée.

Chaque mois il y a chez la femme rupture d'une vésicule de Graaf et chute d'un ovule. Or, ne peut-il pas se faire que, par une cause quelconque, l'une des trompes ne s'applique pas exactement sur l'ovaire pour recevoir l'ovule et le sang qui l'accompagne, et que cet ovule et ce sang, s'échappant dans la cavité abdominale, produisent une hématocèle rétro-utérine.

Une variante de cette théorie a été proposée par M. Gallard, qui a considéré le fait que nous venons de supposer comme réel, et qui a admis que la plupart des hématocèles péri-utérines étaient dues à la présence d'un ovule qui, ne s'étant pas engagé dans la trompe utérine, a été se loger dans un point quelconque du péritoine ou du tissu cellulaire péri-utérin. Ce médecin a précisément observé plusieurs faits de ce genre; il a trouvé alors l'ovule fécondé au milieu du sang constituant l'hématocèle à laquelle la femme avait succombé. Ce sont ces observations que M. Gallard a essayé de généraliser, en admettant qu'une grossesse extra-utérine devait être à peu près constamment la cause du développement des hématocèles.

Il est facile de voir que la théorie de M. Gallard diffère peu de la précédente, dans laquelle on suppose que c'est dans le péritoine que tombent l'ovule et le sang qui l'accompagne, tandis que, pour ce médecin, le fait peut avoir lieu dans le tissu cellulaire sous-péritonéal. La différence est légère, et, du reste, avec la possibilité des deux siéges, il n'y aura aucune difficulté à les admettre tous les deux; mais il faudra encore bien des observations pour qu'une telle conclusion fût vraie; on devra démontrer la présence de l'ovule dans la plupart des hémorrhagies de cette espèce. M. Baudelot, qui a combattu fortement cette théorie, a surtout invoqué contre elle les arguments suivants :

1° La quantité de sang rendue à chaque époque cataméniale par le vagin est, d'après Burdach, de 200 à 500 grammes, mais il provient et de la cavité utérine et de l'ovaire : par conséquent, la quantité de sang fournie par la vésicule de Graaf ne peut être appréciée, mais elle doit être bien minime; il y aurait là peu de sang pour constituer une hématocèle.

2° Il rapporte la description de M. Coste, qui démontre le peu de sang qui accompagne la déchirure de la vésicule ovarienne. Cette description est tellement nette que je crois devoir la transcrire ici.

« On voit la vésicule de Graaf s'hypertrophier notablement et venir former une saillie à la surface de l'ovaire. Cette augmentation considérable de volume est due à ce que le liquide que contient la vésicule, surabondamment sécrété, en distend de plus en plus les parois. A mesure que ce développement fait des progrès, les parois de la vésicule s'amincissent, deviennent transparentes ; les vaisseaux qui les parcourent, comprimés par l'effet de la dilatation, perdent de leur volume, s'oblitèrent et s'atrophient, surtout dans le point culminant où la résistance est moins puissante ; enfin, parvenue au terme de son accroissement, la capsule ovarienne semble devenir stationnaire jusqu'au moment où une surexcitation, provoquée soit par la maturité de l'œuf, soit par le rapprochement des sexes, vient en déterminer la rupture. »

Pour répondre à ces objections, fondées sur la petite quantité de sang fourni par l'ovaire au moment de la ponte, M. Gallard invoque la congestion de l'ovaire, qui serait, pour lui, non plus primitive, mais consécutive au début de la maladie et résulterait de l'inflammation propagée à l'ovaire par suite de l'extravasation du sang hors des voies qu'il parcourt naturellement, et il suppose, en outre, que la quantité de sang fournie par l'ovaire devra être plus considérable si l'ovule est fécondé, que s'il se détache naturellement par suite d'une ponte tout à fait spontanée. C'est donc faire intervenir encore comme élément essentiel la congestion de l'ovaire, et rapprocher ainsi, par un nouveau point de contact, sa théorie de celles de M. Nélaton et de M. Laugier.

M. Voisin, dans sa thèse, n'a pas cru devoir rejeter cette théorie. Néanmoins, il y a fait quelques modifications que je reproduirai ici textuellement et qui sont relatives soit aux hématocèles péri-utérines développées à l'époque menstruelle, soit à celles qui se produisent dans leur intervalle.

Relativement au mécanisme de l'épanchement péritonéal, d'après M. Voisin, « du sang sort de l'ovaire en plus grande quantité qu'à l'état normal ; il pénètre dans la trompe au moment où elle embrasse la glande de son pavillon, et dilate le canal de l'oviducte ; si la dilatation n'est pas en rapport avec la quantité de sang qui s'écoule, il se produit des éraillures de la trompe, de son pavillon, et finalement un épanchement péritonéal. »

Relativement aux hématocèles qui se produisent en dehors de l'époque menstruelle, voici son explication :

« Les faits qui précèdent tendent à démontrer que la période menstruelle est la plus favorable à la production de l'hématocèle rétro-utérine; mais en dehors de cette époque et chez une femme dont les plexus ovariens sont ordinairement turgides, on est en droit de supposer qu'une excitation vénérienne puisse amener dans l'ovaire une congestisn momentanée capable de déterminer la rupture d'une vésicule de Graaf et s'accompagner d'hémorrhagie.

» Mais, dans ce cas particulier, la trompe n'est plus appliquée sur l'ovaire comme au moment de la menstruation. L'ovaire seul et ses veines sont congestionnés; la glande est bien soulevée par ses plexus turgescents, comme pour se porter audevant de la trompe, mais l'oviducte ne participe pas à la congestion; son pavillon n'embrasse pas l'ovaire, et le sang qui s'en écoule se porte dans la cavité péritonéale. »

M. Oulmont, dans un travail lu récemment à la *Société médicale des hôpitaux*, a rapporté deux faits très intéressants d'hématocèle péri-utérine, et il les a fait suivre de quelques réflexions qui le conduisent à incliner vers l'opinion émise par M. Fenerly, et vers laquelle paraît également pencher M. Voisin. Voici sur quoi il se base.

Dans la deuxième observation, indépendamment du kyste sanguin, il a pu retrouver les trompes et les ovaires, étudier leurs dispositions et leurs rapports avec ce kyste. Ces trompes affectaient toutes deux une direction analogue; elles décrivaient toutes deux une courbe à convexité externe et, se dirigeant obliquement en bas et en arrière, elles venaient s'ouvrir dans la poche péritonéale, où leur pavillon était méconnaissable au mi eu des nombreuses adhérences celluleuses. Vers le milieu de leur trajet, ces trompes avaient subi une dilatation très marquée, dans la trompe gauche surtout, qui eût pu contenir une petite noix. Ces dilatations contenaient un liquide noirâtre, analogue à celui qu'on trouvait dans le kyste rétro-utérin. Les ovaires étaient perdus au milieu du tissu cellulaire épaissi; on ne trouvait même que des vestiges de celui du côté gauche. Il semble à M. Oulmont que ces lésions jettent quelque jour sur la manière dont l'hémorrhagie s'est formée : «Ne dirait-on pas, ajoute-t-il, qu'il y eût chez notre malade une sorte d'hémorrhagie tubaire double, et que le sang accumulé dans les trompes se serait frayé une voie à travers les pavillons pour aller s'épancher dans la cavité utérine. Cette hypothèse, imaginée par M. Fenerly pour expliquer la maladie chez un sujet qui offrait des lésions analogues à celles que nous avons trouvées chez notre malade, me semble confirmée par les détails que nous avons donnés.»

3° Théorie du reflux du sang de l'utérus dans la trompe et le péritoine.

Cette théorie a été émise pour la première fois par M. Bernutz, dans un mémoire qu'il a publié en 1848 dans les *Archives générales de médecine*.

M. Bernutz, partant de ce point, admet que des causes diverses peuvent oblitérer le col utérin, et que par un obstacle congénital ou acquis fermant au sang menstruel la voie qu'il suit pour s'écouler au dehors, ce sang s'accumulera dans la cavité utérine; voici ce qui arrivera alors, d'après M. Bernutz.

«Si l'excrétion est toujours empêchée, le liquide sécrété s'accumulera de plus en plus dans les cavités sécrétantes; il y aura bientôt une distension plus ou moins considérable de cet organe; l'utérus, par l'épaisseur, par la contractilité de ses parois, résistera en partie à la distension; le liquide viendra se rendre dans la cavité résultant de l'ampliation de la trompe et du corps frangé, incapable de réaction suffisante. Cette deuxième période de la rétention du flux menstruel donnera lieu à des symptômes qui auront beaucoup de ressemblance avec ceux des phlegmons des ligaments larges. Ces accidents disparaîtront encore lorsque les règles commenceront à pouvoir s'écouler au dehors ; mais le plus souvent cette distension aura engendré des altérations secondaires qui exigent plus ou moins de temps pour disparaître complétement.

» Que la distension soit portée plus loin, ou bien que les trompes et l'ovaire n'aient entre eux que des rapports moins intimes, le liquide cataménial s'écoulera dans le ventre. Cet épanchement plus ou moins considérable donnera lieu à une péritonite qui, le plus souvent, restera partielle, mais qui, une fois développée, pourra envahir toute la séreuse. Dans cette troisième période, l'apparition extérieure des règles ne peut plus, on le conçoit, faire disparaître les accidents ; il y a là un élément de plus qui, tant qu'il persiste, entrave l'effort nécessaire à l'expulsion du sang menstruel.

» Tels sont, pour ainsi dire, les trois degrés de la période aiguë de l'aménorrhée par rétention : 1° réplétion des cavités sécrétantes ; 2° distension et réaction de ces cavités ; 3° solution de continuité, passage dans l'abdomen du liquide qui distendait cet organe. »

On a adressé à la théorie de M. Bernutz les objections suivantes :

Le passage du sang et, en général, de tout liquide quelconque de l'utérus dans la trompe, est excessivement difficile ;

Le canal tubaire est d'une étroitesse extrême ;

Dans la plupart des cas d'hématocèles observées, on trouve le vagin et la cavité du col utérin parfaitement libres ;

On voit fréquemment des cas d'hydrométrie très intenses, sans que le liquide passe dans le péritoine.

Telles sont les trois théories qui ont été proposées pour expliquer le mécanisme des diverses espèces d'hématocèles. J'ai tenu à transcrire dans plusieurs points les parties les plus importantes de ces théories, telles que les auteurs les ont exposées, afin d'être plus certain de présenter exactement leur manière de voir. Quant à me prononcer, c'est autre chose. Il y a encore bien des recherches à faire avant d'être en mesure de formuler une opinion bien nette à cet égard. Je dirai donc que ces trois théories ont toutes trois un côté séduisant, mais qu'à toutes trois aussi on peut adresser des objections sérieuses. Peut-être sont-elles vraies toutes trois, et, de même qu'on admet actuellement, sous le rapport anatomo-pathologique, plusieurs variétés d'hématocèles péri-utérines, peut-être aussi admettra-t-on plus tard les divers mécanismes invoqués, et reconnaîtra-t-on qu'ils s'appliquent à des cas différents.

M. le professeur Trousseau, dans une leçon clinique faite à l'Hôtel-Dieu et dont la *Gazette des hôpitaux* a rendu compte (1858, n° 72), a fait l'histoire de l'hématocèle péri-utérine. Nous allons essayer d'exposer les opinions de l'honorable professeur.

Pour M. Trousseau, il règne une très grande confusion sur ce sujet, car, sous le nom d'*hématocèle rétro-utérine*, on comprend toutes les tumeurs sanguines intra-pelviennes, toutes les hémorrhagies du petit bassin, sans tenir compte des causes excessivement multipliées qui peuvent les produire.

La plupart des auteurs qui ont fait cette confusion, et je suis de ce nombre, loin de confondre tout, ont au contraire beaucoup simplifié la question, en démontrant que les tumeurs auxquelles on donnait le nom d'hématocèles péri-utérines, reconnaissaient les origines les plus différentes; cette origine étant une fois bien établie, et sans tenir compte du point d'où provient le sang, il est facile de comprendre que le sang peut se comporter toujours de la même manière, c'est-à-dire produire la tumeur ou la collection sanguine appelée *hématocèle extra- ou sous-péritonéale*.

M. Trousseau, mettant donc de côté les diverses espèces d'hémorrhagies du petit bassin, entend de la manière suivante l'hématocèle à laquelle il donne le nom d'*hématocèle rétro-utérine cataméniale*.

A chaque époque menstruelle il se fait un travail préparatoire qui s'annonce par des phénomènes congestifs intenses du côté des ovaires, des trompes, de l'utérus, et en général de tous les organes du petit bassin ; cette fluxion cataméniale a pour résultat l'hémorrhagie menstruelle. Pour M. Trousseau, cette hémorrhagie se fait par la membrane muqueuse utérine, et nullement, comme beaucoup de médecins le pensent, par les ovaires. Or, pour qu'une hématocèle se produise, il faut, suivant lui, que l'hémorrhagie se fasse par une membrane muqueuse, qui serait celle du pavillon de la trompe, si voisine et si près de la membrane séreuse péritonéale. Ainsi, dit-il, l'écoulement sanguin cataménial a lieu par la muqueuse utérine, tandis que c'est par la muqueuse du pavillon de la trompe et par la muqueuse de la trompe elle-même que se font les hémorrhagies produisant l'hématocèle. Cette explication est celle qui a été donnée par M. Fenerly d'abord, plus tard par M. Voisin, et tout récemment par M. Oulmont.

Je suis loin de méconnaître cette influence, mais c'est une cause qu'il faut mettre à côté des autres ; c'est une des origines de l'hématocèle.

Une des raisons sur lesquelles M. Trousseau appuie son opinion, c'est que dans la généralité des faits observés, les femmes atteintes d'hématocèle avaient habituellement des règles abondantes, qu'elles étaient par conséquent sujettes aux hémorrhagies utérines, et qu'il y avait chez elles une disposition analogue à celle de l'hémoptysie par exemple.

Du reste, l'honorable professeur tombe tout à fait dans notre manière de voir, quand il dit, en parlant de l'hématocèle péri-utérine considérée d'une manière générale : « J'en exclus tout » d'abord les épanchements sanguins, les thrombus rétro- et » péri-utérins consécutifs aux déchirures vasculaires, aux ruptures de l'œuf dans la grossesse extra-utérine, et je réserve » la place entière à l'hématocèle cataméniale. Ces thrombus » s'annoncent, il est vrai, par les mêmes symptômes ; les tumeurs qu'ils forment sont bien les mêmes que celles formées » par l'hématocèle ; mais ils diffèrent essentiellement de celle-ci :

» ce n'est pas la même maladie. » La conclusion ne s'accorde pas avec les prémisses; je dirai plus, c'est la même maladie qui diffère par la cause. Il est cependant une différence sur laquelle insiste M. Trousseau, et qui a sa valeur; une observation ultérieure portant sur un nombre plus considérable de sujets viendra seule démontrer s'il en est ainsi.

Il existe une différence entre le thrombus intra-pelvien et l'hématocèle cataméniale : le premier, une fois guéri, ne se reproduit plus qu'autant que surviennent de nouveau les causes accidentelles qui l'ont déjà amené. La seconde guérit aussi ; mais si la cause subsiste toujours, la femme se trouve sous le coup du retour de la maladie. M. Trousseau s'est surtout appuyé, pour admettre cette différence, sur une femme qu'il a observée et qui a été atteinte trois fois d'hématocèle.

ARTICLE III. — Symptomatologie des hématocèles péri-utérines.

Mode de début. — Le début est assez variable et se présente sous deux formes différentes. Dans une première forme, l'hématocèle met un ou plusieurs jours à se produire. La malade accuse alors des douleurs, d'intensité variable, siégeant dans le bassin, s'irradiant aux cuisses, en même temps que le flux menstruel semble augmenter au lieu de diminuer, et arrive quelquefois à l'état de perte véritable.

Dans la seconde forme de début, l'invasion est rapide, subite; les malades accusent tout d'un coup dans le bassin des douleurs violentes, intenses, qu'elles comparent à une sensation de brûlure ou de déchirure; en même temps, le flux menstruel diminue et se supprime presque toujours.

§ 1. Symptômes des hématocèles péri-utérines une fois produites.

SYMPTÔMES LOCAUX. — *Douleur.* — La douleur est un des caractères les plus constants et les plus absolus de l'hématocèle ; son siége est dans la région pelvienne, à laquelle elle reste quelquefois bornée, comme aussi elle peut s'irradier au delà.

La douleur diffère d'abord sous le rapport de l'intensité ; elle est presque toujours violente dès le début ; tantôt lancinante, aiguë, dans les hématocèles qui ont acquis en peu d'heures un haut degré d'intensité ; elle est moins intense, dans les hématocèles formées lentement.

La douleur présente, en général, le caractère de continuité mélangée d'exacerbations dans lesquelles des douleurs plus violentes, et qui sont analogues aux coliques utérines, viennent se joindre aux premières et arracher souvent des plaintes ou des cris aux malades.

La douleur persiste, en général, autant que la maladie ; lorsque cette dernière dure longtemps, plusieurs mois par exemple, comme il y en a des exemples, elle s'exaspère au retour de chaque époque menstruelle.

Les douleurs peuvent présenter d'autres caractères, quand elles s'accompagnent de métrite ou de péritonite survenues comme complications.

La douleur irradiée peut occuper consécutivement les siéges suivants : la région hypogastrique, les deux régions iliaques, les régions inguinales, le sacrum ; on l'a vue suivre le trajet des nerfs cruraux et des nerfs sciatiques. Dès le début, la douleur est si vive qu'il est parfois difficile de toucher le ventre, de le palper et de le percuter avec soin.

Développement de l'abdomen.—L'abdomen, chez les femmes affectées d'hématocèle, est en général tendu, développé. Ce développement est-il dû à l'épanchement de sang lui-même ou à la péritonite concomitante qui suit si souvent cet épanchement, comme nous l'avons vu, et qui produirait cette douleur abdominale si vive et une tympanite symptomatique plus ou moins considérable? C'est ce qu'il est difficile de déterminer, et les faits publiés manquent de détails pour décider la question.

Tumeur sanguine. — La production d'une tumeur hématique est le caractère essentiel, le signe pathognomonique de la maladie. On comprend donc de quelle importance il est pour le médecin de l'étudier tout d'abord avec grand soin, d'en constater l'existence, d'en apprécier le volume, d'en déterminer la position exacte. C'est ce que nous allons examiner avec soin.

Palpation abdominale. — La palpation abdominale permet quelquefois de constater la présence de la tumeur hématique dans l'excavation pelvienne. Mais il arrive souvent que la tension abdominale et les douleurs provoquées par la pression et la palpation ont une telle intensité, qu'il est impossible de faire cette constatation. Notons toutefois que, lorsqu'on peut reconnaître l'existence de la tumeur hématique par cette voie, c'est toujours un indice précieux qui aidera beaucoup au diagnostic.

La tumeur est d'un volume très variable, par conséquent elle s'élève plus ou moins haut pour sortir du bassin ; on l'a vue s'étendre latéralement dans les fosses iliaques, en s'approchant des épines iliaques antérieures et supérieures.

Rarement la tumeur occupe la ligne médiane ; elle s'infléchit presque toujours à droite ou à gauche, ce que la palpation abdominale, quand elle est possible, permet de constater facilement. C'est le plus souvent à droite, d'après M. Voisin, que cette inclinaison tend à se produire.

La tumeur, quelquefois assez molle et sans résistance quand on l'observe à une époque peu éloignée de l'instant de sa formation, devient, au contraire, dure et résistante quand l'hématocèle existe depuis un certain temps ; elle est presque toujours immobile et la main ne peut la déplacer.

Toucher vaginal. — Le toucher vaginal est indispensable à pratiquer pour reconnaître l'existence de la tumeur. Cette tumeur se trouve, en général, en arrière de l'utérus ou de la partie supérieure du vagin ; elle n'est pas toujours bornée exactement à la partie postérieure de l'utérus ou du vagin ; elle déborde quelquefois latéralement ces organes et peut occuper la largeur entière du petit bassin ou une partie seulement de son diamètre latéral.

Le volume que l'hématocèle acquiert est quelquefois tel que l'utérus peut être déplacé dans toutes les directions possibles.

Ce déplacement est nécessairement subordonné à la direction dans laquelle s'est placé l'épanchement sanguin.

Le toucher vaginal permet encore de constater un fait positif dans l'hématocèle, la projection du corps de l'utérus en avant. Quant au mouvement ascensionnel du corps de l'utérus qui viendrait dépasser le pubis et sur lequel M. Prost a insisté, c'est encore un fait douteux.

Le toucher vaginal doit, autant que possible, être combiné ici avec la palpation abdominale.

Toucher rectal. — Le toucher rectal est toujours utile à pratiquer pour établir d'une manière plus positive encore le diagnostic de l'hématocèle; il démontre le siége de la tumeur, son volume, la saillie qu'elle fait produire à la paroi antérieure du rectum; enfin l'effacement presque complet du calibre de ce gros intestin, qu'elle peut produire complétement. Lorsque l'hématocèle est récente, le toucher rectal permet également de constater le peu de dureté et de résistance de la tumeur.

Examen au spéculum. — L'examen au spéculum est à peu près inutile dans l'hématocèle; c'est un luxe d'examen dont on peut presque toujours se dispenser. Que ferait-il connaître, en effet, la présence ou l'absence de diverses complications sur le col utérin? Mais en présence de cett terrible maladie, quel parti tirerait-on de leur constatation, et pourrait-on songer à leur adresser le traitement qui leur serait convenable? Plusieurs auteurs, et entre autres M. Nonat, donnent, comme signe de l'hématocèle, la coloration violacée et quelquefois grise de la membrane muqueuse du fond du vagin, et ils regardent ce signe comme propre aux hématocèles sous-péritonéales, fait possible qui justifierait à peine l'emploi du spéculum dans cette maladie.

§ 2. Troubles fonctionnels des autres appareils.

1° *Tube digestif.* — Les symptômes qu'on peut observer du côté du tube digestif sont loin d'être toujours les mêmes, et le mode d'invasion de la maladie exerce une influence notable sur leur production et sur leur intensité.

Dans les hématocèles à début rapide et subit, on observe des nausées et des vomissements souvent opiniâtres qui manquent rarement. Dans les hématocèles, au contraire, qui se forment lentement, ces symptômes sont moins constants et surtout moins intenses.

Une fois la maladie développée, il n'est pas rare de voir les fonctions digestives revenir à leur état normal. Souvent la maladie s'accompagne pendant toute sa durée d'une dyspepsie habituelle ; en tous cas, une constipation constante, opiniâtre et rebelle manque rarement.

M. Voisin parle, dans sa thèse, de deux cas de dysentérie qu'il a observés, et sur la production desquels il pense que l'hématocèle préexistante a pu exercer une notable influence. M. Oulmont a également observé de la dysentérie dans les deux cas d'hématocèle dont il a rapporté l'histoire et dont il a été question plus haut. Signalons le fait, mais n'allons pas plus loin ; ce sont de simples coïncidences, des complications tout accidentelles, et pas autre chose.

Nous devons encore rappeler, en terminant ce sujet, que les nausées et les vomissements peuvent reparaître toutes les fois que des phénomènes de péritonite reparaissent.

2° *Appareil respiratoire.* — On ne trouve rien de particulier à noter, et les troubles qu'ils peuvent présenter sont dus à des complications tout à fait étrangères à l'hématocèle.

3° *Appareil circulatoire.* — A l'instant de la production de l'hématocèle, et surtout lorsqu'elle acquiert rapidement un volume un peu considérable, on observe les phénomènes suivants : le pouls est petit, fréquent, très accéléré ; la température de la peau s'abaisse, elle se couvre d'une sueur froide ; enfin il y a souvent des syncopes plus ou moins complètes. Plus tard, lorsqu'il survient une complication de péritonite, on voit des phénomènes contraires se manifester ; le pouls conserve sa fréquence et sa petitesse, mais il se relève ; la peau reprend sa chaleur, et un véritable état fébrile se développe.

4° *Sécrétions.* — On ne signale aucun phénomène spécial du

côté des appareils de sécrétion. On n'a pas noté l'état des urines dans la plupart des observations qui ont été publiées.

5° *Système nerveux.* — Les symptômes nerveux ne présentent rien de spécial. On observe quelquefois, comme complications, de l'agitation, une grande anxiété, un peu de délire; dans d'autres cas, le coma devient un phénomène final.

§ 3. Formes des hématocèles péri-utérines.

L'hématocèle, considérée sous le point de vue de ses formes, présente trois variétés bien distinctes :

1° *Forme aiguë rapide.* —Cette forme pourrait aussi bien être appelée *foudroyante.* Voici les accidents qui la caractérisent, accidents que j'ai eu occasion d'observer chez une jeune femme qui succomba en six ou sept heures à une hématocèle considérable : un frisson violent, accompagné d'une vive anxiété, ouvre la scène ; ce frisson s'accompagne de syncopes qui se renouvellent à plusieurs reprises; les extrémités se refroidissent, la face pâlit et présente un aspect grippé ; la peau se décolore entièrement ; en même temps, le pouls est petit, très fréquent, irrégulier, et la malade accuse, dans le bas-ventre, de vives douleurs qui peuvent y rester fixées ou bien se propager au loin dans diverses directions.

Quelquefois ces accidents persévèrent avec une notable intensité, et ils s'accompagnent de délire, de mouvements convulsifs. La mort arrive, en général, au bout de quelques heures, au milieu de cet ensemble effrayant de symptômes qui sont, en général ceux d'une hémorrhagie très considérable combinée à une péritonite suraiguë.

2° *Forme aiguë simple.* — Cette forme débute par des frissons plus ou moins intenses avec refroidissement des extrémités, des douleurs plus ou moins violentes dans le bas-ventre, des nausées et des vomissements; le pouls est petit, fréquent; il existe une tendance aux syncopes.

Ces accidents ont une durée plus ou moins longue, puis ils cessent pour être remplacés par les symptômes d'une péritonite aiguë compliquante, ou pour laisser la malade dans un état dont les symptômes locaux sont les phénomènes prédominants.

3° *Forme chronique.* — Cette forme peut débuter d'emblée ou succéder à un début aigu. Les symptômes caractéristiques sont les douleurs abdominales, la tension de l'abdomen, la manifestation d'une tumeur constatée par les moyens habituels, des troubles digestifs résultant de l'influence de la compression exercée par cette tumeur sur le tube digestif.

ARTICLE IV. — Marche, durée, terminaison des hématocèles péri-utérines.

La marche de l'hématocèle est variable ; elle peut être aiguë, subaiguë ou rapide et influencée par le retour des périodes menstruelles, mais ici les auteurs ne sont pas d'accord. Ainsi, dans un cas rapporté par M. Gallard, les symptômes de l'hématocèle augmentaient à chaque époque menstruelle. Pour M. Voisin, la plupart du temps l'apparition des phénomènes menstruels coïncide plutôt avec la diminution des accidents qui sont les conséquences de l'hématocèle.

Une fois l'hématocèle développée, les accidents, qui sont presque au maximum d'intensité à l'instant de la production de la tumeur, n'augmentent pas en général ; ils peuvent rester stationnaires, mais souvent aussi ils diminuent quelques instants après leur production, et ils ne cessent pas de suivre une marche décroissante.

On doit encore noter ici que la marche de l'hématocèle, en général si simple et si facile à concevoir, est souvent interrompue par des exacerbations, qui ne sont autres que l'invasion de nouvelles péritonites circonscrites autour des caillots épanchés.

Durée. — La durée a été fixée avec soin par M. Voisin dans 25 cas. Voici les résultats qu'il a obtenus. Ces 25 cas se trouvent répartis entre 9 cas de guérison et 16 cas de mort. Voici les chiffres :

Dans les 9 cas de guérison, la maladie a duré 1 fois 6 semaines, 3 fois 3 mois; 2 fois 4 mois, 2 fois 6 mois, 1 fois 8 mois.

Dans les 16 cas suivis de mort, les durées furent les suivantes : 7 fois la mort a été subite ou presque subite ; 1 fois elle a eu lieu au bout de 4 jours, 1 fois de 7 jours, 1 fois de 10 jours, 1 fois de 15 jours; 1 fois 1 mois, 2 fois 5 mois, 1 fois 4 mois, 1 fois 8 mois.

On voit donc combien cette durée est variable et combien il serait difficile d'établir un temps précis et des chiffres moyens à cet égard.

Terminaison. — La terminaison de l'hématocèle est fort variable et peut avoir lieu de plusieurs manières différentes. Ces modes de terminaison sont au nombre de cinq.

1° *Mort subite ou extrêmement rapide.* — Les exemples commencent à ne plus être rares. Chaussier est le premier qui en ait cité un cas recueilli parmi ses clientes. M. Tardieu en a rencontré deux cas sur deux jeunes femmes qui avaient été atteintes d'hématocèle, et qui succombèrent en quelques heures à des accidents si intenses et si insolites, qu'on avait cru à un empoisonnement. M. Tardieu fut chargé de les examiner après la mort, et il constata l'existence de deux hématocèles ; une des jeunes femmes aurait été atteinte après les premières approches du mari, l'autre après des excès de coït. M. Tardieu observa une troisième femme qui mourut subitement après une hématocèle qui avait été déterminée par un violent coup de pied du mari dans la hanche gauche.

J'ai observé un cas de mort en quelques heures chez une jeune fille de vingt et un ans, entrée dans mes salles pour une inflammation chronique du col utérin. Aucune cause ne put nous expliquer le développement de cette hématocèle foudroyante.

2° *Résorption de la tumeur.* — L'hématocèle peut disparaître par résorption. D'après M. Voisin, ce mode de terminaison s'est présenté 13 fois dans 23 cas. La durée du temps de la résorption a été signalée dans 7 seulement de ces 13 cas; elle a été alors de 2 fois 6 semaines, 3 fois 4 mois, 1 fois 6 mois, et 1 fois 8 mois.

Lorsque ce mode de terminaison a lieu, il est probable que le sang se coagule et se sépare en caillots et en sérum, qu'un kyste s'organise et que la résorption s'opère comme dans les tumeurs hématiques ordinaires qui se terminent par résorption. Il est cependant un fait digne de remarque, c'est que la tumeur hématique péri-utérine conserve sa dureté à mesure qu'elle diminue, et qu'elle ne perd ce caractère qu'à sa disparition complète.

On a discuté la question de savoir quelle était l'influence de l'apparition des règles sur les progrès de la résorption de la tumeur hématique. D'après un fait cité par M. Gallard, il y aurait lieu de penser que cette tumeur augmenterait à chaque époque menstruelle; tandis que, d'après M. Voisin, qui étaie son opinion sur plusieurs faits incontestables, ce serait aux époques menstruelles que s'observerait la diminution de volume la plus sensible des hématocèles péri-utérines. C'est, malgré la probabilité de ce dernier fait, une question qui ne peut encore être résolue d'une manière absolue.

3° *Évacuation du sang contenu dans la tumeur hématique par le rectum.* — Ce mode de terminaison eut lieu 5 fois dans les 23 cas cités par M. Voisin, et, dans un de ces cas, cette évacuation fut suivie de mort. Lorsque ce phénomène se produit, le sang qui sort ensuite par l'anus est noir, poisseux et d'une odeur prononcée de matières fécales.

4° *Ouverture du kyste hématique dans le vagin.* — Cette terminaison se produisit 2 fois dans les 23 cas de M. Voisin. Lorsqu'elle eut lieu, elle fut précédée de nausées, de vomissements et de fièvre; le sang qui s'écoula était noir et visqueux.

5° *Ouverture dans le péritoine.* — Quatre fois sur 23 cas, M. Voisin a noté ce mode de terminaison, dont la conséquence fut une péritonite suraiguë et la mort; 1 fois elle eut lieu le 10e jour de la production de l'hématocèle; 1 fois le 15e jour; 1 fois à 3 mois; 1 fois à 4 mois.

ARTICLE V. — Diagnostic des hématocèles péri-utérines.

On a singulièrement exagéré la difficulté du diagnostic des hématocèles péri-utérines, et, pour quiconque en a vu, le diagnostic est loin d'être entouré de difficultés aussi grandes.

Le diagnostic des hématocèles péri-utérines doit surtout être basé sur les considérations suivantes : 1° la rapidité de la manifestation des accidents locaux et sympathiques ; 2° la combinaison des symptômes d'une grande hémorrhagie et d'une péritonite suraiguë, combinaison qui n'est pas telle cependant qu'on ne puisse faire la part de l'une et l'autre de ces affections ; 3° l'évolution ultérieure de la maladie et ses divers modés de terminaison.

M. Nonat a publié dans la *Gazette hebdomadaire* (1858) ses idées sur le *diagnostic de deux espèces d'hématocèles*. Je les trouve tellement justes que je crois utile de transcrire ici le passage relatif à ce sujet.

« Si la tumeur descend jusque dans la cloison recto-vaginale, si elle dépasse de 2 à 3 centimètres le museau de tanche, si surtout elle se rapproche beaucoup plus de l'anus, dont je l'ai trouvée parfois distante de 3 centimètres ; si le col de l'utérus est refoulé, pressé contre le pubis ; si le corps de l'organe s'élève au-dessus de la symphyse et que, déplacé en masse, il soit porté, non pas en haut, comme l'a dit M. Prost, mais en avant, on aura affaire à une hématocèle extra-péritonéale. Dans ce cas, l'examen par le spéculum permettra de constater la teinte violacée du cul-de-sac vaginal soulevé par la tumeur. Ce signe, sur lequel a insisté aussi M. Huguier, est, à mes yeux, d'une grande valeur : il donne au diagnostic un degré de certitude de plus.

» Si, au contraire, l'hématocèle est intra-péritonéale, cette coloration de la muqueuse vaginale n'existera pas ; la tumeur, soutenue par le cul-de-sac utéro-rectal, ne descendra point aussi bas. M. Prost a été trop loin quand il a établi que, dans ce cas, l'utérus est toujours refoulé en bas et en avant. En effet, dans l'hématocèle intra-péritonéale, on ne saurait assigner à la matrice, comme dans la forme extra-péritonéale, une position fixe, invariable et toujours la même. Ici, le corps utérin, au lieu de se trouver constamment à la partie antérieure de la tumeur, est comme perdu au sein de l'épanchement qui peut proéminer sur ses côtés et même au-devant de lui.

» C'est même en raison de ces particularités que j'ai donné le premier aux collections sanguines qui se font dans le voisinage de la matrice, le nom collectif d'*hématocèle péri-utérine*, qui ne me paraît pas avoir, comme la dénomination de *rétro-utérine*, l'inconvénient de restreindre à la partie postérieure de l'utérus le siége de ces épanchements.

» Les signes différentiels que je viens d'indiquer entre les tumeurs sanguines intra- et extra-péritonéales, nous sont fournis par l'exploration directe et le toucher vaginal. Il est d'autres symptômes distinctifs d'une bien moins grande importance, parce qu'ils sont moins constants et moins marqués ; je veux parler de la douleur, de la réaction fébrile et de l'altération des traits. Une douleur moins aiguë, une sensibilité moins vive des parois abdominales, un pouls moins fréquent, moins concentré, moins petit, un facies moins grippé, moins profondément altéré, m'ont quelquefois aidé, sinon tout à fait servi, à discerner une hématocèle extra-péritonéale d'une hématocèle intra-péritonéale. Mais, je le répète, je n'attache qu'une importance très secondaire à la valeur diagnostique des phénomènes généraux, car le plus souvent ils se présentent avec la même gravité dans les deux formes d'hématocèle.

» Qu'on ne s'imagine point que la distinction sur laquelle nous insistons avec tant de rigueur soit purement oiseuse et sans utilité, elle est capitale au point de vue du pronostic et du traitement. L'expérience clinique m'a fort bien appris, ce qu'il était déjà facile de prévoir, *à priori*, c'est que l'épanchement qui se fait en dehors du péritoine, à travers les mailles du tissu cellulaire sous-séreux, est moins grave, plus promptement résorbé, et entraîne après lui moins de complications que celui qui s'opère dans le cul-de-sac de la séreuse même. »

1° *Phlegmon péri-utérin.*— L'hématocèle péri-utérine peut être confondue avec le phlegmon péri-utérin. Voici les raisons qu'on devra invoquer pour établir le diagnostic : Dans le phlegmon péri-utérin, le début est en général moins rapide, et les symptômes moins généralisés; il survient souvent à la suite d'une métrite aiguë, d'un accouchement ou d'un avortement récent. Les symptômes locaux sont plus tranchés et la fièvre est souvent le seul phénomène symptomatique que l'on observe. La marche inflammatoire du phlegmon péri-utérin est plus nette, plus franche. Dans le phlegmon péri-utérin, la tuméfaction inflammatoire se fait sentir plutôt sur l'un des côtés. On en place souvent le point de départ soit dans les ovaires, soit dans les ligaments larges. Toutes ces conditions ont d'autres caractères dans l'hématocèle péri-utérine.

Malgré ces nombreux éléments de diagnostic, le phlegmon péri-utérin peut encore être confondu avec l'hématocèle, puisque, d'après M. Voisin, il est arrivé une fois à M. Nélaton de commettre cette erreur.

2° *Kystes de l'ovaire.* — Certains kystes de l'ovaire, encore peu volumineux, tombent dans l'espace rétro-utérin et peuvent tout à fait simuler une hématocèle. Ces kystes sont tantôt de simples kystes séreux, comme ceux qui ont été décrits en pareil cas par M. le professeur P. Dubois, tantôt des kystes hydatiques analogues à ceux qui ont été observés par M. Charcot.

Il y a moyen d'établir la distinction en s'appuyant sur les raisons suivantes. Dans ces kystes, la marche est obscure, lente, insidieuse au début; les progrès en sont très lents, quoique incessants; leur volume médiocre; leur inflammation, quand elle a lieu, permet quelquefois de les confondre avec une hématocèle au début.

3° *Grossesse extra-utérine.* — On n'y observe pas d'accidents aigus subits et quelquefois presque foudroyants; la marche est lente, progressive et presque toujours indolente. Tous les symptômes généraux sont ceux d'une grossesse ordinaire, absolument comme si le produit de la conception était encore dans l'utérus. Ce n'est que le quatrième ou cinquième mois qu'on remarque les complications les plus fâcheuses de la grossesse extra-utérine.

On pourrait multiplier beaucoup ces diagnostics, mais cela est parfaitement inutile. Qui songerait, en effet, à confondre une hématocèle avec une tumeur fibreuse de l'utérus, un cancer utérin, des polypes, une métrite aiguë ou une métrite chronique, etc., etc. ? Il est donc inutile de chercher à établir le diagnostic avec ces diverses maladies.

ARTICLE VI. — Pronostic des hématocèles péri-utérines.

Le pronostic de l'hématocèle est subordonné à la rapidité de sa formation, à la quantité de sang sorti des vaisseaux pour constituer l'hématocèle, au degré de résistance des sujets, enfin à la marche aiguë que peuvent prendre les accidents à l'instant où on en constate l'existence. C'est, en somme, une maladie qui présente une certaine chance de mort.

ARTICLE VII. — Traitement des hématocèles péri-utérines.

L'hématocèle péri-utérine doit-elle être traitée par des moyens médicaux ou chirurgicaux actifs, ou doit-elle être abandonnée à elle-même ? C'est une question sur laquelle les praticiens sont loin d'être d'accord. Nous allons examiner rapidement les principaux moyens qui ont été conseillés pour combattre cette affection.

1° *Ponction de la tumeur par le vagin.* — Cette ponction a pour but d'évacuer le sang qui y est contenu et de prévenir les accidents qu'il pourrait causer par la suite.

Plusieurs procédés ont été employés pour arriver à ce résultat :

a. M. Nélaton ponctionne la tumeur avec un trocart, de la

manière suivante : on introduit dans le vagin l'index et le médius de la main gauche, et on les applique sur la partie la plus saillante de la tumeur, aussi loin que possible du col ; la canule du trocart, placée entre les deux doigts précédents, est poussée par la main droite, qui plonge le trocart dans la tumeur.

Je pense qu'il est préférable d'employer préalablement un spéculum si on se décide à recourir à cette ponction.

b. M. Nonat pénètre à peu près de la même manière dans la cavité, mais il y place ensuite une sonde rigide pour permettre au liquide de s'écouler plus facilement, et faire par son moyen des injections de diverses natures.

2° *Ponction et injection iodée.* — Une fois la ponction faite et la plus grande partie, sinon la totalité du liquide, évacué, on a proposé d'y pratiquer l'injection iodée. M. Voisin rapporte que M. Nélaton lui a dit avoir fait des injections iodées chez une dame de province, et avoir obtenu sa guérison. M. Gallard, qui rapporte aussi un exemple de guérison après injection iodée, emprunté à la pratique privée de M. Huguier (*Bullet. de la Soc. anat.*, 1857), dit d'un autre côté avoir vu aussitôt après l'injection de 100 grammes d'eau tiède dans une tumeur ponctionnée, se manifester une péritonite mortelle en douze heures ; aussi préfère-t-il l'expectation pure et simple à toute espèce d'opération.

La question ne peut être résolue avec si peu de faits. A mon avis, on doit d'une manière absolue s'abstenir de la ponction ; elle peut déterminer la pénétration de l'air, l'inflammation de la tumeur, la décomposition putride du sang et du pus qui s'y trouvent mêlés et amener la mort. D'un autre côté, si on se décide à une injection, et surtout à une injection iodée, on peut avoir à redouter le passage de cette injection dans le péritoine. Malgré cette opinion, que je n'hésite pas à formuler d'une manière aussi nette, je suis d'avis qu'il faut encore attendre et que cette question est loin d'être complétement élucidée.

Émissions sanguines. — On a conseillé les émissions sanguines générales et locales. M. Nonat insiste fortement sur l'emploi des saignées générales, dont il a fait usage tantôt à fortes doses, tantôt en petites quantités. Ce médecin affirme s'en être constamment bien trouvé. M. Nélaton, d'après M. Voisin, est peu favorable à leur emploi ; néanmoins, il a souvent recours aux saignées locales ; on peut les employer avec quelque avantage lorsque la malade n'est pas trop affaiblie et que les signes de péritonite aiguë montrent un haut degré d'intensité.

Narcotiques. — Les narcotiques appliqués en cataplasmes, les fomentations émollientes et narcotiques sur l'abdomen, présentent quelque utilité pour combattre les douleurs violentes que les malades accusent souvent, mais ce moyen ne constitue qu'un traitement palliatif.

Vésicatoires. — Les vésicatoires appliqués sur la région hypogastrique ne peuvent avoir qu'une action bien légère, et ils doivent fatiguer beaucoup les malades ; il me semble peu utile d'y avoir recours.

Frictions mercurielles, calomel. — Les frictions mercurielles sur l'abdomen et le calomel administré par la bouche ont été mis en usage dès le début dans quelques cas. L'emploi de ces agents ne repose sur aucune idée rationnelle, et je crois que si on voulait se borner à cette seule médication, surtout au début, ce serait perdre un temps précieux. Elle n'a donc d'autre but que de combattre une des complications de l'hématocèle, la péritonite, et seulement quand cette dernière prend une certaine intensité.

Bains entiers. — Les bains entiers ne constituent qu'un moyen accessoire, auquel on peut avoir recours et qui ne me semble pas très rationnel, à moins qu'il n'y ait des signes de péritonite.

Voici, à mon avis, comment on doit formuler le traitement de l'hématocèle :

1° Si on est appelé à l'instant où l'hématocèle se forme, il faut combattre l'hémorrhagie par des révulsifs énergiques aux membres, et par l'emploi de la glace ou de l'eau glacée appliquée sur l'abdomen, ou injectée par le vagin ou le rectum.

2° On placera les malades dans une immobilité absolue et dans la position horizontale.

3° On doit administrer à l'intérieur des médicaments anti-hémorrhagiques, s'il en existe ; ainsi le ratanhia et l'extrait de ratanhia surtout doivent être prescrits à forte dose. On peut conseiller comme accessoires la grande consoude, le sang-dragon, l'alun, la limonade sulfurique, etc.

4° S'il y a des douleurs violentes, on doit employer l'opium à l'intérieur à petites doses, qu'on répète plusieurs fois dans le jour. Les lavements laudanisés peuvent sous ce rapport être utiles ; on fait usage encore de laudanum en cataplasmes.

5° Lorsque l'hématocèle est passée à l'état chronique et que la résorption dure longtemps et se fait attendre, on peut essayer de la favoriser par l'application de vésicatoires ou de cautères sur la région hypogastrique, par des bains légèrement alcalins, quelquefois même par un traitement hydro-sudopathique doux.

6° Lorsque l'hématocèle est accompagnée de symptômes qui annoncent la fâcheuse complication d'une péritonite locale, et lorsque ces symptômes se présentent avec une notable intensité, on doit avoir recours à des applications locales de sangsues, à des bains entiers et à de larges vésicatoires appliqués sur l'abdomen.

CHAPITRE IV.

DES FLUX ET DES HYDROPISIES.

Nous diviserons ce chapitre en trois sections ; nous traiterons 1° de la leucorrhée, 2° de l'hydrométrie, 3° de la physométrie.

SECTION Ire.

DE LA LEUCORRHÉE.

La leucorrhée est une des maladies dont les descriptions données jusqu'à ce jour sont assez confuses et embrouillées. Depuis les temps les plus reculés de la médecine, on a toujours confondu sous cette dénomination tous les écoulements non sanguins qui s'effectuaient par le vagin en dehors de l'accouchement. Il résultait de là que tous les écoulements symptomatiques des inflammations aiguës et chroniques du vagin et de l'utérus, des productions morbides de diverse nature de ces organes, étaient confondus avec les flux idiopathiques de ces mêmes parties, sous la dénomination commune de *leucorrhée* ou *flueurs blanches*.

A l'époque actuelle, les notions plus précises que les nouveaux moyens d'exploration ont données sur le diagnostic et la nature des maladies du vagin et de l'utérus, ont produit une réaction un peu trop vive dans un sens opposé, et l'on est porté à considérer tous les écoulements vaginaux, de quelque nature qu'ils soient, comme symptomatiques d'une lésion morbide quelconque, et à nier complétement l'existence des flux essentiels.

On ne doit pas être aussi exclusif, et l'on peut, à l'aide des notions fournies par le microscope et la chimie, arriver à une détermination plus précise et plus exacte des flux symptomatiques et des flux idiopathiques.

La plupart des ouvrages qui se sont occupés de pathologie utérine ont consacré un article spécial à la leucorrhée, mais tous, ou à peu près tous, sont conçus dans le même esprit.

L'ouvrage de Blatin père (1) d'abord, et plus tard celui de MM. Blatin et Nivet (2), présentent une confusion au milieu de laquelle il est un peu difficile de s'y reconnaître.

Parmi les articles les meilleurs consacrés à la leucorrhée, nous citerons le mémoire de M. Marc d'Espine (3), l'ouvrage

(1) J.-B. Blatin, *Du catarrhe utérin ou des flueurs blanches*, Paris, an X, 1 vol. in-8.

(2) Blatin et Nivet, *Traité des maladies des femmes qui déterminent des flueurs blanches, des leucorrhées*, 1842, 1 vol. in-8.

(3) Marc d'Espine, *Recherches analytiques sur quelques points de l'histoire de la leucorrhée* (*Archives de médecine*, 1836, t. X, p. 160).

de M. Brierre de Boismont (1), l'article de M. Valleix (*Guide du médecin praticien*, t. IV, p. 25) sur la leucorrhée; les ouvrages de MM. Grisolle, Requin, Hardy et Béhier, Tardieu, présentent également des documents utiles.

Ce qui manque à tous ces articles, c'est la base essentielle, c'est la détermination exacte de la nature des écoulements; c'est d'abord ce que je vais essayer de faire.

Je donnerai le nom de *leucorrhée* à un flux vaginal ou utérin, indépendant de toute lésion de tissu, et constitué par l'exagération du produit normal de sécrétions des membranes muqueuse, vaginale ou utérine.

ARTICLE I. — Anatomie pathologique des liquides pouvant constituer la leucorrhée.

Il se présente tout d'abord une question dont la solution n'est pas si facile qu'on pourrait le penser.

Quelle est la quantité du mucus normal de ces parties? Quelle est la nature de ce liquide? Quel est l'instant où la quantité et la nature de ce liquide en font un produit pathologique?

La quantité normale ainsi que la nature exacte du liquide qui lubrifie dans l'état normal la membrane muqueuse de l'utérus et celle du vagin, sont impossibles à déterminer; elle varie d'abord suivant les différentes femmes chez lesquelles on l'étudie, la quantité n'est pas la même d'un instant à l'autre; enfin ce liquide ne couvre jamais ces parties en quantité assez notable pour qu'on puisse songer, dans la plupart des cas, à le recueillir en quantité suffisante pour l'analyser et l'examiner même au microscope.

Afin de constater la différence entre l'état physiologique et l'état pathologique, Valleix avait ajouté à sa définition de la leucorrhée : « liquide en quantité assez notable pour incommoder la femme qui en est atteinte. » Je ne saurais conserver cette ad-

(1) Brierre de Boismont, *De la menstruation considérée dans ses rapports physiologiques et pathologiques*, 1842, 1 vol. in-8.

jonction, car beaucoup de femmes sont atteintes d'une leucorrhée très notable et très caractérisée, et cependant elles n'en ressentent aucune incommodité appréciable.

Je vais maintenant m'expliquer sur la nature du liquide ou plutôt des liquides compris en général sous l'expression générique de leucorrhée. Je m'appuierai surtout sur les résultats auxquels m'ont conduit mes propres expériences.

Ainsi que j'ai eu l'occasion de le développer, plusieurs espèces de liquides peuvent se trouver dans le vagin, et venir souvent de sources fort différentes : ces liquides sont les suivants :

1° Le *sang* ou la *sérosité sanguinolente* dont nous n'avons pas à nous occuper ici. Ce liquide se reconnaît à des caractères trop positifs pour qu'il soit utile de développer ce sujet.

2° La *sérosité albumineuse*, presque toujours mélangée d'une certaine quantité de globules de pus et d'une certaine proportion de graisse.

Cette sécrétion est le résultat d'un cancer ou, plus rarement, d'une tumeur fibreuse du corps ou du col de l'utérus.

3° *Muco-pus.* — Le muco-pus, dont j'ai étudié (t. I, p. 172) les caractères avec un grand soin, est dû à l'inflammation aiguë ou chronique (sans ulcération) des membranes muqueuses vaginales ou utérines.

4° *Mucus purulent.* — Le mucus purulent est dû à la sécrétion pathologique qui se produit lorsqu'il y a une perte de substance d'un point quelconque du vagin, du col ou du corps de l'utérus (voy. t. I, p. 173).

Ces quatre espèces de liquide se montrent seuls et isolés, ou deux à deux, trois à trois ; ils constituent les produits de sécrétions pathologiques développées sous l'influence des lésions organiques diverses qui peuvent survenir dans le vagin, le col ou le corps de l'utérus. Mais il y a encore deux autres espèces de liquides qui constituent la véritable leucorrhée. L'existence de ces deux variétés permet d'établir une leucorrée *vaginale* et une leucorrhée *utérine;* ces deux produits sont les suivants :

a. Mucus transparent, visqueux, filant. — Ce liquide est constitué par de l'eau, de la mucosine et quelques sels. On ne trouve à l'examen microscopique que quelques rares lamelles d'épithelium (voy. t. I, p. 171).

Ce mucus, clair et transparent, est produit spécialement par les follicules muqueux de la surface externe du col et par la membrane muqueuse de la cavité du col et de celle du corps de l'utérus. On le voit quelquefois se produire en plus grande quantité sous l'influence d'une inflammation du tissu du col ou du corps de l'utérus, la muqueuse restant saine ; cette inflammation voisine semble augmenter la sécrétion des follicules muqueux avec lesquels elle est en contact ; ces follicules, de même que la membrane muqueuse, restant cependant intacts. En mettant de côté les cas de l'espèce dont nous venons de parler, il ne saurait rester aucun doute pour tout observateur sérieux.

L'augmentation de quantité de mucus visqueux, clair et transparent, est un produit de sécrétion, un flux des follicules muqueux de la membrane muqueuse utérine. A ce titre, ce liquide mérite le nom de *flux* ou mieux celui de *leucorrhée utérine.* Tel est, en effet, le caractère du flux idiopathique utérin, autrement dit de la leucorrhée utérine : mucus visqueux, clair, transparent, sortant par l'orifice du col toujours un peu dilaté.

b. Mucus opalin (voy. t. I, p. 172). — Le mucus opalin est le flux leucorrhéique le plus vrai et le moins contesté ; il est le produit de l'exagération de sécrétion des follicules muqueux du vagin. Ses caractères sont les suivants : liquide opalin, légèrement lactescent, toujours un peu visqueux, mais jamais autant que le mucus visqueux, clair et transparent. Ce liquide, étant examiné au microscope, on y constate l'existence de nombreuses cellules épithéliales, et d'un certain nombre de globules graisseux ; il constitue la véritable leucorrhée, la *leucorrhée vaginale* qui est le produit de l'augmentation pathologique du liquide lubrifiant les parois du vagin. Quel est le point qui le sépare du liquide vaginal physiologique? C'est ce qu'il est impossible de dire. Peut-être la seule différence est-elle la quantité.

On doit donc admettre l'existence d'une leucorrhée vaginale caractérisée par un liquide d'une viscosité médiocre, opalin, quelquefois même lactescent, et donnant au microscope de très nombreuses cellules épithéliales et une grande quantité de globules de graisse.

Ces variétés de leucorrhée utérine et vaginale étant établies, il est indispensable d'étudier avec soin leur étiologie. Nous serons obligé, sous ce rapport, de confondre dans une même description ces deux variétés. Des recherches ultérieures permettront peut-être d'établir des différences entre les causes, les symptômes et le traitement de chacune d'elles, mais jusqu'à présent leur histoire ne saurait être distincte.

ARTICLE II. — Étiologie de la leucorrhée.

On doit à Valleix une analyse bien faite des prétendues causes de la leucorrhée; il a peut-être été un peu difficile dans leur admission, mais sa critique est souvent juste.

On doit étudier successivement les causes prédisposantes, les causes occasionnelles, et les influences qui dépendent de l'existence d'un état morbide antérieur.

CAUSES PRÉDISPOSANTES. — *Age.* — La plupart des auteurs s'accordent à reconnaître qu'il y a peu ou point d'exemples de leucorrhée avant l'âge de huit ans. La leucorrhée, toutefois, commence fréquemment avant l'âge de la puberté, et conséquemment avant la première menstruation. M. Marc d'Espine a trouvé que sur 35 femmes leucorrhéiques, 15 l'étaient avant l'âge de la puberté. M. Brierre de Boismont a observé qu'il en était ainsi 26 fois sur 53 cas. Ces chiffres ont certainement de la valeur, mais ils reposent sur des nombres encore trop peu considérables pour permettre d'établir le fait en principe général.

Tempérament. — D'après l'opinion à peu près unanime, le tempérament lymphatique, caractérisé par la peau blanche et fine, les yeux bleus, les cheveux blonds, etc., serait une cause prédisposante qui exercerait une influence très grande sur la production de la leucorrhée. C'est une opinion que Valleix a cherché à détruire en prétendant qu'elle ne reposait sur aucune donnée précise, ni sur aucun fait exact. M. Marc d'Espine a trouvé que la majorité des femmes leucorrhéiques soumises à son examen présentaient des yeux bleus et des cheveux châtains. On ne saurait tirer aucune conséquence du petit nombre d'observations qu'il a faites ; elles ont presque toutes été recueillies exclusivement à l'hôpital des vénériens de Paris. M. Brierre de Boismont, au contraire, a trouvé que sur 63 femmes leucorrhéiques, les deux tiers avaient les cheveux blonds et les attributs du tempérament lymphatique. La question est donc encore tout entière à résoudre, et il faut attendre des chiffres beaucoup plus nombreux pour se prononcer définitivement dans un sens ou dans un autre. Malgré cela, je ne crains pas d'affirmer que, d'après mon observation personnelle, le tempérament lymphatique est une des causes prédisposantes les plus positives, les plus évidentes et les moins discutables de la leucorrhée.

Constitution. — Pour Valleix, ce qui a été dit du tempérament des femmes leucorrhéiques peut se rapporter également à la constitution. On ne sait pas si la leucorrhée est plus fréquente chez les femmes douées d'une forte constitution que chez celles qui sont faibles ; il y aurait tout à faire pour le démontrer. Nous sommes encore d'un avis diamétralement opposé, étant convaincu que la faible constitution prédispose certainement, si même elle ne crée de toutes pièces un écoulement leucorrhéique.

Climats. — Il est encore généralement admis que les climats froids et humides prédisposent singulièrement les femmes aux écoulements leucorrhéiques. Cela est très possible, sinon certain ; nous invoquerons, comme preuve à l'appui, le fait rapporté par M. Marc d'Espine que le quart des femmes à Paris, échappe à l'établissement d'une leucorrhée, tandis qu'à Marseille (observation de M. Girard), les trois quarts en seraient complétement exemptes.

Nous allons encore mentionner des causes dont l'existence n'est pas démontrée par des chiffres statistiques, mais dont la réalité cependant ne saurait être mise en doute. Ce sont les influences suivantes : l'habitation dans les villes ; le séjour dans un lieu bas, humide, et où l'air ne se renouvelle pas facilement ; la vie trop sédentaire, les excès de coït, les fatigues de tout genre ; l'absence d'un sommeil suffisant, les privations de nourriture, les excès de toute espèce ; les passions morales tristes et dépressives. Il serait difficile, je crois, de nier l'influence de ces causes si diverses ; influence, du reste, généralement admise par la plupart des médecins.

L'alimentation, par sa nature, peut-elle exercer une influence sur la production de la leucorrhée? Oui, si cette nourriture est mauvaise, incomplète, insuffisante ; mais non, dans le cas contraire.

On a reproché au café au lait ainsi qu'au thé, pris le matin à jeun, de produire la leucorrhée ; c'est une pure assertion qui ne repose sur aucun fait positif.

L'influence des vêtements trop serrés, des corsets trop étroits, ne nous semble pas devoir exercer sur la leucorrhée une influence bien appréciable.

Causes occasionnelles. — Les causes occasionnelles de la leucorrhée sont peu nombreuses et peu connues : voici quelles sont les principales :

Une émotion vive, brusque et agissant d'une manière énergique sur une femme, peut déterminer chez elle la production d'une leucorrhée.

La première apparition des règles est très souvent suivie de l'apparition, pour la première fois, d'une leucorrhée plus ou moins intense, qui persiste ensuite et peut durer indéfiniment.

Chaque époque menstruelle est, dans un très grand nombre de cas, précédée et suivie pendant quelques jours d'un écoulement leucorrhéique. Il faudrait toutefois être bien certain que, dans ces cas, la leucorrhée disparaît complétement dans l'intervalle de chaque époque menstruelle.

États morbides antérieurs. — L'existence d'une inflammation aiguë ou chronique de l'utérus, d'une vaginite aiguë ou chronique, peut être suivie d'une guérison complète et radicale. Toute lésion organique a disparu, la muqueuse est dans un état d'intégrité parfaite; et cependant persiste un écoulement leucorrhéique, abondant quelquefois, et qui peut se prolonger d'une manière indéterminée. C'est ce qu'on observe tous les jours, et, je le répète, il n'existe aucun résidu d'inflammation sur un point quelconque de la membrane muqueuse de l'utérus ou du vagin.

L'existence des maladies chroniques de diverse nature ayant pour conséquences de débiliter les femmes, de les amaigrir, d'épuiser leur constitution, a quelquefois pour effet de déterminer l'établissement d'un écoulement leucorrhéique.

La chlorose a souvent pour un de ses principaux et de ses plus importants symptômes un écoulement leucorrhéique; on a même été conduit à considérer les symptômes de la chlorose comme la conséquence de cette leucorrhée, tandis que les flueurs blanches n'étaient qu'un des modes de manifestation de la maladie générale.

A la suite de maladies aiguës ou chroniques ayant eu pour conséquence d'altérer profondément la santé des femmes, on observe encore fréquemment l'établissement de la leucorrhée.

ARTICLE III. — Symptomatologie de la leucorrhée.

Les symptômes de la leucorrhée sont assez difficiles à décrire, car ils sont en général constitués par des phénomènes négatifs, et l'existence d'une leucorrhée n'est bien souvent admise que par voie d'exclusion.

Symptômes locaux. — Sous ce titre, nous comprenons les trois phénomènes suivants : 1° l'issue du liquide ; 2° la quantité du liquide ; 3° l'influence du liquide sur les parties voisines.

1° *Issue du liquide.* — Toutes les femmes atteintes de leucorrhée n'ont pas toujours la conscience de l'affection dont elles sont atteintes. Lorsqu'il en est ainsi, c'est que le liquide pathologique sécrété reste dans le vagin d'où il est entraîné plus tard par les efforts de la miction, et il sort en même temps que les urines sans que les femmes en aient la perception.

L'examen des urines est donc d'une très grande importance chez les femmes qu'on soupçonne atteintes de leucorrhée. On n'a qu'à recueillir ce liquide et qu'à le conserver quelques heures dans un verre à champagne, en repos et dans un endroit frais; on voit alors ces urines laisser déposer un nuage dont l'épaisseur et l'opacité sont en rapport avec la quantité de l'écoulement leucorrhéique entraîné par la miction avec le produit de la sécrétion urinaire.

Dans le plus grand nombre de cas, le liquide leucorrhéique sort au dehors, et il peut être parfaitement apprécié par les femmes, qu'il humecte à un degré plus ou moins fort.

2° *Quantité de liquide.* — Cette quantité est extrêmement variable. Quelquefois, ainsi que je viens de le dire, les femmes s'en aperçoivent à peine; tandis que, dans d'autres cas, elles ont l'orifice vulvaire constamment humecté, et cette humidité devient pour elles une cause incessante d'incommodité. Cette quantité de liquide varie du reste considérablement suivant les instants; elle est, en général, plus abondante le matin au réveil, ce qui s'explique facilement, car la matière de l'écoulement s'est accumulée dans le vagin pendant le repos du sommeil; elle augmente encore après la marche, un exercice quelconque, et en particulier par l'équitation, la danse, une longue course. On voit encore cette quantité augmenter à la suite d'émotions vives, d'efforts répétés pour aller à la selle, etc., etc. Rien n'est donc plus variable que la quantité de l'écoulement leucorrhéique rendu par une femme d'un instant à un autre.

3° *Influence du liquide leucorrhéique sur les parties voisines.* — La matière de l'écoulement leucorrhéique tache le linge et l'empèse; de plus, elle lui donne une couleur légèrement brune. On n'observe jamais sur lui ces nuances jaunâtre ou jaune verdâtre des écoulements constitués par du muco-pus ou du mucus purulent. Lorsque l'écoulement leucorrhéique est abondant, il arrive souvent qu'il irrite les grandes lèvres et la partie interne des cuisses et qu'il y cause de vives démangeaisons, et parfois même des excoriations. Il n'est pas rare, à l'époque des chaleurs surtout et pour peu que la femme y soit prédisposée, de voir se développer des affections chroniques de la peau, et spécialement des eczémas ou des érythèmes.

La leucorrhée utérine ne peut être distinguée de la leucorrhée vaginale, si on ne se décide à examiner la malade au spéculum. On constate alors que si quelquefois la leucorrhée utérine existe seule et isolée, elle coïncide, dans le plus grand nombre de cas, avec la leucorrhée vaginale; cette dernière, au contraire, existe le plus souvent isolée.

Symptômes généraux. — La description des symptômes généraux qui peuvent être la conséquence de l'existence d'une leucorrhée ne laisse pas que de présenter quelques difficultés. On a pris ici l'effet pour la cause, et bien souvent on a considéré comme la conséquence d'une leucorrhée des phénomènes morbides qui n'étaient, en définitive, que l'expression symptomatique de l'état général, cause de ce flux pathologique ; c'est ce qui est arrivé pour la chlorose en particulier. Il faut donc, dans une telle description, essayer d'éviter cet écueil.

On peut d'abord établir que, dans un grand nombre de cas, la leucorrhée ne se traduit par aucun phénomène morbide spécial, et par aucun trouble fonctionnel, excepté l'écoulement lui-même. Mais il n'en est pas toujours ainsi, et lorsque cet écoulement devient plus considérable, il peut produire un certain nombre de phénomènes morbides qui sont en particulier les suivants :

Les femmes pâlissent un peu, leurs yeux présentent un léger cercle noir ; elles sont un peu amaigries, plus molles, plus languissantes et se fatiguent plus vite.

Le système nerveux est plus impressionnable; les femmes

s'irritent facilement; leur sommeil est moins calme, moins tranquille; des accidents nerveux de diverse nature peuvent se développer : tels sont, en particulier, la céphalalgie et les diverses espèces de névralgies.

Il y a quelques palpitations et parfois un peu de dyspnée causées par la marche et l'ascension des escaliers; l'appétit est bizarre; on observe même quelquefois des symptômes gastralgiques, et ces symptômes sont même assez généralement considérés comme un des phénomènes les plus habituels et les plus constants de la leucorrhée.

Des entéralgies, la tympanite intestinale, une constipation opiniâtre, viennent encore assez souvent s'ajouter aux phénomènes précédents.

Si l'écoulement est très abondant, un véritable état anémique peut se développer, et des bruits de souffle se montrer au cœur et dans les vaisseaux. C'est alors qu'il est souvent très difficile de distinguer une chlorose primitive ayant amené une leucorrhée, d'une leucorrhée primitive ayant déterminé ultérieurement une anémie consécutive. Ce sera au médecin à apprécier avec tact les circonstances qui feront admettre tel diagnostic plutôt que tel autre.

ARTICLE IV. — Marche, durée, terminaison de la leucorrhée.

La *marche* de la leucorrhée est essentiellement chronique; elle présente, ainsi que je l'ai déjà dit, de nombreuses alternatives d'augmentation et de rémission. Ainsi, on la voit augmenter avant chaque époque menstruelle, conserver quelques jours après cette augmentation, pour diminuer ensuite et recommencer une série semblable à chaque époque menstruelle. Un certain nombre de causes peuvent, ainsi que nous l'avons dit, expliquer facilement ces alternatives d'exacerbation et de rémission.

La *durée* est indéterminée; elle peut se prolonger toute la vie. La *terminaison* consiste dans la persistance jusqu'à la fin de la vie ou dans la guérison ; cette dernière se produit assez souvent spontanément à l'époque critique.

ARTICLE V. — Diagnostic et pronostic de la leucorrhée.

Le *diagnostic* ici est tout négatif ; il consiste à résoudre cette simple question : l'écoulement vaginal est-il idiopathique ou est-il symptomatique d'une lésion quelconque ? Or, l'écoulement seul ne résoudrait pas d'une manière satisfaisante cette question ; il faut examiner la femme avec soin, la toucher, l'explorer au spéculum, et c'est de cet examen approfondi seul que pourra naître la réponse à cette question : l'écoulement leucorrhéique est idiopathique ou symptomatique.

Le *pronostic* ne présente absolument aucune gravité.

ARTICLE VI. — Traitement de la leucorrhée.

On s'est bien souvent demandé si la leucorrhée constituait une affection assez notable pour employer une médication active destinée à la faire disparaître. Cette opinion ne saurait être soutenue, et, à moins que cette leucorrhée ne soit insignifiante ou à peu près inappréciable pour les malades, le médecin doit toujours la combattre par des moyens appropriés et essayer ainsi de la guérir.

Le traitement peut consister dans l'emploi de moyens locaux et de moyens généraux, ou dans la combinaison des deux espèces de médication.

Médication locale. — Elle comprend : 1° les injections d'eau froide ; 2° les injections balsamiques ; 3° les injections astringentes minérales ; 4° les injections astringentes végétales ; 5° la teinture d'iode.

1° *Injections d'eau froide.* — Pour moi, les injections d'eau froide faites matin et soir, au lever et au coucher de la femme, constituent le meilleur traitement curatif et préservatif de la leucorrhée. C'est d'abord un moyen hygiénique qui n'a aucun inconvénient ; il est plutôt agréable que désagréable aux femmes; enfin il peut être exécuté très simplement et sans aucune préparation antérieure.

Pour que les injections froides réussissent, il faut remplir plusieurs conditions qui sont les suivantes :

a. L'instrument destiné à fournir l'eau froide doit avoir une certaine force de projection, et la canule en caoutchouc doit être introduite avec précaution jusqu'au fond du vagin. Les irrigateurs Éguisier, si répandus aujourd'hui, remplissent parfaitement cette indication (voy. t. I, p. 351).

b. La température de l'eau doit être en moyenne, été comme hiver, de 12 à 15 degrés.

c. La quantité injectée doit être au moins de 1 litre et mieux encore 2 à 3.

d. Enfin on doit observer de les faire sans interruption tous les jours, sauf pendant les règles; je mets cette petite restriction, bien que M. Fleury ne regarde pas l'époque menstruelle comme une entrave à l'emploi des injections et même des douches d'eau froide.

L'emploi de l'eau froide constitue, pour moi, la médication par excellence de la leucorrhée; c'est celle que je préfère et que je ne saurais trop recommander.

Injections acidulées. — On emploie très souvent, au lieu d'eau froide simple, de l'eau acidulée : 15 à 20 grammes de vinaigre aromatique par litre d'eau. Ce moyen n'a aucun inconvénient; l'eau froide n'en exerce qu'une action meilleure; j'ai eu souvent à me louer de cette addition comme adjuvant de l'eau froide.

2° *Injections balsamiques.* — Les injections contenant une certaine quantité d'essence de térébenthine ou de baume de copahu, maintenus dans l'eau à l'état de suspension ou d'émulsion, ont été préconisées comme moyen curatif de la leucorrhée. Je ne saurais conseiller ce moyen, il est trop désagréable à faire; et, s'il arrête momentanément la leucorrhée, il ne prévient pas les rechutes liées à l'état général de la constitution; il faudrait pouvoir les continuer pendant longtemps pour éviter ce dernier inconvénient, et les ennuis qui accompagnent leur emploi découragent bientôt les femmes.

3° *Injections astringentes minérales.* — On peut faire usage de trois espèces d'injections pour combattre la leucorrhée. Ces trois injections sont des dissolutions d'acétate de plomb, de sulfate de zinc ou d'alun.

Elles sont constituées par un mélange de 1000 grammes d'eau et de 10 à 15 grammes d'un de ces agents ; on emploie ces injections à froid en se levant et en se couchant.

Ces injections constituent un bon moyen ; on doit surtout y avoir recours dans les cas rares, il est vrai, où les injections d'eau froide n'ont pas amené un succès complet alors ; les injections avec une dissolution de sulfate de zinc me semblent préférables aux deux autres.

4° *Injections astringentes végétales.* — Les injections faites avec une décoction concentrée soit de roses de Provins, soit de bistorte, soit de ratanhia, agissent dans le même sens, mais avec un peu moins d'énergie que les simples injections avec une solution tonique. Lorsqu'on veut faire usage de cette dernière, on doit mettre de 15 à 20 grammes de tannin par litre d'eau. Ces injections sont assez dispendieuses, en raison du prix élevé du tannin ; elles n'en sont pas moins excellentes, et c'est à elles que j'ai recours de préférence dans les cas de leucorrhées abondantes rebelles et ayant exercé une action débilitante chez les femmes qui en sont atteintes ; elles réussissent parfaitement là où l'eau froide n'a pas eu d'abord de succès, et, une fois la réussite obtenue, la guérison se maintient par la seule continuation de l'emploi des injections d'eau froide.

5° *Teinture d'iode.* — Je me suis livré, à l'hôpital de Lourcine, à quelques expériences relatives au traitement de la leucorrhée par la teinture d'iode. Voici de quelle manière j'en fis usage : on introduisait le spéculum dans le vagin, après avoir fait préalablement pénétrer une injection d'eau pure ; on enfonçait dans la cavité du col, quand elle était entr'ouverte, un petit pinceau très fin de blaireau, à l'aide duquel on badigeonnait, avec de la teinture d'iode au douzième, toute la surface de la cavité interne de cet organe, ensuite la surface du col et tout le vagin, et on laissait s'écouler trois jours entiers. Au bout de ce temps, on recommençait et ainsi de suite jusqu'à 10 attouchements; ce qui faisait un traitement de 30 jours, après lequel je gardais toujours les malades un certain temps.

En traitant de la vaginite (voy. t. I, p. 506), j'ai rapporté les notes statistiques que je possédais relativement à 5 cas de guérisons obtenues par l'emploi de la teinture d'iode. Je ne puis m'empêcher de reconnaître que c'est une bonne médication et qu'elle fait bien disparaître la leucorrhée, mais je suis convaincu aussi que cette dernière reviendra si on n'emploie pas les injections d'eau froide longtemps après avoir cessé la teinture d'iode.

Médication générale. — La médication générale est surtout indiquée comme devant être employée avant tout traitement local dans les circonstances suivantes : 1° lorsqu'il existe chez la femme soit une chlorose ancienne, soit une débilitation plus ou moins profonde de l'organisme, sous l'influence desquelles la leucorrhée se sera développée comme élément consécutif ou secondaire ; 2° lorsqu'il existe une anémie évidente et d'une certaine intensité, développée consécutivement à un écoulement leucorrhéique ancien et trop abondant.

Dans ces deux cas, les moyens qu'on peut mettre en usage sont nombreux. Parmi les agents médicamenteux, nous indiquerons les préparations ferrugineuses, et spécialement les eaux minérales ferrugineuses ; les préparations diverses de quinquina, surtout le vin de quinquina; quelques amers, et en particulier le sirop d'écorces d'oranges amères, le quassia amara, pourraient encore favoriser leur action.

Parmi les moyens hygiéniques, est-il besoin de rappeler l'importance en pareille circonstance du séjour à la campagne, d'une alimentation tonique et substantielle, de l'usage habituel d'un vin généreux, etc., etc.; tous moyens destinés à combattre la diminution de proportion des globules du sang et à restaurer la santé ; il en a été si longuement question en traitant de l'anémie qui se développe à la suite des maladies de l'utérus, que je crois inutile d'y revenir ici (voy. t. I, p. 294).

Je me bornerai encore à rappeler comme excellents moyens à employer contre l'anémie qui suit la leucorrhée ou les affections utérines, les bains froids de rivière, les bains de mer ; les eaux minérales ferrugineuses, et en particulier Spa, Schwalbach, Forges ; enfin le traitement hydrothérapique.

SECTION II.

DE L'HYDROMÉTRIE.

On a donné le nom d'*hydrométrie* à deux maladies bien différentes l'une de l'autre. La première consiste dans une véritable hydropisie ; c'est de la sérosité albumineuse qui s'accumule dans la cavité utérine ; c'est là la véritable hydropisie de l'utérus. La deuxième ne consiste qu'en un simple amas de mucosités dans la cavité utérine. Cette deuxième espèce n'est pas admise par beaucoup d'auteurs ; aussi traiterons-nous à part l'histoire de ces deux variétés.

I. Hydrométrie par accumulation de sérosité dans l'utérus.

Une confusion complète a longtemps régné dans les descriptions que les auteurs donnaient de l'hydrométrie. Jusqu'à ces dernières années on comprenait sous le nom d'*hydrométrie* certaines maladies ou incommodités inhérentes à la grossesse, et d'autres affections d'une nature spéciale ayant déjà leur place marquée dans le cadre nosologique. C'est ainsi que Sauvages fait de l'hydropisie de l'amnios, des kystes de l'ovaire, des kystes de l'utérus, etc., autant de variétés d'hydrométrie ; tandis que J.-P. Frank, après avoir fait une classe nouvelle des kystes ovariques, admet une variété d'hydrométrie avec épanchement dans les parois utérines. Le fait sur lequel il s'appuie pour établir cette dernière est évidemment un cas d'hydatides développées dans les parois de l'organe. Dans des publications plus récentes, Dard, Désormeaux et la généralité des médecins accoucheurs qui ont fait connaître leurs travaux, placent dans un même chapitre l'histoire de *toute accumulation de sérosité dans la matrice soit pendant, soit en dehors de la gestation.*

Une analyse plus exacte des observations relatives à l'*hydrométrie* ne permet de conserver cette dénomination *qu'aux seules collections de liquide dans les membranes d'un œuf dont le fœtus est mort et a été en partie dissous.*

Déjà quelques praticiens établissaient une distinction entre l'hydropisie de l'amnios, simple accident de la grossesse ordinaire, et l'*hydrométrie* proprement dite, *hydrometra ascitica*, mais on admettait encore généralement que cette dernière pouvait se développer chez les vierges sous les influences les plus diverses : congestions du foie, de la rate, contusions, etc. ; lorsque MM. Stoltz et Nægele affirmèrent au congrès médical de Strasbourg (1842) n'avoir jamais vu d'hydrométrie en dehors de l'état de gestation, ni lu d'observations accompagnées de détails assez circonstanciés pour qu'il fût permis de croire à son existence *réelle.*

Deux ans après, M. Teissier (de Lyon) protesta contre les conclusions du congrès de Strasbourg, par un mémoire où sont réunies des observations empruntées à Fernel, Frank, Mauriceau, Lisfranc, Jobert (de Lamballe), et un cas de *physométrie* qu'il avait lui-même observé. Le praticien de Lyon crut avoir démontré dans son travail que la physométrie et l'hydrométrie sont non-seulement deux affections *possibles* en dehors de l'état de grossesse, mais qu'elles sont *réelles* et doivent être décrites parmi les maladies ordinaires de l'utérus (1).

En 1854, M. Dard, interne de M. Teissier, publia une obser-

(1) *Gazette médicale de Paris*, n° 1, 1844.

vation destinée à servir à l'histoire de l'hydrométrie indépendante de l'état de gestation. A l'occasion de ce nouveau fait, M. Stoltz déclara une seconde fois que les observations invoquées par M. Teissier et celle rapportée par son élève étaient insuffisantes pour le convaincre, et il ajouta : « Je crois que les idées généralement reçues sur l'hydrométrie et la tympanite utérine sont une erreur enfantée par l'imagination des anciens et acceptée par les modernes sans contrôle rigoureux (1). » Sans nier d'une manière absolue la possibilité de l'hydrométrie simple, M. Nægele dit qu'on n'en possède aucune observation satisfaisante (2).

Si nous examinons maintenant les faits sur lesquels s'appuient les partisans de l'opinion ancienne, nous les trouvons quelquefois invraisemblables ou du moins mal observés, et le plus souvent en faveur de la nouvelle manière de voir. Quelle confiance, en effet, peut-on accorder à des observations de la nature de celle de Vésale, où il est écrit qu'un utérus contenait 180 livres de sérosité, et de celle de Sébizius, qui sut extraire, dans un cas analogue, 80 livres d'un liquide semblable à de la lavure de chair?

ARTICLE I. — Anatomie pathologique du liquide dans l'hydrométrie.

Dans la plupart des cas, le contenu de ces tumeurs utérines était coloré et fétide. Ne sont-ce pas là les propriétés d'un liquide dans lequel aurait macéré le produit d'une gestation avortée? Bien qu'on n'ait pas toujours trouvé de fausses membranes ni des débris de corps organisés dans les fluides expulsés, on ne peut pas en conclure qu'il n'y en avait point. Du reste, les récidives de beaucoup de ces hydrométries prouveraient, à la rigueur, que la cause déterminante n'ayant pas été chassée dans une première évacuation, a pu l'être dans des dé-

(1) *Moniteur des hôpitaux*, 8 avril, 10 juin 1854.

(2) *Manuel des accouchements*, 1857, 1 vol. gr. in-18, fig.

bâcles successives, à l'insu des médecins et des malades, souvent disposées et même intéressées à ne pas faire part de tout ce qui se passe en pareille circonstance. Lorsque ce liquide a été rencontré clair comme de l'eau et sans caractère de putridité, il était généralement en petite quantité. N'avait-on pas affaire alors à la rupture d'une ou de plusieurs poches d'hydatides (Percy), ou de l'un de ces kystes séreux de la cavité du corps et du col, si bien étudiés dans ces derniers temps par MM. Huguier, Michon, Ferrier, Ch. Robin, Houël?

On a encore donné, comme exemple d'hydrométrie sans fécondation, un cas rapporté par Fantonetti (de Venise). Il s'agit d'une jeune fille de vingt ans qui, ayant fait une chute sur le ventre en descendant une colline, éprouva d'abord quelques douleurs, et le ventre commença à se développer progressivement; on aurait pu songer à une grossesse, mais cela était impossible, vu la chasteté reconnue de la jeune personne. Sur cette considération, M. Fantonetti se résigna à croire qu'il était en présence d'une hydrométrie simple par suite de contusion, et, lorsque la distension de la matrice fut considérable, il obtint, par l'administration de l'ergot de seigle à haute dose, l'expulsion de trois litres environ d'un liquide *albumineux très fétide*, ne contenant aucun débris de fausses membranes ni de corps organisés. La guérison fut bientôt *radicale;* la jeune malade se maria et devint rapidement enceinte.

Disons d'abord que les débris embryonnaires avaient pu être dissous dans les trois litres de cette sécrétion *très fétide*. Quant aux membranes de l'œuf, rien ne prouve qu'elles ne soient pas sorties après coup, sans que la malade en ait fait la confidence. Mais s'il ne se fût agi que d'une simple dilatation de la matrice sous l'influence d'une accumulation de liquide dans sa cavité, dilatation dont il est permis ici de révoquer en doute la possibilité, en raison de la rigidité de ses parois, chez une femme surtout qui n'a jamais conçu, est-il présumable que la contractilité de fibres musculaires ainsi distendues, eût été si heureusement excitée par l'action spéciale de l'ergot de seigle? Il s'était donc produit une modification de structure, une hypertrophie de l'ensemble, dont le travail seul d'une conception avortée peut rendre compte.

Une fois l'utérus vidé, tout se passa comme après la délivrance, et il en est presque toujours ainsi; c'est-à-dire que la matrice revient sur elle-même, la tuméfaction de l'organe disparaît spontanément; ce qui n'aurait pas lieu si on avait affaire à une *tuméfaction* reconnaissant pour cause une irritation accidentelle, étrangère à toute excitation physiologique. On peut joindre à cela que l'hydrométrie n'a jamais été observée que chez les femmes aptes à concevoir; pas un seul exemple n'a été cité avant l'établissement des règles. Les deux cas observés chez deux vieilles femmes et empruntés à Nicolaï et à Sultzmann, étaient sans doute des kystes ordinaires ou des hydatides. A ce témoignage de la statistique, vient s'ajouter celui des malades, qui ont toutes déclaré, moins celles que leur position sociale invitait à dissimuler, s'être cru primitivement enceintes.

Les détails qui précèdent me paraissent justifier la définition que j'ai adoptée, conformément aux idées de ceux qui se sont le plus récemment occupés de cette question (1).

ARTICLE II. — Étiologie de l'hydrométrie.

L'étiologie de l'hydrométrie a acquis une certaine précision depuis que les idées de MM. Stoltz et Nægele ont prévalu.

Les causes prédisposantes sont toutes celles susceptibles d'amener la mort prématurée du fœtus, telles que les violences extérieures, les maladies organiques de la matrice, les tentatives d'avortement.

La seule cause déterminante se réduit à la circonstance d'un œuf fécondé mort dans le cours de son développement. Inutile de rappeler la série des causes vagues que le raisonnement avait fait admettre, mais que l'observation n'a pas confirmées.

(1) Chailly-Honoré, *Traité pratique de l'art des accouchements*, 3e édit., 1853, 1 vol. in-8, p. 208. — Racle, *Traité de diagnostic médical*, 1854, 1 vol. grand in-18, p. 449 à 479. — Nysten, *Dictionnaire de médecine*, 11e édit., 1858, p. 713.

ARTICLE III. — Symptomatologie de l'hydrométrie.

Un mode de début commun à presque tous les cas d'hydrométrie bien observés, est la tuméfaction lente et progressive du ventre. Rien ne ressemble davantage au commencement d'une grossesse ; les femmes, en général, se croient véritablement enceintes ; ainsi, les règles sont supprimées ou elles deviennent irrégulières, les mamelles se gonflent ; la lactation se prépare.

Quelquefois les malades s'imaginent sentir les mouvements actifs du fœtus ; ce qui rend l'illusion complète. Elles accusent peu ou point de douleur, seulement un sentiment de gêne, de pesanteur, de tiraillement vers les lombes.

La *palpation* hypogastrique donne la sensation d'une tumeur régulière, occupant la place de l'utérus et tout à fait semblable à cet organe hypertrophié, mais d'une résistance supérieure à celle que l'on rencontre habituellement dans une véritable grossesse.

La *percussion* donne un son mat ; par les deux espèces de toucher, vaginal et rectal, on s'assure de l'élévation de la matrice vers le grand bassin, de son développement, de son état de réplétion, etc. ; et si, en même temps, on pratique à la région hypogastrique une série de petits coups secs, le doigt avec lequel on touche éprouve une sensation de flot à travers les parois du col ou du corps de l'utérus.

ARTICLE IV. — Marche, durée et terminaison de l'hydrométrie.

A ne considérer que la *marche*, il existe deux variétés d'hydrométrie : l'une simule en tout point la grossesse et se termine par une seule évacuation du contenu (le cas de Fantonetti) ; l'autre est périodique et se vide plusieurs fois à des intervalles réguliers ou irréguliers (Boivin et Dugès, etc.).

La *quantité* du liquide varie de quelques centilitres à plusieurs litres. La *qualité* doit être recherchée avec soin ; tantôt il est alcalin, analogue au liquide amniotique; les linges qui en sont imbibés exhalent une odeur de lochies (Dard); d'autres fois on l'a trouvé foncé en couleur, semblable à du marc de café ou d'huile, à de la lavure de chair, à de l'urine (Fernel).

La *durée* de l'hydrométrie n'a rien de régulier, surtout lorsqu'elle récidive; elle dure tantôt moins, tantôt plus qu'une grossesse normale.

La *terminaison* est généralement favorable. La confusion qui a si longtemps régné dans l'esprit des auteurs sur la nature de l'hydrométrie, a mis sur son compte des accidents liés à une affection concomitante. La distension excessive, qui pourrait avoir une certaine gravité, est facile à prévenir par un traitement approprié. Le plus souvent l'organe se vide par les seules forces de la nature avant d'avoir atteint ce degré extrême.

ARTICLE V. — Diagnostic de l'hydrométrie.

La matité de la tumeur suffira pour la différencier de la tympanite utérine. Bien que ces deux maladies aient une cause commune, elles ne se produisent pas dans les mêmes circonstances. La pneumatose ne paraît être possible qu'après l'accouchement, lorsque, par suite de l'oblitération du col par des caillots ou des débris de placenta, la fermentation putride vient à produire des gaz assez abondants pour distendre l'utérus, dont les parois sont encore molles et la cavité agrandie. Quelquefois il se fait une exhalation de sérosité en même temps que les gaz se développent; il en résulte une *hydrophysométrie* que l'augmentation de son d'un côté, et la fluctuation de l'autre, permettront de reconnaître.

Pour ne pas la confondre avec la grossesse, on cherchera à découvrir les signes certains de la présence d'un fœtus vivant, c'est-à-dire le ballottement et les bruits du cœur fœtal. L'hydropisie de l'amnios, même avec un fœtus mort, s'en distinguera toujours par le *ballottement*.

Les tumeurs solides ne ressemblent en rien à l'hydrométrie ; le développement n'est pas uniforme, la fluctuation manque.

Dans l'ascite, le début n'est pas le même, la fluctuation se déplace, et elle est perçue ailleurs que dans la matrice, dont il est facile de constater l'état de vacuité.

Les kystes de l'ovaire n'occupent point la partie médiane de la cavité abdominale ; le toucher fait sentir la matrice dans son état normal, plutôt diminuée de volume qu'hypertrophiée. Si la *rétention* d'urine pouvait en imposer un instant, la sonde enlèverait tous les doutes.

La *rétention* des règles se présente avec un cortége de phénomènes qui lui sont propres ; il nous suffit de les signaler.

Les kystes *simples* et les *hydatides* ne déterminent jamais un développement considérable de la matrice. Le cathétérisme utérin permet, lorsqu'on s'est bien assuré que l'on est en présence d'une fausse grossesse, de reconnaître la multiplicité des poches, de constater la nature du liquide, et par cela même celle de la maladie.

Indépendamment des signes de la grossesse, l'hydropisie est caractérisée par des évacuations peu abondantes qui se renouvellent sans modifier le volume de la matrice.

Dans l'hydropisie des trompes, la tumeur est latérale. Cette affection est tellement rare, son étiologie tellement obscure, qu'elle mérite à peine d'être citée.

ARTICLE VI. — Traitement de l'hydrométrie.

Je n'ai pas besoin de dire que les moyens généraux dirigés contre les hydropisies seraient ici vainement tentés.

Lorsque la distension commencera à devenir gênante, on emploiera les bains et les fomentations émollientes, dans le but de ramollir le col, puis on essaiera d'obtenir la rupture de la poche par l'usage des vomitifs et des sternutatoires.

Si ces premières tentatives ne réussissaient pas, il faudrait, à l'exemple de Fantonetti, administrer l'ergot de seigle à haute dose, afin de provoquer des contractions utérines, qui seront d'autant plus efficaces que le col sera plus largement entr'ouvert.

Dans le cas où les efforts musculaires seraient impuissants à rompre les membranes, on viendrait en aide à la nature en introduisant une sonde à travers l'orifice vaginal du col, et l'on chercherait à perforer la poche qui retient le liquide.

Il ne faudra recourir à la ponction qu'après avoir échoué par les moyens que nous venons d'indiquer. Camper, Scarpa, conseillaient de ponctionner à l'hypogastre, entre l'ombilic et le pubis. On a eu des succès par cette méthode ; cependant la ponction vaginale doit lui être préférée, bien qu'elle ne soit pas sans danger et qu'elle ait été suivie d'accidents. (Cruveilhier.)

II. Hydrométrie par accumulation de mucosités dans l'utérus.

Cette variété d'hydrométrie est en général peu connue, cela tient à ce qu'elle se développe à peu près exclusivement chez les femmes âgées, et qu'elle y est même peu commune. Chez les femmes qui sont encore dans la vie menstruelle, elle est beaucoup plus rare encore, et il n'est pas fréquent de la rencontrer dans les hôpitaux chez des femmes adultes. On doit à M. Cruveilhier (*Anat. pathol.*, t. II, p. 849) des détails intéressants sur cette affection qu'il a observée lorsqu'il était médecin de l'hospice de la Salpêtrière. Scanzoni a fait une histoire un peu détaillée de cette maladie ; sa description, assez exacte sous quelques rapports, laisse beaucoup à désirer sous d'autres. Les détails dans lesquels nous allons entrer démontreront que beaucoup de points peuvent être sérieusement contestés. Je vais cependant essayer d'en tracer l'histoire, à l'aide des documents peu nombreux que l'on possède sur cette affection.

Cette variété d'hydrométrie est constituée par un amas de mucosités dans l'utérus. Son existence suppose nécessairement un obstacle passager ou permanent dans la cavité cervicale de l'utérus.

Voici ce que dit M. Cruveilhier (*loc. cit.*) : « Il en est de

» même dans le cas d'accumulation de mucus, de sérosité et de » sang dans la cavité utérine, par suite de l'oblitération de » l'orifice du museau de tanche, de l'extrémité supérieure du » vagin ou de l'oblitération de l'orifice de communication de la » cavité du corps de l'utérus avec celle du col. J'ai vu plusieurs » fois, à la Salpêtrière. l'utérus tout entier dans le cas d'obli- » tération du museau de tanche ou de l'extrémité supérieure du » vagin, ou simplement le corps de l'utérus, dans le cas d'obli- » tération de l'orifice de communication du corps avec le col, » rempli de mucus, tantôt pur, tantôt diversement coloré, et » présenter tout l'aspect d'une vaste poche à parois molles et » flexibles, analogue à l'utérus rempli du produit de la con- » ception.

» Dans un cas d'oblitération du museau de tanche, l'utérus » se présentait sous la forme d'une grande vessie considérable- » ment hypertrophiée. »

L'hypertrophie des parois utérines est en rapport avec le fait général, qui ne souffre pas d'exception, et d'après lequel l'utérus, toutes les fois qu'il se développe à la suite de la présence du produit de la conception ou du développement d'un produit morbide quelconque, subit une hypertrophie de la substance musculaire de ses parois en même temps qu'une dilatation de sa cavité.

Ces hydrométries, telles que le disait M. Cruveilhier, ont exercé peu d'influence sur les fonctions organiques des malades pendant leur vie. Chez la plupart, l'autopsie seule a révélé leur existence.

Telle était l'histoire bien courte mais véritable de ce que nous savions sur l'hydrométrie par amas de mucosités. Aussi, ai-je été vivement surpris en lisant l'histoire de cette même maladie dans Scanzoni. D'abord il ne cite aucun nom, suivant son habitude, et celui de M. Cruveilhier aurait dû s'y trouver ici. Néanmoins la description anatomo-pathologique qu'il nous donne est loin de se trouver en rapport avec les faits le plus généralem entadmis. Je vais résumer sa description.

ARTICLE I. — Anatomie pathologique de l'hydrométrie par accumulation de mucosités dans l'utérus.

1° *Liquide épanché.* — Le liquide épanché dans l'utérus est rarement du mucus pur. Il semble que ce soit un mucus beaucoup plus clair, beaucoup plus transparent et beaucoup plus séreux que du mucus ordinaire. Quelle est la cause de cette modification d'un liquide dont la composition et les caractères physiques ne sont donnés nulle part? La voici d'après Scanzoni: La membrane muqueuse de l'utérus, par suite de la distension de l'organe, perd ses caractères de muqueuse, et la modification qu'elle subit la rapproche des membranes séreuses. De là le changement de caractère du liquide sécrété, changement qui le rapproche des liquides séreux. Une autre cause, mise en avant par le même auteur pour expliquer la transparence de ce liquide, est la possibilité que les éléments solides du mucus, tels que corpuscules du mucus, granules, cellules épithéliales, se soient précipités sur les parois internes de l'utérus.

Quelquefois on trouve des gaz mélangés au liquide. C'est ce qui n'arrive que dans les cas très exceptionnels dans lesquels le liquide épanché s'est décomposé. La quantité du liquide épanché varie beaucoup, elle oscille entre 50 et 200 grammes. On l'a vu quelquefois, mais très rarement, atteindre le chiffre de 500 grammes ou d'un kilogramme.

2° *Parois et cavité de l'utérus.* — La cavité de l'utérus s'agrandit en raison de l'accumulation du liquide; cet agrandissement se produit dans le fond de l'utérus aussi bien qu'à sa partie inférieure; il arrive même quelquefois que cette partie inférieure et la cavité du col utérin se dilatent de telle manière que le col de l'utérus s'efface complètement.

En raison directe de la dilatation et de l'agrandissement de la cavité utérine, les parois de l'utérus et la membrane muqueuse s'amincissent considérablement; les glandes muqueuses s'atrophient et disparaissent; le tissu musculaire s'amincit également et s'atrophie ainsi que le tissu cellulaire sous-muqueux. Il en résulte que la matrice en est réduite à une membrane fibro-séreuse, cette dernière remplaçant la membrane muqueuse.

Cette description, si elle n'est fidèle, est au moins claire et lucide. Je me permettrai seulement deux observations, qui ne me semblent pas sans importance. La première est relative à la composition du liquide. Quelle était sa nature, ses caractères physiques et sa composition chimique? Nous sommes totalement privé de ces documents, et ils eussent été indispensables pour établir la nature de ce liquide. Il y a, en effet, loin de ce liquide clair et d'apparence séreuse au mucus transparent ou coloré de diverses manières de M. le professeur Cruveilhier.

La seconde est relative à la disposition du tissu musculaire et à la réduction de l'utérus en membrane mince et transparente. Ceci se trouve en opposition, non pas seulement avec les faits de M. Cruveilhier, mais avec le fait général de l'hypertrophie musculaire des parois utérines.

ARTICLE II. — Étiologie de l'hydrométrie par accumulation de mucosités dans l'utérus.

L'accumulation de mucosités dans la cavité utérine ne peut être que la conséquence d'un obstacle existant dans le col utérin ou en dehors de lui, et disposé de manière à oblitérer momentanément ou d'une manière permanente la cavité cervicale.

Une première condition pour que ces amas de mucosités se forment, c'est que les femmes aient cessé d'être réglées. On conçoit que lorsque les règles continuent à se montrer, c'est que l'orifice est libre et par conséquent que le liquide peut s'écouler par le passage que le sang a suivi. Aussi cette maladie s'observe surtout chez les vieilles femmes à peu près exclusivement. M. le professeur Cruveilhier, qui m'a communiqué des détails intéressants sur cette maladie, m'a dit en avoir souvent observé à l'hôpital de la Salpêtrière. Ceci admis, il faut examiner quels sont les obstacles qui s'opposent ainsi à l'écoulement du mucus, et qui font que cette affection n'est jamais idiopathique. Ces obstacles sont en particulier les suivants : L'atrophie sénile du corps de l'utérus, la compression du col utérin par une tumeur fibreuse, développée dans le tissu sous-muqueux du col utérin ; la compression du col par une tumeur extérieure à cet organe, telle qu'une tumeur fibreuse, un kyste de l'ovaire. On voit encore ce résultat se produire à la suite d'une flexion exagérée de l'utérus, compliquée ou non d'antéversion ou de rétroversion. Peut-on l'observer à la suite de phlegmasies chroniques du col utérin et de sa membrane muqueuse ? Des rétrécissements ou des oblitérations sont-ils suffisants pour produire un tel résultat ? Cela est possible ; si on a observé de pareils cas, ils sont tout à fait exceptionnels et il ne m'a pas été donné d'en rencontrer.

ARTICLE III. — Symptomatologie de l'hydrométrie par accumulation de mucosités dans l'utérus.

Tuméfaction de l'utérus. — L'augmentation de volume de l'utérus et sa tuméfaction sont les premiers symptômes que l'on constate. Cette tuméfaction met quelquefois un temps assez long à se faire ; il faut même, dans certains cas, plusieurs mois pour qu'il arrive au plus haut degré. L'utérus, volumineux, forme une saillie au-dessus du pubis, et on peut facilement le constater par la palpation et la percussion. Quant à la fluctuation de la tumeur, elle ne peut guère être perçue que lorsque la tumeur est volumineuse ; l'hypertrophie musculaire des parois doit opposer un obstacle à la facilité de sa perception.

Douleurs. — D'après Scanzoni, les malades accusent souvent des douleurs abdominales qui prennent souvent le caractère de *coliques* ou de *tranchées utérines*. Ces coliques ou tranchées indiquent évidemment un effort de contraction utérine pour chasser le liquide contenu dans la cavité ; on les observe surtout quand la quantité du liquide épanché augmente.

Lorsque l'obstacle du col n'est pas absolument infranchissable, il peut arriver que, sous l'influence de ces contractions utérines douloureuses, le liquide s'échappe avec force de l'utérus et fasse entendre un bruit analogue à celui de la sortie d'un gaz par l'anus (Scanzoni). Tout ceci nous semble au moins fort exagéré, lorsque nous voyons que la plupart des femmes observées à l'hôpital de la Salpêtrière par M. Cruveilhier, n'ont pas même eu la conscience de l'accumulation des mucosités dans l'utérus, et que l'autopsie seule a révélé ces accidents.

Aménorrhée. — En dehors des femmes qui ont dépassé l'âge critique, il est douteux qu'on puisse observer l'hydrométrie par amas de mucosités; cependant le fait est possible, mais alors une aménorrhée antérieure avait existé. On conçoit parfaitement que si les menstrues viennent à reparaître, les mucosités accumulées doivent sortir en même temps de l'utérus.

Influence de la tumeur sur les organes voisins.—Le volume de la tumeur peut-il produire un certain nombre d'accidents et en particulier les suivants : une constipation opiniâtre, des envies fréquentes d'uriner en même temps qu'une difficulté d'exécuter la miction? Il est possible que cela arrive quand la tumeur est volumineuse.

D'après Scanzoni, ces hydrométries peuvent déterminer une altération du sang caractérisée par l'anémie et des accidents nerveux tels que l'hystérie. Je crois qu'il serait difficile de citer de pareils cas, qui me semblent un peu dans l'imagination de l'auteur.

ARTICLE IV. — Marche, durée, terminaison de l'hydrométrie par accumulation de mucosités dans l'utérus.

La *marche* de cette affection est tantôt lente et continue, d'autres fois irrégulière et caractérisée par des accumulations et des évacuations alternatives du liquide épanché.

La *durée* est en général longue; c'est une maladie qui tend à se reproduire facilement.

La *terminaison* de cette affection peut être très variable. Dans certains cas, ainsi que je l'ai dit, on n'en constate l'existence qu'à l'autopsie; dans d'autres, il se fait une évacuation des mucosités accumulées dans l'utérus à travers la cavité cervicale. Scanzoni parle de deux modes de terminaison que je crois au moins fort rares, si même ils sont réels : l'un consiste dans le passage du liquide à travers les trompes dans le péritoine, et le développement d'une péritonite mortelle; l'autre serait la rupture de l'utérus et la chute du liquide dans le péritoine. Y a-t-il des faits qui démontrent une semblable terminaison?

ARTICLE V. — Diagnostic de l'hydrométrie par accumulation de mucosités dans l'utérus.

On pourrait confondre cette maladie avec une grossesse, un kyste ovarique, une rétention d'urine ou une accumulation de sang dans l'utérus.

La grossesse sera distinguée par l'âge différent des malades, l'évolution régulière des phénomènes, le souffle utérin, les battements de cœur du fœtus, etc., etc.

Les kystes ovariques seront reconnus à l'irrégularité de leur forme et à leur position latérale dans l'abdomen.

La rétention d'urine sera facilement appréciée, en cas de doute, par le cathétérisme.

L'accumulation de sang dans l'utérus sera reconnue par la rapidité et l'acuité des accidents qui se développent en pareil cas, ainsi que par l'âge des malades.

ARTICLE VI. — Traitement de l'hydrométrie par accumulation de mucosités dans l'utérus.

Le traitement doit consister à lever l'obstacle qui s'oppose à l'écoulement du liquide. Si ce rétablissement est impossible, il faut y renoncer; mais avant on doit toujours employer la sonde utérine et essayer de la faire pénétrer dans la cavité utérine.

Si l'on ne peut y réussir et si les accidents présentent quelque chose de sérieux, Scanzoni conseille de ponctionner la tumeur par le vagin et de modifier ensuite la surface interne de l'utérus par des injections astringentes et des cautérisations au nitrate d'argent. Il est douteux qu'on soit souvent obligé d'avoir recours à une pareille médication ; on devrait y réfléchir sérieusement avant d'employer un moyen qui ne me semble pas dénué de gravité. Pour moi, je doute fort qu'il se soit jamais présenté des cas où on ait pu songer à pratiquer cette opération pour une accumulation de mucosités dans l'utérus.

SECTION III.

DE LA PHYSOMÉTRIE.

Les auteurs entendent par *physométrie* l'accumulation de gaz dans la cavité de l'utérus avec distension plus ou moins considérable des parois de cet organe. Cette affection a été souvent décrite sous les noms de *grossesse venteuse*, de *tympanite* ou de *pneumatose utérine.*

Comme pour l'*hydrométrie*, nous rejetons complétement les nombreuses variétés de tympanite utérine qui ne reposent sur rien de précis, et, à l'exemple de MM. Stoltz et Nægele, nous n'admettons comme possible et réelle que la physométrie qui succède à l'accouchement, ou qui se trouve intimement liée à une circonstance de la gestation. En effet, pour qu'une telle lésion se produise, il faut le concours de deux conditions qui ne peuvent se rencontrer en dehors de la grossesse : le développement préalable de la cavité utérine avec ramollissement de ses parois, et la présence dans cette cavité d'un corps organique capable de déterminer par sa décomposition putride une quantité suffisante de gaz.

En supposant qu'un polype vienne à oblitérer les orifices du col, que des lambeaux cancéreux tombent dans la cavité du corps ou y déversent une sanie fétide, est-il permis de croire que les gaz développés (s'il s'en développe) auront une tension assez forte pour vaincre la rigidité d'une matrice non modifiée par la gestation, et que leur irritation sera de nature à provoquer une hypertrophie régulière de tout l'organe, ainsi qu'on l'observe dans les cas de physométrie bien constatée. J'ajouterai encore que, malgré les grandes autorités de Mauriceau, Baudelocque, Lisfranc, etc., on ne saurait concevoir une *physométrie hystérique*. Les faits rapportés à cette dernière variété appartenaient évidemment à des pneumatoses intestinales, si fréquentes chez les personnes affectées d'hystérie. Cependant Pomme affirme que, dans des cas semblables, des gaz étaient réellement contenus dans la matrice. On a pensé que des produits de sécrétion accumulés dans le cul-de-sac vaginal ont pu donner naissance à des gaz, et induire en erreur sur leur véritable siége. (Racle.)

ARTICLE I. — Étiologie de la physométrie.

Sur la foi de quelques observations incomplètes empruntées à des auteurs anciens, on a perpétué une étiologie de la tympanite utérine, dont la physiologie et des observations nouvelles devraient avoir fait justice depuis longtemps.

Jusqu'à preuve du contraire, les causes de la physométrie se réduisent pour nous aux seules circonstances qui suivent : après l'accouchement, des caillots, une fausse membrane, le cordon ombilical, etc., oblitèrent le col ; du sang, une partie ou la totalité du placenta, les lochies, etc., sont retenus dans la cavité du corps ; la décomposition putride s'empare de ces débris ; les parois de l'utérus se trouvant ramollies et le plus souvent non encore revenues tout à fait sur elles-mêmes, se laissent distendre par les gaz qui s'exhalent en abondance.

On conçoit qu'un fœtus en putréfaction puisse donner lieu aux mêmes phénomènes, lorsque la matrice est assez développée pour permettre la distension.

ARTICLE II. — Symptomatologie, marche, durée et pronostic de la physométrie.

La physométrie se développe, en général, avec une rapidité très grande dans les premiers jours qui suivent l'accouchement. Dans l'un des cas publiés par M. Chomel, elle se déclara vers le cinquième jour. Il n'est malheureusement pas fait mention de l'époque du début dans le plus grand nombre des observations; on se contente de dire qu'après un temps indéterminé les malades commencent par éprouver un sentiment de tension, de plénitude dans le bassin, comme si elles redevenaient enceintes. Quelquefois elles accusent des douleurs assez vives, de vraies coliques utérines, surtout lorsqu'un dégagement de gaz correspond à une accumulation de liquide.

Une tumeur globuleuse, ayant la forme et le volume d'un utérus vers le milieu de la grossesse, ne tarde pas à se développer à l'hypogastre. Cette tumeur, qui peut s'élever jusqu'à l'ombilic, est résistante à la *palpation*. Lorsqu'on la *percute*, on obtient une sonorité tympanique dont l'étendue, très variable, représente toujours la forme de l'utérus. Par le toucher vaginal et rectal, on constate une augmentation de volume de la matrice, avec une diminution bien appréciable de sa *pesanteur* spécifique et pas de *ballottement*.

Si, par le toucher et les divers mouvements imprimés à l'organe lorsqu'on l'explore, on parvient à désobstruer les orifices du col, il s'échappe avec *explosion* une certaine quantité de gaz généralement fétides, pouvant, dans quelques cas, s'enflammer au contact d'une lumière. (Leduc.) La sortie des gaz est suivie du retour de l'utérus sur lui-même, mais il est fréquent de voir la pneumatose se reproduire tant que la cavité n'est pas entièrement débarrassée des corps en putréfaction. On a cru remarquer, dans ces derniers temps, que les gaz contenus dans l'utérus pouvaient pénétrer par les trompes dans la cavité péritonéale, et produire ainsi une variété de pneumatose dont il est difficile de concevoir la formation par tout autre mécanisme; nous ne connaissons cependant aucune observation qui justifie pleinement cette manière de voir.

A ces phénomènes locaux viennent se joindre quelques troubles éloignés. Ainsi, lorsque la tumeur est volumineuse, les malades éprouvent de la dyspnée, de l'agitation, un peu de fièvre; on a même parlé d'accidents putrides survenus dans des cas où la maladie durait depuis longtemps.

Lorsque l'affection reconnaît pour cause un fœtus en décomposition, des liquides viennent se mêler aux gaz et l'on a une tumeur complexe. On distinguera cette *hydrophysométrie* de la physométrie simple par l'intensité, en général plus grande, des symptômes généraux, et par le *bruit de flot* spécial que l'on obtiendra en imprimant au bassin un mouvement de succussion. De plus, si l'on pratique le cathétérisme, à la sortie bruyante des gaz succédera un écoulement liquide.

La *marche* de la physométrie est un peu différente, selon qu'elle se produit après l'accouchement, à la suite de la mort d'un fœtus, ou sous l'influence d'une môle utérine. Dans le premier cas, la tumeur se produit rapidement sans douleurs vives, et disparaît de même par les seules ressources de la nature ou l'intervention de l'art; lorsqu'il s'agit de débris de fœtus ou d'une môle, la distension se fait plus lentement, avec douleur, et peut simuler la grossesse durant plusieurs mois. La *durée* n'a point de limite précise et dépend beaucoup du traitement qu'on oppose à l'affection.

Le *pronostic* n'est pas considéré comme grave ; cependant des manœuvres imprudentes ont pu rendre le traitement dangereux.

ARTICLE III. — Diagnostic de la physométrie.

Cette affection sera toujours différenciée des autres maladies de l'utérus par sa sonorité caractéristique à la percussion.

La tympanite ordinaire n'offre jamais une régularité de forme comparable à celle que l'on trouve dans la physométrie. Indépendamment de l'absence des caractères que fournit le toucher, on devra, pour reconnaître la pneumatose intestinale, tenir compte des circonstances qui la déterminent le plus souvent, telles que l'hystérie, la dyspepsie, etc.

La grossesse peut induire en erreur avec d'autant plus de facilité qu'un fœtus existe souvent dans une matrice tympanisée, ainsi que nous l'avons admis en parlant des causes ; mais ce fœtus étant mort depuis longtemps, le médecin n'entendra point les bruits du cœur, la femme ne sentira plus les mouvements actifs, et elle éprouvera les phénomènes locaux et généraux que nous avons signalés.

L'hémorrhagie utérine, à défaut même de tout écoulement au dehors, se reconnaîtra aux signes des grandes hémorrhagies, pâleur de la face, refroidissement, faiblesse, syncope, petitesse du pouls, etc.

ARTICLE IV. — Traitement de la physométrie.

Lorsque la malade n'est pas débarrassée par les seuls efforts de la nature, le médecin a deux indications à remplir : favoriser ou provoquer l'expulsion des gaz, empêcher leur reproduction.

Pour remplir la première indication, on a conseillé des moyens indirects et des moyens directs. Le seigle ergoté à la dose de 2 grammes est la seule médication que l'on puisse rationnellement employer. Les contractions utérines provoquées par cette substance ont souvent vaincu l'obstacle qui retenait les gaz, et l'organe s'est plus d'une fois vidé avec explosion sous cette seule influence.

Les moyens directs consistent à désobstruer le col par l'introduction d'une sonde ou tout simplement du doigt, lorsque les orifices sont dilatés.

Pour prévenir les récidives, on a conseillé la compression hypogastrique et la dilatation artificielle du col, afin de créer une issue facile aux matières en décomposition. D'autres ont pratiqué des injections détersives dans la cavité utérine. Ce dernier moyen doit être employé avec une très grande prudence, car il a pu déterminer des métrites aiguës d'une excessive gravité.

CHAPITRE V.

DES PRODUCTIONS ORGANIQUES DE L'UTÉRUS.

Ce chapitre contient l'histoire : 1° de l'hypertrophie du col de l'utérus; 2° des tumeurs fibreuses de l'utérus; 3° du cancer de l'utérus; 4° des kystes de l'ovaire; 5° des tumeurs solides des ovaires; 6° de quelques maladies des trompes.

Nous avons laissé de côté un certain nombre de maladies organiques, qui n'eussent été qu'un simple objet de curiosité, pour ne traiter que des affections intéressantes sous le point de vue clinique et pratique.

SECTION Ire.

DE L'HYPERTROPHIE DU COL DE L'UTÉRUS.

Ce n'est pas sans quelque hésitation que je reviens sur ce sujet; il en a déjà été question dans le tome Ier, pages 157, 177, 273, et je n'ai pas hésité à considérer cette lésion comme une des conséquences possibles de l'inflammation du col utérin. Mais, actuellement, un certain nombre de médecins ont essayé de décrire cette affection comme une maladie particulière et on a proposé contre elle des médications spéciales, et même l'amputation du col. J'ai donc pensé qu'il était utile de résumer ici les principaux traits de l'histoire de cette affection, en m'aidant surtout d'un travail original de M. Huguier, publié en 1858 dans la *Gazette hebdomadaire de médecine*, travail dont j'aurai à discuter ensuite les conclusions pratiques.

D'après M. Huguier, il y a eu et il y aurait encore beaucoup de praticiens qui croient que l'apparition du museau de tanche à la vulve et la sortie d'une plus ou moins grande portion de la matrice hors des organes génitaux externes, est le résultat d'un déplacement de l'utérus en totalité, d'un abaissement ou d'une véritable précipitation de cet organe.

Cette supposition, toute gratuite, est sans doute peu flatteuse pour beaucoup de médecins, qui pensent qu'il est assez facile de reconnaître cette lésion.

« Il n'en est rien, dit M. Huguier ; lorsque l'utérus vient faire saillie au dehors, qu'il semble même entièrement précipité entre les cuisses, ce n'est pas parce qu'il est abaissé, mais bien parce qu'il a subi un allongement hypertrophique partiel ou général. » D'après lui, l'utérus, dans tous ces cas, reste dans sa situation normale, comme il est facile de le constater.

Il y a, d'après le même auteur, deux espèces d'hypertrophies utérines qui peuvent simuler l'abaissement et la chute complète de la matrice : l'une est partielle et porte uniquement sur la portion du col située au-dessous de l'insertion du vagin ; l'autre est générale ou envahit au moins la totalité de la longueur du col, ses deux portions sus- et sous-vaginales, mais principalement cette dernière. Dans cette espèce, qui simule la précipitation complète, non-seulement le corps de la matrice n'est pas abaissé, mais il est souvent remonté dans la cavité pelvienne, et quelquefois dans la cavité abdominale.

Il y a plusieurs observations à faire sur ce sujet. On ne peut refuser à M. Huguier d'être le premier qui ait autant insisté sur l'allongement hypertrophique du col. Mais n'a-t-il pas un peu exagéré les choses ?

Beaucoup de médecins ont observé comme lui cette lésion : j'en ai fait représenter deux exemples dans la planche VI, figures 1 et 2. Or, on trouve les plus grandes différences dans les degrés de cet allongement, depuis 3 à 4 centimètres jusqu'à 8 à 10 centimètres : cette dernière mesure constitue déjà un allongement bien considérable. Le col de 9 centimètres que j'ai observé m'a semblé démesuré; aussi l'ai-je fait représenter. En voici l'observation recueillie par M. Ball, mon interne :

Guillermin (Anne), quatre-vingt deux ans, sans profession et mère de huit enfants, est entrée dans mon service, à la Pitié, salle Sainte-Geneviève, n° 16, le 26 avril 1858, atteinte d'une pneumonie du côté droit, à la suite de laquelle elle a succombé le 2 mai 1858.

A l'*autopsie*, il existe de l'hépatisation grise dans le lobe inférieur du poumon droit.

L'utérus, dont le fond est incliné en avant et à gauche, se trouve légèrement plié sur lui-même au niveau de l'origine du col. L'orifice, très étroit, est à 14 millimètres de l'orifice vulvaire; il regarde en avant et en bas; sa forme est régulière; les lèvres sont un peu froncées, d'une couleur violacée, et n'offrent point d'ulcérations.

Une tumeur volumineuse, ayant à peu près les dimensions d'une pomme, est placée à la partie latérale gauche de l'organe, auquel elle n'adhère que par le péritoine, qui la recouvre après s'être réfléchi sur les parois utérines; elle n'est point comprise dans l'épaisseur des ligaments larges; son tissu blanchâtre, lardacé, criant sous le scalpel, présente au microscope des cellules *dites* cancéreuses, avec des noyaux libres; il existe une grande quantité de globules graisseux.

Débarrassé de sa tumeur, l'utérus est surtout caractérisé par la longueur excessive et l'étroitesse du col.

A la coupe, la cavité du col, parsemée d'arborisations vasculaires, présente, vers la partie inférieure, des stries transversales bien caractérisées; on trouve, à la partie la plus voisine de l'orifice, quelques œufs de Naboth.

Vue à sa partie supérieure, la cavité du col offre une surface parfaitement lisse et sans plicatures longitudinales ou transversales; une bride fibreuse établit fort nettement les limites entre la cavité du col et la cavité du corps.

Point d'ulcérations à l'intérieur de la cavité utérine; la muqueuse utérine est lisse, rosée et parsemée d'arborisations vasculaires; un petit polype muqueux siége sur la paroi postérieure de l'utérus.

De l'insertion d'un ligament large à l'autre....	46	millimètres.
Hauteur verticale de l'utérus................	45	—
Longueur du col........................	90	—

Longueur de l'orifice	4	millimètres,
Épaisseur des parois du corps	7	—
Épaisseur des parois du col	3	—

Dans les nombreux faits que j'ai étudiés avec soin, je n'ai jamais observé que des cols utérins, hypertrophiés et allongés dans ces limites, dépassassent la vulve. Dans le fait dont je viens de parler, il était encore au moins à 1 centimètre 1/2 de l'orifice vulvaire et en arrière des grandes lèvres; il est probable, pour moi, que la sortie du col hypertrophié en dehors de la vulve, est au moins un fait assez rare. Les mesures que rapporte M. Huguier se rapportent à des cols démesurément longs, et dont il est assez difficile de concevoir le développement et l'existence. D'après ses observations, dans les cas d'allongement hypertrophique, non-seulement le corps de l'utérus n'est pas abaissé et il a conservé sa position normale, mais encore il est souvent remonté dans la cavité abdominale.

M. Huguier, résumant son opinion, dit qu'il peut certifier que l'affection que l'on prend généralement pour une chute de l'organe gestateur, n'est autre chose qu'un allongement hypertrophique et qu'il n'y a peut-être pas une exception sur trente cas.

Pour guérir cette affection, M. Huguier s'élève contre la réduction de la tumeur. « La réduire, dit-il, c'est substituer un déplacement à un autre en sens inverse; on fait, dit-il, à la vérité, rentrer le col utérin dans la cavité pelvienne, mais on en fait sortir le corps de l'organe en le remontant et en le plaçant dans la cavité abdominale; si toutefois la laxité des ligaments le permet, sinon on produit infailliblement une antéflexion et une rétroflexion; d'où une foule d'incommodités et quelquefois même des accidents dont les praticiens se sont mal rendus compte. »

M. Huguier établit qu'en pareil cas il faut remplir les indications suivantes : 1° diminuer la longueur anormale de l'organe; 2° amener la réduction des autres diamètres; 3° diminuer la pression que les organes abdominaux, les parois abdominales et le diaphragme exercent sur lui, et qui est en raison directe de son volume; 4° alléger l'utérus de son poids; 5° affaiblir la traction que la vessie et le rectum exercent sur lui et en vertu de laquelle il tend à se porter en dehors; 6° diminuer circulairement les dimensions de l'extrémité supérieure du vagin, afin d'obtenir un rétrécissement régulier non interrompu qui maintienne la matrice au-dessus de lui.

Pour remplir ces indications, M. Huguier conseille, dans la première espèce d'hypertrophie, la résection simple du col.

Dans la seconde espèce d'hypertrophie, il recommande d'enlever la totalité de la hauteur du col, la partie inférieure du corps de l'utérus, et même, au besoin, de couper la portion de cet organe restée en place, après avoir préalablement décollé la vessie de la partie qui doit être enlevée. M. Huguier a fait treize fois cette opération avec succès.

Tel est le résumé du travail de l'habile chirurgien de Beaujon. Malgré les doutes que j'ai élevés et qui restent encore dans mon esprit, je crois que ses recherches doivent être prises en sérieuse considération. Il est à désirer qu'on fasse des travaux dans ce sens et qu'on recueille le plus possible d'exemples d'abaissement considérable de l'utérus, afin de bien constater si ce sont des abaissements ou des allongements hypertrophiques du col utérin. Si une statistique nombreuse confirme ce fait, ce sera une heureuse acquisition pour la science.

Quant à l'amputation du col utérin ou à l'opération plus compliquée conseillée par M. Huguier, je crois qu'il faut les réserver pour les cas extrêmes, et bien y réfléchir avant de se décider à une opération sanglante et qui ne me semble pas sans danger.

Du reste, M. Huguier lui-même met des conditions à ses opérations. Voici ses propres paroles que j'extrais du compte rendu des séances de la Société de chirurgie, 1858 :

M. Huguier veut qu'on sache bien que s'il coupe quelquefois le col dans ces affections, c'est seulement lorsqu'il y a des accidents sérieux, lorsque les femmes souffrent beaucoup, qu'elles sont tout à fait incapables de travailler, et que, de plus, tous les autres moyens ont échoué. Il explique ensuite pourquoi les opérations de cette espèce ne lui ont jamais donné d'hémorrhagies inquiétantes ; c'est parce que l'utérus étant naturellemebt abaissé et situé près de la vulve, on peut, en divisant ce tissu couches par couches, lier les vaisseaux à mesure qu'on les coupe.

Malgré ces sages restrictions, je maintiens qu'une telle opération est toujours grave et dangereuse.

SECTION II.

DES CORPS FIBREUX DE L'UTÉRUS.

M. le professeur Cruveilhier définit les corps fibreux, des espèces de *parasites* vivant d'une vie propre au sein de nos organes, auxquels ils ne demandent que les moyens de nutrition.

Cette définition se rapporte parfaitement aux corps fibreux de l'utérus qui, malheureusement, semble être choisi pour siége de ces sortes de productions. Mais avant d'entamer notre sujet, nous croyons juste et utile de signaler en quelques mots les auteurs qui, par leurs écrits, ont successivement contribué à en éclairer l'histoire.

Si, aidé des lumières que les ouvrages de médecine modernes ont répandues sur l'histoire des corps fibreux de l'utérus, nous cherchons à connaître les notions que les anciens possédaient sur ce sujet, et qu'on groupe tout ce que leurs livres nous offrent, on trouvera une somme assez considérable de matériaux.

Les symptômes de ces tumeurs, leur forme, leur siége, leurs diverses modifications, tout jusqu'à leur structure entrevue par Ambroise Paré et Fabrice de Hilden, se trouvent consignés dans les ouvrages qu'ils nous ont laissés. Pourrait-il d'ailleurs en être autrement, en raison de la grande fréquence de l'affection dont nous nous occupons.

Qu'on ne croie pas toutefois que ces notions soient présentées de telle sorte qu'on en puisse facilement saisir le lien de parenté ; outre qu'elles sont isolées les unes des autres et extrêmement disséminées dans différents ouvrages qui n'ont rien de commun entre eux, elles sont encore profondément entachées d'erreur touchant la nature de la maladie à laquelle elles se rapportent. Le tort des anciens, au sujet des tumeurs fibreuses, fut, dis-je, d'en méconnaître la nature, et de les confondre avec d'autres lésions offrant avec elles une apparente analogie, comme les calculs, et surtout les tumeurs squirrheuses qu'on considérait comme le terme nécessaire de leur évolution.

C'est aux corps fibreux qu'il faut probablement rapporter ce que dit Hippocrate touchant un calcul qu'il trouva dans la matrice, les sclérèmes de Paul d'Égine, les tumeurs de la matrice rencontrées dans leurs dissections par Fabrice de Hilden et Ambroise Paré, les tubercules squirrheux de Morgagni, les tumeurs volumineuses décrites par Desgaux, de Fobert et Chambon, les polypes durs de Levret.

Enfin, Baillie vint assigner aux tumeurs fibreuses leur véritable place, en les séparent du squirrhe et en faisant connaître leurs diverses transformations.

Bayle, en 1802, indiqua aussi leurs divers états et leurs différents siéges; il fit ressortir leurs caractères distinctifs avec les tumeurs dures, qui ne sont que des cancers au début. Roux le suivit de près, et publia son mémoire sur les *Corps fibreux*, dans lequel profitant des travaux de Bichat, qui avait déjà proclamé l'identité des corps fibreux et des polypes fibreux, il régularisa les travaux de ses devanciers, et émit des idées nouvelles à propos de l'évolution de la tumeur (1).

M. Hervez de Chégoin (2) discuta les divers modes de traitements des tumeurs pédiculées, et fit saisir les rapports qu'on trouve entre leurs enveloppes et le noyau interne.

(1) Roux, *Mémoire sur l'organisation des polypes utérins*, dans Desault, *Œuvres chirurgicales*, 1803, t. III, p. 370.

(2) Hervez de Chégoin, *Recherches sur la disposition anatomique des polypes de la matrice* (*Journal général de médecine*, 1827, t. CI, p. 3).

Dans la *Clinique chirurgicale* de Dupuytren, on trouve un très bon article de 115 pages sur les *tumeurs fibreuses* ou *polypes de la matrice* (1).

M. Cruveilhier, dans ses deux ouvrages (2), traça de main de maître l'histoire anatomique des tumeurs fibreuses.

Dans le premier de ces ouvrages, il développe surtout la différence qui les distingue des polypes dépendant d'une hypertrophie partielle de l'utérus, et décrit leurs divers modes de guérison.

Dans le second, il passe en revue, plus complétement qu'on ne l'avait fait avant lui, les caractères pathologiques des corps fibreux et insiste sur deux modes de guérison de ces lésions : l'*atrophie* et la *transformation calcaire*. Nous serons heureux de faire à ces travaux de larges emprunts.

Citons encore la thèse de M. Malgaigne (3), dans laquelle il décrit la marche que suivent les corps fibreux pour constituer les polypes fibreux ; le mémoire de M. Robert Lee, sur les *tumeurs fibro-calcaires*, en 1838 ; le mémoire de M. Amussat (4), où l'auteur indique un nouveau procédé opératoire ; l'excellent article que M. Lebert consacre à la description histologique des corps fibreux dans son ouvrage (5) ; la thèse de M. Jarjavay en 1850 (6) ; quelques travaux de M. Forget et de M. Oldham, qui ont paru dans les recueils périodiques ; enfin M. Houel dans son livre (7) a donné une bonne description des

(1) *Clinique chirurgicale*, 2e édit., 1839, t. IV, p. 257.

(2) Cruveilhier, *Anatomie pathologique du corps humain*, 1830-1842, 2 vol. in-fol. avec 233 planches ; livraison II. — *Traité d'anatomie pathologique générale*, 1849-1856, 3 vol. in-8, t. III, p. 585 à 779.

(3) Malgaigne, *Des polypes utérins ;* thèse de concours, 1832, in-4.

(4) Amussat, *Mémoire sur l'anatomie pathologique des tumeurs fibreuses de l'utérus*, etc., 1842, in-8.

(5) Lebert, *Physiologie pathologique*, 1845, t. II, p. 160.

(6) Jarjavay, *Des opérations applicables aux corps fibreux de l'utérus* (thèse de concours), 1850, in-4, fig.

(7) Houel, *Manuel d'anatomie pathologique générale et appliquée*, contenant la description et le catalogue du *Musée Dupuytren*, 1857, 1 vol. gr. in-18. p. 593-601.

tumeurs fibreuses parasitaires avec toutes les pièces déposées au Musée Dupuytren, et dont les principaux types sont représentés dans nos planches VII, VIII, IX, X.

ARTICLE I. — Anatomie pathologique des corps fibreux de l'utérus.

L'anatomie pathologique est le point le plus important de l'histoire des corps fibreux, puisque c'est sur elle que reposent, en grande partie, le diagnostic, le pronostic et le traitement; nous y insisterons d'une manière particulière.

Pour plus de clarté, et aussi pour rendre notre tâche plus facile, nous établirons quelques divisions; nous traiterons donc successivement :

1° Des caractères appréciables à l'œil nu que présentent les corps fibreux;

2° De leur structure histologique;

3° De leurs siéges et des modifications qu'ils impriment à l'utérus.

4° De leur développement et de leurs altérations pathologiques.

Disons d'abord que, à l'exemple de Bichat et de ceux qui l'ont suivi, nous ne distinguons pas les corps fibreux des polypes fibreux; ils ont même origine, même évolution, même structure; ce que nous dirons des uns s'appliquera conséquemment aux autres.

§ 1. Des caractères appréciables à l'œil nu que présentent les corps fibreux.

Nous les étudierons sous le rapport de la forme, de la couleur, du volume, du nombre et de la consistance.

Forme. — Ordinairement globuleuse et sphéroïdale, elle est influencée par bien des circonstances qui la modifient. Les corps fibreux sont-ils multiples, et sont ils réciproquement gênés dans leurs mouvements d'expansion; on voit à la forme *sphérique* succéder la forme *polyédrique;* a-t-on affaire à un polype fibreux, la tumeur est allongée, pyriforme, et prend quelquefois l'apparence d'un champignon. D'après Dugès et madame Boivin, le siége des corps fibreux n'est pas sans influence sur leur forme, qui est allongée et aplatie si la tumeur est située sur la ligne médiane, et qui conserve la forme globuleuse primitive quand elle occupe un des angles tubulaires. D'autres fois la tumeur paraît avoir abandonné le type sphérique pour revêtir une apparence lobuleuse et même granulée, comme Robert Lee en cite des exemples; ou bien elle est augmentée par des scissures profondes dans lesquelles pénètre le tissu cellulaire et quelquefois des fibres utérines, qui cependant n'adhèrent jamais aux corps fibreux par continuité de tissu.

Dans ces différents cas, la tumeur s'est-elle développée en prenant de prime abord la forme qu'elle présente, ou bien est-elle formée de plusieurs tumeurs qui, prenant naissance dans le voisinage les unes des autres, se sont rencontrées par suite de leur travail d'expansion et ont fini par former une masse unique?

C'est à cette dernière opinion que se range M. Cruveilhier, en s'appuyant sur des preuves tirées des caractères pathologiques des tumeurs fibreuses, caractères auxquels nous nous proposons de consacrer un chapitre spécial.

Couleur. — Elle peut offrir toutes les nuances, depuis le blanc lactescent jusqu'au noir ardoisé.

Nous croyons que ces nuances tiennent aux différences dans la quantité de sérosité qui pénètre le tissu accidentel non moins qu'à des différences de vascularisation, ou bien encore à un commencement d'altération. Quelquefois l'on rencontre, à la surface de la coupe, une teinte rougeâtre qui en a imposé à Bayle pour un reliquat de l'état charnu qu'il croyait être l'état primitif des corps fibreux; cette teinte tient uniquement à l'infiltration des matières colorantes du sang occasionnée par une congestion accidentelle du tissu utérin voisin. Une coloration, qu'on rencontre bien plus rarement que dans le cancer, et qui a surtout été signalée par M. Lebert, est celle de ces taches jaunes disposées en réseau et dues à des infiltrations graisseuses.

Volume. — Il est extrêmement variable : un grain de millet ou le volume d'un fœtus à terme sont les deux extrêmes établis par M. Cruveilhier. Gauthier de Claubry parle d'une tumeur qui avait 31 pouces de circonférence verticale sur 29 de circonférence horizontale ; le poids en était de 39 livres. La variabilité du poids correspond à celle du volume.

Nombre. — En général, uniques, les corps fibreux peuvent présenter, sous le rapport du nombre, des différences très grandes ; on en a trouvé jusqu'à vingt et au delà dans un même utérus ; ils offrent alors des volumes tout à fait inégaux, de sorte que l'on croirait qu'il y en a eu plusieurs générations successives, si des raisons valables n'empêchaient d'établir un rapport direct entre leur volume et leur ancienneté.

Consistance. — Lorsqu'on serre entre les doigts une tumeur fibreuse qui n'a encore subi aucune des altérations dont nous parlerons plus tard, on lui trouve un degré très prononcé de résistance et d'élasticité.

Elle crie sous le scalpel qui la divise, et présente presque la dureté du cartilage ; on en a comparé le tissu à celui des disques intervertébraux. La surface de section offre un aspect blanc mat nacré et laisse apercevoir la disposition de fibres, tantôt entremêlées et se croisant dans tous les sens, et tantôt pelotonnées et enroulées en noyaux distincts ; quelquefois on ne trouve que de simples granulations répandues au milieu d'un tissu filamenteux, ou bien la coupe a une apparence homogène et lardacée. En raclant avec le dos d'un scalpel, on peut recueillir sur la tumeur un suc jaunâtre, filant, d'une viscosité plus ou moins grande, assez semblable à de la synovie, qui en infiltre le tissu où il ne se trouve jamais qu'en petite quantité, et qui se distingue du suc cancéreux par des caractères spéciaux.

§ 2. Structure histologique des corps fibreux.

Les tumeurs fibreuses sont un des produits morbides sur lesquels ont porté les premiers travaux des anatomistes micrographes ; parmi eux, c'est M. Lebert qui a surtout contribué à éclairer la question. Son premier travail, consigné dans sa *Physiologie pathologique*, a été complété plus tard par une note adressée à la *Société de biologie* en 1852. C'est d'après lui, et en nous servant de son texte même, que nous allons donner la description histologique des corps fibreux.

« Les éléments que l'on trouve dans un corps fibreux au microscope, sont :

» 1° Des fibres fines, longues, parallèles, à contours assez nettement tracés, réunies le plus souvent en faisceaux.

» Les fibres ont en moyenne $0^{mm},0025$ de diamètre ; les faisceaux ont jusqu'à $0^{mm},025$ de longueur, et s'entrecroisent sous des angles divers qui peuvent aller jusqu'à l'angle droit. Quelquefois ces fibres paraissent ne pas être disposées en faisceaux ; cela a lieu surtout dans les tumeurs qui ont leur siége au-dessus de la membrane muqueuse.

» 2° Entre les fibres, et surtout dans le suc qui infiltre ces tumeurs, on trouve ordinairement des éléments globuleux et fusiformes, qui ont le plus grand rapport et sont peut-être identiques avec les éléments fibro-plastiques. Les globules sont, en général, pâles, à surface finement granuleuse ; ils ont de $0^{mm},01$ à $0^{mm},125$ de diamètre et renferment un petit noyau.

» Quelquefois on y trouve des granules beaucoup plus petits, sans contenu distinct, souvent aussi de nombreux noyaux cellulaires, ronds ou elliptiques, variant entre $0^{mm},005$ et $0^{mm},0075$, et montrant parfois des nucléoles. On y rencontre, de plus, des corps fusiformes très allongés et quelquefois des globules cunéiformes qui ne se terminent en fibres que d'un seul côté ; entre les fibres se voient beaucoup de noyaux moléculaires.

» Tous ces éléments sont unis ensemble par une substance intercellulaire fine, hyaline, et quelquefois finement ponctuée.

On y trouve parfois d'assez larges feuillets irréguliers, qui ne contiennnent ni noyaux ni cellules, mais seulement quelques granules épars dans leur substance.

» Dans les cas rares d'infiltration graisseuse, on rencontre des granules et des globules graisseux, et, de plus, des globules granuleux de $0^{mm},02$ à $0^{mm},03$ qui paraissent composés aussi des mêmes globules graisseux. »

Plus tard, dans le Complément dont nous avons parlé, il donne la description d'un nouvel élément qu'il a trouvé dans les tumeurs fibreuses, et auquel il reconnaît une grande analogie avec le tissu normal de l'utérus.

« L'examen microscopique, dit le compte rendu de la *Société de biologie*, montre deux espèces d'éléments : les uns fibreux et fibro-plastiques, servent de lien, pour ainsi dire, aux fibres charnues (fibres utérines) ; les autres composent plus particulièrement ces dernières. Ce tissu, d'apparence striée et fibreuse, se montre, surtout à la coction, composé de fibro-cellules de la vie organique les plus manifestes ; mais alors on voit peu les noyaux intérieurs. Si on examine le tissu sans réactif, on voit bien une apparence fasciculaire, ressemblant à la structure musculaire des intestins et de la vessie, mais on ne connaît pas ses noyaux caractéristiques. C'est surtout en traitant les préparations par l'acide acétique, qu'il est facile de se convaincre que l'on a affaire à des fibro-cellules ; les noyaux sont alors si nettement caractérisés qu'il est impossible de les confondre avec d'autres éléments histologiques : ce sont des noyaux très longs, droits, recourbés quelquefois, légèrement ondulés, ayant à peine $\frac{1}{300}$ de millimètre de largeur et ne montrant pas de nucléoles.

» Ce qui prouve combien il y a de couches superposées de ces fibres organiques, c'est que, dans les préparations bien faites, on voit des groupes de noyaux suivant une même direction, s'entrecroiser dans tous les sens ; mais, dans le même groupe, les noyaux suivent la même direction. »

M. Ch. Robin est arrivé à des conclusions semblables.

Que penser de ce mélange d'éléments de nouvelle formation avec des éléments normaux? Faut-il le considérer comme donnant un certain degré de vraisemblance à l'opinion de ceux qui considèrent les tumeurs fibreuses comme formées aux dépens des fibres utérines elles-mêmes, ou bien vient-il confirmer cette loi générale posée par M. Velpeau, que toute production morbide déposée dans un organe tend à revêtir les caractères du tissu de cet organe? C'est là une question difficile à résoudre et dont M. Broca vient de saper le fondement en contestant la possibilité de distinguer dans la tumeur fibreuse, même à l'aide de l'acide acétique, l'élément accidentel de l'élément organique.

Vaisseaux. — Le système vasculaire des corps fibreux est tout à fait élémentaire et en rapport avec leur mode de vitalité; il est constitué exclusivement par des veines; point de vaisseaux lymphatiques, point d'artères.

« Le système veineux, dit M. Cruveilhier, suffit pour ces productions d'un ordre de vitalité inférieure, dont toutes les fonctions se réduisent à l'acte nutritif. Voici quelle en est la disposition : tout à fait à la circonférence de la tumeur, existe un réseau capillaire très apparent qui sert d'intermédiaire, d'une part, aux veines de la matrice, et, de l'autre, aux veines, ordinairement peu nombreuses et d'un faible calibre, qui émergent de la tumeur. Tantôt ces dernières, en cheminant de l'intérieur à la surface, conservent leur simplicité et leur volume capillaire; tantôt elles se réunissent plusieurs en une seule pour former des troncs qui rampent dans les interstices, formant la séparation des différents lobes, et, par chacune de leurs branches, semblent porter le liquide nourricier à tout autant de segments distincts.

» C'est dans les tumeurs ayant subi un certain degré de ramollissement qu'il est surtout facile d'étudier le système vasculaire, à cause du développement quelquefois extraordinaire qu'il y prend.

» Les veines intérieures ne paraissent pas, à première vue,

avoir des parois propres ; on dirait que ce sont des sinus circonscrits par le tissu même de la tumeur ; mais cette disposition, qui leur a fait donner par Meisner le nom de *conduits hématophores*, n'est qu'apparente, et un examen plus attentif fait bientôt connaître que les vaisseaux offrent ici la même disposition que partout ailleurs. Il est facile de les injecter, soit que l'on pousse l'injection directement, soit qu'on essaie d'y parvenir par les veines mêmes de l'utérus. »

§ 3. Siége des corps fibreux de l'utérus.

Avant d'examiner cette question, nous croyons utile de dire quelques mots du mode d'adhérence des corps fibreux au tissu normal qui les avoisine ; quel que soit ce mode, nous pouvons établir d'avance que la tumeur fibreuse ne se confond jamais avec le tissu ambiant, et qu'on peut toujours en constater la limite de séparation, qui n'est formée la plupart du temps que par le réseau capillaire dont nous avons parlé plus haut.

Une disposition considérée comme primitivement constante, est l'interposition d'une atmosphère celluleuse entre le tissu de nouvelle formation et celui au sein duquel il se développe. Que cette couche celluleuse soit formée de mailles plus ou moins serrées ou plus ou moins lâches ; qu'elle ait même à peu près disparu sous l'influence de quelques-unes des causes pathologiques que nous passerons en revue, elle n'en a pas moins existé à une époque plus ou moins éloignée ; les tumeurs fibreuses sont donc enchatonnées ; elles ne sont jamais enkystées : des kystes adventifs ou bien des poches hygromateuses, développées dans le tissu cellulaire ambiant, ont pu faire croire à cette disposition qui n'est pas réelle.

Les auteurs ne sont pas d'accord sur la partie de l'utérus que les corps fibreux semblent affecter comme siége de prédilection.

Les uns veulent que ce soit la paroi antérieure, les autres la paroi postérieure, ce qui tendrait à prouver que ces tumeurs n'ont pas de préférence pour un point plutôt que pour un autre; cependant on s'accorde à dire que le col jouit du privilége d'être le moins souvent atteint.

Mais le point essentiel à considérer, sous le rapport du siége des corps fibreux, ce sont les différents lieux qu'ils occupent relativement au tissu même de l'organe. On est unanime à établir la division suivante, surtout depuis qu'on a assigné aux polypes fibreux leur véritable place ; ils sont : 1° interstitiels, 2° sous-péritonéaux, 3° sous-muqueux.

1° *Corps fibreux interstitiels de l'utérus.* — Leur marche dans les différents états a été parfaitement décrite par Amussat, ainsi que les déformations qu'ils impriment à l'organe ; nous allons reproduire textuellement ses paroles.

« Les tumeurs fibreuses et interstitielles peuvent se développer dans différents points de l'utérus : dans la paroi postérieure, dans la paroi antérieure, sur les côtés et dans le fond de cet organe.

» Lorsqu'une tumeur fibreuse se développe dans la paroi postérieure, elle dilate peu à peu cette paroi, la dédouble comme si elle était composée de deux feuillets, et elle en forme une coque, espèce de kyste ou d'enveloppe qui s'amincit de plus en plus, à mesure que la tumeur augmente de volume. Dès qu'elle a envahi toute l'étendue de la paroi postérieure de haut en bas, elle vient faire saillie dans le vagin en dédoublant aussi la lèvre postérieure du col, et en la faisant procéder en bas ; alors on peut facilement la reconnaître en portant un doigt dans le vagin.

» La cavité de la matrice s'agrandit souvent en proportion du volume de la tumeur, et la paroi opposée de l'utérus s'hypertrophie ordinairement.

» L'ouverture du col s'agrandit aussi transversalement et la lèvre antérieure s'amincit, et de manière à former un croissant au-devant de la lèvre postérieure, qui est plus ou moins développée par le volume de l'extrémité inférieure de la tumeur qu'elle contient.

» On conçoit facilement ce qu'il doit arriver lorsque la tumeur se développe dans les autres points que j'ai indiqués; ainsi, lorsqu'elle a pris naissance dans la paroi antérieure de l'utérus, les mêmes phénomènes ont lieu, mais en sens inverse : c'est-à-dire que cette paroi se dédouble de la même manière; la cavité de l'utérus s'agrandit en arrière; la paroi postérieure s'hypertrophie, et l'ouverture du col s'élargit transversalement aux dépens de la lèvre postérieure, qui forme un croissant en arrière de l'extrémité inférieure de la tumeur.

» Lorsqu'une tumeur fibreuse se développe dans les parois latérales de l'utérus, elle produit à peu près les mêmes phénomènes, seulement la cavité de l'utérus et l'ouverture du col se trouvent à gauche ou à droite, au lieu d'être en avant ou en arrière.

» Si une tumeur fibreuse se développe dans le fond de l'organe, elle dédouble ordinairement ses parois de haut en bas, en refoulant la cavité utérine vers le col et en la faisant disparaître à mesure que la tumeur augmente de volume (pl. VII).

» Enfin, lorsque le col est envahi, il se déforme, s'allonge et proémine dans le vagin.

» Le toucher fait constater la présence de bosselures faisant saillie soit à l'extérieur du col, soit à l'intérieur, et qu'on pourrait prendre pour des squirrhes au début. »

Outre les désordres dont nous avons emprunté la description à Amussat, il y en a d'autres qui ne laissent pas que d'avoir leur gravité.

La muqueuse utérine est rouge, congestionnée comme à l'époque menstruelle; elle peut s'enflammer, et il en résulte des adhérences entre les parois opposées; dans d'autres cas, ce sont des ulcérations qui laissent les corps fibreux à découvert.

L'utérus est altéré dans sa forme, dans son volume; tantôt la tumeur en oblitère la cavité, tantôt elle proémine à l'extérieur.

Le tissu même de l'organe n'est pas à l'abri des altérations, il s'hypertrophie, se ramollit; les vaisseaux augmentent de calibre, et l'organe subit en quelque sorte les mêmes modifications que lui imprime la grossesse.

Cependant cette hypertrophie de la matrice n'est pas en raison du volume des corps fibreux ; un utérus considérablement augmenté ne renferme souvent que des tumeurs d'un faible volume.

Il arrive quelquefois que l'action des corps fibreux sur le tissu est toute mécanique ; la paroi utérine s'use et s'amincit sous leur influence.

2° *Corps fibreux sous-péritonéaux de l'utérus.* — Ils peuvent affecter deux dispositions particulières : ou bien entièrement sessiles, ils se bornent à former des bosselures plus ou moins considérables au-dessous du péritoine ; ou bien ils ne tiennent à l'utérus que par un pédicule qui quelquefois offre un calibre assez considérable, mais qui, le plus souvent, est tellement grêle qu'il ne semble constitué que par le double feuillet péritonéal (pl. VIII).

C'est surtout lorsque la deuxième disposition existe que l'utérus subit de graves désordres. La tumeur, se développant dans une cavité considérable où rien ne gêne son expansion, franchit le détroit supérieur en tirant l'utérus après elle, l'organe subit une élongation considérable : les culs-de-sac vaginaux s'effacent, et le col, au lieu de faire saillie dans le vagin, présente un infundibulum au fond duquel on aperçoit le museau de tanche.

Il peut cependant arriver, comme on en a observé des cas, que le col ne suive pas le mouvement ascensionnel de l'utérus ; c'est ce qui a lieu quand une cause, comme par exemple la chute du vagin, agit en sens inverse de la traction supérieure.

Alors l'utérus s'allonge d'une façon extraordinaire, le col se rapprochant de la vulve et le corps s'élevant au-dessus du détroit supérieur.

Ces modifications dans la forme de l'organe sont singulièrement favorisées par cet état que nous avons noté plus haut et qui se rapproche de celui dans lequel il est pendant la gestation ; il acquiert une ductilité qui l'empêche de résister aux tractions qu'il subit.

Il n'est pas rare de trouver entre les corps fibreux et les parties voisines des adhérences d'où dépend la place que l'utérus occupe ; quand il n'en existe pas, il va où son poids l'entraîne.

Nous venons de dire que le pédicule de la tumeur est quelquefois extrêmement grêle et par conséquent susceptible de se rompre. C'est ce qui arrive en effet sous l'action, soit d'un mouvement brusque, soit de quelque autre violence.

Il est intéressant d'examiner de quelle façon ces tumeurs, détachées et réduites ainsi au rôle de corps étrangers, se comportent, tant par rapport à elles-mêmes que par rapport aux parties voisines. Toutes les fois qu'on en a rencontré dans la cavité péritonéale, elles y avaient été pendant la vie d'une innocuité parfaite ; on les y a trouvées à peu près dans le même état que lorsqu'elles étaient adhérentes, sans que leur séparation du reste du corps les eût en rien modifiées.

Comment expliquer cette complète intégrité ? M. Nélaton en trouve la cause dans l'absence du contact de l'air et dans le peu de vitalité des tumeurs fibreuses. Elles sont dans le péritoine comme les corps étrangers dans les articulations ; c'est au même titre et dans les mêmes conditions qu'elles y ont leur domicile.

Les tumeurs fibreuses ne sont pas, du reste, la seule origine des corps étrangers libres que renferme la cavité du péritoine ; un certain nombre se sont développées dans le tissu cellulaire sous-péritonéal. Ceux-ci se distingueront des autres par l'absence des fibres musculaires organiques.

3° *Tumeurs fibreuses sous-muqueuses de l'utérus.* — Leur évolution offre la plus grande analogie avec celle des tumeurs sous-péritonéales ; il y a seulement cette différence, que les unes font saillie dans la cavité de l'utérus et les autres dans la cavité du péritoine.

Elles prennent naissance au milieu même du tissu utérin, mais plus près de la paroi interne ; elles proéminent du côté où elles trouvent le moins de résistance, et s'accroissent peu à peu ; elles s'avancent dans la cavité intérieure, coiffées par la muqueuse et par une couche du tissu de l'organe (pl. IX, fig. 1).

Bientôt leur présence sollicite les contractions de l'utérus qui cherche à s'en délivrer. Ces tiraillements, joints à la force de rétraction du tissu utérin situé derrière, et qui, temporairement déplacé, revient à sa première place, détermine la formation du pédicule, et le polype fibreux de l'utérus se trouve formé. Le pédicule se compose de tissu utérin rétracté et faisant suite à celui qui coiffe la tumeur.

Les mêmes causes continuant à agir, le corps fibreux ne peut bientôt plus être contenu dans la cavité utérine ; il franchit le col, pénètre dans le vagin, et peut même sortir à travers la vulve et faire saillie entre les jambes. On devine aisément les désordres que peut amener un pareil état de choses : renversement de matrice, ulcération des parties voisines, adhérences, perforation de la paroi recto-vaginale, etc.

Le pédicule offre un plus ou moins gros volume, selon que le nombre de fibres utérines chassées par le corps fibreux devant lui est plus ou moins grand.

Il est toujours unique, et si quelquefois on a cru en trouver plusieurs pour une même tumeur, c'est qu'on a pris pour tels des adhérences accidentelles.

M. Malgaigne fait observer que les polypes fibreux peuvent souvent présenter au niveau du col utérin, et par suite de la contraction exercée par cette partie de l'organe, un rétrécissement qui peut en imposer pour un pédicule.

« Si alors, dit M. Malgaigne, on applique une ligature sur cette portion, il peut arriver une des trois circonstances suivantes. Ou bien le pédicule est situé tout près de ce second pédicule produit par le col, de sorte que le corps fibreux est presque tout entier contenu dans le sac suspendu au-dessous du col utérin, et alors le corps fibreux tombe en entier et la malade est guérie ; le pédicule vrai restant se rétracte où est envahi par la suppuration. Ou bien la ligature laisse une notable portion du corps fibreux au-dessous d'elle, de sorte que la partie inférieure tombe ; la supérieure reste, constituant un vrai polype intra-utérin, proéminant entre les lèvres du col, et laissant persister tous les symptômes. Enfin, dans quelques cas, il n'y a pas de pédicule réel, le corps fibreux est encore engagé dans l'épaisseur de la matrice, de sorte que la tumeur divisée a son pédicule apparent, il reste une partie du corps fibreux mais il ne reste plus de polype ; les accidents disparaissent, mais avec crainte de récidive. »

Plus tard, le volume du pédicule diminue par l'effet du traitement qu'il subit.

Les vaisseaux qu'il renferme sont tantôt très grêles et tantôt assez volumineux pour occasionner au moment de l'opération des hémorrhagies inquiétantes. Quant à la couche de tissu utérin qui coiffe la tumeur, elle est plus ou moins considérable. C'est ici surtout qu'on trouve cette adhérence intime du tissu morbide, qui rend si difficile l'énucléation ordinairement si facile, et qui s'explique bien par les nombreuses causes d'inflammation auxquelles ces tumeurs sont soumises plus que toute autre production organique analogue.

§ 4. Développement et altérations pathologiques des tumeurs fibreuses de l'utérus.

A. C'est surtout sous le rapport du développement que les corps fibreux présentent des différences tranchées.

Les uns prennent un accroissement considérable, les autres ne dépassent jamais un très faible volume ; il y en a qui arrivent à l'état stationnaire après un temps assez court, tandis que d'autres s'accroissent sans cesse ; certains augmentent rapidement, ou n'opèrent leur travail d'expansion qu'avec la plus grande lenteur.

A quoi tiennent ces différences ? M. Cruveilhier en voit la cause dans la différence de vascularisation. Nous avons vu que les corps fibreux ne vivent que d'une vie végétative, et que l'élément nutritif ne leur est transmis que par un seul système de vaisseaux, qui sont les veines dans lesquelles le sang circule par un mouvement oscillatoire.

Or, M. Cruveilhier a toujours trouvé un rapport direct entre le volume de la tumeur et la quantité de vaisseaux qu'elle renferme, ou même la place plus ou moins vasculaire qu'elle occupe dans l'utérus. Les corps fibreux sous-péritonéaux, par exemple, sont d'autant plus volumineux, qu'ils sont séparés de la séreuse par une plus grande quantité de tissu utérin.

Nous adoptons tout à fait cette opinion, que nos propres observations nous ont démontrée être on ne peut plus juste.

Du développement physiologique à certaines modifications des corps fibreux il n'y a qu'une transition pour ainsi dire insensible, au point que des auteurs distingués s'y sont mépris. Bayle admettait trois états par lesquels il croyait que devaient nécessairement passer les corps fibreux dans leur évolution : l'état *charnu*, l'état *cartilagineux* et l'état *osseux ;* se fondant sur des recherches incomplètes ou mal dirigées et déduisant évidemment son opinion d'une analogie hypothétique avec ce qui se passe dans certaines transformations organiques; mais c'est là une erreur. D'abord, les dénominations d'état *osseux* et d'état *cartilagineux* employées par Bayle, à propos du corps fibreux, sont loin d'être fondées ; il n'y a ici ni cartilaginification ni ossification. Outre qu'on ne trouve pas dans ce prétendu cartilage l'élément caractéristique ou la cellule cartilagineuse, le microscope n'y fait découvrir qu'un tissu fibreux extrêmement condensé. Pour ce qui concerne l'état osseux, M. Cruveilhier ne le considère pas comme un état osseux proprement dit ; ce qui est parfaitement d'accord avec les analyses de MM. Andral et Bostock, qui n'ont trouvé, dans les calculs de la matrice, que des sels calcaires sans aucune trace de certaines matières organiques essentielles à la composition de l'os, comme la gélatine par exemple.

Ensuite, il n'est point vrai que les trois états différents sous lesquels on peut trouver les tumeurs fibreuses, soient trois degrés par lesquels elles doivent passer pour atteindre le terme de leur évolution.

Une tumeur fibreuse conserve quelquefois l'état fibreux pendant tout le cours de son existence. Quant à l'envahissement de la matière calcaire, c'est un phénomène assez commun et qui a lieu à une certaine période d'évolution de ces tumeurs, résultant de la diminution ou de la gêne dans les moyens de nutrition de la tumeur.

Cette matière calcaire peut affecter, relativement au corps fibreux, diverses dispositions : tantôt elle forme une coque osseuse ou des noyaux, qui infiltrent le tissu sans affecter de place distincte (pl. IX, fig. 2, et pl. X).

Quelquefois très dure, elle est d'autres fois très molle et friable.

B. Il nous reste maintenant à considérer les altérations des corps fibreux, qui constituent pour eux de vrais états pathologiques, *morbus in morbo*, ce sont : l'*œdème* avec ses conséquence, l'*hémorrhagie*, l'*inflammation* et la *gangrène*.

1° *Œdème*. — Une altération fréquente et peut-être heureuse que subissent les corps fibreux, c'est l'œdème, qui semble se produire ici par un mécanisme semblable à celui de l'œdème accompagnant l'oblitération des vaisseaux. En effet, si l'on dissèque une tumeur fibreuse œdémateuse, on y trouvera constamment, tant au pourtour qu'à l'intérieur, le système vasculaire très développé, et les veines qui le composent remplies et oblitérées par des caillots sanguins; de là l'infiltration qui pénètre la tumeur, la ramollit au point de simuler la fluctuation (pl. X), la désagrége et lui donne assez de ductilité pour qu'elle cède facilement aux tractions que l'on exerce pour l'extraire, ou bien pour que l'utérus, entrant en contraction, puisse l'expulser en partie ou en totalité.

L'œdème des corps fibreux a encore une autre utilité ; il en démontre la structure par la désagrégation qu'il leur fait subir.

M. Cruveilhier les divise, sous ce rapport, en trois classes : les corps *feutrés*, formés de fibres entremêlées et dirigées dans tous les sens; les corps *globuleux*, formés de noyaux fibreux d'une certaine dimension, unis par du tissu cellulaire, renfermés dans une même enveloppe et susceptibles d'être séparés les uns des autres par l'œdème; enfin les corps *granuleux*, qui ne diffèrent des derniers que par le volume moindre des noyaux.

Le liquide infiltré ne se répartit pas toujours également dans tous les points de la tumeur; il se réunit souvent dans un point particulier; il s'enkyste, en un mot.

Les kystes des corps fibreux sont de deux espèces : tantôt le liquide est renfermé dans une cavité anfractueuse située dans l'intérieur de la tumeur, n'ayant pas de parois autres que le tissu fibreux lui-même (c'est le *géode* de M. Cruveilhier) ; tantôt c'est un véritable kyste offrant tous les attributs de ces sortes de poches, se développant adventivement dans l'intérieur de la tumeur ou dans un point de sa périphérie.

Les cavités de la première espèce présentent cette particularité qu'elles peuvent être complétement vides, soit que le liquide ait été résorbé, soit qu'il n'y en ait jamais eu. Quant au liquide lui-même, quelle que soit la cavité qui le renferme, il n'offre rien de spécial; c'est de la sérosité ordinaire.

2° *Hémorrhagies.* — Le développement considérable du système veineux qu'offrent certaines tumeurs fibreuses, explique parfaitement les épanchements sanguins qu'on y trouve, et qui sont dus à la rupture de quelques-unes de ces veines qui rampent dans le tissu cellulaire interlobaire.

3° *Inflammation et gangrène.*—L'inflammation peut-elle se développer dans les corps fibreux ? M. Cruveilhier, s'appuyant sur sa propre expérience, n'hésite pas à se prononcer pour l'affirmative; il a rencontré dans les corps fibreux l'inflammation avec toutes ses conséquences, inflammation, suppuration, gangrène. Il cite l'exemple d'une tumeur offrant à l'intérieur un foyer gangréneux qui s'était fait jour à l'extérieur par des pertuis très fins, à travers lesquels suintait la matière putréfiée. M. Boscredon a présenté à la *Société anatomique* une pièce tout à fait semblable (1).

Il nous reste, pour terminer tout ce qui a trait aux altérations pathologiques des corps fibreux, à nous poser une question qui a été bien controversée, mais sur laquelle, croyons-nous, la science est actuellement fixée.

Les tumeurs fibreuses peuvent-elles dégénérer en cancer? On a cru pendant longtemps qu'il pouvait en être ainsi, et cette opinion, qui a été la source de bien des erreurs, a eu pour elle jusqu'à l'imposante autorité de Dupuytren (2). Voici comment s'exprime à ce sujet ce grand chirurgien :

« Quand l'écoulement est sanieux et fétide, on ne trouve plus qu'une tumeur fongueuse et molle; c'est à compter de cette époque que la constitution commence à s'altérer; la peau devient plus pâle et jaune, la fièvre se déclare, l'amaigrissement se manifeste et fait de rapides progrès. Il y a une coïncidence remarquable entre les apparences de gangrène révélées par l'écoulement fétide et sanieux et la dégénérescence cancéreuse. Ce changement a lieu d'abord à la partie inférieure de la tumeur exposée au contact de l'air; le pédicule n'est affecté que le dernier. »

Mais des recherches plus récentes, s'appuyant sur des noms du plus grand poids, ont infirmé ces idées et démontré que c'est le contraire qui est la règle et une règle sans exception.

Aux démonstrations anatomo-pathologiques si probantes, aux assertions si péremptoires de M. Cruveilhier, sont venues se joindre les recherches microscopiques de M. Lebert, qui ont abouti au même résultat; de sorte que l'opinion d'après laquelle la transformation est possible est inadmissible, maintenant. Ce n'est pas à dire que la présence d'une tumeur fibreuse dans l'utérus soit une cause d'exclusion pour le cancer; les deux

(1) *Bulletins de la Société anatomique*, 1854, p. 332.

(2) Dupuytren, *Clinique chirurgicale*, 2e édit., 1839, t. IV, p. 265.

affections peuvent exister simultanément dans le même organe, mais que la première se transforme dans la seconde, voilà ce qui ne s'est jamais vu.

Les apparences de cachexie, sur lesquelles se fonde en grande partie l'opinion de Dupuytren, ne sont pas un embarras ; il suffit, ce nous semble, pour en rendre compte, des hémorrhagies fréquentes et abondantes que déterminent les corps fibreux, des sécrétions des parties environnantes envahies par l'inflammation, ou de celles de la tumeur elle-même ayant subi une des altérations dont nous avons parlé plus haut, qui peuvent aussi servir à expliquer l'état mou et fongueux qu'on rencontre quelquefois.

ARTICLE II. — Étiologie des corps fibreux de l'utérus.

Les corps fibreux de l'utérus sont loin d'être une affection rare, comme on l'a cru pendant longtemps, à cause de la confusion qu'on en faisait avec plusieurs autres lésions, dont les progrès de la science ont permis d'établir la véritable nature. Encore aujourd'hui, on n'est pas tout à fait d'accord sur le chiffre de leur fréquence relative, tout en admettant que cette fréquence est grande ; les uns croient que le quart des utérus en sont atteints ; les autres le cinquième ; d'autres le septième.

Les causes sont prédisposantes ou occasionnelles.

1° Causes prédisposantes. — Bayle, ayant cru remarquer un rapport inverse entre la fréquence des grossesses et la prédisposition aux tumeurs fibreuses, mettait sous ce rapport en première ligne le célibat. La plupart des femmes chez lesquelles il avait trouvé des corps fibreux conservaient encore les signes de la virginité, et plusieurs avaient la membrane hymen tellement intacte, qu'elle permettait à peine l'introduction du petit doigt.

Venaient ensuite les femmes stériles et celles qui n'avaient eu qu'un petit nombre d'enfants. « Il était rare, disait-il, de trouver des corps fibreux chez les femmes qui avaient eu plusieurs enfants. » Sous ce rapport, la matrice se trouvait heureusement modifiée par de nombreuses grossesses.

Des recherches ultérieures n'ont pas confirmé ces idées. Dupuytren et, plus récemment, M. Malgaigne, ont été d'un avis diamétralement opposé ; et le premier donne à l'appui de son opinion un relevé de 58 observations prises sur des malades affectées de tumeurs fibreuses, et ainsi réparties sous le rapport de l'état de leurs organes génitaux.

54 mariées ou dans un état analogue ; 4 ayant encore leur virginité.

Sur les 54, 42 avaient eu des enfants, et le plus grand nombre plus de trois ; 9 n'en avaient pas eu ; nul renseignement sur les 3 autres.

Age et constitution. — On est d'avis généralement que c'est après trente-cinq ans que les tumeurs fibreuses se développent surtout, en supposant toutefois que le commencement de la maladie date de l'époque où ont paru les premiers symptômes. Mais cette opinion n'offre aucune certitude ; car, à l'époque où les premiers signes se sont montrés, la tumeur pouvait déjà exister depuis longtemps.

On est également loin de s'accorder au sujet du tempérament. Si, pour Dugès et Mme Boivin, ce sont les femmes à tempérament lymphatique, pour Dupuytren et pour M. Malgaigne, ce sont, au contraire, les femmes robustes et abondamment menstruées qui y sont le plus exposées.

Hérédité. — L'influence n'en est rien moins que démontrée.

2° Causes occasionnelles. — Ici les théories les plus diverses ont été proposées pour se rendre compte des influences diverses qui pouvaient ainsi produire le dépôt de tissu fibreux dans l'utérus. Nous n'essayerons pas de nous lancer nous-même dans le champ des hypothèses, persuadé que nous sommes que loin d'éclairer la science, ces théories ne font qu'y jeter une obscurité plus profonde.

Les contusions sur l'abdomen, les coups, les suppressions énergiques de menstrues, les excès de coït, et bien d'autres causes analogues qui sont répétées d'une manière banale pour toutes les maladies de l'utérus, ne sauraient être invoquées ici. Quant à la cause prochaine de cette affection, nous nous contenterons de signaler les principales opinions qui ont été émises, en ajoutant qu'aucune d'elles ne satisfait pleinement notre esprit. Broussais, fidèle à son système, invoquait une irritation; le temps, qui a fait justice de ce système en général, nous dispense d'en discuter les cas particuliers.

Walther et Blandin admettaient un épanchement de sang qui, plus tard, s'organisant, revêtait les caractères du tissu fibreux. Ces auteurs font, ce nous semble, bon marché de l'opinion généralement admise, que le sang épanché dans nos tissus, loin de s'y organiser, s'y comporte comme un corps étranger et tend à l'élimination.

M. Cambernon a émis une théorie que nous croyons plus ingénieuse que plausible. Il assigne pour origine aux corps fibreux des ovules déviés de leur chemin et égarés dans le tissu utérin. Mais comment les ovules s'égarent-ils dans le tissu utérin, et comment s'y développent-ils en tissu fibreux ? Ce sont là deux questions auxquelles M. Cambernon ne nous paraît pas avoir donné une réponse quelque peu satisfaisante.

Enfin, il est des médecins qui considèrent les corps fibreux comme des hypertrophies partielles du tissu de l'utérus. Pourquoi alors, cette atmosphère celluleuse qui isole toujours et si bien le corps fibreux des parties environnantes, et comment se fait-il que ce même corps fibreux faisant partie intégrante du tissu utérin, on ne trouve jamais aucune adhérence immédiate entre l'un et l'autre ?

Nous le répétons, notre avis est que la cause prochaine du développement des corps fibreux est encore à découvrir.

ARTICLE III. — Symptomatologie des corps fibreux de l'utérus.

Ce que nous avons dit de la structure des corps fibreux, de leur mode d'innervation, qui est nul ou rudimentaire, enfin de leur mode de vitalité, qui en fait pour ainsi dire des êtres distincts au sein de l'économie, nous indique assez que si on ne trouve en eux-mêmes une partie des signes qui doivent nous les révéler, c'est ailleurs, parmi les phénomènes qu'ils déterminent dans les organes voisins, qu'il faut chercher ces signes rationnels. Or, comme l'un et l'autre de ces deux ordres de symptômes sont différents, selon le lieu que la tumeur occupe, nous traiterons successivement des tumeurs *interstitielles*, *sous-péritonéales* et *sous-muqueuses*.

§ 1. Tumeurs fibreuses interstitielles de l'utérus.

SIGNES RATIONNELS. — *Volume*. — Une condition essentielle pour que la tumeur révèle sa présence au médecin et même au malade, c'est qu'elle ait acquis un certain volume. Les autopsies font assez souvent constater dans les parois de l'utérus de petites tumeurs fibreuses qui, n'ayant déterminé aucun trouble du vivant de la femme, ont passé inaperçues ; nous n'aurons pas à nous en occuper ici ; mais dès que la tumeur a atteint des dimensions un peu considérables, la scène change, et l'utérus et les organes voisins ne tardent pas à en éprouver de fâcheux effets.

Hémorrhagies. — Sous l'influence du développement des tumeurs fibreuses, la menstruation est en général irrégulière ; les règles, quelquefois en retard, devancent ordinairement l'époque habituelle, et deviennent souvent une métrorrhagie inquiétante. Si on se rappelle ce que nous avons dit, dans l'anatomie pathologique, des modifications que détermine, dans le tissu utérin, la présence des corps fibreux, il ne nous sera pas difficile de comprendre par quel mécanisme l'hémorrhagie se produit. L'utérus hypertrophié reçoit une quantité de sang proportionnelle à l'augmentation de volume ; ce sang, destiné dans la grossesse à l'accroissement du fœtus, ne trouve pas dans l'organe de voie dérivative, s'y accumule, et lorsque arrive la poussée cataméniale, il fait irruption à l'extérieur en quantité d'autant plus abondante que la congestion a été plus grande. Suivant Albert (de Bonn), il ne provient pas de la tumeur elle-même dont la vascularisation est rudimentaire, mais bien des vaisseaux que nous avons vus s'étendre en réseau à la périphérie, et dont les parois, suivant le même auteur, ne posséderaient pas assez de résistance pour lutter contre le molimen hémorrhagique déterminé par l'ovaire.

Écoulement. — Pendant l'intervalle qui sépare les règles, on observe à peu près constamment un écoulement plus ou moins abondant qui peut être constitué par trois liquides différents. Quelquefois, c'est simplement le mucus opalin caractéristique de la leucorrhée essentielle qui est notablement augmenté de quantité. Dans les cas les plus fréquents, c'est une sérosité albumineuse mélangée d'une certaine quantité de mucus, et analogue à celle qui s'observe dans la première période du cancer, c'est-à-dire le cancer non ulcéré. Enfin, dans quelques cas plus rares, c'est du muco-pus produit par une inflammation qui se développe assez souvent sur la membrane muqueuse s'étendant au-dessus de la tumeur fibreuse.

Influence sur les organes voisins. — A mesure que la tumeur s'accroît, les organes voisins souffrent de ce voisinage. Si elle occupe la paroi antérieure de l'utérus, la vessie est amoindrie dans son volume, gênée dans ses fonctions, les envies d'uriner sont plus fréquentes, l'émission de l'urine devient difficile, surtout quand la compression porte sur le col vésical. Si, au contraire, le corps fibreux s'est développé dans la paroi postérieure, des phénomènes analogues se produisent du côté du rectum; il y a de la constipation, de la rétention des matières fécales, et même des crampes dans les jambes.

La circulation des membres inférieurs éprouve quelquefois une gêne considérable qui peut aller jusqu'au développement variqueux et quelquefois même jusqu'à l'infiltration des veines des jambes.

Dugès et madame Boivin signalent un phénomène heureux qui vient quelquefois améliorer ces symptômes, c'est le développement de la tumeur dans le sens vertical et sa sortie du bassin. Alors, il arrive quelque chose d'analogue à ce qui se passe dans le quatrième mois de la grossesse, quand la matrice, par suite de son développement progressif, sort de l'excavation pelvienne et s'élève au-dessus du détroit supérieur.

SIGNES SENSIBLES. — Examinons à part chacun des moyens d'investigation que nous possédons, et les résultats qu'ils nous donnent. Ces moyens qui peuvent s'aider mutuellement en se combinant entre eux, sont le *toucher*, le *palper*, le *spéculum*.

Toucher. — Le toucher médiat ou immédiat, employé pour reconnaître les tumeurs fibreuses, peut être vaginal, utérin, rectal et vésical; ces différents touchers s'aident et se complètent l'un par l'autre.

Toucher vaginal. — Si le corps fibreux est accessible au doigt, celui-ci, introduit dans le vagin, sent une tumeur dure et résistante située en avant de l'utérus, si elle s'est développée dans la paroi antérieure de cet organe, et placée en arrière si elle occupe la paroi postérieure.

Le plus souvent le corps fibreux, étant descendu jusqu'au col utérin, détermine dans la lèvre envahie une saillie considérable, sur laquelle s'applique l'autre lèvre très amincie; l'orifice de l'utérus, allongé transversalement, a la forme d'un croissant à concavité dirigée vers la lèvre affectée; il est tantôt fermé, tantôt dilaté ou facilement dilatable surtout à l'époque menstruelle.

Lorsque la tumeur n'est pas très considérable et n'arrive pas jusqu'au museau de tanche, le toucher vaginal donne des signes moins certains. Cependant l'utérus paraît plus lourd au doigt qui le soulève, ce qui permet déjà de soupçonner la lésion; puis les autres moyens d'exploration que nous avons en notre pouvoir viennent confirmer le diagnostic.

Si la tumeur est plus considérable et s'élève au-dessus du pubis, on peut, d'une main déprimant l'hypogastre et de l'index de l'autre soulevant l'utérus, la saisir et lui imprimer, dans divers sens, des mouvements de totalité qui sont précieux pour en faire apprécier le volume et la forme, et faire connaître la présence où l'absence de noyaux fibreux, par le plus ou moins de régularité de la surface.

Toucher utérin. — L'orifice du museau de tanche étant dilaté et le doigt pouvant pénétrer dans la cavité utérine, le toucher utérin permet d'apprécier la saillie que la tumeur fait dans cette cavité et de sentir les bosselures quand il en existe.

Le toucher immédiat n'est que très rarement possible ; dans le cas contraire, on se sert, soit d'une sonde ordinaire, soit de la sonde utérine. La femme est mise dans la même position que pour l'examen au spéculum.

L'instrument, tenu de la main gauche ou de la main droite selon la circonstance, est introduit avec douceur dans l'orifice utérin, appliqué qu'il est sur la face palmaire de l'index qui pénètre dans le vagin. Une fois qu'on est dans la cavité utérine, on tâche de se rendre compte de la saillie occasionnée par la tumeur, des déformations qu'a subies la cavité, et, au moyen d'un curseur adapté à l'instrument, de sa profondeur plus ou moins grande.

On cherche s'il existe des adhérences entre les deux surfaces muqueuses. A l'aide du toucher rectal ou d'une sonde introduite dans la vessie, selon que la tumeur est antérieure ou postérieure, on en mesure l'épaisseur, on s'assure si elle appartient à l'utérus où si elle n'est pas formée par le fond de cet organe en rétroflexion. On peut encore, au moyen de l'instrument, soulever le fond de l'utérus, puis, avec la main appliquée à l'hypogastre, en explorer le fond et la paroi antérieure. Toutes ces investigations doivent se faire avec les plus grands ménagements pour éviter l'inflammation de la matrice, qui n'y est déjà que trop prédisposée par la présence du corps fibreux.

Toucher rectal, toucher vésical. — Le toucher rectal et le toucher vésical qui ne peut être que médiat, ont moins de valeur par eux-mêmes qu'ils ne sont utiles pour compléter les renseignements fournis par le toucher vaginal et le toucher utérin.

Pour le premier, on se sert de l'index de la main qui n'est pas occupée à explorer le vagin. La tumeur, lorsqu'elle siége dans la paroi postérieure, peut être ainsi parfaitement saisie entre les deux indicateurs et facilement étudiée. Le second se pratique au moyen d'une sonde introduite dans la vessie ; cette sonde sert au même usage que le doigt introduit dans le rectum, mais les indications qu'elle donne ont bien moins de précision.

Palper. — Le palper ne peut être de quelque utilité que lorsque la tumeur à acquis un certain volume ; alors, en dehors des cas où, comme nous l'avons vu, il vient en aide au toucher, il peut, si la tumeur s'élève au-dessus du pubis, en constater la hauteur, en apprécier les dimensions, en limiter pour ainsi dire les contours. Nous savons que, lorsque le corps fibreux porte à sa surface des bosselures un peu considérables ou qu'il est formé de segments unis entre eux par des pédicules, le palper peut faire connaître toutes ces modifications, toutes ces variétés de forme. C'est le palper, c'est l'impression perçue par la main, qui éclaire surtout le diagnostic dans des cas douteux où on ne sait si l'on a affaire à une tumeur fibreuse ou bien à un kyste développé dans un des organes voisins.

Spéculum. — Les tumeurs fibreuses de l'utérus sont peut-être les affections de ces organes où le spéculum a le moins d'utilité.

Il ne fournit aucun renseignement que ne puisse donner le toucher, et souvent, alors que celui-ci nous révèle la lésion, le spéculum est impuissant à nous la faire même soupçonner. Il peut servir à confirmer le diagnostic dans le cas où le col est envahi, ou bien quand la tumeur se montre au museau de tanche. Il est encore utile lorsque la maladie se complique, du côté du col, d'accidents inflammatoires ou de toute autre nature.

Quand le corps fibreux interstitiel a subi la transformation calcaire, il est, dans la très grande majorité des cas, d'une innocuité parfaite. Cependant il n'est pas sans exemple qu'on ait vu des métrites et même des métro-péritonites déterminées par des corps de cette nature ; Robert Lee en cite un exemple.

§ 2. Tumeurs sous-péritonéales de l'utérus.

Signes rationnels. — Avec quelques nuances inhérentes à la différence de siége, les symptômes rationnels sont à peu près les mêmes dans les tumeurs sous-péritonéales et dans les tumeurs interstitielles.

La malade éprouve des tiraillements aux aines et aux lombes ; elle ne peut marcher ni rester longtemps debout sans éprouver une grande fatigue. L'utérus étant ici moins immédiatement influencé que dans la variété précédente, les dérangements dans la menstruation, l'hémorrhagie, ainsi que l'écoulement leucorrhéique, sont beaucoup moins prononcés et moins fréquents, bien qu'on ait observé dans certains cas des hémorrhagies très graves.

L'influence exercée par la tumeur sur les organes voisins se traduit par les mêmes phénomènes déjà notés plus haut ; du côté de la vessie, on observe des envies fréquentes d'uriner, de la difficulté dans l'émission des urines, etc., si la tumeur occupe la paroi antérieure de l'utérus ; du côté du rectum il y a de la constipation, un sentiment de pesanteur à l'anus, etc., si elle est située dans la paroi postérieure. Les vaisseaux voisins peuvent être comprimés, et l'infiltration des membres inférieurs, ou plus tard une ascite, en être la suite.

On a signalé encore un bruit de souffle qu'on perçoit au voisinage des fosses iliaques, et qui est l'analogue du bruit de souffle qu'on entend dans cette même région, pendant la grossesse.

Signes physiques. — Les signes physiques sont différents selon que la tumeur est pédiculée ou non pédiculée.

Dans le premier cas, les caractères se rapprochent beaucoup de ceux des tumeurs interstitielles ; ils se confondent pour ainsi dire avec eux ; on sent une tumeur qui s'élève plus ou moins au-dessus de l'hypogastre et qui fait corps avec l'utérus, ce qu'on constate en pratiquant en même temps le palper et le toucher.

Les mouvements imprimés à l'organe par le doigt se transmettent à l'autre main et réciproquement, mais il n'en est pas de même quand la tumeur est pédiculée : dans ce cas, le palper est le moyen d'investigation qui rend le plus de services. On trouve au-dessus du pubis une tumeur d'un volume et d'une forme variables; tantôt bosselée, tantôt offrant la régularité de la matrice pendant la gestation; quelquefois on rencontre deux tumeurs superposées et séparées par une rainure; l'inférieure est formée par l'organe ordinairement hypertrophié, et l'autre par le corps fibreux; si le pédicule est long et mince, d'autres phénomènes ont lieu.

Quand aucune adhérence accidentelle ne lui a donné une position fixe, la tumeur se déplace facilement avec la main; on peut ainsi lui faire occuper toutes les positions dans l'hypogastre; abandonnée à elle-même, elle va où son poids l'entraîne, c'est-à-dire dans l'une des deux fosses iliaques, où sa présence peut en imposer quelquefois pour une tumeur de l'ovaire.

Le toucher donne des signes différents, selon le volume, la situation, le plus ou moins de longueur du pédicule de la tumeur.

Si la tumeur est grosse et non pédiculée, en s'élevant au-dessus du pubis, elle entraîne l'utérus, et l'on trouve au toucher que le col est remonté; l'organe est plus lourd et oppose plus de résistance au doigt qui le soulève. Si elle s'est développée dans la paroi postérieure de l'utérus, le toucher rectal permet d'en constater la présence et, jusqu'à un certain point, d'en déterminer le volume.

Il arrive quelquefois que la tumeur se développe dans la paroi postérieure, prend son accroissement de haut en bas, pénètre dans la cloison recto-vaginale en la dédoublant, et soulève la paroi vaginale postérieure.

Un cas semblable a été présenté par M. Broca à la *Société anatomique*.

On voit, dans certains cas, que le pédicule qui relie la tumeur à l'organe sur lequel elle est entée vient à se rompre. Nous avons parlé de cette circonstance (p. 119) en traitant de l'*anatomie pathologique*, et nous avons dit qu'elle est ordinairement tout à fait inoffensive.

Il nous reste à nous demander si les tumeurs sous-péritonéales sont susceptibles, comme les tumeurs internes pédiculées, de subir l'altération gangréneuse.

Quelques cas, très rares à la vérité, tendraient à faire résoudre la question affirmativement.

Citons celui qui fut observé par M. Pinaud, aujourd'hui médecin distingué à Rennes, et dont les pièces furent présentées en 1828 à la *Société anatomique*. Il s'agissait d'une matrice portant une production morbide que M. le professeur Cruveilhier reconnut être une tumeur fibreuse, et qui n'était séparée du péritoine que par une couche très mince de tissu utérin. La tumeur avait perforé la paroi abdominale en y déterminant une eschare.

§ 3. Tumeurs sous-muqueuses de l'utérus.

Ces tumeurs offrent dans leur mode d'évolution des périodes si distinctes et si tranchées, que pour établir dans cette partie de la symptomatologie une division naturelle, nous ne saurions mieux faire que de prendre pour base ces périodes mêmes.

Nous savons qu'après avoir pris naissance dans l'intérieur de l'utérus, le polype fibreux continue à se développer pour franchir l'orifice du col, faire saillie dans le vagin et sortir même à travers la vulve.

Examinons successivement ces divers états, avec les caractères et les symptômes qui sont propres à chacun d'eux.

1° La tumeur se trouvant renfermée dans l'intérieur de l'utérus dont le col est le plus souvent fermé, les signes physiques ne nous sont que d'un faible secours, surtout lorsqu'elle n'a pas encore acquis un certain volume ; aussi, l'absence de signes est-elle cause que beaucoup de ces tumeurs sont méconnues et confondues avec d'autres lésions de la matrice, qui ont de commun avec elle tous les symptômes rationnels.

Le toucher peut bien indiquer de légères modifications dans le volume et dans le poids de l'utérus ; l'hystéromètre fait bien constater une certaine irrégularité de contour dans la cavité utérine ; mais il y a loin de ces simples présomptions aux éléments qui permettent d'établir un diagnostic sûr, comme on le fait dans les autres périodes.

Les signes rationnels sont en général les suivants : règles abondantes, métrorrhagie, écoulements morbides dans l'intervalle des époques menstruelles, douleurs se propageant aux cuisses et aux aines, sentiment de pesanteur du côté du vagin, douleurs nerveuses, phénomènes sympathiques du côté de l'estomac, anémie, enfin tous les signes dont l'ensemble constitue le cortége obligé d'une affection utérine.

2° La tumeur dilate le col mécaniquement, et fait saillie à travers les lèvres du museau de tanche.

On observe dans cette période une aggravation des symptômes précédemment décrits, de plus le développement de douleurs de reins extrêmement aiguës ; elle est marquée par des caractères d'une physionomie toute spéciale qui tiennent à ce qu'il se produit ici quelque chose d'analogue à ce qui a lieu dans l'accouchement et dans l'avortement.

Le col de la matrice, stimulé par la présence du polype qui tend à s'engager dans l'orifice qu'il trouve devant lui, provoque des contractions utérines, quelquefois aussi violentes que celles qui ont eu lieu dans l'expulsion du fœtus.

La malade est prise de tranchées violentes siégeant à l'hypogastre et survenant le plus souvent aux époques menstruelles ; mais aussi, pendant l'intervalle qui sépare celles-ci, l'organe quelquefois est dur au toucher, le ventre est douloureux à la pression, et la sensibilité devient telle qu'elle pourrait faire croire à l'existence d'une métro-péritonite, si le pouls, malgré sa petitesse et sa dureté, ne restait pas dans les limites de la fréquence normale.

La face est grippée ; les extrémités peuvent devenir froides ; alors, ou bien l'orifice s'ouvre pour laisser passer le polype et les accidents se calment, ou bien il oppose au corps étranger une résistance telle, que celui-ci ne peut le vaincre et qu'il reste emprisonné dans l'organe.

Dans ce second cas, si le polype fibreux reste stationnaire, la matrice cesse de se contracter, les accidents disparaissent peu à peu, et la malade n'éprouvant plus que l'irrégularité dans la menstruation, ainsi que la gêne et la pesanteur qu'elle éprouvait déjà auparavant, peut se croire guérie ; mais il n'en est pas toujours ainsi. Le plus souvent le polype continue à s'accroître, et les accidents que nous venons de décrire se reproduisent jusqu'à ce qu'enfin le passage à travers le col se soit effectué.

Cependant, l'augmentation de volume de la tumeur continuant à se faire, la maladie ne se termine pas toujours par la sortie de celle-ci à travers l'orifice utérin ; le développement est quelquefois tout à fait interne ; alors l'organe se dilate, grossit, remplit la cavité pelvienne, et détermine les accidents qu'occasionne une tumeur se développant dans cette région.

La compression des vaisseaux cause l'infiltration des membres abdominaux ; la marche est gênée ; les douleurs continuent ; les hémorrhagies augmentent, et la mort peut être le résultat de cet état de choses. A cette période, les signes physiques sont d'un grand secours. Si la tumeur s'est développée intérieurement, la main peut la sentir et l'étudier. Dans le cas contraire, lorsqu'on regarde le col utérin, on en trouve les lèvres entrebâillées et l'on voit le corps fibreux se montrant à l'orifice, tous signes que le toucher avait déjà révélés.

Quand l'ouverture du col offre assez d'élasticité pour que le doigt y puisse pénétrer, on peut aller reconnaître la tumeur jusque dans l'intérieur de l'organe et la contourner en partie. La sonde utérine permet d'en limiter le contour, d'en connaître le volume, et d'en préciser le point d'insertion.

3° Le col utérin est franchi et la troisième période d'évolution du polype fibreux commence.

La malade, délivrée des douleurs atroces que nous avons signalées dans la deuxième période, se trouve momentanément soulagée; mais cet état de calme n'est pas de longue durée; bientôt la douleur, le sentiment de pesanteur aux aines et aux lombes, augmentent d'intensité.

Les hémorrhagies qui ne sont pas constantes aux autres périodes ne manquent jamais à celle-ci, reconnaissant pour cause l'augmentation de vascularité du tissu utérin ambiant.

Les phénomènes de compression du côté de la vessie et du rectum augmentent en raison du volume de la tumeur, et peuvent aller jusqu'à nécessiter le cathétérisme et jusqu'à interrompre le cours des matières fécales.

La muqueuse vaginale ne tarde pas à souffrir de la présence de ce corps étranger qui l'entoure et des liquides pathologiques auxquels il donne naissance : elle s'enflamme, s'ulcère et peut même se perforer.

Le toucher fait sentir une tumeur lisse, piriforme, à grosse extrémité dirigée en bas, d'une consistance variable, et dont le volume, le point d'insertion, peuvent être appréciés d'autant plus facilement que la tumeur est plus petite.

Lorsqu'elle ne remplit pas trop hermétiquement la cavité vaginale, et qu'il n'y a pas d'adhérence trop étendue entre elle et la muqueuse, le doigt, introduit suffisamment loin, entre la paroi du vagin et le polype, peut constater si celui-ci émane d'une des lèvres du col, ou s'il sort de sa cavité.

Dans le premier cas, on trouve que la lèvre fait suite au pédicule de la tumeur dont elle est ordinairement séparée par un étranglement considérable.

Dans le second, le pédicule est entouré par les lèvres du col; le doigt, arrivé à l'orifice, peut passer entre les lèvres et la tumeur, et quelquefois arriver au point d'insertion de celle-ci.

Cependant les symptômes augmentent d'intensité; le contact de l'air, les liquides sécrétés autour de la tumeur finissent par l'altérer. Il se produit des adhérences anormales entre elle et la muqueuse voisine : elle prend un aspect grisâtre; le tissu en devient mou et fongueux, il s'en écoule des détritus, une sanie purulente, qui vicient l'air autour de la malade; toutes ces causes, jointes à l'affaiblissement dans lequel l'ont jetée des pertes fréquentes, achèvent d'épuiser sa santé. La fièvre hectique s'allume, et les phénomènes d'infection putride apparaissent.

La malade maigrit, son teint devient pâle et terreux, des accès de fièvre avec ou sans frissons se succèdent rapidement et s'accompagnent de sueurs; une diarrhée colliquative se montre et, si l'art n'intervient pas, la malade succombe dans le marasme.

4° Le polype apparaît à la vulve, s'échappe à travers cet orifice, et peut venir pendre entre les cuisses, ce qui pourtant est assez rare. Les accidents du côté des lombes et des aines sont analogues à ceux de la période précédente, mais plus intenses, la matrice est alors abaissée et quelquefois complétement renversée.

Le rectum est moins gêné, mais la vessie l'est davantage, à cause de la déviation du canal de l'urèthre entraîné par l'abaissement de la matrice et de la partie voisine du vagin.

Les altérations signalées précédemment dans la tumeur, les liquides qui s'en écoulent, présentent ici des inconvénients encore plus grands que ceux que nous avons déjà notés; aussi les ravages qu'ils occasionnent, atteignant non-seulement le vagin, mais encore les cuisses et les jambes, où ils ont un effet plus désastreux, la mort en est la suite, si l'art n'apporte pas un prompt secours.

§ 4. Influence des tumeurs fibreuses sur la grossesse et l'accouchement.

Pour compléter l'histoire des corps fibreux de l'utérus, il nous reste à les étudier dans les circonstances qui précèdent, accompagnent ou suivent la grossesse.

Conception, grossesse. — La première question qui se présente est la suivante : La présence des corps fibreux peut-elle empêcher la fécondation? Il est évident que le corps fibreux peut se développer dans une partie de l'organe où il sera un obstacle mécanique à la pénétration du sperme, et, par suite, à l'imprégnation de l'ovule; mais, en dehors de cette circonstance, quels que soient d'ailleurs le nombre et le volume des tumeurs, la fécondation peut avoir lieu. Bien plus, il est douteux que la présence de corps fibreux dans la matrice soit un obstacle au développement du fœtus.

S'il y a des auteurs qui pensent que l'avortement peut résulter de cette circonstance, le plus grand nombre est d'un avis contraire. Le seul effet fâcheux qu'elle puisse avoir, c'est de donner à l'utérus une forme insolite qui désoriente souvent l'accoucheur, et quelquefois lui fait croire à l'existence d'une grossesse gémellaire.

Accouchement. — C'est surtout pendant l'accouchement que le corps fibreux de l'utérus peut devenir la source de graves dangers. S'il est sous-muqueux et pédiculé, sa présence n'occasionne ordinairement aucun obstacle sérieux. Car alors, ou bien il est situé dans l'intérieur de l'organe, ou bien il fait saillie dans le vagin. Dans le premier cas, il ne nuit en rien à la régularité de la parturition. Dans le deuxième cas, la tumeur est-elle d'un volume considérable, la tête du fœtus, en avançant dans l'excavation pelvienne, la pousse devant elle, en allonge le pédicule et la fait sortir hors de la vulve, où l'on peut l'exciser si sa présence devient gênante, après avoir toutefois lié le pédicule. Est elle d'un faible volume, elle s'aplatit entre les parois du vagin et la tête du fœtus, et l'accouchement, un peu plus difficile peut-être, se fait parfaitement.

Les choses ne se passent pas d'une façon aussi simple, dans les cas de tumeurs interstitielles ou sous-péritonéales, quand ces tumeurs siégent sur le col de l'organe et qu'elles compriment l'orifice utérin ; la mère et l'enfant courent alors les plus grands dangers. Les ouvrages d'obstétrique sont pleins de faits de ce genre, dans lesquels, soit la mère, soit l'enfant, soit quelquefois tous les deux, ont laissé la vie.

Tantôt le fœtus, déjà mort dans la matrice, peut cependant, par suite de son exiguïté, sortir de l'organe en s'aplatissant entre les parois de l'excavation et la tumeur grosse comme la tête d'un enfant (madame Lachapelle). Tantôt, dans des circonstances analogues, la tête de l'enfant est écrasée au passage (Dugès et madame Boivin). Tantôt enfin, l'enfant étant déjà mort, l'accoucheur ne trouve pas d'autre ressource, pour essayer de sauver la vie de la mère, que de pratiquer l'opération césarienne, mais sans succès (Huguier). Quelquefois une opération moins dangereuse a été possible et a amené de plus heureux résultats. M. Danyau put, dans une circonstance, énucléer une tumeur fibreuse dont l'extraction fut suivie d'une prompte délivrance, et sauva la vie de la mère, mais non celle de l'enfant.

Après l'accouchement. — Après l'accouchement ce sont des dangers d'une autre nature qui se présentent. Nous ne parlons pas de l'erreur dans laquelle on peut tomber en prenant une tumeur fibreuse pour un second fœtus dont on attend vainement l'expulsion ; l'accoucheur ne tarde pas à revenir de sa méprise. De plus graves inconvénients sont à redouter ; le volume de la tumeur peut empêcher l'organe de se contracter suffisamment et être la cause d'une hémorrhagie mortelle. Le même accident arrive même avec une tumeur de médiocre volume, si, comme Chaussier l'a observé une fois, le placenta s'insère à l'endroit où le corps fibreux se trouve placé.

L'hémorrhagie n'apparaît pas nécessairement aussitôt après la sortie du fœtus ; elle peut n'arriver qu'au bout de plusieurs semaines ; elle n'est pas non plus toujours foudroyante, elle peut être lente et n'épuiser la malade que peu à peu.

Dans ce cas, la première indication à remplir, c'est de calmer les contractions par les opiacés afin d'arrêter l'hémorrhagie ; plus tard, s'il y a lieu, on pratique l'extraction de la tumeur.

Il peut aussi survenir des contractions utérines sans que l'hémorrhagie s'ensuive ; elles sont occasionnées par la présence de la tumeur qui joue ici le rôle d'un corps étranger. Ces contractions, souvent impuissantes à expulser la tumeur, déterminent des souffrances telles, que la mort de la femme peut en être la conséquence. L'accoucheur croit souvent alors à l'existence d'une grossesse composée ; il évitera cette erreur en constatant l'absence des signes qui révèlent l'existence d'un second fœtus.

D'autres fois, les contractions utérines parviennent à expulser le corps fibreux. M. Cruveilhier en cite deux exemples : dans l'un la terminaison fut heureuse, dans l'autre la femme succomba. Ce phénomène a surtout lieu quand la tumeur est le siége de cet état pathologique dont nous avons parlé plus haut, l'*œdème* des corps fibreux.

ARTICLE IV. — Marche, durée, terminaison des corps fibreux de l'utérus.

La *marche* des corps fibreux de l'utérus est essentiellement chronique. Pour l'ordinaire ils s'accroissent insensiblement; cependant il n'est pas rare de les voir suivre une marche irrégulière. Ils augmentent assez rapidement de volume pendant un certain temps, pour retomber ensuite dans l'état stationnaire, ou du moins dans le mode de progression lente, qui leur est habituelle. La grossesse paraît les influencer d'une façon malheureuse, en imprimant à leur nutrition une fâcheuse activité.

La *durée* des corps fibreux est très longue ; elle peut s'étendre à plusieurs mois et le plus souvent à plusieurs années.

La variété dans le siége des corps fibreux implique la variété dans le mode de *terminaison;* les corps fibreux sous-péritonéaux ne se terminent pas de la même façon que les polypes fibreux, par exemple. Les accidents pathologiques dont ils peuvent être atteints en délivrent quelquefois l'économie ; ainsi la gangrène qui s'en empare assez souvent est un moyen de guérison pour la malade, si celle-ci possède assez de force pour résister à la suppuration et aux autres causes débilitantes.

Nous ne passerons pas en revue ces différentes *terminaisons*, que nous avons, du reste, décrites, pour la plupart, en traitant de l'anatomie pathologique et de la symptomatologie. Nous nous arrêterons seulement sur deux phénomènes dont les corps fibreux sont assez fréquemment le siége, et qui peuvent en amener la guérison.

Ils ont surtout attiré l'attention de M. Cruveilhier, à qui nous en empruntons la description ; ce sont l'*atrophie* des corps fibreux et leur *expulsion* spontanée.

Il arrive parfois, surtout à l'époque de la ménopause, que, soit spontanément, soit sous l'influence d'une médication bien dirigée, le corps fibreux s'atrophie ; le tissu morbide se flétrit, se condense, et, dans le plus grand nombre de cas, il s'infiltre de cette matière calcaire que nous avons déjà signalée et qui s'y dépose, tantôt sur toute la périphérie, où elle forme un tissu morbide, une coque osseuse ; tantôt au centre ou dans tout autre point. Le mouvement atrophique peut se communiquer à l'utérus lui-même, qui, comme nous le savons, recevait, de la présence de la tumeur, un surcroît de vie se traduisant par une congestion sanguine habituelle et une augmentation considérable de volume. En même temps, les accidents du côté de la matrice et des organes voisins se calment, la douleur, les hémorrhagies diminuent et disparaissent, la régularité dans les fonctions de la vessie et du rectum se rétablit ; enfin, la malade peut atteindre la plus longue vieillesse au milieu d'une santé parfaite.

L'expulsion spontanée des corps fibreux n'est pas un phénomène rare. Voici, d'après M. Cruveilhier, quel en est le mécanisme, qu'elle ait lieu soit pendant la grossesse, soit en dehors de l'état puerpéral.

« Cette expulsion suppose, d'une part, que les corps fibreux proéminent dans la cavité utérine ; d'une autre part, que la couche de tissu qui sépare la tumeur de la cavité utérine a été usée, lacérée, par le fait des contractions utérines, en sorte que la tumeur passe par une sorte d'énucléation spontanée, du lieu dans lequel elle a pris son développement, dans la cavité de l'utérus, qui l'expulse par le mécanisme de l'accouchement au milieu d'un écoulement de sang plus ou moins abondant.

» Cette expulsion spontanée des corps fibreux se fait ordinairement au milieu de douleurs régulières, expultrices, qui durent plusieurs jours, plusieurs semaines, et sont accompagnées d'une hémorrhagie plus ou moins considérable.

» Presque toujours l'expulsion se fait en plusieurs temps, je veux dire par fragments ; elle peut avoir lieu spontanément ; elle peut être facilitée et complétée par le chirurgien.

» Les altérations, le morcellement, la macération, le ramollissement, qu'a subis le corps étranger, favorisent singulièrement cette expulsion.

» Dans un certain nombre de cas, c'est à la faveur d'une inflammation éliminatrice, d'une suppuration abondante et fétide, que les corps étrangers sont expulsés spontanément. »

Récidive. — On sait que cette disposition générale de l'économie, en vertu de laquelle certaines productions morbides enlevées d'un organe se reproduisent dans ce même organe ou dans d'autres, n'existe pas pour les corps fibreux. Il n'y a pas de diathèse fibreuse, et par conséquent le corps fibreux enlevé par les moyens chirurgicaux, ou bien éliminé spontanément, n'est pas sujet à récidiver. Deux circonstances toutefois peuvent en imposer pour une récidive ; c'est : 1° lorsque la tumeur n'ayant été enlevée qu'incomplétement, le pédicule reste encore adhérent à la couche utérine dans laquelle il était implanté et devient le germe d'une production nouvelle ; 2° lorsqu'il existe dans la matrice des corps fibreux multiples, et qu'après l'ablation de l'un d'eux, le mouvement hypertrophique se porte sur l'un de ceux qui restent, ce qui a lieu le plus souvent à cause de la fréquence de multiplicité des corps fibreux dans le même utérus.

En dehors de ces deux cas, la récidive ne paraît pas avoir été observée, bien qu'il ne soit pas irrationnel d'admettre qu'un nouveau corps fibreux puisse se développer dans un organe qui en a déjà renfermé.

ARTICLE V. — Diagnostic et pronostic des corps fibreux de l'utérus.

Après ce que nous avons dit, en traitant de la symptomatologie des corps fibreux, sur les moyens mis en usage pour les reconnaître, il serait superflu de consacrer ici un article spécial à en établir le *diagnostic*. Nous nous contenterons donc de renvoyer le lecteur à ce qui a été dit plus haut.

Nous laissons à sa sagacité le soin de suppléer à ce qu'il pourrait y avoir d'insuffisant.

Le *pronostic* se lie à des circonstances diverses qui ont été parfaitement appréciées par Bayle, dont nous citons ici les propres paroles :

« Les corps fibreux de la matrice ne deviennent point dangereux par eux-mêmes ; mais ils peuvent le devenir lorsqu'à raison de leur siége ou de leur volume, ils dérangent les règles, excitent des flux utérins, s'opposent à l'accouchement, compriment trop fortement la vessie ou le rectum, etc.

» Dans tous ces cas, ils peuvent entraîner des accidents graves qui jettent les femmes dans un état valétudinaire, ou les conduisent même jusqu'à la mort.

» Quant aux corps fibreux, qui n'entraînent d'autres accidents que ceux qui dépendent de la nature de la tumeur, on peut les regarder comme incapables de donner des inquiétudes fondées ; car ceux de ces corps qui sont d'un volume considérable et en même temps pédiculés à la surface péritonéale de la matrice, n'occasionnent que des indispositions peu graves et diverses souffrances passagères, assez supportables, qui ne se reproduisent plus dès que la tumeur cesse d'augmenter de volume.

» Quand les corps fibreux de la matrice sont très petits et en même temps situés à la surface péritonéale de ce viscère, ou enfoncés dans ses parois, nous avons dit qu'ils ne déterminent aucun accident et que rien ne peut déceler leur existence pendant la vie.

» Dans ce cas, l'affection dont nous parlons rentre complétement dans le domaine de l'anatomie pathologique.

» Mais il n'en est pas de même lorsque ces corps sont volumineux, ou qu'ils sont saillants dans la cavité de la matrice; car, dans ces deux circonstances, ils déterminent des accidents très prononcés qui ne permettent plus de considérer ces corps accidentels comme de simples lésions organiques, et qui, en donnant l'éveil à la malade et au médecin, conduisent à examiner les signes de la maladie et à rechercher les moyens capables de remédier à ces désordres, qui sont survenus dans l'état de santé (1). »

ARTICLE VI. — Traitement des corps fibreux de l'utérus.

La première question à se poser est celle-ci : Existe-t-il, en dehors des moyens chirurgicaux, une préparation pharmaceutique qui ait le privilége de faire disparaître les corps fibreux. Nous répondrons négativement avec tous les hommes qui se sont occupés de ce sujet.

Les eaux minérales, les divers fondants, l'iodure de potassium, etc., sont administrés, de l'aveu même de ceux qui les préconisent, plutôt pour soutenir l'espérance des malades que dans le but d'améliorer leur état.

Mais si la thérapeutique ne peut pas attaquer le mal dans sa source, elle peut du moins en atténuer les effets, en traitant les symptômes, en agissant sur les organes qui souffrent de son voisinage. Ce n'est que lorsque les moyens palliatifs ne suffisent plus, et que la malade est en danger de mort prochaine, qu'on doit avoir recours aux moyens chirurgicaux.

Traitement palliatif. — C'est le seul applicable quand la tumeur est inaccessible aux moyens chirurgicaux, car il s'adresse à la tumeur elle-même, ou aux accidents qu'elle détermine.

Si la tumeur est volumineuse, qu'elle occasionne un sentiment de pesanteur dans le bassin, de la douleur, des tiraillements

(1) Bayle, article *Corps fibreux de la matrice*, in *Dictionnaire des sciences médicales*, t. VII, p. 69.

aux aines et à la région lombaire, enfin, qu'elle trouble les fonctions de la vessie et du rectum, on engage la malade à porter une ceinture hypogastrique où à se servir de tout autre moyen analogue, pour la redresser et l'empêcher de ballotter, de basculer et de gêner les organes voisins.

La leucorrhée sera combattue par tous les moyens d'usage en pareille circonstance, et qui, s'ils ne la suppriment pas, puisque la cause qui l'engendre existe toujours, en modèrent du moins l'intensité. L'hémorrhagie cédera aux hémostatiques : ratanhia, eau de Rabel, eau froide en topique. Le seigle ergoté a la propriété, par son action spéciale, de provoquer, dans l'utérus, des contractions qui peuvent favoriser l'expulsion du corps fibreux.

En même temps on soutiendra les forces de la malade par un régime analeptique et par les toniques, tels que le fer, le quinquina, etc.

Traitement curatif. — Nous établirons d'abord qu'on ne doit tenter aucune médication active contre les tumeurs sous-péritonéales sur lesquelles le traitement ne peut avoir aucune prise, du moins dans les conditions ordinaires. Nous distinguerons deux cas dans les tumeurs interstitielles :

1° Celui où la tumeur siége dans le col ou près du col ;

2° Celui où elle siége dans le fond.

Chez une malade où un corps fibreux s'était implanté sur une des lèvres du col, M. Huguier abaissa la matrice jusqu'à la vulve, et enleva avec le bistouri la partie excédante. Mais le moyen qui est le plus souvent mis en pratique est l'*énucléation*. Le spéculum introduit dans le vagin, et la tumeur fixée avec les pinces de Museux, le chirurgien fait, sur l'une des faces de la tumeur, une incision simple ou cruciale, puis, au moyen du doigt ou d'un instrument obtus, il sépare le tissu fibreux du tissu utérin. L'opération est favorisée par la présence de la couche celluleuse qui entoure la tumeur et la sépare du tissu de l'organe.

Du reste, quel que soit le procédé opératoire qu'on adopte, le résultat est ordinairement heureux, dans les conditions déterminées. Il n'en est pas de même quand la tumeur occupe le fond de l'utérus ou l'épaisseur des parois.

Alors, les dangers de l'opération sont si grands et si nombreux, il y a tant de difficultés à vaincre, que malgré les succès de Dupuytren, d'Amussat, de M. Maisonneuve, etc., les chirurgiens ne la pratiquent qu'avec la plus grande répugnance et comme une dernière ressource.

En effet, la tumeur est-elle adhérente, n'est-elle séparée du péritoine que par une légère couche de tissu, les tractions que nécessite l'opération peuvent détruire la séreuse et ouvrir la cavité péritonéale ; le même danger est à redouter si le tissu utérin est friable et ramolli. En outre, sans parler de la métro-péritonite et des accidents ordinaires, tels que l'hémorrhagie, la fièvre traumatique, la diathèse purulente, il en résulte toujours, pour la malade déjà très affaiblie, un surcroît de débilité qui peut lui être funeste.

De plus, l'opération demande un temps assez long, et une fois que la tumeur a été énucléée, il est souvent très difficile de la faire sortir de l'utérus. Nous pouvons donc, sans crainte d'être accusé de pusillanimité, nous ranger à l'opinion de ceux qui, dans le cas dont nous parlons, rejettent l'opération d'une manière à peu près absolue.

Diverses méthodes ont été employées pour l'extraction des tumeurs sous-muqueuses. La plupart ont été abandonnées ; telles sont : la *cautérisation*, le *broiement*, l'*arrachement*, la *torsion* du pédicule.

Aujourd'hui il n'y a guère que deux procédés qui soient pratiqués : la *ligature* et l'*excision*.

La *ligature*, mise en honneur par Levret, n'a pas réalisé les espérances qu'on en avait conçues ; si elle met la malade à l'abri de l'hémorrhagie, et si elle dispense d'abaisser l'utérus, d'un autre côté elle est assez fréquemment la cause de métro-péritonite, et expose la malade à l'infection putride en laissant dans l'utérus ou le vagin une masse en décomposition.

L'*excision*, s'appuyant sur l'imposante autorité de Dupuytren, qui l'employait exclusivement, a réuni un plus grand nombre de suffrages, bien qu'elle ait encore ses inconvénients. L'hémorrhagie, quoique assez rare, l'introduction d'un instrument tranchant dans le vagin, la possibilité de blesser un des organes voisins, la nécessité d'abaisser l'utérus, et les dangers qui s'y rattachent, l'empêchent assurément d'être une méthode parfaite.

Les chirurgiens l'ont bien compris, aussi se sont-ils efforcés, en combinant les deux méthodes, d'atténuer les inconvénients de l'une et de l'autre en ne profitant que de leurs avantages.

Ce but a été atteint en quelque sorte. On pratique d'abord la ligature et on fait l'excision en suite.

M. Lucien Boyer a proposé, en 1844, à l'Académie de médecine, une nouvelle méthode, la *sercision*, qui offre une grande analogie avec l'excision et qui nous paraît mériter les mêmes reproches. Elle consiste à scier sur place les polypes au moyen d'un fil qui sert à en faire la ligature. On pose les extrémités de ce fil dans un serre-nœud semblable à celui de Desault, et en tirant alternativement de chaque côté, on scie le pédicule comme avec une scie à chaîne (1).

M. Gensoul se sert d'une pince analogue aux pinces à polype nasal, et présentant un léger coude à son extrémité. Il serre les anneaux de l'instrument après y avoir engagé un cordon et les rapproche jusqu'au contact ; puis, au moyen de ce cordon, il maintient la constriction au même point.

Cet étranglement peut amener la chute de la tumeur au bout de peu de jours, mais souvent aussi la fièvre s'allume quelques heures après l'opération, et on est obligé de couper le pédicule au-dessous du mors de la pince.

M. Chassaignac a appliqué aux corps fibreux de l'utérus son procédé de l'*écrasement linéaire*. Il se sert de l'écraseur ordinaire droit ou courbé ; l'écraseur courbe est préférable.

La chaîne de l'instrument est construite de manière à pou-

(1) Lucien Boyer, *Observations de polypes de l'utérus*, opérés par un nouveau procédé (la *sercision*), in *Revue médicale*, octobre 1846.

voir se plier dans tous les sens. L'instrument est introduit et appliqué sur la cloison recto-vaginale; l'anneau de la chaîne dans lequel on fait passer la tumeur est poussé avec les doigts jusque sur le pédicule.

A ce moment on met l'instrument en jeu et on opère la section. Ce procédé offre des avantages sérieux dans le cas dont il s'agit; outre qu'il met à l'abri de l'hémorrhagie, il dispense d'abaisser l'utérus et en débarrassant promptement la malade, lui évite tous les inconvénients qui peuvent résulter pour elle du séjour dans le vagin d'un corps en putréfaction. M. Chassaignac cite quatre opérations couronnées de succès qui lui sont personnelles, et dans lesquelles la section du pédicule a eu lieu en cinq minutes.

SECTION III.

DU CANCER DE L'UTÉRUS.

Le cancer de l'utérus, malgré sa grande fréquence, n'est pas une maladie dont l'histoire soit connue depuis bien longtemps. Confondue pendant de longues années avec les autres affections de l'utérus, et comprise avec elles sous la vague dénomination d'*engorgement*, on peut s'assurer, par la lecture des ouvrages publiés il y a vingt-cinq ans, qu'à l'époque de Récamier et de Lisfranc, le diagnostic du cancer de l'utérus était loin d'être arrivé à sa perfection, et que probablement on confondait bien souvent les diverses variétés d'inflammation chronique du col et du corps de cet organe avec cette lésion organique. C'est aux travaux des anatomo-pathologistes, qui ont marqué le commencement de la période scientifique au milieu de laquelle nous vivons, et notamment à ceux de MM. Andral, Cruveilhier, Louis, etc., etc., que l'on doit la connaissance bien positive des lésions anatomiques du cancer, appréciables à l'œil nu. Aussi, est-ce à partir de cette époque seulement que l'on commença à bien définir le véritable cancer de l'utérus, et à le séparer des lésions qu'on avait pu confondre avec lui.

Plus tard, il y a dix ans à peine, l'introduction des recherches microscopiques fit penser que l'histoire du cancer en général avait fait un pas immense, et que le cancer de l'utérus en avait sa part. Les recherches de Vogel, Henle, et bien d'autres en Allemagne, celles de M. Lebert (1) et de ses nombreux élèves en France, proclamèrent l'existence d'une cellule cancéreuse, élément essentiel et spécifique du cancer et qui seule devait le caractériser. Dès lors, le diagnostic du cancer, celui de l'utérus en particulier, était considérablement simplifié. Tout se réduisait à cette simple question : *reconnaître et retrouver la cellule cancéreuse* dans la lésion organique.

Il y avait bien une petite ombre au tableau. A côté du véritable cancer il y avait le *cancroïde*, fort analogue sous beaucoup de rapports au cancer, mais qui présentait, au lieu de la cellule cancéreuse vraie, de simples cellules épithéliales, tantôt intactes, tantôt plus ou moins modifiées.

Tout marchait donc pour le mieux, on avait distingué pour le cancer de l'utérus comme pour les autres cancers un cancer vrai et un cancroïde, lorsque de l'Allemagne, d'où nous était venue la cellule cancéreuse, surgit la réaction. Quelques-uns des inventeurs mêmes de cette cellule, mais surtout Bennett en Angleterre, Vogel et Virchow en Allemagne, vinrent mettre en doute son existence et émettre l'opinion qu'elle pouvait bien n'être qu'une cellule épithéliale, quelquefois saine mais souvent aussi modifiée.

Les propagateurs de la cellule cancéreuse en France firent un peu la sourde oreille, mais il y avait des micrographes habiles qui veillaient, d'anciens athlètes, comme M. Mandl, un des vétérans actuels de la micrographie ; de plus jeunes et de plus ardents comme M. Luys, interne distingué des hôpitaux, et quelques autres encore, qui étudièrent avec soin la question. L'opposition grandit donc, et maintenant on est plutôt occupé à démolir la cellule cancéreuse qu'à la constituer. On veut

(1) Lebert, *Traité pratique des maladies cancéreuses*, 1851, 1 vol. in-8. — *Traité d'anatomie pathologique générale et spéciale*, 1857, t. I, in-fol., avec 94 pl., p. 272.

démontrer que ses éléments histologiques ne sont autres que les éléments histologiques normaux quelquefois sains, mais plus souvent modifiés, et qu'elle ne présente absolument rien de spécifique (1).

(1) Bien que cette question sorte un peu de mon sujet, je veux cependant transcrire ici une note de M. le docteur Luys, qu'il a bien voulu me remettre. Cette note est extraite d'un mémoire qui a obtenu une récompense de l'Académie de médecine. Elle est destinée à démontrer que la cellule cancéreuse n'existe pas, et que ce qu'on a décrit comme tel, n'est autre chose que la cellule épithéliale entière ou modifiée.

« Les auteurs ont tous à peu près défini ainsi les éléments cancéreux :

Un élément sans analogue dans l'économie, caractérisé par :

1° De grandes cellules, soit en raquettes, soit fusiformes, soit excavées, soit concentriques.

2° Des noyaux ovoïdes, quelquefois sphériques, de formes et de volumes moins variables que pour les cellules, de $0^{mm},012$ en diamètre pour les plus petites, et pouvant aller jusqu'à $0^{mm},015$ et $0^{mm},018$.

3° D'un nucléole volumineux, double, souvent avec une coloration jaune brillant.

4° On y trouve aussi souvent des granulations moléculaires, sorte de blastème qui relie entre eux tous les éléments, et des granulations graisseuses en quantité assez notable pour qu'elle aient été appelées, par M. Lebert, *élément gras du cancer ;* quelquefois elles sont accompagnées de courtes aiguilles on bâtonnets de stéarine cristallisée.

Ces caractères sont-ils spécifiques et permettent-ils de classer et de délimiter le tissu cancéreux ? Sont-ils la caractéristique qui fait que tel tissu qui renferme de ces éléments est dit cancéreux, et tel autre qui n'en contient pas est rejeté de cette classification ? Nous ne le pensons pas, et voici pourquoi :

Remarquons d'abord ce fait, c'est qu'à mesure qu'on a plus étudié ces prétendus éléments sans pareils, on a reculé de plus en plus leur signe pathognomonique.

1° D'abord, a-t-on dit, c'est la *masse de la cellule* qui, par l'étendue de ses diamètres et l'irrégularité de ses contours, peut seule servir au diagnostic.

Il suffit d'avoir vu quelques cellules épithéliales pour être convaincu des variétés qu'elles présentent dans leurs formes ; qu'on examine, en outre, quelques gouttes de ce liquide blanchâtre, puriforme, qu'à l'état normal on trouve toujours dans les bassinets et les uretères, on y rencontrera toutes les variétés possibles de formes des cellules, il y en a d'arrondies, de fusiformes, de caudiformes, il y a même des plaques à noyaux multiples.

2° Forcée d'abandonner la spécificité de formes pour la masse de la cellule, l'école de M. Lebert s'est réfugiée sur les *noyaux.* C'est là, ont-ils dit, que l'on trouvait

J'avais besoin de faire connaître l'état de la question pour qu'on pût bien comprendre l'histoire anatomo-pathologique que je vais donner du cancer de l'utérus. Imbu, je l'avoue, des idées

l'élément spécifique, le signe pathognomonique du cancer. Ils ont donné des diamètres, décrit des apparences de forme *tout à fait spéciale*, etc., etc.

Nous répéterons pour les noyaux ce que nous avons dit pour les cellules : l'examen du liquide de l'uretère nous a fait voir des noyaux de toutes les apparences ; il y en a de petits, d'isolés, d'agglomérés, portant un ou plusieurs *nucléoles*, en un mot on peut suivre une série de développements, depuis le noyau épithélial dans toute sa simplicité, jusqu'au *noyau cancéreux* développé et complet.

3° Restait le *nucléole.*

Dans les éléments cancéreux, a-t-on répété, le nucléole est unique ou multiple, il est de plus *très volumineux*, il est brillant, jaunâtre, etc.

Voyons ce que cela signifie : Lorsque les épithéliums sont plongés au milieu des tissus, ils entrent comme partout en échange endosmotique avec les liquides ambiants ; lorsqu'il y a de la graisse autour d'eux, ils absorbent les corps gras et deviennent volumineux et turgides ; le nucléole, qui n'est qu'une vésicule à parois minces, absorbe d'autant plus et devient ainsi rapidement turgide et gras, il en est de même des noyaux.

Partout, en effet, où nous avons rencontré les éléments *dits cancéreux*, nous avons toujours rencontré ou bien, 1° des granulations graisseuses libres en très grande abondance, 2° ou bien des granulations graisseuses envahissant la masse cellulaire quelquefois sous forme de gouttes huileuses ; et quoi d'étonnant si dans les mamelles, où les corps gras sont en grande abondance, on les trouve si abondamment ; et quoi d'étonnant encore que dans d'autres organes, dans l'utérus par exemple, qui ne renferme qu'accidentellement de la graisse, ils soient si rares ? Sur 22 cas dont nous avons fait l'analyse, nous n'avons trouvé que deux fois les cellules en question, et encore dans ces deux cas il y avait des corps granuleux jaunâtres en quantité considérable.

Si, d'un autre côté, on examine certaines formes d'hypertrophie glandulaire de la mamelle, on assistera pour ainsi dire à toutes les transitions intermédiaires qui séparent un épithélium pavimenteux et un épithélium qui commence à s'engraisser ; dans certains culs-de-sac glandulaires on voit en effet les épithéliums avec leur aspect et leur physionomie normale ; dans d'autres ils sont déjà plus volumineux, et leurs nucléoles, déjà plus brillants, plus gros, *tirent les yeux*.

Enfin, il suffit d'étudier la substance grise des centres nerveux si abondamment remplie de granulations graisseuses chez les vieillards, et l'on y trouvera très nets et très marqués des noyaux (types des auteurs) appartenant aux cellules cérébrales. Ils sont ovoïdes, granités, présentent un nucléole jaune brillant et sont en tout semblables aux noyaux cancéreux. Nous allons même jusqu'à dire qu'un noyau de

microscopiques nouvelles, j'ai voulu présenter un travail original. M. Luys, alors mon interne, et dont les travaux sur le microscope ont été couronnés par l'Académie de médecine, m'a offert vingt-sept cas de cancers de l'utérus qu'il avait observés à l'hôpital de la Salpêtrière, et dont les dessins micrographiques avaient été faits par lui avec le plus grand soin. J'ai fait graver les types les plus saillants dans les planches XI, XII, XIII, XIV qui se trouvent à la fin de ce volume, et, m'appuyant sur l'état actuel de la science relativement à l'histoire du cancer de l'utérus et en éclairant les points anatomiques obscurs par les re-

cette nature étant mis à côté d'un noyau cancéreux, le diagnostic différentiel sera bien difficile à faire.

Ainsi donc, sous le point de vue histologique, nous ne partageons pas les idées dont M. Lebert a été, en France, pendant quelque temps le défenseur. Plus, nous avons l'appui de plusieurs anatomo-pathologistes célèbres à l'étranger, et du plus célèbre de tous, de l'illustre professeur Virchow ; de M. Delafond, en France, etc.

Nous répéterons donc en résumé ce que nous venons de développer.

Ce sont les conditions de topographie qui modifient l'état des éléments anatomiques normaux ; ils se déforment, ils s'engraissent où il y a de la graisse ; et nous traduisons cette apparence nouvelle en disant que c'est la *polysarcie* des éléments normaux.

Les éléments cancéreux, cellules, noyaux, nucléoles, tels qu'ils ont été définis, ne sont pas spécifiques, ils ne se trouvent pas dans les tumeurs qui se comportent comme des cancers, qui répullulent et se généralisent.

Ils se rencontrent là où il n'y a pas de cancer, dans les épithéliums du bassinet, de l'uretère, et la substance grise des centres nerveux.

Mais s'ensuit-il, de ce que les premiers investigateurs qui se sont mis à la recherche de l'élément caractéristique du cancer ont été abusés, qu'à jamais cette étude soit frappée de stérilité ?

Tout n'est pas encore dit heureusement sur cette importante et grande question. L'éveil a été donné, les recherches appellent les recherches, et il est permis de croire que le tissu cancéreux, véritable Protée aux mille formes, pourra enfin être saisi dans son début, suivi pas à pas dans son évolution, étudié dans toutes ses métamorphoses ; car, il est un fait bien certain, c'est que la lésion connue de tous les cliniciens sous le nom de *cancer* est quelque chose de bien net et bien défini : on a cru d'abord trouver dans les cellules signalées par M. Lebert la caractéristique de ce tissu, et on a refusé ensuite à leur présence un caractère diagnostique valable, tel est à l'heure qu'il est l'état de la science. ».

Dr J. Luys.

cherches microscopiques de M. Luys, j'ai essayé de tracer l'histoire du cancer de l'utérus.

ARTICLE I. — Anatomie pathologique du cancer de l'utérus.

Le cancer de l'utérus se présente sous trois formes bien définies, et sur lesquelles il ne saurait y avoir aucune contestation. Ces trois formes, admises par tous les observateurs, sont les suivantes : le *tissu squirrheux*, le *tissu encéphaloïde*, le *tissu colloïde*. Ces trois variétés, bien étudiées par M. Lebert, ont pour caractère essentiel, d'après ce micrographe distingué, la présence de la cellule cancéreuse qui s'y montre, soit sous ses caractères les plus habituels, soit sous forme de noyaux.

A côté de ces cancers véritables, on admettait les *cancroïdes* qui présentaient avec eux de grandes analogies, mais qui en différaient par un caractère fondamental, l'absence de la cellule cancéreuse et la présence de cellules épithéliales nombreuses et variées.

Cette division, toute simple et toute naturelle, semblait porter à peu de controverse ; on avait peu songé à vérifier ces résultats, surtout pour cet organe, et on avait admis sur parole les faits annoncés par M. Lebert; l'édifice du cancer utérin semblait ainsi bien établi.

La réaction qui commençait à se faire pour les cancers des autres organes engagea M. Luys à faire une étude particulière du cancer utérin. Ses recherches microscopiques, que je rapprocherai de mes observations personnelles, me permettront, je le pense, d'exposer complétement l'état de la question. Nous renverrons l'étude des cancroïdes après celle des variétés les plus communes du cancer, et nous démontrerons qu'il ne saurait plus être admis comme une variété à part.

§ 1. Siége du cancer de l'utérus.

Le cancer de l'utérus occupe toujours primitivement le col ; c'est en raison de sa marche envahissante et de ses progrès qu'il s'étend au corps même de l'organe.

Le cancer du corps n'est donc jamais ou presque jamais primitif. Le siége primitif du cancer est dans le tissu cellulaire situé entre la membrane muqueuse et le tissu propre de l'utérus, ou dans le tissu cellulaire interposé entre les fibres musculaires elles-mêmes de cet organe.

M. Lebert pense que le cancer peut aussi commencer quelquefois par les follicules du col de l'utérus ; d'après lui ces organes s'hypertrophient, grossissent, et se remplissent d'une matière jaunâtre et granuleuse, autour de laquelle se fait l'infiltration cancéreuse ; ce sont ces follicules remplis de matière jaune, grumeleuse, qu'on a pris quelquefois pour des tubercules du col utérin.

Considérée sous le rapport de ses caractères cliniques, la première question qu'on peut se poser est celle-ci : Quelle est l'espèce de cancer qu'on observe le plus souvent, sinon toujours, dans le col utérin ? Le tissu squirrheux est manifestement celui qui s'y présente le plus fréquemment ; mais il n'a pas tout à fait les caractères francs et nets qu'il offre la plupart du temps dans les autres organes. L'élément fibroïde y paraît être en moins grande proportion ; il semble qu'il y ait fusion du tissu squirrheux et du tissu encéphaloïde, et qu'il en résulte un tissu intermédiaire à ces deux espèces. D'après Scanzoni, le tissu encéphaloïde se montrerait dans l'utérus plus fréquemment que le tissu squirrheux. Ce dernier y aurait moins de tendance à se ramollir et à se décomposer, et ne se communiquerait qu'au bout d'un temps plus long aux organes voisins. Il était difficile que cet auteur arrivât à une autre conclusion, en admettant comme il le fait que le tissu squirrheux avant de se ramollir doit passer par l'état encéphaloïde. Quoi qu'il en soit, ce tissu a pour caractère de s'ulcérer avec une rapidité telle, qu'on est bien peu souvent consulté pour le cancer utérin à sa période de crudité. Néanmoins, on peut observer quelquefois cette première période du cancer. J'ai pu l'étudier dans plusieurs circonstances, et tout récemment encore j'ai constaté l'existence de cette affection chez deux femmes dont je parlerai tout à l'heure. Quant à la question de savoir si l'on a observé le tissu squirrheux, le tissu encéphaloïde ou le tissu colloïde avec leurs caractères classiques dans le col de l'utérus, c'est une question tout à fait sans intérêt en présence des résultats microscopiques que nous allons donner.

1re PÉRIODE. — *Cancer non ulcéré.* — M. Bennett, ainsi que j'ai déjà eu occasion de le dire, a fait de nombreuses études sur cette question, et est arrivé à conclure que l'on n'a jamais vu le cancer à sa première période ; il préjuge seulement qu'il doit être constitué par les altérations suivantes : des indurations pâles, indolentes, semblables à des grains de plomb, peu sensibles à la pression, disséminées à la surface du col, ou une tumeur véritable, dure, régulière, offrant les mêmes caractères et développée à sa surface.

Je serais assez porté à être de l'avis de M. Bennet. Voici cependant ce que j'ai observé dans les deux cas dont je parlais, il y a un instant. L'utérus et son col avaient, chez les deux malades, conservé leur mobilité et le corps de l'organe était sain. Chez la première, le col utérin manifestement plus gros, présentait trois bosselures : une du volume d'une demi-noisette, les deux autres plus petites ; toutes trois sur la lèvre postérieure du col. Ces trois bosselures étaient dures, résistantes au doigt, tout à fait insensibles au toucher. Le reste du col avait sa consistance habituelle. Ces trois bosselures se touchaient presque ; au spéculum, elles présentaient une teinte rouge violacée qui tranchait d'une manière notable sur la teinte rosée du reste du col.

La seconde malade ne présentait qu'une seule bosselure sur la lèvre antérieure. Je l'ai fait dessiner dans la pl. VI, fig. 3.

Voici du reste les caractères que les auteurs assignent généralement à la première période du cancer de l'utérus : cet organe est plus gros, plus dur, hypertrophié, et présente un mélange assez confus de mollesse et de dureté, de bosselures et de dépressions. Quelquefois on y observe des petites masses saillantes qui ont une certaine apparence de petits tubercules, et qui ne sont autres que des cellules infiltrées de graisse et hypertrophiées.

2e PÉRIODE. — *Cancer ulcéré.* — Le caractère essentiel de l'ulcère cancéreux est la marche envahissante ; il tend sans cesse à s'étendre en profondeur et en surface. Ces ulcérations peuvent se présenter sous trois formes bien distinctes : 1° La forme *rongeante simple ;* 2° la forme *végétante ;* 3° la forme simultanément *rongeante* et *végétante.*

Le caractère des ulcères cancéreux, dits essentiellement *rongeants*, est l'inégalité de leur fond. Ce fond est constitué par une série de bosselures et de dépressions. Les bords sont calleux, taillés à pic et souvent assez profonds ; quelquefois ce fond et ces bords sont couverts d'un putrilage verdâtre ou grisâtre, à odeur fétide et gangréneuse ; d'autre fois on trouve à la surface de ces ulcères cancéreux et y adhérant plus ou moins, une substance grise, jaunâtre et mollasse, qui est analogue, soit à une fausse membrane, soit à une eschare en partie détachée qu'elle représente assez bien.

D'après M. Lebert, il y aurait des ulcères cancéreux dans lesquels toute trace de matière cancéreuse aurait disparu, et il ne resterait plus autour de l'ulcère que les traces de l'inflammation chronique qui les entretient. Le fait est possible, mais au moins fort rare, et on ne l'a pas encore démontré d'une manière positive. Quant à nous, nous aimons mieux croire que, si on ne trouve plus la cellule cancéreuse, c'est qu'elle n'y a jamais existé ; et, soit dit en passant, il est curieux de voir combien cette fameuse cellule caractéristique, si importante autrefois et qui devait servir à différencier des maladies de nature bien distincte, est devenue rare de nos jours, depuis qu'on la recherche avec quelque attention. Aurait-elle jamais existé ailleurs que dans l'imagination de ceux qui l'ont décrite ? Il est probable que les ulcères décrits ainsi par M. Lebert sont une des variétés des ulcères appelés *cancroïdes*, et que nous étudierons plus tard. Ils ne sont en somme qu'une des variétés du cancer.

On peut toujours reconnaître la nature cancéreuse du col non ulcéré et du col ulcéré. Cependant, voici deux circonstances signalées par M. Lebert, et dans lesquelles on a pu croire à un cancer du col, qui n'existait pas.

Il existe un certain nombre de tumeurs, développées primitivement dans l'utérus, et spécialement dans le corps de l'organe, qui viennent faire saillie, soit dans le col, soit à sa surface interne, soit autour de lui. Ces tumeurs, qui ne sont pas extrêmement rares, ont certainement pu en imposer, et être considérées pendant la vie comme des tumeurs cancéreuses du col de l'utérus ; on a encore pu prendre pour un cancer du col, de petites tumeurs papillaires séparées les unes des autres, molles et saillantes, qui sont constituées par de petits mamelons de la membrane muqueuse augmentés de volume et de vascularité. Il y a enfin des hypertrophies isolées du tissu cellulaire de la cloison vaginale et utéro-rectale qui viennent faire saillie dans le vagin et en imposer quelquefois même pour des tumeurs cancéreuses du col.

Le cancer du col s'étendant au corps de l'utérus détermine, dans cette dernière partie de l'organe, un certain nombre de modifications que nous allons essayer d'expliquer.

Augmentation de volume du corps de l'utérus. — Cette augmentation de volume est un fait contesté. Ainsi M. Lebert ne pense pas que le cancer utérin ayant envahi le corps de l'organe, puisse déterminer son augmentation de volume sans que le cancer s'y soit également propagé ; il peut se faire, suivant lui, que cette augmentation de volume soit due à un des deux états suivants :

1° Des tumeurs fibreuses plus ou moins nombreuses mélangées au cancer et saillantes à l'intérieur ou à l'extérieur de l'organe.

2° La variété de cancer appelée par M. Cruveilhier *cancer aréolaire pultacé*. Cette variété du cancer serait due à un cancer du corps avec infiltration très abondante et écartement aréolaire des éléments charnus de l'utérus.

Malgré l'opinion de M. Lebert, je suis convaincu que le cancer du corps de l'utérus est accompagné, dans la plupart des cas, d'une augmentation de volume du corps de l'organe. Cela est d'autant plus réel, qu'un fait à constater et qui n'est nié par personne, pas même par cet auteur, c'est l'agrandissement de la cavité du corps de l'utérus, qui ne peut avoir lieu sans que le volume total de l'organe soit augmenté; cette cavité agrandie présente des détritus cancéreux, sanguins, purulents et gangréneux, dont le mélange peut se montrer sous des formes très variées.

§ 2. Description microscopique du cancer de l'utérus.

M. le docteur Luys a observé, à l'hôpital de la Salpêtrière, vingt-sept cas de cancer de l'utérus qu'il a examinés au microscope et qu'il a dessinés avec le plus grand soin. Ces vingt-sept cancers étaient tous ulcérés, et ils présentaient à l'observateur les caractères cliniques habituels de ce genre de maladie. Nous avons choisi, dans les dessins qu'il a bien voulu nous donner, huit figures microscopiques que nous présentons à titre de spécimen dans les planches 11, 12, 13, 14. Dans tous ces cas, que le cancer siégeât sur le col de l'utérus exclusivement ou qu'il se fût propagé dans certains points, soit au corps de la matrice, soit au vagin ou aux organes environnants; qu'il fût à l'état isolé ou que d'autres organes renfermassent des productions semblables; qu'il se présentât sous l'aspect de tumeur parfaitement dure, enkystée, squirrheuse, ou sous celui de champignon fongueux, végétant, d'apparence encéphaloïde; qu'il donnât ou non par la pression un suc dit cancéreux, blanc laiteux, miscible à l'eau : jamais ce tissu n'a présenté la cellule cancéreuse décrite par M. Lebert, comme type appartenant au cancer véritable; jamais, disons-nous, sauf peut-être une seule exception bien peu importante, puisque, sur une seule des nombreuses préparations faites sur la même tumeur (pl. II, fig. 2), on a cru voir une seule et unique cellule contenant un nucléole volumineux et offrant l'aspect dit cancéreux. Dans les vingt-six autres cas, quel que soit le nombre de recherches faites sur les divers points de la même pièce, pas une seule fois l'on n'a rencontré la cellule cancéreuse. Toujours le fond de la préparation a été rempli de cellules épithéliales, en plus ou moins grande abondance. Ces cellules étaient généralement plus ou moins déformées, mais elles se rapprochaient de préférence, soit de la forme pavimenteuse, soit de l'apparence fusiforme. Ces cellules tantôt agglomérées, le plus souvent isolées, contenaient d'habitude un ou plusieurs noyaux. Quelques-unes d'entre elles plus grandes, renfermaient, au lieu de simples noyaux, de véritables cellules plus petites. Ces noyaux présentaient eux-mêmes trois ou quatre granulations à leur intérieur et n'étaient pas exclusivement renfermés dans les cellules ; on les trouvait souvent libres, soit isolés, soit agglomérés par groupes. Entre ces cellules épithéliales et ces noyaux, qui sont la base principale de toutes les tumeurs cancéreuses de l'utérus, on rencontrait souvent de nombreuses granulations grisâtres et graisseuses, puis des masses d'une matière amorphe, grisâtre ou jaunâtre, des fibres fusiformes et celluleuses, et enfin quelquefois des globes épidermiques isolés.

Nous venons de décrire le cancer siégeant d'abord dans le col et s'y montrant à ses deux degrés, cancer *non ulcéré* et cancer *ulcéré*. Nous l'avons vu se propager au corps où également il se montre à l'état d'induration et d'ulcération ; mais là ne se bornent pas les altérations qu'il détermine : il peut se propager aux tissus voisins, ou bien retentir dans des organes éloignés du point où il s'était primitivement développé.

§ 3. Propagation du cancer de l'utérus aux organes voisins et éloignés.

Le cancer du col et du corps de l'utérus se propage aux organes voisins de la manière suivante : des adhérences commencent d'abord par s'établir, augmentent d'épaisseur, s'hypertrophient et finissent par s'infiltrer elles-mêmes de matière cancéreuse. Une fois le dépôt cancéreux effectué, si la malade toutefois n'a succombé avant, l'ulcération finit par envahir peu à peu ces parties, et de vastes ulcères, des clapiers plus ou moins étendus, des cloaques plus ou moins vastes peuvent ainsi prendre naissance.

Ces adhérences et ces infiltrations cancéreuses se forment particulièrement dans les points suivants : dans le vagin à sa partie supérieure et dans le cul-de-sac postérieur ; entre la vessie, le col et le corps de l'utérus ; entre l'utérus et le rectum ; entre l'utérus et les ovaires ; entre plusieurs points de l'utérus et le péritoine ; entre l'utérus et les intestins grêles.

Les perforations peuvent avoir lieu dans la vessie, le rectum, le péritoine et les intestins grêles. C'est à la destruction des parois utéro-vésicales et utéro-rectales qu'est due la formation de ces cloaques immondes qu'on trouve si souvent à la suite du cancer de l'utérus.

Nous allons maintenant étudier d'une manière plus particulière quelques-unes de ces altérations, résultat de l'envahissement cancéreux de l'utérus, relativement aux parties avec lesquelles il est en contact.

Vagin. — La hauteur du vagin est diminuée ; sa membrane muqueuse, rarement normale, est en général ramollie et quelquefois épaissie ; le tissu cellulaire sous-muqueux est le siége d'une induration inflammatoire et hypertrophique ; autour du col, la muqueuse est ulcérée et ce travail d'ulcération s'étend quelquefois jusqu'à la vulve. Le vagin peut, non-seulement être le siége de l'inflammation chronique que nous venons de décrire, mais encore d'une véritable dégénérescence cancéreuse qui lui est consécutive ; cette participation se traduit, tantôt sous la forme d'infiltration sous-muqueuse, tantôt sous celle de petites tumeurs isolées.

Vessie. — On trouve souvent dans la vessie des femmes, atteintes de cancer de l'utérus, des lésions dont il faut tenir compte dans l'appréciation des symptômes ; ces lésions se rattachent à trois groupes bien distincts.

1° Des lésions phlegmasiques aiguës et chroniques ; c'est ainsi que l'existence d'une cystite aiguë ou d'une cystite chronique n'est pas rare.

2° Des dépôts cancéreux dus à une infiltration partielle ou générale du tissu cellulaire sous-muqueux.

3° Des solutions de continuité et des perforations, conséquences de l'extension de l'ulcération du cancer de l'utérus à la vessie.

Ovaires. — Les ovaires sont en général petits, ratatinés; il est rare qu'ils participent à la dégénérescence cancéreuse, qui cependant, gagne quelquefois en envahissant jusqu'à eux.

Reins. — Les reins sont souvent altérés, quoique rarement cancéreux. L'altération, que l'on a signalée assez souvent, consiste dans une dilatation plus ou moins considérable des uretères. Cette dilatation n'est qu'indirectement le résultat de l'état cancéreux ; elle est tout simplement due à la gêne apportée à la circulation et à la sortie des urines lorsque le cancer utérin a envahi la vessie.

Ganglions lymphatiques. — Les ganglions lymphatiques du bassin et surtout ceux qui entourent l'utérus, sont fréquemment le siége de la dégénérescence cancéreuse. Celle-ci commence par les ganglions les plus voisins de l'utérus; quelquefois ces ganglions sont envahis de proche en proche ; ils s'étendent en montant le long du sacrum et des vertèbres lombaires, et en suivant ainsi le trajet des gros vaisseaux qu'ils peuvent même quelquefois envahir, comprimer et ulcérer. Il se forme donc ainsi un chapelet de ganglions cancéreux qui se prolonge le long de la colonne vertébrale.

Quelquefois les ganglions inguinaux deviennent cancéreux ; c'est en particulier ce qui arrive lorsque le cancer a envahi le vagin et surtout quand il est arrivé jusqu'à la vulve. Dans ce dernier cas, ce sont seulement les ganglions superficiels qui ont subi la dégénérescence cancéreuse.

On peut établir en règle générale que, dans le cancer de l'utérus, les ganglions lymphatiques sont le plus fréquemment le siége des tumeurs cancéreuses secondaires.

Péritoine. — Le péritoine est souvent atteint dans le cancer de l'utérus envahissant. On observe alors des péritonites rarement générales, le plus souvent partielles. Ces péritonites, quelquefois aiguës, sont le plus souvent chroniques. On voit alors des fausses membranes se former, spécialement autour des parties atteintes primitivement ou secondairement de la dégénérescence cancéreuse.

Tube digestif. — Le tube digestif ne présente aucune altération propre au cancer de l'utérus. M. Lebert a cherché à établir, dans son chapitre sur le cancer de l'utérus, que l'on avait observé dans le tube digestif les altérations suivantes dans un grand nombre de cas :

1° Une exsudation pultacée de la bouche et du pharynx.

2° Un ramollissement ou un état mamelonné de la muqueuse gastrique.

3° Des phlegmasies chroniques (ramollissement blanc et rouge) de la muqueuse des intestins grêles.

4° Une inflammation chronique de la muqueuse du côlon ou de celle du rectum.

Tout cela est vrai ; mais en analysant les observations de morts survenues dans tout autre cancer ou même dans toute autre maladie chronique, on serait arrivé absolument aux mêmes résultats ; c'est ce que l'on trouve dans la période ultime de toutes les maladies chroniques qui se terminent d'une manière fatale.

Foie. — Il n'a présenté, en général, aucune altération spéciale, il est petit, peu volumineux, et rarement le siége de tumeurs secondaires.

Rate. — La rate est en général saine.

Poumons. — On y trouve souvent des signes de pneumonie aiguë et même chronique, des lésions tuberculeuses, des signes d'emphysème pulmonaire. Ce sont encore là des lésions propres à la période ultime des maladies chroniques ; et, sous ce rapport, le cancer de l'utérus n'échappe pas à la loi commune.

Cœur. — Le cœur et les gros vaisseaux ne présentent aucune altération spéciale.

Crâne. — M. Lebert insiste, après M. Louis, sur un amincissement avec fragilité des os du crâne qu'on observerait d'une manière particulière chez les femmes atteintes de cancer de l'utérus. C'est possible, je ne le nie pas; mais je ne vois pas bien quel aurait pu être le rôle du cancer de l'utérus dans cette lésion; n'y aurait-il pas eu simple coïncidence et pas autre chose?

§ 4. Dissémination des tumeurs cancéreuses dans les appareils autres que l'utérus, siége primitif du cancer.

J'emprunte à M. Lebert le tableau suivant, qui résulte de l'analyse de quinze cas de cancer utérin ayant déterminé une infection générale :

Cancer propagé au vagin	15 fois.
— à la vessie	6 —
— aux glandes lymphatiques du bassin	6 —
Cancer multiple	8 —
Cancer des glandes lymphatiques bronchiques, mésentériques, cervicales	1 fois chaque.
Cancer des ovaires	2
— de la rate	2
— du foie	2
— du poumon	2
— du péritoine	1
— des reins	1

Il est bon de rapprocher de ce tableau le résultat suivant du relevé des vingt-sept autopsies pratiquées par M. Luys.

Vagin envahi, dont 7 avec perforation	20 fois.
Vessie perforée	14
Vessie simplement enflammée	7
Rectum perforé	2
Rectum enflammé et ayant contracté des adhérences avec le tissu cancéreux	4
Tissu cellulaire péri-utérin infiltré ou perforé	15
Ganglions lombaires cancéreux	13
Propagation du cancer aux autres viscères	3 fois seulement.

De ces 3 cas : Le foie est atteint	1 fois.
Les reins	1
L'épiploon	1

ARTICLE II. — Étiologie du cancer de l'utérus.

Les questions qui se rattachent à l'étiologie du cancer sont des plus difficiles à traiter, et, on peut le dire, des plus obscures. On manque à peu près de chiffres statistiques pour élucider ces questions diverses, et pour les points particuliers sur lesquels on en possède, elles ne reposent que sur une statistique peu nombreuse et tout à fait insuffisante.

Pour montrer le peu que nous savons relativement à l'étiologie du cancer considéré d'une manière générale, je ne puis mieux faire que de rapporter les paroles de M. Cruveilhier :

« Vainement ai-je interrogé les antécédents de la vie des » malades, pour y découvrir au moins quelque cause éloignée » de cette terrible maladie. La vie la plus irréprochable comme » la plus dissolue ; la stérilité comme la fécondité, les gros- » sesses et les accouchements les plus heureux comme aussi les » plus malheureux, l'allaitement comme le défaut d'allaitement, » la menstruation la plus régulière comme la plus irrégulière, » l'avortement ou le défaut d'avortement ; une vie active, labo- » rieuse, comme aussi la vie la plus inoccupée ; l'hérédité, le » tempérament ; les scrofules, la syphilis, les flueurs blanches, » les polypes utérins, les tumeurs fibreuses ; aucune circon- » stance appréciable, en un mot, ne paraît exercer la moindre » influence sur le développement du cancer utérin. »

Malgré cette incertitude, on possède cependant quelques documents que nous devons essayer de mettre en ordre pour élucider les causes de cette terrible affection.

Causes prédisposantes. — *Age.* — On peut établir d'une manière générale, que c'est pendant ou immédiatement après l'âge critique que se développe le cancer de l'utérus. C'est une maladie qui, sans être absolument exclusive à cette période, s'y montre cependant avec une fréquence infiniment plus grande qu'à toute autre.

Voici quelques chiffres statistiques qui le démontrent :

D'après Valleix, c'est d'abord de 40 à 50 ans qu'on observe

le cancer ; puis vient l'âge de 30 à 40 ; ensuite de 20 à 30 ; enfin de 50 à 60.

Les chiffres donnés par M. Lebert ne conduisent pas tout à fait aux mêmes résultats. C'est d'abord de 35 à 50 ; puis de 25 à 35 ; puis ensuite de 50 à 70. La période de 50 à 70 contient à peu près le tiers du nombre total des cas de cancer de l'utérus, ainsi que le fait observer cet auteur. Ce nombre du tiers de la totalité est encore considérable, car de 50 à 70 ans, il est beaucoup moins de femmes vivantes que de 40 à 50 ; ce qui fait que ce chiffre, rapporté au nombre total de femmes restant à cette époque, atteintes de cancer de l'utérus, est encore très considérable.

Sur vingt-six cas relevés par M. Luys, les âges extrêmes ont été de 30 et 70 ans ; mais on ne l'a vu exister qu'une seule fois à 30 ans.

En résumé,	de 30 à 40 ans on l'a rencontré.....	3 fois.
	de 40 à 50 ans..................	12
	de 50 à 60 ans..................	8
	de 60 à 70 ans..................	3

Il est bon de faire remarquer que ces chiffres indiquent l'âge des malades au moment de l'observation, à une époque très rapprochée de la mort et non au début de la maladie qui, d'une manière générale, a eu le plus souvent lieu de 40 à 55 ans.

Scanzoni, sur 108 cas de cancers de l'utérus, a trouvé les âges suivants :

4	avaient de	20 à 25 ans.	45	avaient de	40 à 45 ans.
4	—	25 à 30	15	—	45 à 50
17	—	30 à 35	4	—	50 à 55
18	—	35 à 40	1	—	55 à 60

Le seul fait important qui ressort de cette discussion, c'est la fréquence beaucoup plus grande du cancer de l'utérus à l'époque critique, et dans la première période qui la suit.

Constitution, tempérament. — Toutes les constitutions, tous les tempéraments, sont également prédisposés au développement du cancer de l'utérus.

Hérédité. — L'hérédité du cancer de l'utérus est un fait que personne ne voudrait et ne pourrait mettre en doute actuellement. N'est-il pas étonnant malgré cela, que l'on manque complétement de chiffres statistiques pour appuyer cette proposition sur des résultats positifs ! Sur vingt-six cas observés par M. Luys, six fois les mères des malades étaient mortes d'accidents semblables, désignés par les malades quatre fois du nom d'ulcères à la matrice ; deux fois de celui de suites de couches éloignées ; dans un de ces six cas, une sœur de la malade avait, comme sa mère, présenté une semblable affection. Dans deux autres cas, les sœurs ont été atteintes sans qu'on ait pu avoir des renseignements précis au sujet des mères.

En résumé, nous pouvons constater l'influence héréditaire d'une façon irrécusable, dans huit cas sur vingt-six.

Professions. — Pour beaucoup d'auteurs, les filles publiques seraient beaucoup plus exposées au cancer de l'utérus que les femmes de toute autre profession. C'est aux excès du coït et à la nature même de leur état qu'on serait en droit d'attribuer une telle conséquence : d'après les recherches de Parent-Duchâtelet, il n'y aurait pas lieu d'admettre une semblable conclusion, et les filles publiques ne seraient pas plus sujettes au cancer de l'utérus que d'autres femmes.

Conditions hygiéniques. — Les conditions hygiéniques bonnes ou mauvaises ne semblent exercer aucune influence sur la production du cancer de l'utérus, que l'on observe chez les femmes de toutes les classes de la société.

Habitation. — D'après Scanzoni, l'habitation des villes semble prédisposer au cancer de l'utérus. Sur 108 femmes atteintes de cancer de l'utérus observées par Scanzoni, 78 habitaient les villes et 30 la campagne.

Chagrins. — Il est généralement admis que les passions tristes, les chagrins, prédisposent singulièrement les femmes au cancer de l'utérus. Les médecins français n'ont pas donné de chiffres statistiques qui puissent faire admettre la réalité d'une semblable influence.

Scanzoni a observé que sur 108 femmes atteintes de cancer de l'utérus, 84 fois la maladie avait été la suite de chagrins profonds, de peines morales prolongées et de grandes afflictions.

Accouchements antérieurs. — On a admis deux sortes d'influences qui sont les suivantes :

1° Le nombre trop considérable d'enfants, ou un nombre d'accouchements trop considérable.

2° Des accouchements répétés à des intervalles trop rapprochés.

Voici quelques résultats statistiques à cet égard :

Sur vingt-six femmes dont nous avons dépouillé les observations, deux seulement n'ont pas eu d'enfants, tandis que deux en ont eu jusqu'à neuf, et le plus grand nombre de trois à six et même huit.

D'après Scanzoni, sur 108 femmes atteintes de cancer de l'utérus, 90 étaient mariées, 18 étaient filles. D'après le même auteur, sur ces 108 malades, un grand nombre, 72, avaient eu des accouchements fréquents dont voici les chiffres :

6 avaient accouché		11 fois.	13 avaient accouché		7 fois.
3	—	10	21	—	6
2	—	9	10	—	5
14	—	8	3	—	4

Infécondité. — Si, pour les uns, les accouchements nombreux et les accouchements répétés à des époques trop rapprochées ont été considérés comme cause de cancer utérin ; pour d'autres, c'est la stérilité, l'infécondité, qui prédisposerait au cancer utérin.

D'après Scanzoni, sur les 108 femmes atteintes de cancer de l'utérus, 36 femmes étaient stériles, dont 18 femmes mariées et 18 filles.

Excès de coït. — Les excès de coït sont généralement considérés comme prédisposant au cancer de l'utérus. C'est une assertion qu'il faudrait appuyer sur des résultats statistiques positifs ; mais on conçoit combien il doit être difficile de s'en procurer suffisamment sincères, pour être complétement édifié sur ce sujet délicat.

D'après Scanzoni, ce ne se sont pas les excès de coït qui prédisposent au cancer de l'utérus, mais la lascivité, les passions vives, les excès de jouissance. C'est ainsi que sur ses 108 malades, il a trouvé 15 femmes remarquables par leur lascivité extrême. Les excès de coït chez les filles publiques ne les prédisposent pas au cancer de l'utérus, parce que cet acte n'est pas chez elles accompagné la plupart du temps de l'éréthisme ordinaire.

Aménorrhée antérieure. — D'après Scanzoni, beaucoup de femmes qui sont atteintes de cancer de l'utérus présentaient depuis longtemps des troubles de la menstruation (aménorrhée, dysménorrhée), ou une leucorrhée plus ou moins abondante. Sur les 108 femmes qu'il a observées, 54 fois il en était ainsi.

CAUSES OCCASIONNELLES. — Les causes occasionnelles du cancer de l'utérus sont à peu près inconnues. Il y a cependant lieu de revenir ici sur la question de savoir si les inflammations chroniques du col de l'utérus peuvent conduire à une dégénérescence cancéreuse de cet organe.

J'ai déjà eu occasion de discuter cette question (t. Ier, p. 17, 305), qui est loin d'avoir actuellement la même importance qu'elle avait, il y a vingt-cinq ans.

Les inflammations chroniques du col de l'utérus ne se transforment pas en cancer et n'y conduisent pas. Indépendamment des faits qui manquent complétement, trois objections peuvent être faites à cette manière de voir. Ces trois objections sont les suivantes :

1° L'âge auquel se développent les inflammations chroniques du col de l'utérus n'est pas le même que celui auquel on observe le plus communément le cancer.

2° Tous les jours on trouve des inflammations chroniques

du col de l'utérus, on les voit guérir sous les influences médicatrices appropriées ; ou souvent encore ces inflammations chroniques guérissent spontanément à l'époque de l'âge critique. Or, les guérisons spontanées ont lieu précisément à l'époque où le cancer utérin se développe. Il est donc peu probable que cette transformation puisse avoir lieu.

3° Le cancer de l'utérus se développe souvent chez des femmes qui, à une époque antérieure, ont eu une excellente santé sous le rapport de l'utérus. Nous ne saurions trop faire remarquer cette absence d'inflammation chronique du col chez des femmes qui, à un époque ultérieure, seront atteintes de cancer de l'utérus. Cette opinion n'est pas tout à fait celle de Scanzoni. Les observations qui me sont propres me permettent d'affirmer que très souvent les femmes atteintes de cancer utérin ont toujours eu cet organe dans un état parfaitement sain.

ARTICLE III. — Symptomatologie du cancer de l'utérus.

Les symptômes du cancer de l'utérus peuvent être rattachés à cinq catégories qui sont les suivantes : 1° divers modes de début ; 2° troubles fonctionnels ; 3° signes fournis par l'examen physique des organes ; 4° symptômes fournis par l'extension ou l'influence du cancer sur les parties voisines ; 5° cachexie cancéreuse.

Début. — Les modes de début du cancer de l'utérus varient souvent beaucoup, et, avant de les exposer, il est indispensable de dire quelques mots de l'état de santé antérieur des femmes atteintes de cette affection.

Les femmes atteintes de cancer de l'utérus ont-elles eu, dans leur santé, une modification qui précède et qui semble faire prévoir en quelque sorte le développement futur de la dégénérescence cancéreuse ? On peut affirmer qu'il n'en est rien ; le cancer de l'utérus se développe aussi bien dans plusieurs catégories de cas ; ainsi on le voit : 1° chez des femmes qui présentent la santé la meilleure, la plus solide et la plus florissante ; 2° chez d'autres qui sont faibles et délicates ; 3° chez d'autres enfin atteintes de maladies chroniques diverses. Il n'y a sous ce rapport aucune différence entre ces diverses catégories de femmes.

Chez les femmes qui jouissent d'une bonne santé, on n'observe ni dérangement menstruel, ni écoulement leucorrhéique qui fassent prévoir pour l'avenir une maladie grave de l'utérus.

Le début des accidents correspond-il exactement à l'instant du développement de la dégénérescence cancéreuse, ou bien y a-t-il des cas où le cancer existe avant que les premiers symptômes éclatent? C'est une question fort difficile à résoudre. Il est évident que si aucune circonstance n'engage à examiner une femme qui se porte très bien, on ne pourra savoir si elle est atteinte de lésions du col de l'utérus, et par conséquent on ne pourra savoir si la dégénérescence organique existait avant l'apparition des premiers phénomènes. Cependant c'est une opinion à peu près généralement admise que les premiers symptômes sont presque toujours précédés d'un commencement de lésions organiques; cela est probable et c'est aussi mon avis.

M. Lebert pense que le début apparent, dans les observations bien prises, n'est pas bien différent, bien éloigné du début réel.

On peut admettre quatre espèces de début différent pour le cancer de l'utérus.

1° Le début a lieu par une modification générale. Les forces diminuent d'une manière notable, l'embonpoint décroît peu à peu, la face pâlit, l'appétit se perd, et ce n'est qu'un certain temps après cette modification générale de la santé, que les phénomènes locaux ou les troubles fonctionnels se montrent.

2° La maladie débute par des symptômes locaux ; on observe un sentiment de pesanteur, de gêne hypogastrique, des douleurs siégeant à l'hypogastre, dans les aines, les cuisses, les régions lombaires. Ce n'est que plus tard qu'on remarque, soit des troubles fonctionnels, soit une altération générale de la santé. Ce mode de début n'est pas très fréquent, car nous ne l'avons rencontré qu'une seule fois sur les vingt-six cas relevés par M. Luys.

3° Le mode de début est caractérisé par la production d'hémorrhagies utérines qui surviennent sans aucune cause dans l'intervalle des règles, ou qui consistent dans une exagération singulière de la menstruation. La reproduction de ces hémorrhagies après l'époque critique est encore un indice plus certain du début d'une affection cancéreuse.

On peut admettre, sans crainte de se tromper, que les hémorrhagies utérines ont presque autant de valeur pour marquer le début d'un cancer de l'utérus, que les hémoptysies pour indiquer le commencement des tubercules pulmonaires.

Ces hémorrhagies utérines alternent quelquefois avec des écoulements séreux plus ou moins abondants.

Sur les vingt-six cas de M. Luys, dix-huit fois les hémorrhagies ont marqué le début de la maladie. Dans les cas où elles ne se sont pas produites à cette époque, elles se sont manifestées plus tard, excepté dans une seule observation.

4° Le cancer de l'utérus débute par la production de symptômes locaux ; on observe de la pesanteur, des douleurs avec irradiations dans le vagin, le rectum, les lombes, les cuisses ; un sentiment de chaleur intérieure, des hémorrhagies utérines seules ou alternant avec des écoulements vaginaux. Deux fois seulement le début a été marqué par des pertes blanches non accompagnées d'écoulement sanguin ; ce fait est assez rare, car on voit presque toujours la leucorrhée alterner avec des métrorrhagies.

Troubles fonctionnels. — Les troubles fonctionnels comprennent : 1° la douleur ; 2° les troubles de la menstruation ; 3° les hémorrhagies utérines ; 4° l'écoulement.

1. *Douleurs.* — Les douleurs sont un des caractères les plus communs et les plus habituels du cancer de l'utérus. Elles peuvent être étudiées sous plusieurs points de vue, qui sont les suivants :

Fréquence. — Les douleurs manquent quelquefois complétement dans le cancer de l'utérus, et on voit la maladie arriver à sa dernière période sans qu'il se soit manifesté aucune sensation douloureuse dans ces parties. Ce cas toutefois est certainement le plus rare; et, dans la très grande majorité, les douleurs existent; une seule fois seulement elles ont fait complétement défaut pendant tout le cours de la maladie, dans les vingt-six cas de M. Luys.

Époque de l'apparition des douleurs. — L'époque de l'apparition des douleurs est loin d'être la même. Chez quelques femmes, le quart à peu près, les douleurs existent dès le début de la maladie, dès que l'altération organique commence à se manifester; et elles persistent avec des variations, il est vrai, jusqu'à la fin de la maladie; chez d'autres, ce n'est qu'à une époque un peu plus avancée, quand le cancer augmente de volume, se propage au vagin, à la vessie, au rectum, au péritoine, et y détermine des adhérences qui contribuent à la propagation de la dégénérescence cancéreuse; chez d'autres enfin, ce n'est que lorsque le cancer s'ulcère; c'est-à-dire à une époque avancée et rapprochée de la fin.

Nature des douleurs. — La nature des douleurs varie au dernier point; ce sont tantôt un simple sentiment de gêne, de lourdeur, de pesanteur, plus ou moins fatigant pour les malades, tantôt des souffrances d'une certaine intensité. Beaucoup de malades éprouvent des douleurs violentes, et quelquefois assez intenses pour arracher des cris aigus.

Les douleurs lancinantes existent encore chez un certain nombre de malades; elles ne constituent pas un caractère essentiel et propre aux femmes atteintes de cancer utérin; on les y observe fréquemment, mais elles n'ont rien de spécial; elles fatiguent excessivement les malades et constituent, pour quelques femmes, une vie intolérable de souffrances et de douleurs.

Intensité des douleurs. — Les douleurs varient beaucoup d'intensité et présentent différentes variations. Souvent on les trouve faibles ou même nulles pendant quelques instants, puis on les voit augmenter, devenir très violentes, diminuer, et enfin cesser pour revenir ensuite avec une intensité nouvelle.

Siége des douleurs. — Le siége des douleurs est variable; le plus habituel est le sacrum, le périnée et l'hypogastre ; et c'est de là que les douleurs s'irradient aux parties voisines.

Les douleurs d'irradiation ont une grande importance dans le cancer de l'utérus. Elles se manifestent le long du sacrum et de la colonne vertébrale, dans les deux régions lombaires, dans les régions inguinales, et enfin à la partie supérieure des cuisses ; elles semblent avoir quelquefois plus d'importance que les douleurs provenant du siége même du mal, étant plus vives, plus intenses, et plus pénibles que ces dernières.

Influence des mouvements. — Les mouvements des malades, les efforts de diverse nature, la promenade en voiture, les longues courses à pied, les mouvements violents, le coït, augmentent souvent les douleurs et peuvent les rendre intolérables.

Souvent c'est à l'époque de l'apparition des hémorrhagies que les douleurs utérines deviennent plus vives ; dans d'autres circonstances plus rares, ces hémorrhagies semblent les calmer ou du moins diminuer leur intensité.

Cause des douleurs. — La cause des douleurs doit être placée dans les nerfs de l'utérus, ainsi que dans tous les nerfs du petit bassin ; ces derniers étant compris dans les adhérences de nouvelle formation, et dans l'envahissement de ces parties par la dégénérescence cancéreuse. Ils sont probablement lacérés et détruits ; ce qui explique ces douleurs violentes.

II. *Menstruation.* — La menstruation est rarement conservée intacte et régulière au milieu des graves accidents du cancer de l'utérus ; sous ce rapport, on peut observer plusieurs variétés fort différentes :

1° Les règles peuvent revenir à leur époque ordinaire ; seulement elles sont plus longues et plus abondantes.

2° Les règles sont plus rapprochées, séparées par des intervalles moins longs, en même temps qu'elles sont plus copieuses et plus abondantes.

Sur vingt-six cas observés par M. Luys, deux fois seulement

elles ont été prolongées tout en revenant à l'époque normale, et dans deux cas leur apparition était plus rapprochée ; dans les vingt-deux autres, il y a eu des troubles menstruels plus graves.

3° Les menstrues, tout en devenant plus abondantes, peuvent aussi devenir irrégulières, et ne plus être séparées par des intervalles fixes ; cette irrégularité s'est présentée cinq fois sur vingt-six cas.

4° Enfin toute régularité disparaît ; il n'y a plus rien de fixe ni de constant dans le retour des menstrues ; ce sont tout simplement des hémorrhagies utérines qui reviennent de temps en temps et remplacent cet écoulement ; il en a été ainsi dans quatorze cas sur vingt-six.

Dans trois autres observations, la menstruation a été supprimée, et la leucorrhée a été le symptôme dominant de la maladie.

III. *Hémorrhagies utérines.* — Les hémorrhagies utérines, qui constituent le symptôme le plus constant et le plus réel du cancer de l'utérus, doivent être considérées sous plusieurs points de vue qui demandent à être étudiés à part.

Époque de l'apparition de l'hémorrhagie. — Les hémorrhagies utérines paraissent, en général, dès le début de la maladie ; il est probable qu'elles ne précèdent pas le dépôt cancéreux mais qu'elles surviennent en même temps que lui ; qu'elles en marquent le commencement, le début ; qu'elles en sont le premier mode de manifestation. Elles continuent jusqu'à la période ultime de la maladie. Dans dix-sept de nos vingt-six observations, les hémorrhagies ont plus particulièrement marqué le début de la maladie.

Époque du renouvellement des hémorrhagies utérines. — Rien de plus variable que l'époque du renouvellement des hémorrhagies utérines symptomatiques du cancer. Chez quelques malades, ces hémorrhagies sont simplement le résultat d'une exagération plus ou moins abondante du flux menstruel, qui tantôt revient à son époque habituelle, tantôt est plus rapproché, ou qui reste irrégulier. Dans d'autres cas, les hémorrhagies utérines ne semblent plus en rapport avec le flux menstruel; elles reviennent à des époques variables indéterminées, tantôt plus rapprochées, tantôt plus éloignées les unes des autres (circonstance qui s'est présentée, avons-nous dit déjà, quatorze fois sur vingt six cas); ces retours sont ou spontanés, ou provoqués par des causes diverses que nous allons passer en revue. Chez quelques femmes, les hémorrhagies utérines sont tellement rapprochées qu'elles semblent continues et qu'il n'y a que de très courts intervalles pendant lesquels elles n'existent pas; quelquefois, après avoir duré longtemps et avoir été pseudo-continues, on les voit cesser un certain temps pour revenir ensuite.

Quantité de sang. — La quantité de sang perdu en peu de temps par les hémorrhagies utérines est extrêmement variable, mais toujours, en général, assez considérable; il en sort peu à la fois, mais la longue durée ou la répétition fréquente de l'hémorrhagie fait qu'en définitive les femmes en perdent beaucoup.

Le fait capital des hémorrhagies utérines en pareil cas est la sortie par cette voie d'une quantité assez considérable de sang qui se perd dans un espace de temps tantôt court, tantôt long; cette proportion est importante à noter, car elle peut contribuer à rendre compte de l'état général des malades.

IV. *Écoulements.* — Les écoulements constituent un des symptômes les plus importants et les plus caractéristiques du cancer de l'utérus. Aussi doit-on les étudier avec le plus grand soin, afin de leur assigner leur véritable valeur dans cette maladie.

On doit observer d'abord que tout écoulement peut manquer ou bien être tellement faible qu'il passe inaperçu. L'absence d'écoulement est un fait exceptionnel, qui ne peut guère se présenter que dans le cancer non ulcéré, cancer à la première période. et qui est loin d'exister dans tous les cas de ce genre. Dans d'autres circonstances, le cancer à ce degré ne s'accompagne pas d'écoulement spécial et caractéristique, mais sous l'influence de l'affection organique se produit un écoulement leucorrhéique blanc, opalin, absolument semblable à celui de la leucorrhée idiopathique ou essentielle. Cette leucorrhée est quelquefois très considérable, et cette abondance même est une circonstance qui doit attirer l'attention du médecin, et lui faire soupçonner quelque altération morbide chez la femme qui en est atteinte.

A part ces deux circonstances, il existe dans tous les autres cas un écoulement plus ou moins abondant, et qui peut se présenter dans des conditions fort différentes les unes des autres.

Abondance de l'écoulement. — L'écoulement est d'une abondance extrêmement variable, mais assez notable pour fatiguer presque toujours les malades, et les obliger à se garnir; s'il est extrêmement considérable, il épuise rapidement les femmes. On comprend qu'il est impossible d'estimer d'une manière exacte la quantité de l'écoulement; ce n'est qu'approximativement qu'on peut apprécier son abondance; les femmes le jugent par la quantité de serviettes qu'elles salissent. En général, les écoulements très abondants sont constitués par une sérosité claire et presque complètement transparente; moins abondants, au contraire, ils sont produits par une sérosité puriforme et provenant de cancers ulcérés.

Couleur des écoulements. — Les écoulements sont d'une couleur extrêmement variable, quelquefois pâles, d'un jaune un peu louche, d'autres fois d'une couleur roussâtre, plus ou moins foncée et sans aucune transparence; fréquemment on les trouve colorés en rouge, ce qui est dû au mélange d'une certaine quantité de sang; dans d'autres cas, on les voit présenter une couleur d'un gris noirâtre plus ou moins sale, qui semble correspondre à un état gangréneux de la surface ulcérée du cancer.

Odeur des écoulements. — Dans la première période, tout à fait au début du cancer, l'odeur peut ne pas être encore très sensible, et échapper alors au médecin comme à la malade; mais dès que le cancer fait des progrès, et que l'ulcération a lieu, la matière de l'écoulement présente une odeur plus ou moins forte. Il y a deux sortes d'odeurs : l'une est d'une fadeur insupportable et nauséabonde au dernier point ; c'est, en général, l'odeur de la sérosité abondante dont il a été question. L'autre, au contraire, est d'une fétidité insupportable et qui fatigue beaucoup les malades ; c'est ce qui a lieu dans la plupart des écoulements puriformes, symptomatiques des ulcérations cancéreuses.

Nature des écoulements. — Considérés sous le rapport de leur nature, on doit admettre deux espèces d'écoulements, qui ont chacun leur valeur propre.

La première espèce est la *sérosité albumineuse* toujours en très forte quantité, d'un jaune assez clair, mais très légèrement louche; elle présente une odeur fade et nauséabonde, qui pénètre au loin et fatigue beaucoup les malades et ceux qui les entourent ; cette sérosité contient une légère proportion d'albumine. Au microscope, on n'y aperçoit que peu de chose, ce sont quelques cellules épithéliales provenant du vagin, en général non altérées, des fragments amorphes assez nombreux et quelques globules de graisse. Cet écoulement appartient plus spécialement au cancer non ulcéré : il est loin de constituer un signe constant; lorsqu'il existe, il est quelquefois tellement abondant qu'il épuise les malades, les rend rapidement anémiques, et sous ce rapport il peut même hâter le développement de la cachexie cancéreuse. Un écoulement de cette espèce peut-il être assez abondant pour hâter la terminaison fatale et déterminer cette dernière avant l'ulcération du cancer ? Je le crois, et un fait que j'ai observé à Sainte-Périnne est venu me confirmer dans cette opinion ; l'autopsie n'a pu en être faite. L'écoulement de cette sérosité albumineuse peut continuer après l'ulcération du cancer ; elle est mêlée alors aux nouveaux liquides pathologiques que produit cette lésion, et l'écoulement complexe qui en résulte n'en est que plus abondant et plus fétide.

La deuxième espèce d'écoulement est le *produit d'un cancer ulcéré*. Il se présente avec des caractères extrêmement variables ; tantôt peu abondant, roussâtre ou gris rougeâtre, tantôt d'un gris sale, mêlé de grumeaux plus opaques et en suspension, qu'on a considérés comme des détritus cancéreux, bien que rien ne vienne justifier une pareille assertion. L'analyse chimique de ce liquide y démontre de l'albumine soluble, des matières albuminoïdes amorphes, et une assez grande quantité de matières grasses. Son odeur est fétide, quelquefois gangréneuse et insupportable.

L'examen microscopique y fait reconnaître un certain nombre de cellules épithéliales, dont quelques-unes sont infiltrées de graisse ; beaucoup de fragments amorphes, des granulations de diverses espèces, des globules graisseux, des globules de sang altéré, et de petites masses granulées amorphes. M. Luys, qui a examiné ce liquide plusieurs fois, n'y a jamais trouvé de cellules cancéreuses.

Ce liquide est toujours l'indice d'une ulcération cancéreuse ; il varie d'abondance, et c'est surtout lorsqu'il est mélangé avec la sérosité albumineuse qu'il se montre très abondant.

Nous venons de parler des écoulements qu'on peut considérer comme types dans le cancer utérin ; mais nous devons ajouter qu'ils ont rarement ces caractères nets et tranchés ; bien souvent ils sont mélangés d'un sang noir et altéré. Il y a des femmes qui ont des écoulements constamment colorés par le sang ; chez d'autres cette coloration est momentanée, et dans la même journée on voit cet écoulement, tantôt avec ses caractères ordinaires, tantôt mélangé de sang.

Dans tous les cas, l'odeur est fétide, nauséabonde et insupportable. L'écoulement provenant du cancer ulcéré exerce quelquefois une action corrosive toute spéciale sur les parties voisines, et notamment sur les parois du vagin, les grandes et les petites lèvres, la vulve et la peau de la partie interne des cuisses ; il se développe sur ces dernières tantôt un véritable érythème parfois très douloureux, quelquefois un eczéma. Cet écoulement peut encore causer un prurit de la vulve et du vagin très pénible qui, momentané quelquefois, persiste dans certains cas jusqu'à la fin de la maladie.

SIGNES PHYSIQUES. — *État de l'abdomen.* — La palpation de l'abdomen fait constater un certain nombre de lésions qui se rattachent en général à un état déjà avancé du cancer utérin. On trouve souvent, en effet, la partie inférieure de l'abdomen développée et douloureuse. Ce développement et ces douleurs sont dues aux lésions suivantes : — *a*. Le développement de l'utérus qui, ainsi que nous l'avons vu, est souvent un des effets du cancer avancé, même quand la lésion organique n'a pas gagné le corps de l'organe. — *b*. Les *tumeurs cancéreuses*, qui peuvent se développer autour de l'utérus et qui siégent ordinairement à l'hypogastre, à sa partie médiane ou dans ses régions latérales, du côté des fosses iliaques. — *c*. Les adhérences de l'utérus aux parties voisines, qui sont le résultat de péritonites partielles développées sous l'influence de la lésion organique ; quelquefois les péritonites qui se développent ainsi sont plus intenses, c'est alors qu'on peut constater l'existence d'un épanchement abdominal.

Examen des organes génitaux externes. — On peut constater dans beaucoup de cas, à la peau de la surface interne des cuisses, l'existence d'inflammations érythémateuses et eczémateuses ; quelquefois on y trouve des pustules ou des excoriations superficielles.

Dans certains cas de cancer très avancé, surtout quand l'utérus est abaissé, on voit l'ulcération cancéreuse atteindre et même détruire les grandes et les petites lèvres.

Toucher vaginal. — Le toucher vaginal permet de reconnaître avec facilité le cancer utérin aux diverses époques de son évolution. A la première période, on trouve le col tuméfié, gros, volumineux, inégalement développé, présentant des bosselures d'une dureté notable ; en même temps, il est abaissé sensiblement. Le col, bien évidemment cancéreux, reste rarement libre et mobile, il s'y développe rapidement des adhérences qui l'immobilisent d'une manière plus ou moins complète ; ce que le toucher vaginal permet de constater facilement. Lorsque l'ulcération s'est emparée du cancer, cette immobilisation de l'utérus est plus constante et plus complète, car les adhérences ne manquent jamais d'exister.

L'ulcération est-elle avancée, le doigt trouve un cloaque plus ou moins profond, inégal, anfractueux, et présentant des mamelons et des enfoncements ; quelquefois le toucher produit un écoulement de sang plus ou moins abondant.

Toucher rectal.—Le toucher rectal est la plupart du temps inutile, les renseignements que donne le toucher vaginal étant, en général, bien suffisants pour établir le diagnostic. On peut cependant le pratiquer pour le confirmer et lui donner plus de certitude.

Examen au spéculum. — L'examen au spéculum est la plupart du temps inutile dans le cancer utérin. Le diagnostic peut être établi d'une manière assez certaine, par l'étude des symptômes rationnels et le toucher vaginal. Cependant, si on veut en faire usage, voici les résultats que l'on obtient. Au premier degré, on trouve le col inégal, bosselé, et d'une couleur violacée ; la fig. 3 (pl. VI) donne l'aspect d'un col présentant ces caractères. Lorsque la surface du cancer est ulcérée, on la trouve fongueuse, saignante, et couverte d'une sanie sanguinolente plus ou moins épaisse ; il est alors assez dangereux d'employer le spéculum pour examiner un cancer ulcéré ; c'est ainsi que j'ai vu cet instrument déterminer le retour d'hémorrhagies utérines parfois assez abondantes.

Tels sont les principaux phénomènes caractéristiques du cancer de l'utérus qu'on observe du côté de l'organe malade ; mais, la plupart du temps, ces accidents ne restent pas bornés à l'utérus ; les autres parties de l'organisme participent à la souffrance, et des troubles fonctionnels plus ou moins graves éclatent dans les divers appareils ; ce sont eux que nous allons maintenant étudier.

Tube digestif.—Les symptômes qu'on observe fréquemment du côté de l'estomac et des intestins chez les femmes affectées de cancer de l'utérus, tiennent à deux causes bien différentes. Dans la première série de cas, on peut ranger les femmes chez lesquelles survient consécutivement un cancer de l'estomac ou de l'intestin. Le premier de ces deux cancers est beaucoup plus commun que le deuxième ; j'ai eu l'occasion d'en observer plusieurs cas. Dans le cancer de l'estomac ou des intestins, on voit peu à peu leurs symptômes se dessiner, et la maladie se caractériser d'une manière non douteuse; en général, ces cancers consécutifs marchent beaucoup plus vite que les cancers primitifs de ces mêmes organes.

Dans une seconde série de cas, plus nombreux certainement, on rangera les femmes qui, a une époque donnée de l'évolution du cancer de l'utérus, voient se développer de simples troubles fonctionnels du tube digestif. Ce n'est, en général, qu'un certain temps après le début du cancer de l'utérus, six, huit, dix mois, par exemple, que ces troubles fonctionnels se montrent.

On observe d'abord la diminution de l'appétit; la langue devient saburrale, et la bouche mauvaise, surtout le matin. On doit éviter de confondre la pâleur et la décoloration anémiques de la langue, qu'on trouve dans la cachexie cancéreuse, avec les enduits blancs saburraux de la langue.

A la fin de la maladie, lorsque la terminaison fatale est proche, il n'est pas rare d'observer, sur la langue, les gencives, le palais, le voile du palais et ses piliers, etc., des aphthes plus ou moins nombreuses, une exsudation pultacée et même des fausses membranes. Ces phénomènes morbides appartiennent en général à la dernière période. L'anorexie est fréquente à la fin de la maladie; alors il y a presque toujours une augmentation de la soif. On observe souvent chez beaucoup de malades, dans la période ultime de la maladie, des nausées et des vomissements parfois très rebelles. Lorsque ces accidents se manifestent à une époque peu avancée du cancer utérin, il faut redouter le développement d'un cancer stomacal. La diarrhée est encore un symptôme qu'on observe assez souvent pendant la dernière période du cancer de l'utérus; cette diarrhée contribue à affaiblir les malades, et peut quelquefois accélérer l'instant de la terminaison fatale.

Il est un symptôme sur lequel les femmes appellent souvent l'attention du médecin ; c'est un sentiment de pesanteur à l'anus et à l'extrémité inférieure du rectum. Il est évident que cette sensation est la conséquence de la compression exercée par le cancer de l'utérus sur l'extrémité inférieure du rectum.

Lorsqu'il se développe un cloaque embrassant dans sa cavité l'extrémité inférieure du rectum, le vagin et la vessie, on comprend la combinaison de symptômes qui en résultent; il est facile de faire la part des uns et des autres.

Fonctions respiratoires. — Il n'existe aucun trouble spécial du côté de l'appareil respiratoire ; on ne peut considérer comme tels, les signes de complications phlegmasiques qui peuvent se développer pendant la dernière période du cancer utérin.

Circulation. — Lorsque le cancer de l'utérus est en pleine voie d'ulcération, et qu'il se produit des hémorrhagies et un écoulement séreux plus ou moins considérable, il survient dans le sang des modifications profondes qu'on est loin de retrouver aussi caractérisées dans les affections cancéreuses des autres organes.

C'est alors qu'on ne retrouve pas seulement la simple cachexie cancéreuse, c'est-à-dire un état profond de dépérissement des malades, un affaiblissement de tous les tissus organiques avec une coloration jaune toute spéciale de la peau ; mais qu'il vient s'y joindre des désordres plus complexes, des accidents plus graves qui sont liés à l'altération du sang.

Signalons d'abord un premier fait, c'est la compression que l'utérus cancéreux, devenu plus volumineux, peut exercer sur les veines iliaques primitives ; cette compression, qui est loin de toujours exister, se traduit par l'infiltration œdémateuse progressive des membres inférieurs. Ce siége exclusif annonce la cause de cet œdème, qui est encore favorisé par les altérations du sang que nous allons maintenant décrire.

Trois causes, capables à elles seules d'appauvrir le sang, contribuent chacune pour leur part à produire l'altération de ce liquide. C'est d'abord la *cachexie cancéreuse* qui, ainsi que nous l'avons démontré dans nos recherches sur le sang, détruit d'abord les globules, et plus tard peut même diminuer la quantité d'albumine du sérum.

En second lieu, ce sont les *hémorrhagies* qui jouissent de la propriété de diminuer avec une grande rapidité les globules du sang.

Enfin, l'*écoulement extrêmement abondant* qui existe chez un grand nombre de femmes, atteintes de cancer ulcéré, contribue, avec les hémorrhagies qui s'y mêlent, à diminuer d'abord la proportion des globules, ensuite celle de l'albumine.

L'altération qui survient dans le sang porte donc sur trois éléments : 1° la quantité d'eau qui augmente beaucoup; 2° les globules qui diminuent dans une proportion souvent considérable; 3° l'albumine qui disparaît dans une proportion moins forte et à une époque plus avancée de la maladie.

Les conséquences de ces altérations sont les suivantes :

1° La décoloration complète avec nuance jaunâtre et aspect semi-transparent de la peau. C'est ici surtout qu'on pourrait comparer l'aspect que présente cette membrane à celle de la cire; ce caractère est porté quelquefois à un très haut degré.

2° La dyspnée, l'essoufflement facile, les palpitations si fréquentes à une époque avancée de la maladie.

3° Les bruits de souffle au premier temps du cœur et dans les carotides qu'on observe si souvent à cette période de la maladie.

4° L'infiltration générale, indice d'une *désalbuminisation* du sang portée à un certain degré, et qu'il faut distinguer avec soin de l'œdème des membres inférieurs déterminé par la compression des veines iliaques primitives et de la veine cave inférieure. L'anémie, arrivée à un certain point, produit souvent un si grand affaiblissement des femmes qui en sont atteintes, qu'elle peut amener la mort. C'est alors au milieu d'une prostration profonde et au milieu d'une syncope qu'a lieu cette terminaison fatale.

Fièvre hectique. — Dans un grand nombre de cas, le pouls conserve longtemps ses caractères normaux, mais à la fin il s'accélère et devient beaucoup plus petit. Cependant chez quelques femmes on observe une véritable fièvre hectique sous ses trois formes : *continue*, *rémittente* ou *intermittente*.

La fièvre est *rémittente*, si elle est continue et présente le soir et la nuit une exacerbation et des sueurs ; *intermittente*, si la fièvre hectique se développe seulement le soir et la nuit. On peut cependant affirmer que, dans le cancer utérin, le développement d'une fièvre hectique est certainement le cas le moins fréquent.

Système nerveux. — Le cancer utérin à ses diverses périodes ne détermine, en général, aucun symptôme nerveux. L'intelligence reste parfaitement intacte ; la sensibilité ne présente aucune modification, car on ne peut considérer comme un symptôme spécial l'impressionnabilité très vive des femmes et la susceptibilité qu'elles offrent souvent au milieu de leur affaiblissement. On voit cependant quelquefois des névralgies ou des névroses anciennes reparaître sous l'influence de la cachexie cancéreuse. La myotilité ne présente, en général, aucune modification qu'on puisse rattacher d'une manière spéciale au cancer.

Appareil des sécrétions. — Le plus souvent il n'existe aucun phénomène spécial du côté des appareils de sécrétion. Les symptômes qu'on peut observer tiennent à des complications toutes spéciales et tout accidentelles dont il est inutile que nous nous occupions ici.

ARTICLE IV. — Marche, durée et terminaison du cancer de l'utérus.

La *marche* du cancer de l'utérus est, en général, continue et progressive.

Dans la première période, et lorsqu'il n'existe encore aucune ulcération, il est généralement admis que la marche du cancer est lente, insidieuse, et que l'affection dure longtemps. On pense également qu'il peut exister des temps d'arrêt plus ou moins longs, et que la maladie n'en reprend pas moins ensuite sa marche progressive.

Les recherches plus récentes de J.-H. Bennett et de quelques autres auteurs, celles qui nous sont propres, ne permettent plus de regarder ce fait comme aussi bien démontré ; il est probable au contraire que la période de crudité du cancer n'a qu'une durée assez courte, et qui ne s'annonce quelquefois par aucun phénomène spécial. L'absence d'accidents en pareille circonstance est une raison qui s'oppose à ce qu'on puisse connaître cette durée.

Dans la période d'ulcération, il n'en est pas ainsi : les temps d'arrêt deviennent bien faibles ou complétement nuls, la maladie suit une marche rapide, et les malheureuses femmes atteintes de cette terrible affection marchent rapidement à une terminaison fatale.

La *durée* du cancer de l'utérus est assez difficile à déterminer d'une manière précise, attendu qu'il règne sous ce rapport les plus grandes différences. Voici, d'après M. Lebert, la durée dans 39 cas ; dans un tiers, elle n'a pas dépassé 9 mois ; dans un autre tiers elle a varié de 9 à 18 mois, et dans le dernier tiers elle a été au-dessus de 18 mois. Sur ce nombre, elle a été 7 fois de 2 ans, 2 fois de 23 mois, et 3 fois au delà de 2 ans. La durée moyenne est 16 mois et quelques jours, le minimum de durée a été au-dessous de 3 mois, le maximum 5 ans et 2 mois.

D'après M. d'Espine, la fréquence du cancer utérin est la suivante : Sur un nombre de 537 cas de morts par cancers survenues à Genève, il y a eu 83 cancers utérins ou 1 huitième à peu près.

La *terminaison* du cancer de l'utérus est la mort ; je ne sache pas qu'on puisse citer un seul cas de guérison spontanée.

Cette terminaison peut avoir lieu de plusieurs manières : 1° par anémie, c'est surtout ce qui a lieu lorsque la malade a présenté de grandes hémorrhagies ou des écoulements séreux extrêmement abondants ; 2° par les progrès et l'extension du cancer aux parties voisines, telles que la vessie, le rectum, et par la destruction de ces parties ; 3° par le développement d'un cancer dans un autre organe, tel qu'un cancer de l'estomac ; 4° par les progrès de l'infiltration et par le développement final d'un œdème pulmonaire qui amène l'asphyxie ; 5° par la fièvre hectique et par l épuisement des malades ; 6° fréquemment on voit des phlegmasies intercurrentes venir compliquer, comme cela s'observe fréquemment dans la plupart des maladies chroniques, l'affection cancéreuse : ce sont surtout des pneumonies qui surviennent en pareil cas.

ARTICLE V. — Diagnostic du cancer de l'utérus.

Le diagnostic du cancer de l'utérus ne présente pas, en général, de difficultés bien sérieuses ; il peut tout au plus être confondu avec les différentes inflammations chroniques du corps ou du col de l'utérus. Cette question de diagnostic a déjà été traitée, et nous avons donné des tableaux synoptiques destinés à présenter les bases sur lesquelles il pouvait être établi ; nous ne pouvons donc qu'y renvoyer le lecteur. (Voyez tome Ier, page 320-322.)

Quant au diagnostic des tumeurs fibreuses et du cancer, on l'établira facilement en observant que, dans ces tumeurs, le col utérin est parfaitement sain, tandis que c'est toujours par lui que commence le cancer. Ajoutez-y la conservation de la mobilité de l'utérus, son volume et son poids beaucoup plus considérables, la durée beaucoup plus longue de la maladie, on aura des signes suffisants pour baser le diagnostic.

Il est une autre affection admise par un certain nombre de médecins, et qu'on regarde comme pouvant être confondue avec le cancer de l'utérus. Je n'ai pas donné l'histoire de cette maladie dans cet ouvrage, parce que je ne crois pas à son existence comme maladie isolée et indépendante de la métrite chronique. Des hommes distingués continuent à professer une opinion contraire ; je vais profiter d'un travail récent de M. le docteur Hédouin (1) pour résumer brièvement l'histoire de cette affection et faire connaître mon opinion à ce sujet.

Les *fongosités utérines*, tel est le nom qu'on donne à cette affection, consisteraient dans de petites tumeurs d'une nature particulière qui se développeraient à la surface interne de la muqueuse utérine. Décrites pour la première fois en 1843 par Récamier, M. Robert, en 1846, essaya de démontrer qu'elles étaient formées par les éléments hypertrophiques de la muqueuse utérine : M. Robin, en 1848, en donna une description microscopique.

Ces fongosités sont constituées par de petites tumeurs ayant depuis le volume d'un grain de millet jusqu'à celui d'un pois. Tantôt blanchâtres, denses et comme fibreuses, tantôt molles et vasculaires, elles siégent surtout à la face interne de l'utérus, au voisinage des trompes. Selon M. Robin, elles sont constituées par des fibres de tissu cellulaire et des éléments fibro plastiques, entourés d'une matière amorphe homogène et finement granuleuse ; il y a de nombreux vaisseaux capillaires. Au milieu de ces végétations, on trouve hypertrophiées les glandules de la muqueuse utérine ; ces fongosités sont surtout communes de vingt-cinq à trente cinq ans.

Les *causes* seraient les avortements, les accouchements pénibles, difficiles et sans repos suffisant à leur suite.

Les *symptômes* sont les suivants : 1° Une métrorrhagie se

(1) Hédouin, *Fongosités utérines*, dans *Union médicale de la Gironde*, juin et juillet 1858.

montrant tantôt d'une manière modérée, tantôt en grande abondance, surtout à l'époque des règles et consistant spécialement dans la prolongation de ces dernières ; cette métorrhagie peut durer de plusieurs jours à plusieurs semaines. 2° Dans l'intervalle des règles, un écoulement séro-sanguinolent et quelquefois analogue à de l'eau rousse.

On signale comme symptômes accessoires, la tension du ventre, les douleurs utérines avec toutes leurs irradiations, les névralgies lombo-abdominales. Ces diverses espèces de douleurs augmentent aux époques menstruelles, ou pendant certains mouvements. On signale ensuite les troubles digestifs, l'altération de la santé générale, la diminution des globules, etc.

Le *diagnostic* s'établirait par voie d'exclusion, il serait appuyé sur l'absence des signes des tumeurs fibreuses et du cancer de l'utérus. L'auteur de l'article auquel j'ai emprunté ces détails admet qu'on peut confondre ces végétations avec un cancer de la cavité interne de l'utérus, et il regarde le diagnostic comme difficile. On peut faire observer que de tels cancers sont très rares, et qu'il existe presque constamment un état cancéreux du col utérin ; de plus, si le cancer siége à la surface interne du col, il doit nécessairement s'accompagner d'une augmentation de volume de l'organe. M. Hédouin dit que M. Nélaton, en pareille circonstance, donne comme moyen de diagnostic de ces végétations, l'examen au spéculum qui fait voir le liquide constitué par l'écoulement, sortant goutte à goutte de la cavité utérine.

Le *traitement* consiste dans l'abrasion, avec la curette de Récamier (voy. t. Ier, p. 432), des fongosités implantées dans l'intérieur de l'utérus.

Voici les objections que l'on peut adresser aux partisans de l'existence de cette affection nouvelle : Ces végétations ne constituent en aucune manière une maladie spéciale et distincte ; elles sont tout simplement le résultat de l'hypertrophie inflammatoire des follicules de la muqueuse utérine, ou un des modes d'expression de la métrite catarrhale chronique du corps de l'utérus. Les symptômes de ces végétations, tels que les rapporte M. Hédouin, sont tout à fait les accidents locaux et généraux de cette métrite, et il serait difficile d'y voir autre chose.

Quant au procédé, il est barbare, et l'on peut lui adresser les graves objections suivantes. Il est difficile de croire d'abord qu'on puisse ainsi détruire ces végétations avec une curette, sans déterminer une métrite violente. Cette opération même est souvent suivie d'insuccès ou de récidive. Enfin, d'après l'aveu des partisans de cette opération, il y a des cas où elle a été suivie de métro-péritonites. J'en ai observé un cas. M. le professeur Cruveilhier m'a rapporté avoir été appelé pour deux malades qui avaient été soumises à cette opération, et qui étaient atteintes de métro-péritonite; l'une d'elles succomba. En résumé, je ne saurais trop engager les médecins à bannir de leur pratique cette méthode au moins inutile et souvent dangereuse.

ARTICLE VI. — Pronostic du cancer de l'utérus.

Le pronostic du cancer utérin est nécessairement de la plus haute gravité, puisque, comme nous l'avons dit, il n'existe aucun exemple de guérison spontanée.

ARTICLE VII. — Traitement du cancer de l'utérus.

Le traitement du cancer de l'utérus a beaucoup occupé, il y a vingt-cinq ans, l'attention des praticiens. Des discussions vives se sont élevées à ce sujet, et la question, longtemps indécise, commence à peine maintenant à s'éclaircir.

Nous diviserons notre sujet de la manière suivante : 1° médication du cancer proprement dit; 2° médication des accidents du cancer.

§ 1. Médication du cancer de l'utérus.

L'étude de cette médication comprend celle des médicaments internes et celle des moyens chirurgicaux que l'art met à notre disposition.

MÉDICATION INTERNE. — Examiner les nombreux médicaments qu'on a successivement proposés pour guérir le cancer en général, et le cancer utérin en particulier, serait à mon avis une puérilité. Des expériences nombreuses, des insuccès de chaque jour, ont depuis assez longtemps fait justice de toutes ces médications spéciales, pour qu'il soit inutile d'y insister longuement; aussi les nommerai-je à peine. Voici celles qui ont eu le plus de vogue :

La *ciguë*, à laquelle Storck a fait une réputation qui n'est pas encore complétement détruite ;

Le *chlorure d'or*, sur lequel M. Chrestien, de Montpellier, a tant insisté ;

L'*iode*, l'*iodure de potassium*, et leurs diverses préparations;

Les *mercuriaux* sous toutes leurs formes;

L'*opium* et les narcotiques sous toutes leurs formes.

On pourrait en multiplier le nombre à l'infini ; ces diverses espèces de médications n'ont d'autre avantage, et c'en est peut-être un que d'occuper les malades, frapper leur imagination et leur faire supporter avec un peu de patience leurs souffrances.

Nous concevons parfaitement l'emploi de ces médicaments dans ce but, mais il faut éviter de tomber dans un autre écueil : les uns peuvent fatiguer le tube digestif et provoquer des phénomènes morbides qu'il n'est plus possible d'arrêter et qui accélèrent la terminaison fatale; les autres occasionnent des accidents nerveux si faciles à développer chez des femmes affaiblies, et qui viennent alors compliquer une maladie déjà si fâcheuse et si douloureuse par elle-même ; d'autres enfin, comme les mercuriaux, l'iode et les iodures, portent quelquefois atteinte à la nutrition organique et accélèrent l'affaiblissement et l'amaigrissement déjà si rapides et si considérables.

Il faut donc beaucoup de réserve dans l'emploi de ces médicaments, et nous ne saurions en recommander une trop grande aux praticiens qui auraient encore conservé quelque illusion à cet égard. Mon expérience personnelle est venue se joindre à celle de tous mes devanciers, et je n'ai jamais observé aucune amélioration à la suite de leur usage, même longuement prolongé.

MOYENS CHIRURGICAUX. — *Amputation du col utérin.* — La première médication qui se présente est l'amputation du col de l'utérus. Cette opération a joui d'une grande vogue, et pour quelques personnes, elle mérite encore une certaine faveur ; cette question doit être étudiée avec beaucoup de soin. Aussi examinerons-nous successivement ce qui a été fait et ce qu'il convient de faire.

En 1834, Lisfranc présenta à l'Institut un travail dans lequel il annonça 99 cas d'amputation du col utérin, et sur ces 99 cas 84 guérisons et 15 morts. Ce résultat étonna beaucoup de monde, mais il fut provisoirement admis. En 1836, Pauly (1), un des élèves de Lisfranc, publia un ouvrage dans lequel il nia beaucoup des faits annoncés par Lisfranc ; il annonça n'avoir pu retrouver que 53 cas des 99 annoncés par ce chirurgien.

Sur 19 malades de la pratique particulière opérées, 1 se portait bien quinze mois après ; 4 avaient succombé dans les vingt-quatre heures qui avaient suivi l'opération ; 12 avaient vu la maladie récidiver de suite ; chez 2, le cancer n'avait été enlevé qu'incomplétement et il avait continué sa marche.

Sur 9 malades opérées, et auprès desquelles Pauly resta vingt-quatre heures, 6 avaient éprouvé une forte hémorrhagie et 3 étaient mortes au bout de cet espace de temps. Il est malheureux pour Lisfranc qu'il n'ait jamais relevé cette statistique qu'il s'est contenté d'appeler inexacte. Dans sa clinique, du reste, Lisfranc avait établi qu'il pratiquait l'amputation du col dans les quatre circonstances suivantes : 1° les cancers douteux ; 2° les ulcérations vénériennes menaçant de s'étendre trop loin ; 3° les cancers développés sur des engorgements ou sur des ulcérations simples ; 4° les cancers d'emblée.

(1) Pauly, *Maladies de l'utérus, d'après les leçons cliniques faites à l'hôpital de la Pitié par Lisfranc*, 1836. 1 vol. in-8.

Ces détails font suffisamment voir combien on doit peu compter sur la statistique de Lisfranc. D'abord on conteste sa réalité ; ensuite on est en droit de nier le diagnostic de la plupart des cas dans lesquels il pratiquait l'amputation du col. Il l'avoue lui-même, puisqu'il ne pratiquait pas toujours cette amputation dans le cancer vrai, qui formait tout au plus sa quatrième série. On peut se demander si, à cette époque où le diagnostic de cette affection n'était pas encore bien déterminé, on n'avait pas pris pour des cancers des inflammations chroniques du col utérin avec état fongueux et ulcérations.

On voit de plus, d'après la *Clinique chirurgicale* de Lisfranc (1) et d'après l'ouvrage de Pauly, quels accidents terribles accompagnent souvent les amputations du col utérin : les hémorrhagies abondantes, les inflammations du tissu cellulaire du bassin, les péritonites, les morts rapides.

Depuis cette époque, on a pratiqué et l'on pratique encore, dans des cas isolés, des amputations du col de l'utérus. Il est possible qu'il y ait eu des succès, mais le nombre doit en être bien peu considérable, et il serait impossible avec eux de tracer une statistique. Il y a toujours à redouter pour cette maladie des erreurs de diagnostic, si faciles à commettre et à dissimuler.

Scanzoni (2) a émis l'opinion suivante relativement à la nature des cas dans lesquels on devrait pratiquer l'amputation du col de l'utérus : 1° Lorsqu'on est appelé au début d'un cancer utérin, 2° lorsque la maladie est encore circonscrite à la portion vaginale du col utérin, alors on peut tenter l'opération ; mais en dehors de cette circonstance, il ne faut pas songer à y avoir recours.

Voici le procédé qu'il conseille, et que du reste il expose très brièvement.

On doit pratiquer l'excision du col dans l'intérieur même du

(1) Lisfranc, *Clinique chirurgicale de l'hôpital de la Pitié*, 1841-1843. 3 vol. in-8.

(2) Scanzoni, *Traité pratique des maladies des organes sexuels de la femme*, 1858. 1 vol. in-8.

vagin, et employer exclusivement pour cette opération des ciseaux courbes; on s'abstiendra des pinces de Museux pour attirer le col utérin au dehors jusqu'au-devant des grandes lèvres. Indépendamment des inconvénients que peut avoir une traction ainsi opérée, il existe presque toujours, dès cette époque, des adhérences autour de l'utérus, dans le péritoine, le tissu cellulaire péri-utérin, entre la vessie et le rectum ; et ces tractions pourraient les déchirer et provoquer, soit une péritonite, soit une inflammation du tissu cellulaire ambiant. L'auteur rapporte un accident qui lui est arrivé en opérant ainsi ; il a produit la déchirure transverse du périnée.

Telle est la pratique de Scanzoni; mais cela ne suffit pas, et il y a bien des questions à lui adresser. Combien de cas de guérison, de récidive, de mort? Au prix de quels accidents ces guérisons, lorsqu'elles ont eu lieu, ont-elles été obtenues? Aucun de ces renseignements utiles n'a été donné, ce qui est regrettable; l'autorité de Scanzoni n'aurait eu que plus de valeur, et sa conduite aurait pu engager beaucoup de praticiens à le suivre dans ces errements. En l'absence de ces documents indispensables pour avoir une opinion définitive sur le procédé de ce chirurgien et sur sa manière de faire, nous nous abstiendrons et nous attendrons des faits et des chiffres positifs.

De la discussion dans laquelle nous sommes entré que faut-il conclure? Nous conclurons avec Scanzoni, qu'on ne peut songer à pratiquer l'amputation du col que dans les cas où le cancer est encore borné à la portion vaginale. Mais cette conduite est-elle quelquefois possible ? Cette question est déjà bien controversée. Pour Scanzoni le fait est rare; les femmes ne consultent presque jamais à l'époque où la maladie est ainsi limitée ; la plupart du temps, les accidents sont déjà très avancés et le corps de l'utérus est envahi lorsque les malades songent à recourir aux conseils du médecin.

Bennett, qui a publié des recherches si curieuses sur la première période du cancer de l'utérus chez la femme, doute presque qu'il soit donné au médecin de jamais le constater à cette époque. Son travail est tellement net et précis à cet égard, qu'il n'y a aucune observation à y faire.

Voici, du reste, les propres paroles de Bennett :

« Je le répète donc, ma propre expérience, aussi bien que l'analyse des faits rapportés par les auteurs, me porte à conclure que les productions cancéreuses de l'utérus, dans la première période de leur développement ou avant l'ulcération, sont toujours ou presque toujours indolentes, et ne donnent lieu à aucun symptôme suffisamment tranché pour fixer l'attention des malades, et les engager à réclamer les secours de l'art. C'est ce qui explique comment le praticien a si rarement occasion de les observer à cette époque de leur développement, etc. »

Sur les très nombreux cas de cancer de l'utérus que j'ai examinés avec soin, je n'en ai trouvé qu'un seul à sa première période; je l'ai fait représenter (pl. VI, fig. 3). Il siégeait sur la lèvre antérieure du col de l'utérus; il était constitué par une tumeur bilobée, dure, d'une couleur violacée; l'utérus et son col avaient conservé une mobilité parfaite. Je pense qu'il était circonscrit à la portion vaginale du col utérin, mais en vérité j'ignore si intérieurement il ne se prolongeait pas au delà.

Je conclus donc que s'il est possible de songer à l'amputation du col utérin, ce ne peut être que dans les cas où le cancer utérin est borné à la portion vaginale du col, époque où le médecin est rarement consulté; alors il serait à désirer qu'on publiât une histoire détaillée de ces opérations, afin de pouvoir comparer ensemble les faits recueillis, avant de se faire une opinion définitive à cet égard. Quant à moi, en l'absence de ces faits et de ces observations, j'aime mieux attendre, et je conseille d'y réfléchir à deux fois avant de laisser pratiquer l'amputation du col, attendu qu'on peut avoir à redouter le développement d'une péritonite, une complication de phlegmon peri-utérin, des hémorrhagies quelquefois mortelles, enfin et surtout des récidives.

Amputation de l'utérus en totalité. — L'utérus malade a été enlevé en totalité par quelques chirurgiens, et une semblable opération a dû nécessairement avoir un grand retentissement. D'après Breslau, qui a fait la statistique des amputations de l'utérus entier, cette opération a été pratiquée dix-neuf fois, et, sur ces dix-neuf cas, il n'y a eu que deux succès, encore remontent-ils à une époque déjà bien éloignée. Ces deux succès sont ceux de Langenbeck et de Récamier; mais les détails dans lesquels ces deux médecins sont entrés laissent fort incertaine la question du diagnostic exact d'un cancer. Ce sont deux faits qui, à l'état où en est arrivée maintenant la science du diagnostic, ne peuvent avoir une valeur absolue. Du reste, je pense qu'on peut considérer cette opération comme tombée dans un oubli absolu, et qu'il n'entrera dans l'esprit d'aucun chirurgien de la pratiquer de nouveau.

Cautérisations du col utérin cancéreux au fer rouge. — On a pensé, et beaucoup de médecins pensent encore, qu'on peut détruire un cancer du col à sa première période, c'est-à-dire à l'état de crudité et lorsqu'il est encore assez limité; cette destruction pourrait être opérée à l'aide du fer rouge. Il est important d'examiner si une telle espérance est fondée.

Nous rencontrons d'abord la première difficulté qui nous a déjà arrêté tout à l'heure. Est-on souvent consulté pour des cancers du col à leur première période, et encore limités à la portion vaginale de ce conduit? Or, nous venons de voir que ce cas est déjà fort rare et tout à fait exceptionnel. Il faut, en effet, pour qu'on songe à détruire par le fer un col cancéreux, que le cancer soit encore circonscrit et à l'état de crudité, que l'utérus et le col soient libres et mobiles, et qu'il n'y ait aucune adhérence.

Ces cas, tout rares qu'ils sont, étant trouvés, peut-on espérer les détruire avec le fer rouge? Je ne le pense pas. D'abord une seule application ne suffirait pas, il en faudrait au moins plusieurs, et chaque cautérisation devra être profonde et vigoureuse; ce sont là autant de difficultés. Avec la répétition des cautérisations, il y a lieu de craindre que leur succession, qui devra quelquefois porter sur un nombre assez grand, ne laisse pendant ce laps de temps l'affection cancéreuse marcher et gagner le corps de l'utérus ; la maladie ferait donc des progrès en arrière à mesure qu'on la détruirait en avant.

De plus, les cautérisations profondes et vigoureuses sont loin d'être sans influence sur la production des péritonites et des phlegmons péri-utérins, car nous avons vu que ce n'était qu'avec des cautérisations superficielles qu'on pouvait éviter à coup sûr ces accidents.

Enfin, n'y a-t-il pas à craindre qu'à la chute de ces eschares profondes, il n'y ait des hémorrhagies quelquefois considérables, et suffisantes pour porter atteinte à la santé des femmes qui en seraient atteintes ?

Du reste, je suis heureux de pouvoir appuyer mon opinion sur celle de Scanzoni, qui déclare qu'il ne faut pas songer au cautère actuel pour obtenir une cure radicale du cancer utérin, et qu'on devra simplement considérer cette méthode comme un agent auxiliaire utile dans un certain nombre de circonstances que nous étudierons tout à l'heure.

Je n'ai essayé qu'une fois la méthode que je viens d'exposer, et les résultats déplorables que j'ai obtenus m'ont empêché de songer depuis à y avoir recours. Il s'agissait d'une femme âgée de quarante-sept ans, et atteinte d'un cancer du col encore à l'état d'induration. Il présentait quelques adhérences, mais un examen attentif me fit admettre qu'il était tout à fait borné au col. Je pratiquai une première cautérisation vigoureuse, énergique, et qui comprenait tout le tissu cancéreux. Au bout de sept jours tomba une eschare, à la suite de laquelle il y eut une hémorrhagie très intense, qui affaiblit la malade et qu'on eut beaucoup de peine à arrêter. De plus, nous trouvâmes, à l'examen qui suivit l'arrêt de l'hémorrhagie, une surface fongueuse, saignante, qui ne cessa depuis de verser un liquide abondant toujours sanieux et quelquefois sanguinolent. La malade s'affaiblit beaucoup, et fut, sur sa demande, admise à la Salpêtrière quelque temps après. Je n'en ai plus entendu parler.

Cautérisation du col utérin avec les caustiques solides. — Depuis longtemps on essaye de détruire les cancers utérins avec des caustiques solides. On a ainsi employé successivement en pâte, le *chlorure de zinc*, le *perchlorure de fer*, le *chlorure de brome*, la *pâte de Vienne*, la *potasse caustique*, et peut-être d'autres encore.

Plusieurs essais que j'ai faits m'ont tout à fait éloigné d'en recommencer de nouveaux. Non-seulement je ne leur reconnais aucun avantage, mais je peux signaler les inconvénients nombreux qu'ils présentent.

D'abord ils n'agissent jamais qu'à une profondeur peu considérable, et il faudrait plusieurs applications successives de caustiques à chaque chute d'eschare pour détruire complétement le tissu cancéreux. Mais, de même que pour l'emploi du fer rouge, la maladie marche en arrière et gagne le corps de l'utérus pendant qu'on détruit à la partie antérieure le tissu morbide.

L'application de ces caustiques, qui fondent sous l'influence des liquides sécrétés par les parties malades, a souvent pour conséquence la liquéfaction d'une partie de leur substance, leur écoulement sur les parties voisines, et la cautérisation de ces dernières, qui sont encore à l'état sain.

A la chute des eschares, on peut voir se développer des hémorrhagies souvent considérables et difficiles à arrêter.

La surface mise à nu, il est souvent difficile, avec les liquides abondants qu'elle fournit, de maintenir une pâte caustique.

Le cancer marche quelquefois beaucoup plus rapidement après la chute d'une eschare, et les phénomènes morbides d'un cancer ulcéré viennent remplacer ceux d'un cancer à la première période qui existait auparavant.

Enfin, parviendrait-on à détruire le tissu cancéreux entier par ces caustiques, n'aurait-on pas à craindre les récidives? Ce qui manque à cette méthode comme aux autres, et ce qui doit les faire rejeter par les médecins prudents, ce sont les faits bien observés et bien recueillis, ainsi que des statistiques consciencieuses.

Cautérisation du col utérin avec les caustiques liquides. — Quelque énergiques que soient ces caustiques, il est évident qu'on ne saurait compter sur eux pour obtenir la destruction d'un cancer du col utérin, quand on ne peut songer à l'obtenir avec les pâtes caustiques, beaucoup plus énergiques, dont nous venons de parler. Les acides concentrés, et en particulier les acides sulfurique, azotique et chlorhydrique, le nitrate d'argent solide ou en dissolution, le nitrate acide de mercure, ne sont employés qu'en couches très légères, et par conséquent ne peuvent produire que des eschares peu profondes. Aussi les a-t-on prescrits non pour obtenir une guérison radicale du cancer, mais pour obvier à certains accidents dont nous allons parler tout à l'heure. Nous ne saurions donc conseiller leur emploi pour guérir cette affection.

§ 2. Médication des accidents du cancer.

1° Hémorrhagies. — Les hémorrhagies utérines symptomatiques du cancer de la matrice doivent être traitées, dans le premier instant, comme toutes les autres hémorrhagies de cet organe ; il faut avant tout et à tout prix arrêter le sang : c'est la première chose à faire. Aussi doit-on avoir recours à l'emploi des astringents internes et externes, au froid, et finalement si l'on échoue, au tamponnement. Nous ne reviendrons pas sur l'application de ces moyens, dont nous avons fait une histoire détaillée (p. 23). Mais quand ces hémorrhagies se renouvellent fréquemment, on peut espérer en prévenir le retour par des moyens spéciaux ; ou bien, quand elles sont peu considérables mais continues, on peut les diminuer, sinon les annuler complétement. Ici on possède des moyens plus spéciaux et dont nous allons dire quelques mots.

a. Perchlorure de fer. — Le perchlorure de fer en solution dans l'eau, au dixième degré, sera employé avec beaucoup d'avantage pour arrêter des hémorrhagies utérines peu considérables, ou pour prévenir le retour d'écoulements de sang plus abondants. Pour l'appliquer, il faut nécessairement avoir recours à l'emploi du spéculum et d'un pinceau que l'on promène sur la surface cancéreuse ; on aura recours à ce moyen souvent, quelquefois même tous les jours, car s'il agit favorablement pour arrêter une hémorrhagie due à un cancer, son action est passagère, et la lésion organique que recouvre cet agent a bientôt fait franchir cette faible barrière au sang qu'elle produit. Le perchlorure de fer est donc un bon hémostatique dans cette circonstance.

b. Tannin en dissolution. — 100 grammes de tannin pur en dissolution dans 100 grammes d'eau constituent une solution visqueuse, épaisse, d'un jaune brunâtre, et qui est aussi un excellent hémostatique local pour arrêter de petites hémorrhagies utérines dues au cancer et pour en prévenir de nouvelles ; on l'applique également avec un pinceau, à l'aide du spéculum. Son action est passagère si l'on se borne à en faire une simple application ; il faut, comme pour le perchlorure, en renouveler l'usage. On peut rendre son action plus longue en appliquant sur la surface cancéreuse un tampon de charpie ou de ouate de coton, fortement imbibé de cette solution concentrée. On pourra encore se borner à appliquer un simple tampon de ouate saupoudré d'une forte proportion de tannin pur en poudre.

D'après les essais que j'ai faits, je ne sais véritablement laquelle préférer de la solution de perchlorure de fer ou de la solution tannique. Je pense qu'on peut indifféremment faire usage avec avantage de l'une ou de l'autre.

c. Glace en application locale. — On s'est quelquefois bien trouvé d'introduire, à l'aide d'un spéculum, de petits sachets de boyau de mouton remplis de glace pilée, ou même d'un mélange réfrigérant. Ce moyen peut certes contribuer à arrêter une hémorrhagie symptomatique d'un cancer ; on y aurait recours, si l'on échouait avec la solution de tannin ou celle de perchlorure de fer ; car je le crois d'une application plus difficile.

d. Cautérisation avec des caustiques liquides. — Lorsqu'une hémorrhagie utérine se renouvelle avec une ténacité désespérante, on doit essayer des moyens hémostatiques un peu plus énergiques que ceux dont nous venons de parler. Il faut cautériser la surface végétante et saignante qui fournit sans cesse le liquide sanguin. Les solutions caustiques liquides suivantes remplissent alors parfaitement ce but : tels sont la *solution concentrée de nitrate d'argent*, 100 grammes de nitrate pour 100 grammes d'eau ; le *nitrate acide de mercure*, les *acides azotique*, *chlorhydrique*, et même l'*acide sulfurique*. On applique ces liquides caustiques avec un pinceau de charpie qui en est imbibé et à l'aide du spéculum. On renouvelle de temps en temps leur emploi, et l'on prévient ainsi bien des hémorrhagies.

Les pâtes caustiques et les caustiques solides ne sauraient être employés dans un but analogue ; il est préférable d'avoir recours aux caustiques liquides appliqués en couches légères avec un pinceau, et d'y revenir plus souvent.

e. Cautérisation superficielle avec le fer rouge. — Lorsque les moyens précédents échouent, il faut alors avoir recours à la cautérisation légère et superficielle de la surface cancéreuse. Cette cautérisation a souvent d'excellents effets, et elle arrête au moins l'hémorrhagie pour quelques jours. Si elle se renouvelait à la chute de l'eschare, on pourrait recommencer. Je ne saurais trop recommander de faire ces cautérisations hémostatiques très superficiellement ; cela suffit, car les cautérisations énergiques auraient les inconvénients précédemment signalés.

2° Écoulement pathologique. — Les deux accidents que l'on peut avoir à combattre sont l'abondance de l'écoulement, son odeur fade ou fétide. Or ce n'est pas chose facile que d'obtenir ce double résultat.

L'abondance de l'écoulement peut rarement être maîtrisée ; c'est uniquement avec des injections qu'on peut espérer sa diminution, mais les injections dont on peut faire usage ne sont pas nombreuses.

Quelquefois les injections d'eau fraîche, renouvelées souvent et en petite quantité à la fois, permettent d'atteindre une partie de ce résultat. Les injections astringentes, également prises à froid, exercent une double action, et c'est à elles que je pense qu'il est préférable d'avoir recours. Les injections minérales astringentes ne remplissent en aucune manière ce but; elles augmentent souvent l'écoulement et causent des douleurs aux malades. C'est aux injections tanniques qu'il faut avoir recours : telles sont les injections avec la décoction d'encre de Chine, avec la décoction de bistorte, de ratanhia, etc.; mais je préfère avoir recours à la solution de tannin : 10 à 20 grammes pour 1000 grammes d'eau, avec laquelle j'ai obtenu quelquefois un peu de diminution dans l'abondance de l'écoulement.

Odeur fade et fétide de l'écoulement. — Cette qualité de la nature de l'écoulement est plus difficile peut-être encore à modifier que sa quantité ; on possède peu d'agents capables de combattre cette odeur ; aussi devra-t-on les administrer en injections souvent répétées.

Les simples injections d'eau fraîche, en maintenant une grande propreté et en s'opposant à toute accumulation de liquide, empêchent souvent le développement d'une odeur aussi repoussante ; mais si ce simple moyen ne réussit pas, il faut employer des injections plus énergiques. J'ai fait usage en pareil cas de trois espèces d'injections qui n'ont jamais enlevé l'odeur complétement, mais qui l'ont presque toujours modifiée.

Ces trois injections peuvent être faites avec les solutions suivantes : 1° Solution très étendue de perchlorure de fer : 10 grammes pour 1000 grammes d'eau ; 2° solution de chlorure de soude également très étendue dans l'eau : une cuillerée à bouche, par exemple, pour 1 litre d'eau ; 3° solution d'acide acétique, à la même dose que le chlorure de soude : une à deux cuillerées à bouche pour 1 litre d'eau.

3° Douleurs. — Les douleurs constituent un des accidents les plus pénibles et les plus fatigants chez les malheureuses femmes atteintes de cancer de l'utérus. Pour les calmer, on doit essayer d'abord les moyens qui exercent une action locale, avant d'en venir aux médicaments qui agissent par absorption.

Moyens locaux. — Les injections narcotiques, et en particulier les décoctions de têtes de pavot, de feuilles de belladone, de jusquiame, de morelle, exercent assez souvent une action favorable, et qu'il est utile de mettre à profit. Si l'on échoue, il faut avoir recours à des moyens plus énergiques : ainsi les injections de laudanum, avec addition d'amidon en poudre, d'un tampon de ouate, telles que les emploie M. Aran, me sembleraient parfaitement convenables. On pourrait encore avoir recours aux crayons opiacés ou morphinés que j'ai déjà décrits et sur lesquels je reviendrai en traitant de la névralgie utérine.

Quelquefois ces moyens échouent encore ; on peut alors songer à insuffler sur la surface ulcérée une poudre très fine, sans action par elle-même, et additionnée d'une petite quantité de chlorhydrate de morphine : tel est le sucre de lait bien pulvérisé, auquel on ajoute pour 2 grammes 5 centigrammes de chlorhydrate de morphine. Il est bien entendu qu'il faut employer ce moyen avec beaucoup de précautions, en raison des accidents d'intoxication qui pourraient en résulter.

On a encore conseillé la morphine par la méthode endermique, en faisant usage de vésicatoires ammoniacaux qu'on appliquerait successivement à la partie interne des cuisses, à l'hypogastre, aux lombes.

Quelquefois les bains de siége administrés dans des solutions narcotiques produisent de bons résultats : tels sont ceux qu'on donne avec des décoctions de pavot, de feuilles de morelle, de belladone, etc.

Malgré tous ces moyens, il est triste de dire que l'on échoue bien souvent, et que rien ne peut modérer les douleurs qu'éprouvent un certain nombre de femmes atteintes de cancer utérin. A peine les diminue-t-on pour quelques instants, pour quelques heures au plus, et elles reprennent ensuite avec une intensité nouvelle. Dans ces dernières années, on a aussi employé les *douches d'acide carbonique*, qui ont paru quelquefois diminuer les douleurs, mais toujours momentanément. Lorsque tous ces moyens n'ont point réussi, il faut avoir recours à la médication interne.

Moyens généraux. — Ces moyens se bornent à un seul médicament, l'opium ou la morphine, et il est encore heureux qu'il puisse assez souvent réussir. Les douleurs utérines obligent souvent le médecin d'avoir recours à cet agent, et de l'employer à doses progressivement croissantes jusqu'à ce qu'il ait obtenu, soit une diminution considérable, soit une disparition complète des douleurs.

Sans doute il faut souvent aller à des doses assez fortes, y insister et ne pas s'arrêter ; mais qu'importe, si l'on parvient à modérer la violence des douleurs ou à les faire disparaître. Le médecin praticien sera le seul juge des doses auxquelles il faudra porter l'extrait d'opium ou le chlorhydrate de morphine pour obtenir un résultat heureux.

4° État général. — On doit chercher à soutenir l'état général anémique et l'affaiblissement qui accompagnent si tôt le cancer de l'utérus, et l'on peut avoir recours, sous ce rapport, à des agents médicamenteux ou à l'hygiène.

Parmi les médicaments, j'insisterai en première ligne sur le quinquina et ses diverses préparations. Le vin de quinquina surtout remonte beaucoup les femmes, les empêche de s'affaiblir aussi rapidement et entretient leur appétit. Le fer peut aussi être employé ; on y a recours, soit sous forme d'eaux minérales (Spa, Schwalbach, etc.), soit sous forme de fer réduit par l'hydrogène ou de tartrate ferrico-potassique, aux doses habituelles. Les amers, et en particulier le quassia amara, contribuent également à maintenir l'appétit.

La constipation doit être combattue avec soin par des laxatifs légers (huile de ricin, magnésie, manne, etc.), afin d'éviter la compression fâcheuse que les matières fécales pourraient exercer sur le cancer.

Le régime hygiénique doit être tonique et fortifiant ; on conseillera un air pur, un vaste appartement, en raison de l'odeur de la matière de l'écoulement. Une nourriture dans laquelle on fera prédominer les viandes rôties, un peu de vin pur, un peu d'exercice tant que cela sera possible, quelques distractions, complèteront le traitement hygiénique. La propreté la plus grande autour de la malade sera un adjuvant indispensable, et qui rendrait peut-être moins pénibles les périodes si douloureuses de cette terrible affection.

DES PRODUCTIONS CANCROÏDES DE L'UTÉRUS.

L'étude des productions cancroïdes de l'utérus, malgré de nombreux travaux publiés sur ce sujet, est encore loin d'être avancée. On peut même se demander, maintenant que l'existence de la cellule cancéreuse est non-seulement mise en doute, mais même niée complétement, s'il existe un cancroïde de l'utérus, et si les lésions considérées comme caractéristiques de cet état morbide ne sont pas de simples variétés du cancer. Ce sont des questions que nous allons examiner avec soin, en nous appuyant surtout sur les travaux des médecins anglais et allemands, et en regrettant que la littérature médicale française soit si pauvre relativement à l'étude des cancroïdes de l'utérus; car M. Lebert n'a fait que nous transmettre les travaux de ces médecins distingués.

Bennett, d'Édimbourg, est le premier qui ait essayé d'une manière un peu générale, et en s'appuyant sur des recherches microscopiques bien faites, de séparer les productions cancroïdes du cancer véritable. Pour lui, les productions cancéreuses sont celles qui présentent comme caractère essentiel la cellule cancéreuse, tandis que les productions cancroïdes formées, à l'œil nu et au toucher, par des modifications de tissu ressemblant d'une manière presque complète à celles du cancer, n'en diffèrent que par l'absence de la cellule cancéreuse.

Les productions cancroïdes, d'après Bennett, sont loin d'être toujours les mêmes; il en reconnaît cinq variétés bien distinctes, qui ne sont pas toujours faciles à distinguer les unes des autres, mais qui ont cependant une structure différente. Ces cinq variétés sont les suivantes :

1° *Tumeurs cancroïdes fibro-nucléennes.* — Elles ressemblent assez au squirrhe ou à l'encéphaloïde. Les cellules cancéreuses y sont remplacées par des cellules à granules. Ces tumeurs ne récidiveraient pas.

2° *Tumeurs cancroïdes, épithéliales.* — Constituées par une hypertrophie de la couche épithéliale, ces tumeurs, qui commencent par une simple induration, peuvent se ramollir et s'ulcérer. Le microscope y démontre des cellules épithéliales nombreuses et agglutinées.

3° *Tumeurs fibreuses, cancroïdes.* — Ces tumeurs sont formées par un tissu fibreux ou filamenteux qui les fait ressembler d'une manière remarquable au tissu squirrheux. Bennett fait rentrer dans cette variété les tumeurs dites *sarcomateuses, dermoïdes*, *chondroïdes*, *névromateuses*, *graisseuses* et *tuberculeuses.*

Bennett évidemment s'est bien éloigné de l'idée qu'on voulait se faire du cancroïde, et qui était généralement acceptée ; l'idée qui a prévalu en France, c'est qu'on devait simplement entendre par *cancroïde* les tumeurs ou les productions épithéliales. C'est surtout en ce sens que M. Lebert a fait son *Histoire des cancroïdes*, et qu'il a contribué à simplifier la question.

Appliquant ses recherches à l'utérus, Bennett admet que les tumeurs ou les productions épithéliales s'y montrent sous deux formes qui sont les suivantes :

1° L'*ulcère rongeant*, qui présente une assez grande analogie avec le cancer des lèvres, commence par la surface du col, et s'étend ensuite en profondeur et en largeur.

M. J.-H. Bennett, dans son *Traité de l'inflammation de l'utérus*, donne les caractères suivants pour le distinguer des ulcérations inflammatoires du col utérin et des ulcérations cancéreuses : « Au lieu d'une hypertrophie du col, telle qu'on l'observe dans l'ulcération inflammatoire chronique, il y a au contraire *perte de substance.* C'est une ulcération excavée avec un bord induré, et dont la profondeur varie suivant que la maladie est plus ou moins avancée. L'ulcère rongeant se distingue aussi de l'ulcération cancéreuse ordinaire, qui finit par entraîner une perte de substance, en ce que l'on n'y observe pas ces bords indurés, ces inégalités, que déterminent les productions cancéreuses. Dans le cancer du col avancé et ulcéré, l'utérus est soudé avec les tissus voisins, immobile ou presque immobile. Rien de pareil dans l'ulcère rongeant, même lorsque le col a été détruit et que l'ulcération a creusé profondément le corps de l'utérus. »

2° Le second mode de manifestation des productions cancroïdes du col utérin consiste dans les *excroissances en choux-fleurs*. Cette forme, plus commune que la précédente et cependant assez rare, est constituée par une ou plusieurs fongosités saillantes, développées à l'orifice même du col utérin. Ces fongosités sont formées par des groupes de petites saillies secondaires et arrondies, qui la font ressembler assez exactement à un chou-fleur. Le reste du col est, en général, sain ; ces tumeurs, d'après Bennett (d'Édimbourg), sont presque entièrement composées d'écailles d'épithélium, qui ont la forme allongée ou celle d'un carré, et dont les noyaux sont bien distincts.

On regardait ces tumeurs cancroïdes du corps de l'utérus comme ne se reproduisant pas après avoir été enlevées ; c'est une opinion qui est loin d'être vraie. Sans doute, il existe beaucoup de tumeurs épithéliales qui, après leur ablation, ne se renouvellent pas ; mais on possède aussi un bon nombre de faits dans lesquels la récidive a eu lieu.

Les médecins anglais se sont beaucoup occupés de ces questions de cancroïde, on peut rappeler les travaux de C.-N. Clarke, Ramsbotham, Lever, Montgomery, Andwer, Simpson, Robert, Lee, etc. Scanzoni, qui traite assez légèrement ces travaux comme tous ceux qui ne sont pas sortis de l'Allemagne, n'a oublié qu'un nom, celui de Bennett (d'Édimbourg), dont les travaux ont tant avancé la question. Il n'en a pas dit un mot dans l'article consacré au cancroïde, il trouve simple ce que les médecins anglais ont appris, en annonçant que ces tumeurs pouvaient produire une sécrétion aqueuse très abondante et causer la mort des malades, non pas par leur grand développement, mais par l'épuisement de l'organisme qu'elles déterminent. On leur doit encore, suivant lui, d'avoir montré qu'elles ne s'étendaient pas au delà des lèvres du museau de tanche, quoiqu'on en ait observé à l'intérieur de l'utérus et dans les parois du vagin, et enfin qu'elles ne reparaissaient pas après avoir été complétement enlevées.

On ne peut traiter plus légèrement des médecins qui ont beaucoup fait pour l'étude de cette maladie. Quant à Scanzoni, il ne parle dans son article des cancroïdes de l'utérus que des *choux-fleurs de l'orifice utérin*, et encore se borne-t-il à une analyse très courte des travaux de Virchow et de Ch. Mayer (de Berlin), travaux que je vais résumer d'après lui.

D'après Scanzoni, ce serait à Virchow que l'on devrait la connaissance de la nature de cette altération qui consisterait dans une simple tumeur papillaire, passant plus tard à l'état de cancroïde. On ne voit d'abord que des papilles ou des cellules composées de couches très épaisses de plaques périphériques, sous lesquelles on rencontre des cellules épithéliales cylindriques entourant un cylindre extrêmement fin, composé de vaisseaux très développés et de quelques fibres de tissu conjonctif. On trouve toutes les variétés de cellules épithéliales, et jusqu'à des cellules mères renfermant plusieurs nucléoles. Les vaisseaux y sont très développés, leurs parois très ténues, et leur distribution à l'extérieur des papilles explique l'abondance de la sécrétion aqueuse et des hémorrhagies. Ce sont les papilles qui, en se rapprochant et se groupant, donnent à ces excroissances l'aspect granuleux et leur permet de se ramifier et de s'étendre sous forme de franges. Plus tard, on voit se développer, dans les couches profondes de la tumeur, les alvéoles du cancroïde, dans les parois desquelles se produisent de nouvelles excroissances papillaires.

Scanzoni reproduit ensuite presque textuellement le travail de Ch. Mayer, que nous allons brièvement résumer, et dans lequel on semble également avoir tout à fait oublié ou méconnu les travaux de Bennett.

Après avoir établi une comparaison avec le cancer des lèvres, Mayer démontre que la maladie, d'abord purement locale et nullement constitutionnelle, prend plus tard le caractère cancéreux. Ensuite les parties saines de l'organe finissent par se détruire complétement, et amènent la mort par des hémorrhagies et des suppurations abondantes. D'après cet auteur, on n'observe souvent la maladie que lorsque l'infiltration et la décomposition sont déjà très avancées et qu'il n'est plus possible de la distinguer d'un ulcère cancéreux couvert de fongosités.

Le cancroïde, suivant Mayer, se développe d'abord sur les lèvres du museau de tanche et gagne les autres parties du col et du corps de l'organe : ses causes sont complétement inconnues.

On rencontre aussi cette altération dans tous les âges et toutes les conditions, sur les parois du vagin, dans l'utérus comme dans le vagin. Elle forme, dans la première période de son développement, une tumeur arrondie, molle, brillante, rougeâtre, saignant au moindre attouchement, et dont la surface finement divisée ressemble au cerveau de petits animaux ou à des choux-fleurs. Ce cancroïde, débutant sans prodromes, est caractérisé par un écoulement aqueux, séreux, sanguinolent, rougeâtre, très abondant, quelquefois fétide ; il peut être remplacé par de véritables hémorrhagies ; on n'observe pas les douleurs du cancer.

Excisé pendant sa première période, le cancroïde peut guérir sans qu'on ait à craindre de récidives, ce qu'on obtiendra si la plus grande partie du col est encore saine et, ajoute-t-il, lorsqu'il ne renferme ni le suc ni les cellules du cancer.

La méthode la plus efficace pour l'opération du cancroïde est l'*excision*. On l'exécute dans l'intérieur du vagin avec des ciseaux courbes et à pointes arrondies. On traite les suites de l'opération comme toute amputation du col utérin.

M. Lebert, dans son *Traité des maladies cancéreuses*, a compris la description du cancroïde dans celle du cancer ; cette maladie peut, suivant lui, se montrer sous les formes suivantes :

1° *Ulcère rongeant* avec absence du tissu cancéreux dans sa base, dans ses bords, à sa surface et dans son voisinage. Suivant ce micrographe, on ne trouve dans ces ulcères et leur voisinage que les éléments de l'inflammation, de la suppuration et des détritus nécrosés du tissu utérin, et nulle trace de tissu cancéreux. Il est assez difficile d'admettre qu'on puisse classer dans les cancroïdes de tels ulcères qui sont évidemment de nature inflammatoire, malgré leur tendance à s'agrandir.

2° M. Lebert revendique, comme l'ayant signalé le premier, le *cancroïde épidermoïdal végétant* de l'utérus. Cette maladie consisterait, suivant lui, dans une végétation exubérante de petites tumeurs comme papillaires qui occupent tout le fond du vagin et le pourtour du col, et dont l'aspect offre une consistance grumeleuse avec absence de tout suc infiltrant, et une composition feuilletée. Le microscope y fait reconnaître des papilles recouvertes d'épithélium pavimenteux et des globes concentriques d'épiderme. Le point de départ serait plutôt le pourtour vaginal du col que sa surface.

3° L'*ulcère épidermique* a pour caractère de présenter, à son fond et à sa surface, des végétations papillaires et épidermiques dans le genre de celles qui viennent d'être décrites.

4° *Ulcères épidermiques phymatoïdes.* Ce sont de petits ulcères creux, multiples, renfermant une matière jaune, grumeleuse, qui, au microscope, se montre entièrement composée de paillettes épidermiques. M. Lebert n'est entré dans aucun détail sur la symptomatologie, la marche et la durée de ces cancroïdes, non plus que sur leur récidive après l'opération.

Voilà des travaux assez nombreux sur les cancroïdes de l'utérus, et cependant la clarté n'existe pas encore sur ce sujet; je vais résumer ce qui ressort de plus certain de ces divers travaux.

Il existe une maladie spéciale, certainement assez rare, qui débute à la surface du col utérin, tantôt par l'orifice même du museau de tanche, tantôt par le rebord vaginal du col. Cette maladie est caractérisée par des végétations exubérantes présentant assez bien la forme de choux-fleurs, et que le microscope démontre formées de papilles saillantes exclusivement constituées par des cellules épidermoïdales en grand nombre. Ces végétations constituent en définitive de petites tumeurs épidermiques entremêlées de vaisseaux capillaires très nombreux.

La maladie, dans ces conditions, est à la première période; elle s'annonce par des hémorrhagies utérines plus ou moins fréquentes et par un écoulement aqueux, en général abondant et épuisant rapidement les malades. Tant qu'elle reste à cette période, la maladie semble locale et ne récidive pas lorsqu'on vient à la détruire.

A une seconde période, ces végétations s'ulcèrent et sont remplacées par des ulcérations inégales, profondes, essentiellement phagédéniques, qui ont pour fond le même tissu épidermoïdal.

Ces ulcères produisent des hémorrhagies abondantes, avec écoulement sanieux, semblable à celui des ulcérations cancéreuses; ils amènent la mort d'une manière analogue à ces derniers, et au milieu d'un état cachectique profond.

Pour guérir cette affection, quand elle est encore à la première période et que la plus grande partie du col utérin est encore saine, il faut enlever la partie malade. On arrive à ce résultat par la simple excision du col dans la partie saine, ou par une cautérisation vigoureuse des végétations.

Si cette maladie existe réellement, personne ne contestera qu'elle ne doive au moins être très rare, ou j'ai été très peu favorisé par le hasard, car voilà dix années que je me livre à l'étude des maladies de l'utérus, et je n'ai jamais eu occasion d'en observer un seul cas. Les recherches les plus récentes qui ont été faites sur le cancer, ont démontré que la cellule cancéreuse n'existe pas, et que ce qu'on prenait pour telle n'était tout simplement qu'une cellule épithéliale externe ou modifiée; alors il est permis de se demander si ces prétendus cancroïdes ne sont pas simplement une variété du cancer du col de l'utérus.

Tout en adoptant cette opinion, qui semble la plus probable, je crois cependant, sous le rapport du traitement, que toutes les fois qu'on observera des femmes présentant les végétations en choux-fleurs à la première période, et que la partie supérieure du col restera à l'état sain, on devra exciser la partie malade en opérant au milieu de la partie saine du col, ou bien cautériser vigoureusement ces végétations avec le fer rouge. Le doute seul sur la possibilité de leur récidive doit faire adopter ce mode de traitement.

SECTION IV.

DES KYSTES DES OVAIRES.

L'histoire des kystes de l'ovaire a fait beaucoup de progrès dans ces derniers temps. C'est surtout aux recherches d'anatomie pathologique que la science en est redevable; aussi est-ce dans les travaux concernant cette science que l'on trouve surtout les connaissances exactes sur les caractères et la nature des diverses espèces de kystes ovariques. M. le professeur Cruveilhier, dans ses deux ouvrages (1), a tracé d'une manière complète et de main de maître l'histoire des kystes de l'ovaire. M. Cazeaux en a résumé les principaux travaux publiés jusqu'en 1844 (2). M. Houël (3), dans son livre, a fait l'histoire des kystes de l'ovaire déposés au Musée Dupuytren, et dont les principaux types sont représentés dans mes planches XV et XVI. Depuis, en France surtout, cette histoire a fait peu de progrès; car dans la discussion qui eut lieu en 1856 et 1857 à l'Académie de médecine (4), il était évident que la plupart des documents anatomiques qu'on invoquait ne sortaient pas des divisions

(1) Cruveilhier, *Anatomie pathologique du corps humain*. Paris, 1830-1842, 2 vol. in-fol., avec 233 planches coloriées, livraisons 5, 18, 25, 35. — *Traité d'anatomie pathologique générale*, 1849-1856, 3 vol. in-8, t. III, p. 345-447.

(2) Cazeaux, *Des kystes de l'ovaire*, in-4 (*Thèse de concours*, Paris, 1844).

(3) Houël, *Manuel d'anatomie pathologique*, 1857, 1 vol. gr. in-18, p. 624.

(4) *Bulletin de l'Académie de médecine*, t. XXII, 1856-1857.

données par M. Cruveilhier. Cette discussion, brillante du reste, et dont nous donnerons plus loin le résumé, a jeté une vive lumière sur l'histoire et surtout sur le traitement des kystes de l'ovaire.

En Allemagne, on s'occupa surtout de l'anatomie pathologique et de l'histologie des kystes de l'ovaire. C'est principalement à Virchow qu'on doit les progrès qui ont été faits à cet égard ; mais ces progrès sont loin d'être aussi grands qu'on pourrait le croire. Forster, Scanzoni n'ont fait, l'un que résumer, l'autre que développer les opinions de Virchow ; mais tous les trois ont eu le tort grave d'oublier que les principaux travaux sur ce sujet avaient été faits en France, et qu'il ne leur restait plus qu'à déblayer quelques parties du terrain, principalement en ce qui concerne les kystes *aréolaires* ou *vésiculaires*. On est surtout frappé d'étonnement quand on voit Scanzoni (1), dans l'article qu'il a consacré aux *Tumeurs de l'ovaire*, et dans lequel il mélange l'histoire des kystes simples, des kystes composés, des tumeurs fibreuses, des cancers et de la plupart des autres affections des ovaires, ne pas même citer le nom de M. le professeur Cruveilhier.

Nous allons essayer de rendre à chacun ce qui lui appartient, et j'espère montrer combien est faible la part qui revient aux anatomo-pathologistes allemands. J'adopte dans la partie anatomo-pathologique l'ordre et la division de M. le professeur Cruveilhier.

ARTICLE I. — Anatomie pathologique des kystes des ovaires.

Nous allons nous occuper : 1° de l'origine des kystes des ovaires ; 2° de leur disposition ; 3° de leurs rapports avec les parties voisines ; 4° de la structure de leurs parois ; 5° des caractères physiques et chimiques des liquides qu'ils contiennent ; 6° de la structure des kystes aréolaires et vésiculaires.

(1) Scanzoni, *Traité pratique des maladies des organes sexuels de la femme*, 1858, 1 vol. in-8, p. 345.

§ 1. Origine des kystes des ovaires.

Il est probable que ce sont les vésicules de de Graaf qui, étant en définitive, à l'état normal, de petits kystes séreux, servent de point de départ aux kystes pathologiques de l'ovaire. M. Cruveilhier a pu, dans une série de faits, suivre l'évolution des kystes de l'ovaire depuis le volume d'une cerise jusqu'à leur développement le plus complet. Ces faits lui ont démontré que c'était bien dans l'épaisseur de l'ovaire et dans sa membrane propre que se développent les kystes ovariques (pl. XVI, fig. 1 et 2).

On a voulu également placer l'origine des kystes dans des vésicules extra-ovariennes ou kystes des ligaments larges, mais ces kystes n'acquièrent jamais un volume supérieur à celui d'une orange. M. Follin a démontré que ces vésicules formées aux dépens de petits canaux visibles à l'œil nu chez tous les sujets et à tous les âges, surtout chez les enfants nouveau-nés, étaient les vestiges d'un organe fœtal, l'*organe de Rosenmuller*. Ces kystes extra-ovariens sont quelquefois pédiculés ou même supportés par un long filament formé en grande partie par le péritoine (pl. XV, fig. 2). D'autres sont sessiles et soulèvent l'un ou l'autre des deux feuillets du péritoine qui constituent les ligaments larges (pl. XV, fig. 1). Ces kystes peuvent encore être attachés à différentes parties de la trompe ou de son pavillon.

D'après Forster (1), au début de tous les kystes ovariques, on trouve d'abord de petits kystes néoplastiques, à parois remplies de matière colloïde et tapissées par de l'épithélium. Ces vésicules augmentent tant en nombre qu'en volume et finissent par former une tumeur appréciable.

La matière colloïde continuant d'augmenter, les petites vésicules confluent jusqu'à former des kystes considérables par l'atrophie des cloisons qui les séparent ; à leur tour, ces cloisons.

(1) Forster, *Manuel d'anatomie pathologique*, 1853, in-8, fig.

peuvent disparaître et leur contenu se réunir avec les tumeurs voisines en un kyste unique volumineux. Ces deux théories sont, comme on le voit, fort différentes l'une de l'autre : dans le premier cas, c'est une vésicule unique qui se développe et grandit peu à peu. Dans la seconde, ce sont des vésicules développées dont les parois se déchirent pour former un kyste unique. On admet généralement la première de ces deux théories pour les kystes uniloculaires. La seconde peut s'appliquer aux kystes multiloculaires.

§ 2. Disposition des kystes des ovaires.

Les kystes, sous le rapport de leur disposition, présentent, d'après M. Cruveilhier, les quatre espèces suivantes : 1° les kystes uniloculaires; 2° les kystes multiloculaires; 3° les kystes aréolaires; 4° les kystes composés.

1° *Kystes uniloculaires.* — L'ovaire est transformé en poche fibreuse. Son volume peut acquérir celui de l'utérus arrivé au terme de la grossesse. M. Cruveilhier en distingue quatre variétés.

a. Kyste uniloculaire simple. — Poche fibro-séreuse régulière, dont le feuillet séreux est en dehors et le feuillet fibreux en dedans, tous deux intimement unis. La surface interne, lisse dans quelques cas, est rugueuse et inégale dans d'autres.

b. Kyste uniloculaire cloisonné. — Les cloisons qu'on y observe sont incomplètes, et quelquefois remplacées par des brides. Les cloisons comme les brides sont résistantes et permettent une libre communication entre toutes les parties.

c. Kyste uniloculaire végétant. — Le kyste ne constitue pas une poche unique. De sa face interne naissent des végétations ou mamelons de volume et de forme variables, plus ou moins nombreux. Ces végétations sont en général sphériques et constituées par un tissu fibreux aréolaire à mailles plus ou moins serrées; on les reconnaît parfois pendant la vie.

d. Kyste uniloculaire flasque. — Ce sont des kystes à

parois dénuées de résistance élastique, défaut qui donne à la poche une flaccidité remarquable; il semble que le kyste a été incomplétement vidé.

Le liquide contenu dans ces quatre variétés de kyste est en général séreux, peu riche en albumine et d'une densité assez faible.

2° *Kystes ovariques multiloculaires.*—Cette deuxième espèce est constituée par un nombre variable de poches plus ou moins volumineuses et complétement distinctes les unes des autres. En général, dans cette forme, il existe un kyste principal et plusieurs kystes secondaires (pl. XVI, fig. 3). Rarement les kystes ont tous le même volume; il arrive souvent que, d'abord complétement indépendants les uns des autres, ils viennent plus tard à communiquer. Lorsqu'il en est ainsi, la communication est assez régulière, arrondie et semble faite par un emporte-pièce, résultat probable de la distension trop considérable des poches. M. Cruveilhier admet les deux variétés suivantes :

a. Kyste dont les parois sont indépendantes les unes des autres et sont adossées. — Il n'y a pas de cloison commune.

b. Kyste dont les cloisons sont communes et qui n'ont pas de parois propres. — Le liquide contenu dans les kystes multiloculaires est en général comme le précédent, séreux, peu dense et peu riche en albumine.

3° *Kystes aréolaires ou vésiculaires.* — Dans ces kystes, l'ovaire est transformé en une masse aréolaire (1) à mailles ou en vésicules de grandeurs bien diverses et communiquant les unes avec les autres. Les vésicules sont de grandeur variable; il existe une cloison commune, souvent indépendante. On voit dans d'autres cas les vésicules communiquer les unes avec les autres par des orifices assez réguliers et qui semblent avoir été faits avec un emporte-pièce.

Le liquide contenu dans ces vésicules est filant, visqueux et présente souvent la consistance de la gelée, du miel ou du

(1) Cruveilhier, *Anat. pathol.*, avec figures, liv. v, pl. 3, et liv. xxv, pl. 2.

blanc d'œuf, il s'écoule difficilement par la ponction et rend la plupart du temps cette opération inutile. C'est à cette variété que Virchow, Forster, Scanzoni et la plupart des Allemands donnent le nom de kystes *colloïdes*.

4° *Kystes ovariques composés*.—Dans cette espèce, les trois variétés de kystes étudiés précédemment sont mélangées ensemble. On doit observer en pareil cas que la nature du liquide est toujours celle des kystes vésiculaires; il est épais et visqueux; quelquefois la poche vésiculaire est complétement distincte des parties uni ou multiloculaires.

§ 3. Rapports des kystes des ovaires avec les parties voisines.

1° *Rapports des kystes de l'ovaire avec les parois abdominales*. — Les kystes sont en rapport avec la paroi abdominale sans qu'il y ait d'anse intestinale intermédiaire; ils les refoulent au-dessus d'eux. M. Cruveilhier cite cependant, d'après M. E. Cloquet, un cas dans lequel le grand épiploon s'était interposé entre le kyste et la paroi.

Le kyste ovarien n'est pas en général adhérent à la paroi abdominale. Ces adhérences ne se rencontrent que rarement après la ponction, même au point où le trocart a franchi la paroi de l'abdomen et du kyste.

2° *Rapports du kyste de l'ovaire avec l'utérus*. — L'utérus est placé en général au-devant de la partie inférieure du kyste, auquel il est uni assez souvent par des adhérences celluleuses. Ce n'est que tout à fait exceptionnellement qu'on a pu trouver l'utérus en arrière (M. Cruveilhier l'a cependant observé trois fois); de plus, l'utérus subit souvent des déviations et des déformations. Il survient assez souvent une déviation notable dans l'axe de l'utérus. Ce dernier, au lieu de conserver sa direction oblique, devient horizontal. Les déformations que subit l'utérus sont les suivantes : augmentation du diamètre vertical de l'organe; effacement presque complet du museau de tanche; élongation remarquable de l'angle supérieur de l'utérus correspondant à l'ovaire dans lequel siége le kyste.

3° *État des annexes de l'utérus* (Trompes, ligaments ronds, ovaires).

Côté sain. — On trouve en général l'ovaire sain ou quelquefois présentant un commencement d'hydropisie. La trompe est saine ; le ligament rond plus volumineux et hypertrophié.

Côté malade. — L'ovaire est quelquefois complétement disparu, on n'en trouve plus aucun vestige ; de plus il existe de ce côté une hypertrophie et une élongation notable de la trompe.

4° *Rapports du kyste ovarique avec les intestins.* — L'intestin grêle est refoulé en haut et en arrière par la tumeur, lorsque le kyste arrive jusqu'à l'épigastre. Les mêmes intestins se logent dans l'hypochondre gauche au-devant et au-dessous de l'estomac. L'arc du côlon à gauche suit l'intestin grêle, le droit va se placer à droite au-dessous du foie.

Le cæcum, les côlons ascendant et descendant, l'S iliaque et le rectum restent en place et sont en général placés derrière le kyste.

§ 4. Structure des parois des kystes ovariques.

La structure des parois des kystes n'est pas absolument la même dans les kystes uniloculaires, multiloculaires et aréolaires. Il est nécessaire de les étudier à part.

Structure des parois des kystes uniloculaires et multiloculaires. — La poche de ces kystes est blanchâtre, demi-transparente, opaline, elle a de 2 à 3 millimètres d'épaisseur et sa structure est fibreuse. Cette poche se compose de deux couches : une externe séreuse, l'autre interne fibreuse. La couche interne, ainsi que nous avons déjà eu l'occasion de le dire, est plutôt fibro-séreuse que séreuse. On voit quelquefois naître de sa face interne des végétations variqueuses très denses, d'une dureté cornée, formées par des papilles juxtaposées, tantôt isolées, tantôt groupées, tantôt disposées suivant des lignes régulières.

Quelquefois il y a des plaques cartilagineuses ou osseuses véritablement incrustées dans les parois des kystes ; d'autrefois les parois sont presque osseuses ou osséiformes.

Les parois des kystes sont surtout riches en vaisseaux veineux (pl. XVI, fig. 3). Il y en a deux couches, une superficielle et une profonde. La couche superficielle la plus considérable est constituée par de grosses veines creusées dans l'épaisseur de la couche fibreuse; elles présentent quelque analogie avec les sinus de la dure-mère. On dirait les vaisseaux situés immédiatement au-dessous de la séreuse.

On voit quelquefois le liquide séro-albumineux devenir filant, gélatiniforme.

Les veines profondes sont assez souvent nombreuses, mais très peu développées. Les artères sont beaucoup moins nombreuses que les veines.

§ 5. Caractères physiques et chimiques des liquides contenus dans les kystes uniloculaires et multiloculaires.

Ce liquide est en général constitué par une sérosité albumineuse, quelquefois claire, surtout dans les grands kystes, d'autres fois louche et trouble. Quand il y a plusieurs kystes, les liquides qu'ils renferment n'ont pas tous la même composition, il arrive souvent que les uns sont plus chargés que les autres en albumine.

Voici, du reste, les caractères physiques et chimiques des liquides contenus dans ces kystes; j'extrais ces résultats d'un travail encore inédit qui m'est commun avec le docteur Vernois sur les liquides pathologiques se développant au sein de l'organisme, et j'ai cru devoir en parler ici parce que je pense qu'ils peuvent conduire à plusieurs conséquences qui ne sont pas sans importance.

Le premier fait à noter c'est que les kystes uniloculaires ne contiennent pas exclusivement du liquide clair séreux et albumineux. On peut voir par le dernier surtout que le liquide contenu était filant et visqueux.

Lorsqu'il existe plusieurs kystes isolés et ne communiquant pas les uns avec les autres, les liquides quelquefois semblables sont dans d'autres cas notablement différents. L'un renferme une sérosité claire, transparente, albumineuse et peu dense, l'autre un liquide épais, filant, visqueux et d'une couleur brune plus ou moins foncée.

Ces divers liquides provenant tous de kystes uniloculaires et multiloculaires ont la même composition, mais la concentration des parties solides en dissolution dans l'eau diffère notablement.

Ainsi, pour la densité, on a eu les variations de 1033 à 1007. La réaction est alcaline ou neutre, mais jamais acide. Les liquides les plus clairs ont tous leur viscosité spéciale. A quoi est due cette viscosité? Ce n'est pas à de la gélatine, j'ai pu maintes fois m'en assurer. La cause de cet état filant et visqueux est due à trois circonstances : 1° un état particulier de l'albumine; 2° la présence d'une grande quantité de matières dites extractives; 3° la graisse et spécialement la chlolestérine. Ce sont trois propositions qui seront démontrées dans le tableau (voy. p. 224 et 225).

La quantité de matières solides, en mettant de côté les kystes qui contenaient du sang, a varié de 99,3 à 21,5, richesse beaucoup plus grande que dans toutes les hydropisies proprement dites.

La proportion d'albumine (en mettant toujours de côté les liquides où il existe du sang) a varié de 81,6 à 17,4 pour 1000. La fibrine a souvent manqué, fréquemment on n'en trouvait que des traces qu'on n'a pas jugé à propos d'isoler, tant il y en avait peu; quand elle a été pesée, on en a rencontré de 0,01 à 0,06 pour 1000 parties de liquide.

Les matières grasses n'ont pas toujours été isolées et pesées; leur quantité varie également beaucoup. Elles sont surtout abondantes quand le liquide est filant et visqueux; on en a trouvé de 0,02 à 5,40 pour 1000.

Les sels ont présenté les variations les plus grandes et les plus singulières, 10,2 à 1,5 pour 1000. Leur quantité a toujours été à peu près directement proportionnelle à celle des parties liquides.

Analyse des liquides des kystes des ovaires.

ORIGINE.	PONCTIONS.	CARACTÈRES DU LIQUIDE.	DENSITÉ.	EAU.	MATIÈRES SOLIDES.	ALBUMINE PURE.	FIBRINE.	MATIÈRES GRASSES.	SELS.
Femme de trente-six ans, kystes multiples et volumineux.........	1re.	Liquide filant, visqueux.	1027	941,6	58,40	49,35	......	0,06	8,5
	2e.	Gris jaunâtre, trouble....	1030	936,5	63,50	52,40	......	....	9,4
Femme de trente-cinq ans, kystes de l'ovaire, à plusieurs loges.....	Une.	Liquide trouble, très filant.	Non prise.	932,1	67,9	61,5	Traces.	2,1	5,8
Femme de quarante et un ans, kystes de l'ovaire, uniloculaires....	Une.	Liquide transparent, clair.	1015	955,3	44,7	39,8	0,06	....	3,8
Femme de vingt-deux ans, plusieurs kystes, un plus grand, ponction..	Une.	Liquide brunâtre, épais, filant, visqueux.......	....	928,3	71,7	57,4	......	5,40	6,9
Cette femme était morte, on a recueilli dans 3 kystes des liquides différents........	1er kyste.	Lactescent, un peu coloré.	1007	978,5	21,5	17,4	Traces.	....	2,9
	2e kyste.	Très pâle, peu coloré, transparent.........	1008	976,6	23,4	19	......	....	1,5
	3e kyste.	Trouble et sanguinolent..	1027	912,5	87,5	71,4	Traces.	4,3	5,2
Jeune fille de dix-neuf ans. 9 ponctions faites pendant la vie, kystes	1re.	Liquide jaune citrin.....	1031	909,3	90,7	81,6	0,052	....	7,8
	2e.	Épais, trouble, coloré en rouge..............	....	914,4	85,6	Trop peu pour analyser.			
	3e.	Brunâtre, très peu liquide, filant, lactescent, très visqueux............	....	932,92	67,08	61,4	0,071	0,09	5,8

[illegible]	[illegible]	[illegible]	[illegible]	[illegible]	[illegible]	[illegible]	[illegible]	[illegible]	[illegible]
multiloculaires ; les ponctions ont été faites dans trois points différents; on n'a pas analysé les liquides recueillis après la mort......	4e.	Très pâle et peu lactescent; il y en a beaucoup.	1015	955,7	44,30	35,2	Traces.	0,5	8,6
	5e.	Même kyste et même liquide.............	1015	On n'a pas fait l'analyse à cause de la similitude de densité et de caractères physiques.					
	6e.	Trouble, sanguinolent, peu.	1029	913,6	86,4	76,9	0,010	....	8,[illegible]
	7e.	Très peu de liquide visqueux et louche......	....	936,6	63,4	Trop peu pour analyser.			
	8e.		....	922,9	77,1				
	9e.		....	900,7	99,3				
7. Kystes multiloculaires, liquide recueilli après la mort dans 4 kystes différents............	1re.	Trouble, rougeâtre, sanguinolent..........	1030	....	88,6	77,4	......	0,02	6,9
	2e.	Clair citrin, transparent .	1015	....	43,2	35,7	......	....	7,2
	3e,	Filant, épais, visqueux...	....	....	82,6	....	......	....	....
	4e.	Sanguinolent, épais, visqueux	1033	....	101,3	90,4	......	....	10,2
8. Jeune fille de dix-neuf ans. Kyste uniloculaire, avec beaucoup de loges incomplètes et mêlé de tumeurs fibreuses. 5 ponctions ont été faites. Elle est morte..	1re.	Liquide constamment épais et visqueux, de couleur lactescente, presque semblable à toutes les ponctions..........	1019	....	41,05	29,13	On n'a pas recherché la fibrine, les matières grasses et les sels ; une seule analyse qualitative, faite par moi, a démontré beaucoup de graisse et une notable quantité de cholestérine.		
	2e.		1018,8	1018,8	40,80	28			
	3e.		1018	1018	40,65	24,80			
	4e.		1016,5	1016,5	35,91	22,55			
	5e.		1016	1016	34,50	21,45			
9. Kyste uniloculaire. Ponction............	1re.	Liquide clair, transparent.	1026,38	946,732	53,268	43,130	Non analysés.		
10. Femme de trente-quatre ans, morte à l'hôpital. 5 ponctions pour un grand kyste uniloculaire, compliqué plus tard d'ascite.........	1re.	Liquide constamment clair, mais visqueux, épais, filant et poisseux.....	1029,09	958,950	41,050	29,133	Non recherchés.		
	2e.		1028,985	959,200	40,800	28,605			
	3e.		1028,942	959,292	40,708	29,435			
	4e.		1028,235	964,025	35,975	24,315			
	5e.		1028,850	966,546	33,454	22,615			

Examen microscopique des liquides contenus dans les kystes des ovaires. — Liquide clair, filant, transparent. Le microscope ne donne aucune indication.

Liquide filant, visqueux, opalin, avec teinte légèrement lactescente. On trouve au microscope de nombreux fragments amorphes d'albumine, mais surtout des granulations albuminoïdes très multipliés et un certain nombre de globules graisseux.

Liquide filant, visqueux, brunâtre. L'examen d'un liquide de ce genre ne m'a pas donné d'autres résultats que celui qui m'avait été fourni par le liquide opalin.

§ 6. Structure des kystes ovariques aréolaires et vésiculaires.

D'après M. Cruveilhier, les kystes aréolaires sont composés d'alvéoles ou de vésicules de grandeur variable, qui tantôt communiquent entre elles et d'autres fois sont complétement séparées les unes des autres; les parois sont fibreuses, résistantes. Cette forme d'hydropisie présenterait une grande analogie avec le cancer aréolaire gélatiniforme. Dépouillées du liquide visqueux qu'elles renferment, ces aréoles à petites mailles représentent assez bien l'aspect d'un tissu érectile. Il est une variété du tissu aréolaire sur laquelle M. Cruveilhier a appelé l'attention, c'est celle dans laquelle ce tissu se trouve comme infiltré dans les parois d'un kyste uniloculaire, en constituant une espèce de gâteau spongieux qui occupe une étendue et une épaisseur assez considérables.

Ces kystes aréolaires sont en général appelés maintenant ainsi que je l'ai dit plus haut, *kystes colloïdes*. Virchow a fait également une étude approfondie de leur nature; Scanzoni, dans son traité, a rappelé les recherches de l'habile micrographe allemand. Suivant ces auteurs, on a confondu plusieurs maladies sous le nom vague de kystes colloïdes; il faut donc, avant tout, distinguer ces différentes variétés. C'est ce que nous allons essayer de faire d'après eux, en faisant tout d'abord observer que sous le nom de matière colloïde, les uns n'ont, en aucune manière, entendu parler d'un produit de nature cancéreuse, les autres, au contraire, lui ont assigné cette origine.

Les trois espèces de tumeurs décrites par Virchow, qu'on n'a guère fait que copier depuis, sont les suivantes : 1° les tumeurs *colloïdes ;* 2° les *cystosarcomes*, et 3° les *cystocarcinomes.*

1° *Tumeurs colloïdes.* — Ces tumeurs ont surtout été bien étudiées par Virchow ; voici comment elles se forment : on observe dans le parenchyme de l'ovaire de petites poches qui se remplissent d'une matière gélatiniforme ; les parois de ces vésicules sont recouvertes d'une couche épithéliale. Ces vésicules se développent dans tous les sens, mais beaucoup plus spécialement à la périphérie des ovaires où elles forment des masses qui présentent une forme irrégulière. De ces vésicules, les unes restent isolées, les autres se groupent plusieurs ensemble. Voici comment se fait cette réunion. Les parois des cellules disparaissent par l'atrophie du tissu cellulaire, elles ne sont plus constituées alors que par la couche épithéliale qui s'infiltre de graisse, aussi les parois formant cloison peuvent-elles se rompre facilement, tandis que les parois du grand kyste restent intactes et s'hypertrophient.

A la section, on trouve une charpente vésiculaire formant des alvéoles ou des aréoles de grandeur diverse. C'est dans cette charpente que circulent les vaisseaux ; elle est entièrement constituée par du tissu fibreux à l'intérieur duquel est une matière gélatiniforme traversée par des lignes blanchâtres opaques et parallèles qui ont assez bien la forme d'un filet. Ces lignes sont formées par de petits corps opaques, anguleux, serrés les uns contre les autres et d'un aspect granuleux. On trouve, à l'examen microscopique, des globules graisseux nombreux, des cellules à noyaux, des cellules simples, des cristaux gras de diverses espèces et surtout des cristaux de cholestérine.

La matière gélatineuse se dissout quelquefois ; elle se transforme alors en liquide gris, jaunâtre, à réaction alcaline et fortement albumineux. On trouve, au microscope, des cellules nombreuses infiltrées de graisse qui se réunit à l'état de globules. Les parois des vésicules peuvent aussi s'enflammer ; il se forme alors une exsudation fibrineuse qui se dépose sur les parois et le liquide devient purulent.

Dans d'autres cas, les vésicules, en se dilatant, peuvent se rompre, il en résulte des déchirures, des ruptures et de petites hémorrhagies ; on trouve alors un peu de sang dans les vésicules.

Telle est la description donnée par Virchow. Il est facile de voir que, d'après lui, les deux éléments de ces tumeurs sont la charpente réticulaire et la matière gélatiniforme ; toutes les variétés de tumeurs colloïdes seraient dues aux rapports réciproques et aux variations de ces deux éléments. Ces tumeurs colloïdes peuvent exister en même temps que des kystes simples ou multiloculaires, qui en dépendraient, suivant la plupart des auteurs, mais qui, d'après Virchow, seraient dus à ce que divers obstacles auraient empêché le développement complet d'une tumeur colloïde. M. Cruveilhier, avant lui, avait déjà décrit tous ces divers états des kystes colloïdes, le célèbre professeur allemand n'a donc ajouté que l'examen microscopique, important ici, il est vrai, mais qui, en somme, ne constitue qu'un élément secondaire de la question. Du reste, cette description ne permet en aucune manière, pas plus que celle de M. Cruveilhier, d'admettre qu'il s'agisse ici d'un cancer. C'est une altération d'une nature toute spéciale et bien connue maintenant par les travaux de ces deux professeurs distingués.

2° *Cystosarcomes*. — On doit donner ce nom, d'après Scanzoni, à des tumeurs des ovaires composées de tissu cellulaire au milieu duquel se sont formées des cavités plus ou moins considérables, remplies en partie de liquide ; ce sont des *sarcomes* accompagnés d'une hydropisie enkystée. Ces tumeurs diffèrent des kystes composés par l'épaisseur des parois qui séparent les diverses cavités, dues elles-mêmes au dépôt des liquides dans de simples écartements des faisceaux du sarcome, ou dans une poche membraneuse renfermée dès le début dans la masse fibreuse.

Le liquide contenu est souvent clair et transparent, ou coloré en jaune. Quelquefois il y a du sang, du pus et plus rarement de la graisse ou des poils.

La partie sarcomateuse ne présente que rarement des points de *cartilaginification* ou d'ossification. Ce tissu est d'épaisseur variable, tantôt plus dur, tantôt mou, les vaisseaux y sont en général assez développés. On observe fréquemment dans cette forme de tumeurs des ruptures des parois, d'où résultent de petites hémorrhagies qui se produisent tantôt dans ces parois elles-mêmes tantôt dans les cavités vésiculaires.

Ces tumeurs peuvent acquérir un volume quelquefois assez considérable et de manière à atteindre celui de la tête d'un homme. On voit aussi des kystes superficiels se développer aux dépens des autres; de là une forme irrégulière et bosselée de la tumeur. On peut trouver, en même temps que ces cystosarcomes, des kystes simples ou composés avec lesquels ils se combinent.

Cette description des cystosarcomes ne peut passer sans quelques observations. D'abord ce que Scanzoni, après Forster et d'autres, appelle *sarcome* n'est autre chose que les tumeurs auxquelles nous donnons en France le nom de *tumeurs fibro-plastiques*. Il résulte de là que, comme le reconnaît Scanzoni lui-même, ces tumeurs ne différeraient des tumeurs colloïdes que par deux points : l'épaisseur plus grande des parois formées de tissu fibro-plastique au lieu de tissu fibreux ordinaire, et la qualité différente des liquides contenus dans les kystes. Ces différences sont bien légères et on est en droit de se demander s'il est bien utile d'en faire une classe à part des kystes aréolaires. Cette affection, du reste, n'a aucun rapport avec le tissu cancéreux, ni sous le point de vue de l'anatomie pathologique ni sous celui de la clinique.

La troisième variété de tumeurs décrite par Scanzoni diffère tout à fait des précédentes.

3° *Cystocarcinome.* — On donne ce nom, d'après l'auteur allemand, à un kyste multiple rempli de cancer médullaire. Cette masse cancéreuse peut se développer dans les parois du kyste, tandis que dans d'autres cas elle adhère à la surface externe de cette paroi. Dans ce dernier cas, il en résulte des tumeurs plus ou moins volumineuses faisant saillie dans la cavité du kyste ; dans d'autres cas, la paroi interne est tapissée d'excroissances papillaires, riches en vaisseaux et plus ou moins développées. Ces tumeurs arrivent quelquefois à remplir tout le kyste et peuvent même le perforer.

Le liquide contenu dans le kyste peut présenter des qualités très variables ; tantôt clair et limpide, il est, dans d'autres cas, d'apparence gélatiniforme et semblable à la matière colloïde que nous avons décrite. On y trouve quelquefois du sang, mais beaucoup plus rarement de la graisse, des poils, des dents et des os.

Les tumeurs de cette variété ne rentrent pas dans celles qui viennent d'être décrites, et par conséquent elles doivent être éliminées des kystes aréolaires gélatiniformes de M. Cruveilhier : elles sont tout simplement une variété des cancers de l'ovaire.

ARTICLE II. — Étiologie des kystes des ovaires.

Pour déterminer la fréquence des kystes de l'ovaire, Scanzoni donne les chiffres suivants : sur 1823 cas de maladies de femmes, 97 ont été atteintes de tumeurs ovariques dont 41 seulement ont été vérifiées à l'autopsie. Ces chiffres doivent être un peu diminués, car Scanzoni confond l'histoire des tumeurs ovariques solides avec celle des kystes. C'est une petite restriction que je serai forcé de faire pour les autres chiffres que je lui emprunterai. Ces 41 cas se trouvent ainsi répartis : 13 hydropisies vésiculaires simples, 12 kystes composés, 9 tumeurs colloïdes, 5 cystosarcomes et 2 cystocarcinomes.

Siége. — D'après le même auteur, le siége était le suivant dans les 41 cas : 14 fois dans l'ovaire droit, 13 fois dans le gauche, et 14 fois dans les 2 ensemble. Réunissant ses cas à ceux de Lee et de Chereau, Scanzoni trouva, sur 349 cas, que la lésion siégeait 173 fois à droite et 126 à gauche.

Age. — Voici l'âge trouvé par l'auteur allemand dans les 97 cas : 5 fois de 15 à 25 ans, 12 de 25 à 30, 21 de 30 à 35, 32 de 35 à 40, 14 de 40 à 45, 6 de 45 à 50, 2 de 50 à 55, et 5 de 55 à 60. Ces chiffres concordent avec ceux de Lee et de Chereau, et ils prouvent que c'est dans la période menstruelle que se développe de préférence cette affection. Cette opinion est conforme à celle déjà exprimée par Dugès et madame Boivin, savoir que cette maladie se développe de vingt à quarante-cinq ans. Du reste, on peut établir que d'un côté on a vu cette maladie être congénitale, tandis que dans d'autres cas elle se montre chez des femmes d'un âge très avancé.

Lisfranc admettait que deux circonstances, qui favorisaient beaucoup la production de cette maladie, étaient une ou plusieurs grossesses antérieures et le rapprochement des sexes ; mais c'est le cas de la plupart des femmes mariées. D'après Sprengel, la maladie serait plus fréquente chez les religieuses et les célibataires ; c'est une pure assertion. J'emprunte ici encore des chiffres à Scanzoni; dans les 136 observations de Lee, il y avait 88 femmes mariées, 37 célibataires et 11 veuves. Dans les 97 de l'auteur allemand, 45 mariées, 40 célibataires et 7 veuves; mais sur les 45 mariées, 13 n'avaient pas eu d'enfants, et sur les 40 célibataires, 7 en avaient eu et 16 étaient vierges. Sur ces 97 cas, 51 fois il n'y avait pas eu conception. Nous ne voyons pas comment de ces chiffres Scanzoni peut tirer la conclusion qu'une abstinence complète des plaisirs vénériens observée jusque dans un âge avancé, de même que l'absence de conception, sont des causes prédisposantes des kystes ovariques.

Scanzoni a également noté l'état de la menstruation chez 57 femmes. Voici ce qu'il a vu : 20 étaient avant bien réglées ; 19 étaient atteintes de chlorose ; 12 avaient à chaque époque des symptômes dysménorrhéiques intenses ; chez 5, il y avait des règles abondantes, et chez 1, aménorrhée jusqu'à 41 ans.

En somme, sur 57 cas, 37 fois il y avait avant des anomalies de menstruation.

Causes déterminantes. — On trouve dans les auteurs les causes suivantes signalées : les violences extérieures, les coups, les chutes sur l'hypogastre et le périnée, la constriction avec des vêtements trop étroits ou des corsets, les accouchements laborieux, les applications de forceps, les refroidissements pendant les règles, les excès vénériens, enfin tout ce qui pourrait amener l'inflammation des organes génitaux ; on a aussi mentionné l'abstinence du coït chez les femmes qui le désirent ardemment. Tout cela est bien vague, bien obscur, et il faudrait des faits plus positifs pour admettre l'influence de toutes ces causes. D'après Lee, 16 fois seulement la maladie a paru se développer à la suite de troubles des organes génitaux : 7 fois après une suppression brusque des règles, 2 fois à la suite d'aménorrhée, 3 fois après une menstruation irrégulière. Dans les autres cas, les malades annonçaient des émotions vives, des refroidissements ou des violences extérieures. Scanzoni dit que 27 fois sur 97, il a constaté que les kystes s'étaient développés : 2 fois, peu de temps après le mariage ; 6 fois, après une suppression brusque des règles ; 13 fois, à la suite de la persistance d'une douleur inguinale jusqu'à l'apparition de la tumeur ; 3 fois, à la suite d'avortements réitérés ; 3 fois, après une violente métrite.

ARTICLE III. — Symptomatologie des kystes des ovaires.

Mode de début. — Il est un fait général et qu'il serait difficile de nier, c'est que la plupart des hydropisies enkystées des ovaires se développent lentement, sourdement, d'une manière obscure, et que leur apparition n'est annoncée par aucun phénomène morbide, tant que les kystes sont petits, peu volumineux, et qu'il n'y a aucune complication phlegmasique autour d'eux. Il faut, en général, que la tumeur enkystée ait dépassé le pubis et vienne faire saillie dans l'abdomen, pour qu'elle se traduise par des symptômes plus ou moins nets ; et encore faut-il, dans beaucoup de cas, que ce volume soit assez considérable, et que le ventre commence à se tuméfier, pour qu'il y ait quelque trouble fonctionnel appréciable.

Cependant il est des cas dans lesquels on peut saisir le commencement du développement des kystes. Ainsi, quand un kyste peu volumineux est encore contenu dans le bassin, il peut se faire que, dans certains cas, il soit placé de manière à comprimer et à troubler les fonctions du rectum ou de la vessie, ou bien qu'il vienne à comprimer quelques filets nerveux. Dans ces deux cas, les troubles fonctionnels qui se manifestent ou les douleurs qui se développent engagent le médecin à pratiquer le toucher, et il peut alors constater l'existence d'une tumeur enkystée encore peu volumineuse. Ces kystes contenus dans le bassin agissent quelquefois sur les parties ambiantes comme corps étranger, et produisent un état congestif ou phlegmasique, dont les symptômes conduisent à faire un examen plus complet.

§ 1. Symptômes de la maladie développée.

1° *Douleurs.* — Les kystes des ovaires, à moins de complications, sont rarement caractérisés par des douleurs vives. Lorsque celles-ci se développent, elles constituent un fait exceptionnel et se présentent alors dans les conditions suivantes :

a. Sentiments de gêne et de pesanteur. — Les malades accusent assez souvent, du côté où siége la tumeur, une certaine gêne, un sentiment de poids qui les engage à se palper le ventre et à se demander la cause de cet embarras.

b. Tiraillements. — Les femmes accusent des tiraillements plus ou moins grands du côté de l'abdomen et spécialement du côté malade. Ces tiraillements, se propageant souvent dans la région inguinale et à la partie supérieure de la cuisse correspondante, sont parfois fatigants.

c. Douleurs vives. — Des douleurs vives s'observent quelquefois; elles peuvent être assez intenses, et annoncent presque toujours une complication survenue dans le kyste. Ces complications sont en particulier le développement d'une péritonite circonscrite autour du kyste, ou bien une inflammation de sa surface interne. Il pourrait cependant se faire que des douleurs très vives vinssent se montrer dans l'abdomen en dehors de ces deux complications; c'est ce qui arrive lorsque des filets nerveux sont comprimés par la tumeur ou partiellement détruits par elle.

Dans tous les autres cas, c'est le volume considérable du kyste qui produit, soit le sentiment de gêne, soit les tiraillements.

§ 2. Développement de la tumeur.

Le développement de la tumeur peut être reconnu par deux ordres de signes : 1° les signes physiques ou matériels ; 2° les symptômes ou troubles fonctionnels.

A. Signes physiques. — Ces signes sont puisés aux sources suivantes : 1° l'inspection de la tumeur ; 2° la palpation ; 3° la percussion ; 4° l'auscultation ; 5° le toucher vaginal ; 6° le toucher rectal.

1° *Inspection de l'abdomen.* — L'inspection de l'abdomen fait connaître les modifications suivantes :

a. Le développement anormal plus ou moins considérable de l'abdomen, en rapport avec la grosseur du kyste.

b. La forme souvent irrégulière de ce développement, les bosselures même qu'il présente dans quelques cas.

c. Le développement spécial d'un côté surtout au début, et plus tard la position médiane que prend souvent le kyste à une époque plus avancée. Il résulte de cette déformation générale que tandis qu'un côté du ventre est saillant, l'autre est affaissé et aplati.

d. La dilatation des veines, qui ne se montre assez souvent qu'à une époque où le développement de la tumeur est déjà considérable. Quelquefois cette dilatation n'a lieu que du côté malade ; on l'a vue en pareil cas se continuer dans les veines du membre correspondant qui deviennent variqueuses.

e. L'amincissement et la teinte luisante de la peau à une époque avancée de la maladie.

f. La dilatation de l'anneau ombilical qui devient quelquefois énorme chez les femmes atteintes auparavant d'une hernie ombilicale; on peut la voir aussi chez des femmes qui n'ont pas cette infirmité; alors elle n'est jamais très considérable.

g. Les éraillures de la ligne blanche qui se montrent dans des cas analogues, et qui sont quelquefois portées au point de faire paraître la surface de la tumeur sous la peau.

Il est bien entendu que l'intensité de ces diverses modifications est en raison directe du développement des tumeurs enkystées.

2° *Palpation.* — La palpation démontre la présence d'une tumeur dans l'abdomen. Quand le kyste a acquis un certain volume, sans être encore cependant très gros, on peut le circonscrire facilement, et en comprimant la paroi abdominale avec la main, on sent très bien son fond arrondi, on le limite, et l'on établit ainsi avec soin sa place et ses rapports.

Quand la tumeur est plus volumineuse, on peut, à plus forte raison, la circonscrire et la délimiter à l'aide de la palpation, parcourir toute sa surface, apprécier ses inégalités, ses bosselures, et délimiter ses parties antérieure et latérale.

3° *Percussion.* — La percussion permet de préciser avec une grande exactitude les dimensions de l'hydropisie enkystée. D'après M. Rostan, les intestins dans cette affection sont refoulés du côté de l'abdomen opposé à la tumeur; on a alors dans cette partie un son clair, tandis que dans la fosse iliaque correspondante à l'ovaire malade, il y a matité complète; dans celle du côté sain, il y a sonorité : on suit cette sonorité en remontant latéralement. Si on cherche la limite supérieure de la matité, on constate que la ligne qui la sépare du son clair des intestins présente une courbe à convexité tournée en haut, et qui, se perdant dans le côté où siége la tumeur, laisse l'autre côté libre dans une plus ou moins grande étendue. Quand la tumeur est considérable, il est difficile de suivre minutieusement tous ces détails ; mais il est un fait qui ne doit jamais être perdu de vue, c'est le refoulement des intestins du côté opposé.

Il est un fait négatif important que la percussion permet de constater, c'est l'absence de déplacement du liquide kystique sous l'influence des diverses positions qu'on fait prendre à la femme et des mouvements qu'on lui imprime. Le niveau du liquide reste toujours le même, il est important de constater ce niveau et de l'établir avec soin.

Quand il existe une hydropisie enkystée des deux ovaires, ces signes n'ont plus la même valeur, et le diagnostic est quelquefois très difficile. Valleix indique un signe qui existerait toujours et qui permettrait de reconnaître, en pareil cas, la maladie. Lorsqu'il existe un double kyste ovarique, jamais les deux kystes n'ont le même volume ; l'un est toujours plus volumineux que l'autre, et la palpation ainsi que la percussion permettent de constater facilement cette inégalité de volume qui devient alors un élément de diagnostic.

La tumeur ovarique donne, dans le plus grand nombre des cas, un son mat dans toute son étendue ; mais il arrive quelquefois que ce son mat est interrompu par places par une sonorité plus ou moins forte qui se trouve en quelque sorte mélangée à la matité. Ces points de sonorité indiquent que des anses intestinales sont venues se placer au-devant d'une portion du kyste ou bien entre les divers kystes quand il y en a plusieurs. D'après Scanzoni, on peut encore observer le même phénomène dans le cas où le liquide contenu dans un kyste viendrait à s'altérer, à se décomposer et à donner naissance à des gaz. Il est douteux que cette cause soit réelle, et l'interposition des anses intestinales au-devant ou entre les diverses portions du kyste explique beaucoup mieux ces mélanges de matité et de sonorité.

Fluctuation. — Il existe, la plupart du temps, une fluctuation parfaitement manifeste. Si le kyste est uniloculaire, rien n'est plus simple que de la sentir, on la perçoit en suivant les règles ordinaires ; quand il y a plusieurs kystes, on peut, en s'y prenant avec soin, percevoir les fluctuations isolées que chacun d'eux peut présenter. Quand les liquides sont trop visqueux, la fluctuation est très difficile et parfois impossible à constater.

4° *Auscultation.* — L'auscultation est appliquée avec succès au diagnostic des tumeurs enkystées de l'ovaire ; voici les signes que l'on peut percevoir par l'application de ce moyen :

a. Bruit de souffle. — Ce bruit, assez analogue au souffle utérin que l'on entend dans la grossesse, peut-il s'entendre dans cette maladie ? D'après Scanzoni, ce bruit existerait dans un certain nombre de kystes aréolaires, qui se rapprochent des tumeurs solides par leur organisation, tandis qu'on le rencontrerait rarement dans les kystes uniquement remplis de liquide. Je n'ai jamais eu occasion de constater l'existence de ce bruit de souffle qui serait dû ici à la compression des gros vaisseaux de la cavité abdominale.

b. Bruit de frottement. — Le bruit de frottement que l'on entend quelquefois en appliquant l'oreille sur la paroi abdominale peut être dû à deux causes : 1° aux inégalités de la surface de la tumeur kystique, le frottement de la paroi abdominale contre ces inégalités expliquerait le bruit entendu ; 2° à l'existence d'une péritonite chronique dans les parties du péritoine en contact avec la tumeur. Le bruit de frottement est alors dû aux fausses membranes qui existent dans le point enflammé.

5° *Toucher vaginal.* — Le toucher vaginal est indispensable à pratiquer et il peut donner des renseignements positifs ou négatifs sur l'existence des tumeurs kystiques.

D'abord avant la première période, quand le kyste est encore petit, isolé et contenu dans l'excavation du bassin, le toucher vaginal peut indiquer l'existence de la tumeur, son volume, sa place exacte, ses rapports avec les parties voisines et enfin sa mobilité. Il est possible enfin de constater l'indépendance de cette tumeur commençante, de l'utérus qui conserve son volume, sa position et sa mobilité.

Lorsque la tumeur enkystée est sortie du bassin et qu'elle a un volume assez considérable, on peut toujours en percevoir la partie inférieure dans le cul-de-sac vaginal. Cette extrémité donne une sensation différente, suivant que le liquide se retrouve jusque dans la partie inférieure de la tumeur ou bien suivant que cette partie est solide.

Le développement de la tumeur produit des déplacements de l'utérus qui sont les suivants et que le toucher seul permet de constater :

a. La déviation latérale de l'utérus, compliquée ou non d'antéversion. — C'est ce qui arrive quand la tumeur commence à se développer et à faire saillie dans l'abdomen. La déviation latérale se produit du côté opposé à celui où la tumeur s'est développée, quelquefois l'antéversion de l'utérus devient telle que le corps de cet organe est situé plus bas que le col.

b. L'ascension de l'utérus. — A mesure que le kyste s'élève dans l'abdomen, l'utérus le suit; il est alors impossible de rencontrer l'utérus dans le toucher vaginal.

c. Dans certains cas où la tumeur enkystée se développe du côté du bassin on peut trouver un abaissement plus ou moins considérable de l'utérus.

d. La rétroversion de l'utérus se produit bien plus rarement que l'antéversion, à la suite des tumeurs enkystées; cependant on la trouve quelquefois.

Dans la première période, que l'utérus soit dans une position normale, en antéversion, en rétroversion ou dans un état de déviation latérale, il est en général libre et mobile; à une époque plus avancée, il finit toujours par être adhérent à la tumeur, et le toucher vaginal permet encore de constater ces adhérences.

6° *Toucher rectal.* — Le toucher rectal est à peine utile pour le diagnostic des tumeurs enkystées; on peut, à mon avis, s'en dispenser la plupart du temps. Il pourrait aider à reconnaître l'état de la partie inférieure de la tumeur.

B. Troubles fonctionnels. — Lorsque les kystes ne sont pas encore très développés et qu'ils ne dépassent pas le volume de la tête d'un enfant, les femmes s'aperçoivent à peine de leur présence. Elles se plaignent d'un peu de gêne, d'un peu de pesanteur, et parfois, quand elles font des exercices un peu plus violents, de tiraillements et même de douleurs abdominales. Mais lorsque ces kystes deviennent volumineux et lorsqu'ils commencent à remplir la cavité abdominale, ils exercent une influence plus ou moins fâcheuse sur les diverses fonctions organiques.

Troubles de la menstruation. — L'aménorrhée, ou au moins la dysménorrhée, s'observe presque constamment dès que les kystes ovariques commencent à être volumineux. La métrorrhagie se montre très rarement en pareille circonstance. L'aménorrhée complète correspond souvent à l'existence de kystes aréolaires, et la dysménorrhée, à celle de kystes uniloculaires ou multiloculaires ordinaires. Quelquefois les kystes ovariques, lorsqu'ils se développent et grossissent rapidement, présentent des symptômes qui ont une grande analogie avec ceux de la grossesse. On observe alors des modifications de l'appétit, des vomissements, le gonflement des seins. Ces signes n'ont jamais une existence de longue durée, ni une grande intensité. Dès que cette marche aiguë se modère et qu'elle passe à l'état chronique, ils disparaissent rapidement.

Troubles digestifs.—Lorsque les kystes ovariques deviennent volumineux les fonctions digestives sont souvent troublées. L'appétit diminue, la digestion est pénible et difficile, il se développe de la dyspepsie ; la digestion s'accomplit souvent d'une manière incomplète, quelquefois même elle s'accompagne de vomissements. C'est surtout dans la dernière période de la maladie qu'on observe ces troubles profonds de la digestion. Une constipation opiniâtre existe presque toujours, toutes les fois que les kystes ovariques sont volumineux. Il est évident que c'est à la compression exercée par la tumeur sur le gros intestin et à la gêne mécanique qu'elle produit, que la constipation est due. C'est également à la même cause qu'il faut attribuer les envies fréquentes d'uriner et la difficulté d'exécuter cet acte, observée chez la plupart des femmes atteintes de kystes ovariques volumineux. On a vu ces kystes déterminer, à une période avancée de la maladie, une rétention d'urine qui était alors produite par la compression des uretères. Il en résulte une dilatation de ces conduits, une accumulation de l'urine derrière l'obstacle et l'impossibilité pour ce liquide d'arriver dans la vessie.

Troubles de la respiration. — Le développement considérable de l'abdomen et le refoulement en haut du diaphragme, qui en est la conséquence, produisent souvent une gêne notable de la respiration et une dyspnée plus ou moins considérable qui augmente par les mouvements que les malades veulent exécuter. On a vu cette dyspnée portée au point de produire l'asphyxie et de hâter la terminaison fatale.

Troubles circulatoires. — A mesure que le kyste ovarique se développe, il tend de plus en plus à comprimer la veine cave inférieure et les veines iliaques primitives. Il en résulte un œdème des deux jambes, cet œdème peut conduire à une ascite. C'est ainsi qu'on trouve tous les jours combinées ces trois espèces d'hydropisies, une ascite et une hydropisie enkystée de l'ovaire, accompagnées d'infiltration séreuse des membres inférieurs. Nous avons déjà parlé d'un bruit de souffle analogue au bruit de souffle utérin qu'on peut entendre en appliquant l'oreille sur l'abdomen. D'après Valleix, ce bruit de souffle se produirait à chaque pulsation artérielle et serait dû à la compression de l'aorte ; on l'entend dans un certain nombre de cas. La gêne apportée à la circulation veineuse des membres inférieurs par la compression de la veine cave et des veines iliaques primitives, exige une circulation supplémentaire par les veines sous-cutanées abdominales qui deviennent alors saillantes et volumineuses.

Il y a très rarement de la fièvre ; lorsqu'elle se montre, elle tient en général à quelque complication phlegmasique concomitante.

Système nerveux. — Il n'existe le plus souvent aucun trouble notable des centres nerveux dans la maladie qui nous occupe.

Lorsqu'il se produit quelques phénomènes morbides dans ce système, il est probable qu'il s'agit soit d'une simple coïncidence, soit d'une complication. Cependant, nous ne devons pas oublier de mentionner que fréquemment les kystes ovariques volumineux s'accompagnent de vives douleurs névralgiques qui sont probablement le résultat de la compression des branches nerveuses formant le grand nerf sciatique.

État général. — A mesure que le kyste ovarique fait des progrès et avant que les organes essentiels à la vie soient comprimés par le volume même de cette tumeur, on voit les malades tomber dans une sorte de cachexie. Leur teint pâlit, leurs yeux se plombent, elles languissent et deviennent d'une grande maigreur. Elles finissent, dit Valleix, par succomber à la fois d'asphyxie, d'anémie et de fièvre.

§ 3. Symptômes propres aux différentes espèces de kystes.

Kystes uniloculaires. — Les kystes uniloculaires ont des symptômes qui permettent de les reconnaître assez facilement.

C'est d'abord la variété de kystes qui acquiert le volume le plus considérable.

La régularité des formes des kystes uniloculaires est encore un caractère essentiel; ils sont arrondis, globuleux : l'abdomen est distendu d'une manière uniforme et régulière.

Lorsqu'il existe des végétations fibreuses (kystes uniloculaires végétants), on les distingue assez facilement par une palpation faite avec grand soin.

Si le kyste uniloculaire renferme un liquide séro-albumineux, on y perçoit facilement la fluctuation, et cette fluctuation, réunie à la position des intestins, permet toujours assez bien de le distinguer d'une ascite ordinaire.

Lorsque les kystes uniloculaires sont remplis de liquide de consistance gélatineuse, ce qui est le cas le plus rare, on n'a plus la sensation d'une fluctuation franche; mais on perçoit plutôt une espèce de tremblotement gélatineux qu'on reconnaît assez facilement.

Kystes multiloculaires. — Lorsque le kyste multiloculaire est formé de kystes isolés sans communication les uns avec les autres, la surface du kyste est inégale, irrégulière et à larges bosselures ; on sent alternativement des saillies arrondies et des dépressions plus ou moins profondes. Si les kystes isolés sont petits et remplis d'un liquide épais et visqueux, on n'y constate aucune trace de fluctuation ; si au contraire il y a un ou plusieurs grands kystes, on peut, surtout si le liquide qu'ils contiennent est séro-albumineux, y constater une véritable fluctuation. Les petits kystes, distendus par un liquide gélatineux, donnent la sensation de corps globuleux et durs.

Les plaques fibro-cartilagineuses, cartilagineuses et osseuses, qui peuvent se trouver incrustées dans les parois, sont encore assez facilement reconnues par une palpation et une percussion méthodiques.

Kystes aréolaires. — Ces kystes sont en général d'un volume moins considérable que les précédents ; ils sont inégaux, irréguliers, sans aucune apparence de fluctuation. Il est rare qu'on puisse y percevoir pendant la vie les tumeurs fibreuses, fibro-cartilagineuses et osseuses, si communément incrustées dans les parois des kystes à loges.

Kystes composés. — On y constate les différents caractères assignés aux autres variétés de kystes, c'est-à-dire des parties lisses, unies, globuleuses, et donnant une fluctuation plus ou moins manifeste ; puis des sillons, des bosselures plus ou moins étendues ; enfin toutes les apparences d'une série de kystes uniloculaires et de kystes multiloculaires, ce qui tient, ainsi que nous avons déjà eu l'occasion de le dire, à ce que tous les liquides contenus dans les diverses loges d'un même kyste n'ont ni les mêmes propriétés physiques ni les mêmes caractères chimiques, et que si les uns ont un liquide épais, gélatineux, visqueux, plus ou moins noirâtre, les autres au contraire ne renferment qu'un liquide purement séro-albumineux, dont la fluctuation même, circonscrite à des parties fort restreintes, est encore cependant assez facile à percevoir.

ARTICLE IV. — Durée et terminaison des kystes ovariques.

La *durée* des kystes ovariques est extrêmement variable ; on en voit se produire, et acquérir un grand développement en deux ou trois mois. Dans d'autres cas, ce ne sont plus des mois ; ce sont des années ou même une longue période d'années, quinze, vingt, vingt-cinq, trente ans que les kystes mettent à prendre tout leur développement.

La durée, tantôt courte, tantôt longue, est donc extrêmement variable, et il est très difficile de donner quelque chose de précis à cet égard. On voit quelquefois les kystes marcher lentement, s'arrêter et rester stationnaires, puis enfin recommencer leur marche avec plus ou moins de rapidité.

La *terminaison* des kystes ovariques est loin d'être toujours identique ; voici les divers modes qu'on peut observer :

1° Les kystes ovariques peuvent ne pas abréger beaucoup la vie des malades, qui meurent âgées, ou succombent à une complication intercurrente d'une nature ou d'une autre.

2° La mort de la malade peut avoir lieu par l'inflammation spontanée du kyste ou des kystes ; cette inflammation donne lieu à la formation d'un kyste purulent, qui, avant de s'ouvrir, peut amener une péritonite par suite de l'extension de l'inflammation.

3° L'ouverture des kystes ovariques se fait assez souvent dans des points très différents :

a. Dans les intestins grêles. — Cette ouverture est rare ; car ce n'est que d'une manière incidente, fortuite et passagère, que le kyste ovarique est en rapport avec les intestins grêles. M. Cruveilhier a vu un petit kyste ouvert dans l'intestin grêle communiquer avec lui par un trajet fistuleux.

b. Dans le côlon, le cæcum ou le rectum. — Pour qu'il en soit ainsi, il faut qu'il s'établisse des adhérences préalables, et une ulcération perforatrice des parois adossées du kyste et de l'intestin. La guérison peut avoir lieu, mais après l'ouverture dans l'intestin, le kyste peut s'enflammer spontanément, ou bien par suite du passage des matières fécales.

c. Dans le péritoine. — Cette ouverture de kystes est constamment suivie d'une péritonite suraiguë.

d. Dans la vessie. — Cette ouverture est plus rare ; cependant on en connaît quelques exemples.

Les kystes ovariens s'ouvrent aussi, mais rarement, dans l'utérus ou dans le vagin, et plus rarement à travers la paroi abdominale.

Telles sont les principales voies dans lesquelles les kystes peuvent s'ouvrir.

ARTICLE V. — Diagnostic des kystes des ovaires.

Le diagnostic des kystes ovariques présente certaines difficultés et des questions importantes à résoudre pour le traitement.

D'abord s'agit-il d'une hydropisie enkystée ou d'une autre maladie ? C'est la première question à poser. En effet, on peut confondre cette affection avec les trois états suivants : une grossesse, une tumeur fibreuse de l'utérus, une ascite simple.

Grossesse.—La grossesse peut être simple ou extra-utérine.

La grossesse simple se distinguera des hydropisies enkystées de l'ovaire par les caractères suivants : l'abdomen se développe plus rapidement et plus régulièrement ; l'utérus, rempli du produit de la conception, occupe la partie médiane de l'abdomen ; la menstruation est supprimée ; enfin, à une certaine époque, on peut constater le bruit de souffle placentaire, les doubles battements de cœur du fœtus, et le ballottement. L'erreur de diagnostic n'est guère possible.

La grossesse extra-utérine se reconnaîtra aux signes suivants : le début des grossesses ovariennes ou tubaires est le même que celui des grossesses simples : suppression de menstruation ; développement des seins ; troubles sympathiques de même espèce, et souvent beaucoup plus caractérisés que dans la grossesse simple ; développement de l'abdomen beaucoup plus rapide que dans l'hydropisie enkystée ; puis, au bout d'un certain temps, arrêt du développement, enfin état longtemps stationnaire, ou bien développement d'accidents graves de péritonite. La confusion est donc encore ici assez difficile.

Tumeurs fibreuses. — Les tumeurs fibreuses se distingueront des hydropisies enkystées par les caractères suivants : développement très lent, progressif, souvent insensible et mettant de longues années à se faire ; métrorrhagies fréquentes ; tumeur dure, sans fluctuation, presque toujours seule, isolée, et faisant complétement corps avec l'utérus ; possibilité de constater par le toucher vaginal, rectal, et par la palpation abdominale, le siége même de la tumeur, siége qui se trouve dans l'utérus ; consistance dure, et poids de la tumeur qui est considérable ; enfin, développement toujours moins considérable que celui des hydropisies enkystées.

Ascite simple. — On se fondera pour établir le diagnostic sur les considérations suivantes : l'ascite simple, essentielle, est très rare ; la plupart des ascites sont symptomatiques, et la présence de la cause organique qui a produit la lésion est déjà ici un moyen de diagnostic. Le développement de l'abdomen est régulier. Le niveau du liquide forme une ligne courbe à concavité supérieure. Les diverses positions qu'on imprime aux malades font changer le niveau supérieur du liquide, ce que l'on constate facilement. La fluctuation est très facile à déterminer ; le liquide épanché est toujours séro-albumineux, clair et limpide. Il n'y a pas de difficulté pour les cas ordinaires ; la seule qui pourrait se présenter serait la suivante : c'est lorsqu'il y a coïncidence d'une ascite simple et d'une hydropisie enkystée. Ce diagnostic étant beaucoup plus difficile, il faudrait faire la part de l'une et de l'autre lésion, et assigner à chacune des deux ce qui lui appartient.

L'existence de l'hydropisie enkystée une fois admise, ce n'est pas tout, et il y a encore plusieurs questions graves à décider. Voici de quelle manière M. Cruveilhier les formule :

1° Le kyste est-il uniloculaire ou multiloculaire, et dans ce dernier cas, existe-t-il une poche principale ?

2° Le kyste ovarique est-il aréolaire ou vésiculaire, en totalité ou en partie, et dans quelle proportion ?

3° Relativement à la qualité du liquide, ce liquide est-il séreux, visqueux ou gélatineux ?

C'est en effet à toutes ces questions qu'il faut répondre avant de décider la question du traitement. Nous en avons donné la solution complète dans le cours de cet article, et nous n'avons pas besoin d'y revenir ici.

ARTICLE VI. — Pronostic des kystes des ovaires.

Le pronostic des kystes de l'ovaire est toujours sérieux ; si l'hydropisie marche vite, elle conduit en quelques mois ou en quelques années les malades à une mort certaine. Si l'hydropisie se développe lentement, elle constitue une infirmité désagréable, fatigante, et, quoique au bout d'un temps plus long il est vrai, elle ne peut jamais aboutir qu'au même mode de terminaison.

Le pronostic sera d'abord subordonné à la rapidité de la formation de la tumeur, et un kyste qui aura mis peu de temps à se former sera plus fâcheux pour la femme qu'un kyste qui se sera développé très lentement. Un kyste uniloculaire sera moins fâcheux qu'un kyste multiloculaire ; un kyste multiloculaire à poches communiquantes qu'un kyste multiloculaire à poches parfaitement isolées et distinctes ; enfin un kyste multiloculaire sera moins grave qu'un kyste aréolaire. La présence de végétations, de produits cartilagineux et osseux, aggrave encore singulièrement le pronostic.

ARTICLE VII. — Traitement des kystes des ovaires.

Le traitement des kystes de l'ovaire ne comprend qu'un très petit nombre de médications, que l'on peut ainsi résumer.

Médicaments internes. — On a conseillé d'abord les révulsifs plus ou moins énergiques, avec les purgatifs hydragogues, les sudorifiques, les diurétiques. Il est douteux qu'on ait jamais obtenu une guérison par ces moyens, et quel que soit le temps pendant lequel on les ait employés. Ces médicaments n'ont pas d'autre résultat que de fatiguer les malades, les épuiser et hâter une terminaison fatale.

Les vésicatoires et les cautères, appliqués sur divers points de la paroi abdominale, ne comptent non plus aucun succès évident.

On a encore conseillé d'essayer la médication altérante. Ainsi on a eu recours aux mercuriaux employés sous toutes les formes, à l'iodure de potassium, et aux diverses préparations d'iode, aux sels d'or. Y a-t-il eu des succès ? C'est fort douteux, et aucun fait ne peut être invoqué à l'appui de ces diverses médications.

La compression a été vantée ; mais c'était plutôt au point de vue théorique.

Moyens chirurgicaux. — Sous ce titre, nous rangeons trois méthodes : 1° l'*incision* et l'*extirpation du kyste ;* 2° la *ponction simple ;* 3° la *ponction avec injection.*

1° *Incision et extirpation du kyste.* — L'incision du kyste, et plus rarement l'extirpation, ont pu certainement guérir quelques malades ; mais si quelques-unes ont été guéries et si l'on a fait grand bruit de ces guérisons, il n'est pas moins certain qu'un grand nombre de malades qui y ont été soumises ont succombé, et l'on s'est bien gardé de reproduire les faits malheureux. Il est du reste souvent tout à fait impossible d'isoler et d'enlever l'ovaire, siége du kyste. M. Chéreau a donné, dans un mémoire publié dans l'*Union médicale* (août 1847), le résumé des guérisons opérées ainsi par l'ovariotomie. Sur 83 cas, il y a eu 42 guérisons radicales, 27 morts des suites de l'opération : les autres n'ont pas guéri (1).

Cette opération est tombée, du reste, dans un juste oubli, et

(1) Chéreau, *Mémoire pour servir à l'étude des maladies des ovaires*, 1844, in-8 br.

nous ne pensons pas maintenant qu'aucun chirurgien ou médecin songe à la préconiser.

2° *Ponction simple.* — La ponction simple constitue un moyen palliatif auquel il faut nécessairement avoir recours. Pour déterminer avec quelque précision l'importance et la valeur de cette médication, il faut considérer successivement : *a.* les cas dans lesquels on doit faire la ponction ; *b.* le point où elle doit être faite ; *c.* les résultats qu'elle a donnés ; *d.* les accidents dont elle peut être suivie.

a. Cas dans lesquels la ponction peut être tentée. — Pour qu'on puisse espérer voir réussir cette petite opération, il faut rencontrer les trois conditions suivantes : le kyste doit être uniloculaire ; s'il est multiloculaire, il faut que les poches dont il se compose communiquent les unes avec les autres ; le liquide doit être séro-albumineux, ou si par hasard il était visqueux, il doit pouvoir s'écouler facilement. La ponction faite dans ces conditions a quelques chances de succès, et on peut l'essayer comme moyen palliatif.

b. Point où doit être faite la ponction. — La tumeur, dans les cas précités, peut être attaquée dans tous les points de la partie antérieure de l'abdomen ; c'est une proposition appuyée sur la connaissance anatomique des rapports du kyste avec la paroi abdominale antérieure. On a proposé d'ouvrir le kyste par la ponction de sa partie inférieure, ainsi que par le rectum et le vagin. On a pensé, en agissant de cette manière, vider plus complétement la tumeur, et ne laisser aucune trace de liquide dans la partie inférieure du kyste qui se vide en effet difficilement quand l'ouverture est au-dessus de cette partie inférieure. M. le professeur Cruveilhier, qui discute cette question avec soin dans son *Anatomie pathologique*, ne reconnaît aucun avantage à ces divers modes de ponction. Il croit d'abord qu'on n'arrive pas aussi sûrement ni aussi facilement à la tumeur ; qu'on est toujours obligé, de même que pour la ponction de la paroi abdominale, de traverser le péritoine ; enfin que les accidents ne sont ni plus ni moins nombreux que dans cette dernière.

Quant à nous, nous déclarons également préférer beaucoup la ponction par la paroi abdominale antérieure.

c. Effets de la ponction. — Après la ponction, le liquide se reproduit assez généralement, mais d'une manière lente et presque toujours en moins de temps qu'il n'en a mis à se développer pour la première fois ; à chaque ponction cette reproduction augmente avec plus de rapidité et l'on est obligé de les rapprocher toujours de plus en plus. On voit donc qu'il ne s'agit bien réellement ici que d'une opération palliative et nullement curative. Y a-t-il des cas dans lesquels une ponction simple ait été suivie de non-reproduction du liquide et d'oblitération de la tumeur ? Cela est possible ; toutefois je n'en connais aucun.

d. Accidents qui peuvent suivre la ponction. — Ces accidents sont assez nombreux et presque toujours assez graves ; ce sont les suivants :

Ouverture du péritoine ; passage dans cette cavité d'une partie du liquide contenu dans la poche : la conséquence de ce passage est, dans la grande majorité des cas, une péritonite suraiguë et la mort.

Inflammation de la surface interne du kyste ; formation d'un abcès et transformation du kyste séreux en kyste purulent. La mort peut en être la conséquence, soit en raison de la grande étendue du foyer inflammatoire, soit que l'inflammation se propage au péritoine et aux organes voisins.

Hémorrhagie interne dans le kyste, et possibilité de mort par suite de cette hémorrhagie.

Un inconvénient moins grave mais assez fréquent de la ponction, consiste dans les changements qui surviennent dans le liquide, lorsqu'il est reproduit. Ainsi, au lieu d'un liquide séro-albumineux, de bonne nature, qu'on a évacué à la première ponction, on trouve souvent aux ponctions suivantes un liquide visqueux, filant, gélatineux, difficile à évacuer, et dont la présence aggrave singulièrement le pronostic, surtout si l'on se propose de recourir aux injections iodées.

3° *Ponction et injection iodée.* — On doit à M. le docteur Boinet (1) d'avoir pratiqué, dans des cas assez nombreux, la ponction des kystes et d'y avoir fait une injection iodée. Voici en peu de mots sa manière de procéder :

Après avoir ponctionné le kyste avec un trocart par lequel on introduit dans la tumeur une sonde de caoutchouc munie au bout de deux ouvertures, on laisse écouler simplement le liquide s'il est clair et transparent ; on y injecte au contraire de l'eau tiède ou une faible solution d'iodure de potassium, si le liquide est filant et visqueux. Ce liquide est destiné à faciliter l'évacuation aussi complète que possible du kyste. L'injection que l'on emploie est assez variable. C'est d'abord un liquide composé de 100 grammes d'eau, 100 grammes de teinture d'iode et 4 grammes d'iodure de potassium. Plus tard on augmente la dose de la teinture d'iode, de telle sorte qu'il y en ait deux parties pour une partie d'eau. Lorsque le volume du kyste a beaucoup diminué, on peut même employer la teinture d'iode pure. On doit répéter les injections tous les deux ou trois jours. On laisse en général la sonde à demeure ; on la ferme avec un bouchon et on la fixe. On voit alors, d'après M. Boinet, diminuer peu à peu le volume du kyste. On change la sonde tous les sept ou huit jours, afin que l'ouverture faite par la ponction ait eu le temps de laisser des adhérences s'établir en ce point, entre le kyste et la paroi abdominale. M. Boinet conseille, lorsqu'on change la sonde, d'en placer une plus grosse, et d'engager la malade à rester très tranquille pendant l'opération, en cas que les adhérences péritonéales ne soient pas encore solidement établies. Plus tard on remplace la sonde de caoutchouc par une canule métallique munie d'un robinet. On ne peut fixer d'avance le nombre d'injections qu'il faut pratiquer pour opérer une gérison radicale.

D'après M. Boinet, il n'y aurait jamais de suites fâcheuses à cette opération, qui du reste a été tentée avec succès par beau-

(1) Boinet, *Iodothérapie, ou de l'emploi médico-chirurgical de l'iode et de ses composés, et particulièrement des injections iodées*, 1855, 1 vol. in-8.

coup de chirurgiens. J'ai moi-même été témoin de plusieurs succès obtenus en pareille circonstance. Cependant la critique n'a pas manqué, et de nombreuses objections ont été adressées à cette méthode que nous devons discuter avec soin en raison de son importance. Voici d'abord, d'après Scanzoni, les accidents qu'elle peut déterminer et leurs conséquences :

a. Après la ponction, le kyste en se contractant peut chasser la canule, soit tout à fait au dehors, soit dans la cavité péritonéale, et il peut se faire que dans les deux cas l'injection iodée passe dans le péritoine. Une péritonite grave pourrait en être la conséquence.

b. Les adhérences entre le kyste et la paroi abdominale, au niveau des deux ouvertures, se forment-elles bien toujours, et ne peut-on avoir à redouter au changement de sonde le passage du liquide dans le péritoine ?

c. En l'absence de ces accidents, l'injection irritante dans la cavité du kyste peut produire une inflammation du kyste qu'on ne peut toujours modérer à son gré. Si une simple ponction peut amener de graves accidents inflammatoires, une injection irritante ne peut-elle en produire souvent de plus forts ?

Voici du reste la conclusion textuelle de l'auteur allemand :

« Il résulte de tout ce que nous venons de dire au sujet des injections, que les dangers que présente cette méthode ne sont point compensés par des avantages suffisants ; en conséquence, on fera mieux de la laisser complétement de côté, d'autant plus que plusieurs auteurs ont démontré qu'elle n'était point si sûre qu'on a bien voulu le dire. »

J'ai dû transcrire simplement cette conclusion, et je crains que Scanzoni n'ait été bien léger dans son jugement, et qu'il ne puisse invoquer l'expérience des injections en sa faveur. Ce qui fera mieux comprendre combien on doit être en garde contre une conclusion ainsi posée, c'est le résumé de la discussion qui a eu lieu à l'Académie de médecine sur les kystes de l'ovaire, résumé que je vais essayer de faire aussi brièvement que possible. Cette discussion de l'Académie de médecine eut baaucoup de retentissement. Un grand nombre d'honorables académiciens prirent la parole, pour faire connaître leurs opinions relativement au traitement des kystes ovariques par les injections iodées. Dans la plupart des discours, on trouve presque toujours deux parties : dans la première, des considérations sur l'anatomie pathologique, l'organisation et la nature des kystes; dans la seconde, la thérapeutique de ces affections. Cette première partie offrirait ici peu d'intérêt : la plupart des orateurs n'ont fait que reproduire et quelquefois amplifier l'histoire anatomique des kystes donnée par M. Cruveilhier, tant dans sa grande *Anatomie pathologique* que dans son *Traité d'anatomie pathologique générale*, et ils n'ont que trop souvent oublié le nom du professeur distingué auquel ils faisaient de si larges emprunts. Aucun d'eux n'a parlé des recherches intéressantes de Virchow sur les tumeurs enkystées des ovaires. Je me bornerai donc, dans mon résumé, à exposer la partie thérapeutique des discours des honorables académiciens.

Résumé de la discussion de l'Académie de médecine sur les kystes des ovaires.

Le point de départ de la discussion a été une observation communiquée par M. Barth, et dans laquelle ce médecin avait fait usage d'un procédé opératoire particulier. Il avait, à l'aide d'un trocart courbe, pratiqué une première ponction de dehors en dedans pour pénétrer à l'intérieur du kyste, puis à plusieurs centimètres plus bas, une seconde ponction de dedans en dehors avait été faite avec le même instrument. Il avait ensuite introduit, à travers ces deux ouvertures, une sonde de caoutchouc qu'il avait laissée à demeure, ce qui lui semblait présenter deux avantages principaux : le premier, de maintenir la paroi kystique en rapport avec la paroi abdominale, de façon à les faire adhérer dans tout l'espace compris entre les deux orifices de sa double ponction ; le deuxième, de lui permettre de vider complétement le kyste, et d'y pousser des injections, soit purement détersives, soit irritantes, et même d'établir dans son intérieur un véritable lavage à l'aide d'une irrigation à double courant. Mais en soumettant ce fait à l'appréciation de ses collègues de l'Académie, M. Barth leur proposait en même temps cette triple question : Fallait-il abandonner la tumeur à elle-même? fallait-il la vider par une simple ponction? ou bien traiter par une ponction suivie d'injections irritantes un foyer aussi étendu ?

M. Malgaigne, qui prit la parole après M. Barth, commença par attaquer la double ponction, dont il ne saisissait pas bien les avantages sur la ponction simple ; elle constituait pour lui un péril de plus. M. Malgaigne, abordant la question de la thérapeutique générale des kystes, se prononce pour les ponctions palliatives qui, bien que quelquefois dangereuses, sont la plupart du temps inoffensives et soulagent les malades. Il rejette complétement l'extirpation des kystes. Quant aux injections iodées, il admet la possibilité des guérisons par leur moyen. « La nature est si puissante, dit-il, qu'elle pourrait guérir les malades, malgré et contre le chirurgien. » Il formule ses conclusions de la manière suivante : « C'est pourquoi je pense que la ponction simple doit être adoptée ; mais quant à celle que l'on combine avec les injections iodées, j'attendrai que son opportunité soit bien établie ; car les guérisons, s'il y en a eu, et je le crois, sont très rares, et la méthode par elle-même présente plus d'un danger. »

M. Moreau croit à la nécessité de discuter l'opportunité d'une opération quelconque contre les kystes de l'ovaire ; il cite des exemples de guérison complète et radicale à la suite de ponctions simples.

M. Cazeaux, qui prit la parole après quelques mots dits par M. Huguier, rapporte qu'il avait observé un certain nombre de guérisons de kystes ovariques, même volumineux, obtenues par M. Boinet, et que ces guérisons avaient été radicales. Il rapporte que la plupart des malades traitées par ce médecin ont guéri sans fistule consécutive. Il reconnaît toutefois que la méthode des injections iodées a des incertitudes et des dangers, mais qu'il ne faut pas y renoncer pour cela. Sa conclusion est la suivante :

« Avant d'entreprendre la cure radicale des kystes ovariques, il faut, par une première ponction, s'assurer qu'on a affaire à un kyste uniloculaire non compliqué de la présence de tumeurs d'une nature cancéreuse (toutefois la présence de plusieurs poches n'est pas une contre-indication absolue) ;

» Laisser le liquide se renouveler, et se guider pour instituer l'opération, sur le temps plus ou moins long que la tumeur met à revenir à son premier état.

» Si au bout de trois ou quatre mois on remarque que le kyste a déjà repris les dimensions qu'il avait avant la ponction, j'estime qu'il est de bonne chirurgie de pratiquer une opération à laquelle on doit déjà des succès incontestables et avérés. »

M. Velpeau est d'avis de discuter la question du traitement des kystes. M. Velpeau, dans cette première allocution, montre la difficulté de la question. Il cite des cas de mort après des ponctions palliatives, et établit que, relativement au traitement des kystes, le chirurgien se trouve placé en face de ce dilemme embarrassant : Faut-il, chez une femme qui se porte bien, faire une opération qui peut la tuer? faut-il abandonner à elle-même une maladie qui peut devenir grave? Il déclare qu'il n'est pas jusqu'à présent grand partisan des injections iodées dans les kystes de l'ovaire ; mais cependant on voit, dit-il, qu'il y a bien des arguments à faire valoir pour ou contre les injections iodées, et il propose à l'Académie d'examiner cette question.

Dans la séance suivante (20 octobre 1856), M. Trousseau prit la parole, et examina d'abord comment les kystes de l'ovaire marchaient quand on les abandonnait à eux-mêmes. Sous ce rapport, il établit les catégories suivantes. Il y a une première catégorie de kystes qui ne constituent pour la femme ni une maladie ni même une incommodité. Dans une seconde, il place les kystes qui se terminent par une résorption naturelle et spontanée du kyste. Ces kystes sont rares, mais enfin il y en a des exemples.

La seconde catégorie comprend les kystes qui guérissent par une évacuation naturelle ; il cite en particulier des cas d'ouverture dans l'intestin. Il en est de même des ruptures des kystes dont il cite plusieurs exemples, et dont les unes sont suivies de guérison, et les autres d'accidents formidables et de mort. Il rappelle le relevé de Tilt qui dit que sur 70 femmes ayant eu des ruptures des kystes de l'ovaire, 22 sont mortes, 2 ont éprouvé une amélioration notable et 30 ont guéri.

Les kystes ovariques qui deviennent le siége d'une inflammation spontanée, et qui guérissent ensuite par adhérence des parois de la tumeur, constituent encore pour M. Trousseau une catégorie à part.

Après avoir exposé ainsi les résultats de la terminaison naturelle, M. Trousseau donne les résumés statistiques suivants du résultat des ponctions simples.

D'après une statistique du *Medical Gazette* (1834), sur 21 ponctions simples, il y eut 4 morts dans les premières vingt-quatre heures, 3 dans le cours du premier mois et 14 avant la première année.

Dans 36 observations de Lee (1847), 3 morts dans les premières vingt-quatre heures, 6 au bout de quelques heures, 12 dans la première année, 5 dans les deux années, 1 après six ans, 1 après quinze ans.

Kiwisch, sur 64 ponctions, compte 9 morts dans les premières vingt-quatre heures, 6 après la deuxième ponction, 15 après les troisième, quatrième, cinquième et sixième ponctions, puis 1 guérison, 3 améliorations, 3 morts par maladies indépendantes.

M. Trousseau pense que la ponction palliative ne donnerait pas de si tristes résultats, si l'on avait pris soin de pratiquer cette opération avant que le kyste eût acquis un grand volume.

La ponction, suivie d'injections d'un liquide irritant, a donné quelques guérisons. M. Trousseau ignore si elles seront durables.

M. Jobert (de Lamballe) fit dans cette séance une courte allocution qu'il termina en résumant ainsi son opinion : « La ponction palliative n'est jamais grave quand des adhérences sont établies entre les kystes et la paroi abdominale ; la ponction avec fistules est une opération dangereuse ; les injections iodées et l'électricité, exemptes d'inconvénients sérieux quand on les emploie avec certaines précautions, peuvent amener la guérison des kystes sans que jusqu'à présent on puisse se rendre compte du mécanisme par lequel ce résultat est obtenu. »

L'emploi de l'électricité, tel que l'entend M. Jobert, consiste à déterminer la coagulation du liquide à l'aide de courants électriques. Cette coagulation s'obtient en cinq ou six séances sans déterminer aucun travail inflammatoire. — Deux ans après cette opération faite à l'aide d'aiguilles à acupuncture, la tumeur s'affaissa, et il ne resta plus au bout d'un certain temps qu'une dureté circonscrite placée sur le côté gauche du bassin.

Dans une séance suivante, M. Piorry prononça un discours ou plutôt lut un mémoire dont voici le résumé en ce qui concerne la thérapeutique des diverses variétés de kystes qu'il a établies :

1° Quand la tumeur est grosse comme la tête d'un enfant et qu'elle n'adhère pas, on pourra l'exciser. 2° Si la tumeur est formée de parois minces et qu'elle touche aux parois abdominales, on fera une large ponction et l'on pratiquera une injection d'iode. 3° Quand le kyste sera très gros, on fera une première ponction qui ne videra qu'une partie du liquide, on recommencera plus tard sans toutefois attendre le même volume que d'abord, puis on injectera la solution d'iode. 4° Dans les kystes nombreux et réunis en masse, on ne tentera aucune opération. 5° Si à côté du kyste se trouvent d'autres tumeurs dures et solides, on ne fera que vider de temps à autre un peu de liquide. 6° Il faut faire la ponction le plus tôt possible, quand les phénomènes de compression compromettent la vie des malades. 7° Toutes les fois qu'un kyste suppurera, il faudra donner issue au pus et injecter dans la cavité des liquides détersifs. Il est nécessaire que l'on fasse sortir le plus de pus qu'on pourra ; on obtient ce résultat, en introduisant dans la canule une sonde en gomme qui fait office de siphon.

Dans la ponction, M. Piorry prévient surtout contre la présence des intestins qui peuvent se trouver au-devant de la tumeur, et fait coucher ses malades pendant vingt-quatre heures sur le côté opposé à celui où il a fait l'ouverture, pour se mettre en garde contre les épanchements qui pourraient se faire dans le péritoine.

M. Gimelle conseille d'opérer toutes les fois que le mal fait des progrès et que la tumeur augmente de volume, cependant il soumet son opération à certaines conditions : il demande que le kyste ne soit ni cartilagineux, ni induré, que la tumeur n'ait pas plus de 10 à 15 centimètres de diamètre ; s'il en est autrement, on diminue son volume par des ponctions répétées. Il rejette la sonde indiquée par M. Piorry, et se sert d'un liquide composé de 125 grammes de teinture d'iode étendue de 30 à 40 grammes d'eau. M. Gimelle cite deux malades ainsi traitées ; l'une âgée de vingt-trois ans, opérée en mai 1855, n'a pas encore eu de rechute ; l'autre, opérée à peu près à la même époque, a eu une rechute quelque temps après.

M. Cruveilhier, après avoir exposé le résumé des nombreuses recherches anatomo-pathologiques qu'il a faites depuis longtemps sur les kystes de l'ovaire, arrive à la partie thérapeutique que nous allons résumer.

Il n'y a que les kystes uniloculaires qu'on peut tenter de traiter, les autres ne pouvant être soumis qu'à l'extirpation. M. Cruveilhier conseille de retarder le plus possible la ponction, afin d'éviter les reformations successives du kyste qui nécessitent toujours de nouvelles ponctions. Il regarde comme rationnel le traitement du kyste ovarique uniloculaire, mais il appréhende la production de l'inflammation qui se termine presque toujours par suppuration ou par gangrène, en raison du peu de vitalité qu'offrent ces tissus fibreux : il cite à ce sujet deux cas de mort après une simple ponction, ces faits toutefois ne constituent qu'une exception.

M. Cruveilhier n'admet le traitement que lorsque le kyste vient, par son trop grand volume, troubler les fonctions, et il établit sa règle de conduite de la manière suivante : il rejette tout traitement médical ; il regarde comme incurables les kystes aréolaires, vésiculaires, et les multiloculaires dont les cellules ne communiquent pas ; il admet la guérison possible par la ponction des kystes uniloculaires séreux, albumineux, des kystes multiloculaires dont les cellules communiquent ; il n'accorde que le traitement palliatif aux kystes composés, en partie uniloculaires, en partie aréolaires, vésiculaires ou multiloculaires ; il ne fait consister le traitement palliatif que dans l'évacuation pure et simple du contenu du kyste, tandis que le traitement curatif doit amener, par l'inflammation adhésive, le retrait des parois du kyste ; pour évacuer le liquide, il préfère à la ponction, si gros que soit le trocart, l'incision de Ledran, en ayant soin toutefois d'empêcher l'épanchement du liquide dans le péritoine. Pour lui, on doit plutôt tenter les moyens curatifs divers qui ont été proposés, que de proscrire toute médication ; il veut néanmoins qu'on déploie la plus grande prudence, même dans les cas les plus favorable en apparence ; il redoute surtout la suppuration et la gangrène ; enfin, pour lui, le moment opportun, c'est quand le kyste devient trop considérable.

Selon M. Cruveilhier, il n'y a que le traitement chirurgical dont on puisse réellement faire usage. Il prend en grande considération l'état général de la malade, et tire ses indications de la composition du liquide et de la nature du kyste. Il regarde comme pouvant amener la guérison, la ponction et l'injection iodée, sagement pratiquées, surtout à une période peu avancée de la maladie.

M. Huguier n'admet pas qu'il y ait autant d'insuccès que de succès ; il a beaucoup de confiance dans l'injection, même pour les kystes volumineux, qu'on peut facilement diminuer par des ponctions répétées. Il préfère la ponction par le vagin pour ouvrir ainsi au point déclive, et ne pas avoir à compter sur l'établissement des adhérences de la tumeur aux parois abdominales. M. Huguier ne redoute nullement dans cette partie la lésion des vaisseaux : en cas d'incertitude, il conseille même les ponctions exploratrices par le vagin.

M. Robert indique dans la ponction un moyen de prévenir l'écoulement du liquide dans le péritoine après l'enlèvement de la canule. En pareil cas, lorsque la paroi du kyste n'adhère pas à la paroi abdominale, il conseille d'exercer une compression pendant plusieurs jours; et s'il survient une péritonite partielle autour de la piqûre, les antiphlogistiques la feront céder facilement; il cite un cas de guérison d'un kyste obtenue par une ponction simple.

M. Robert admet deux méthodes dans le traitement curatif, et ne considère la ponction que comme le premier temps de l'opération.

1° Il indique l'ouverture permanente et la suppuration, puis ensuite les injections iodées avec la canule à demeure; mais on connaît le danger de la suppuration; il cite du reste trois cas d'insuccès par cette méthode (ces observations sont rapportées par M. Thomas dans sa dissertation inaugurale); et il ne croit pas encore à l'efficacité absolue des injections iodées.

2° Dans la simple ponction, suivie de l'injection iodée, M. Robert a recours à la compression pour empêcher l'entrée du liquide dans le péritoine; et il laisse toujours dans le kyste une certaine quantité de cette injection iodée, ne s'occupant nullement de l'iodisme.

M. Robert admet que la guérison peut avoir lieu sans oblitération de la cavité, soit après une seule ponction, soit après un certain nombre quand il y a eu des récidives.

Il démontre le nombre des guérisons par la statistique, et ne conseille en général l'opération que lorsque le kyste devient tellement volumineux qu'il trouble les fonctions organiques.

M. le professeur Jobert ne comprend pas pourquoi on veut absolument tirer de l'anatomie pathologique des kystes de l'ovaire, des indications pour la thérapeutique, puisque c'est toujours sur la membrane kystique que les injections agissent pour effectuer le produit plastique et le travail adhésif.

Toutes les fois qu'un kyste ne subira pas de transformation, de dégénérescence, il pourra s'oblitérer ou guérir, peu importe qu'il soit constitué par une vésicule, une membrane pyogénique ou un sac fibro-séreux; et des ponctions répétées peuvent très bien amener une oblitération par la formation d'un dépôt albuminoïde. Selon lui, l'injection agirait comme dans l'hydrocèle; et tout en ne guérissant pas des kystes trop vastes ou trop anciens, cette injection pourrait au moins empêcher, par la modification qu'elle apporte dans les membranes, la reproduction trop rapide du liquide. D'après M. Jobert, quand le liquide iodé ou alcoolique qu'on injecte touche immédiatement la face interne des parois du kyste, il peut produire une inflammation grave, mais si l'on fait cette injection au milieu du liquide kystique, il n'y a jamais d'accidents et les mêmes phénomènes adhésifs se produisent. Quand, après avoir été oblitéré, un kyste récidive, on doit nécessairement faire plusieurs injections. Dans les cas de kystes enflammés ou dégénérés, il faut se contenter de la ponction simple. M. Jobert pense qu'il faut toujours mieux pratiquer le plus tôt possible la ponction pour n'avoir pas à redouter de transformations, de ruptures ou de péritonite. Quant à l'excision, il faut la réserver aux abcès circonscrits et limités des kystes multiloculaires. On a obtenu des cas de résolution dans ces kystes multiloculaires par l'électricité. Il faut user le moins possible de l'extirpation; c'est une opération dangereuse.

M. Barth ne reconnaît nullement les dangers immédiats offerts par la ponction, d'après certaines statistiques; il admet surtout qu'il faut approprier le traitement aux différentes variétés des kystes, d'après leur nature, leur contenu, leur marche, leur structure. Il approuve beaucoup le procédé qui consiste à introduire dans une canule un tube de gomme faisant fonction de siphon et de sonde à double courant.

M. Cazeaux ne rejette pas tout à fait les moyens médicaux, et reconnaît une certaine propriété à l'iode, aux sudorifiques, aux hydragogues, etc., dans les kystes de l'ovaire; il est moins porté à bien augurer de la guérison de tous les kystes.

Les kystes ovariques se terminent toujours par la mort, comme on le voit dans les statistiques de Lee; et sur 30 malades qu'il a observées, M. Cazeaux n'en a vu que 7 vivre au delà de dix ans. Les résultats donnés par la ponction simple sont trop faibles, si on les compare aux accidents qui surviennent, pour qu'on ne se décide pas à employer des moyens plus énergiques; et l'on trouve ces moyens dans les injections iodées. M. Boinet, sur 32 kystes appartenant à 30 malades, a eu 27 guérisons, 3 récidives, 2 morts.

M. Cazeaux rejette les injections dans les kystes multiloculaires; dans les cas de kystes uniloculaires ou séreux, au contraire, elles offrent beaucoup d'avantages : M. Nélaton, sur 9 injections, a eu 8 guérisons; M. Monod, sur 8, a eu 6 guérisons, 1 insuccès, 1 mort. Dans tous les cas très nombreux que M. Cazeaux a réunis, il a pu constater que jamais les injections n'ont causé de bien graves accidents, et que toujours les malades, même non guéries, en ont retiré quelque profit. Si leur tumeur n'a pas disparu tout à fait, elle a diminué de volume, est devenue plus dure, moins sensible. Sur 117 cas observés, il y a eu 62 kystes séreux uniloculaires, dont 48 ont guéri.

M. Cazeaux considère donc les kystes de l'ovaire comme une affection généralement mortelle; pour lui, la ponction est tout à fait insuffisante, et n'apporte pas assez de soulagement, en raison des dangers auxquels elle expose; il accorde une entière confiance à la ponction suivie de l'injection iodée, surtout dans les kystes uniloculaires et séreux, et engage beaucoup à imiter M. Boinet dans les kystes séro-purulents et à essayer l'injection; quant aux kystes à loges nombreuses, l'injection est tout à fait inutile.

M. Cazeaux ne s'oppose pas d'une manière absolue aux extirpations ovariques, et, à l'exemple de M. Velpeau, ne voit aucun inconvénient à pratiquer des injections iodées dans les cavités closes.

M. Velpeau démontre qu'il est assez difficile de déterminer quelque chose de fixe relativement aux kystes de l'ovaire, en raison des nombreuses variétés qu'ils présentent soit dans leurs diverses formes, soit dans leur marche et surtout dans leur durée. Comme, suivant lui, les femmes atteintes de cette affection vivent toujours plus de sept ou huit ans depuis son origine, il dit qu'il faut attendre autant que possible pour les soumettre à un traitement quelconque. Sans citer d'observations, ce chirurgien pense que le traitement médical n'est pas dépourvu d'action, et ce fait a de l'importance, attendu que des kystes ovariques ont pu se terminer par la mort dans des cas de rupture spontanée, bien qu'il y en ait aussi, il est vrai, qui aient pu guérir par ce moyen. Il regarde comme inoffensive la ponction palliative, à moins qu'il n'y ait des complications graves, et rejette totalement l'extirpation, comme une des opérations les plus terribles de la chirurgie.

L'injection iodée n'est point, pour ce savant professeur, un procédé nouveau, et si l'on compte des terminaisons fatales, c'est que cette opération avait été pratiquée en maintenant la canule du trocart dans la plaie, ce qui constitue pour lui un moyen déplorable; il faut bien distinguer l'effet produit par la simple injection iodée, qui n'amène jamais de suppuration, tandis que la présence d'un corps étranger, comme le contact de la canule, produira forcément une suppuration qui, si le sac est un peu volumineux, deviendra tellement considérable que la femme sera rapidement dans un danger grave. Or, dans ce dernier cas, les injections iodées ne pourraient modifier qu'une partie de la suppuration, sans jamais pouvoir la faire disparaître complétement. M. Velpeau appuie son opinion sur les résultats suivants : sur 130 cas d'injections iodées, on a eu 30 morts et 64 guérisons, mais sur ces 30 morts, il y en a eu 20 sur lesquelles l'opération aurait été faite en maintenant la canule dans la plaie. Les cas cités par MM. Robert, Briquet et Fock viennent appuyer cette assertion.

La suppuration, si justement redoutée, peut encore survenir même quand on ne laisse la canule que peu de temps, comme le fait M. Jobert (de Lamballe); et l'on peut mettre ce moyen de côté quand il ne s'agit que d'éviter de laisser tomber quelques gouttes du liquide dans l'abdomen, chose dont on ne doit nullement s'inquiéter. Du reste, lorsque la cavité du kyste vient à se vider, il y a quelquefois une rétraction telle que la canule ne se trouve plus dans la tumeur, mais bien dans l'abdomen, d'où peuvent résulter de grands dangers.

M. Velpeau admet, en résumé, que les kystes de l'ovaire, s'ils ne guérissent pas spontanément, ce qui est rare, peuvent être soumis à plusieurs espèces de traitements, qui sont les suivants : les préparations médicales, la ponction palliative et l'injection iodée. Ces divers procédés, souvent inutiles, peuvent quelquefois amener de bons résultats, sans jamais offrir de trop grands dangers. M. Velpeau combat avec énergie l'extirpation dont l'atrocité lui répugne, et déclare en outre qu'il ne faut rien tenter dans les kystes multiples, aréolaires et compliqués de dégénérescences diverses.

M. Jules Guérin attribue à l'entrée de l'air dans la cavité du kyste tous les cas fâcheux qui ont suivi la ponction, et quand les accidents funestes sont survenus après plusieurs jours, c'est que le contact de l'air avait déterminé une inflammation des parois du kyste et du péritoine; il rejette par la même raison la permanence de la canule dans la plaie.

Pour obvier, selon lui, à l'entrée de l'air dans la cavité, il faudrait exercer une pression continue sur l'abdomen pendant la sortie du liquide, de manière que la canule fût toujours remplie. Mais cela est assez difficile, parce que, pour arriver à obtenir la plus grande évacuation possible de la tumeur, on est obligé de faire des pressions alternatives dans tous les sens, ce qui fait exécuter en quelque sorte le mécanisme d'un soufflet, et, par suite, permet l'introduction de l'air.

M. J. Guérin pense que l'on éviterait ces inconvénients par la méthode sous-cutanée ; la poche une fois vide, on y ferait pénétrer de la teinture d'iode, sans y introduire une seule bulle d'air, et alors on n'aurait pas à redouter les accidents causés par cet agent, mais M. Guérin n'a jamais employé la méthode sous-cutanée dans les kystes ovariques, de sorte qu'il ne raisonne que par analogie.

M. Trousseau aurait voulu qu'on pût lui démontrer que si les injections iodées ont donné de bons résultats, ce n'était pas dans des cas dont la cure était plus facile que dans ceux où l'on a fait seulement la ponction simple.

M. Cazeaux insiste de nouveau fortement sur l'emploi des injections iodées.

M. Moreau, combattant cette manière de voir, voudrait que l'on n'essayât un traitement curatif que lorsque la vie est tout à fait compromise. Il ajoute peu de confiance aux statistiques faites pour établir la durée des kystes ovariques ; selon lui, ils peuvent durer la vie entière, et il regarde comme tout à fait téméraire la tentative d'extirpation de ces tumeurs.

M. Velpeau, qui est assez partisan de ponction avec injection iodée, demande qu'on pratique cette opération toujours avant que le kyste ait acquis un trop fort volume. C'est sur le ventre qu'on doit faire cette ponction, là où l'on sent le plus la fluctuation et dans l'endroit le plus déclive ; il ne conseille pas de répéter les ponctions aussitôt que le liquide se reproduit. Il admet bien qu'on doive se mettre en garde contre les écoulements du liquide iodé dans le péritoine, mais sans cependant avoir à redouter des accidents, comme on le prétend. Il se range surtout du côté de la ponction simple, et rejette tous les procédés qui n'ont été imaginés que pour entraver l'opération. Le liquide dont il se sert est de la teinture d'iode légèrement étendue d'eau. Quand la résolution ne se fait pas assez vite, il attend, parce que la guérison peut avoir lieu au bout d'un certain temps.

L'honorable professeur combat les idées émises par M. J. Guérin sur l'introduction de l'air, dont il conteste la facilité, et surtout l'action nuisible; aussi il regarde comme inutiles, dans la ponction des kystes ovariques, toutes les précautions indiquées par la méthode sous-cutanée.

M. J. Guérin prétend que, s'il n'arrive pas toujours que l'air pénètre dans la cavité d'un kyste, il connaît des cas où cet accident est arrivé ; et que la structure des parois de la tumeur, soit par leur élasticité, leur densité, etc., peut très bien être une cause d'aspiration de l'air, qui alors aurait une certaine influence sur les liquides contenus dans la poche de la tumeur.

Quant à lui, il déclare que la méthode sous-cutanée est préférable, comme devant faire éviter toutes ces sortes d'accidents.

M. Malgaigne accepte les injections iodées dans les kystes uniloculaires, et les regarde comme dangereuses dans les autres variétés de ces tumeurs. Il admet très bien que M. J. Guérin ait pu avoir été conduit par le raisonnement à reconnaître l'influence de l'introduction de l'air, mais il refuse d'accorder une influence fâcheuse à cet air introduit dans la poche ovarique. Il signale, pour appuyer son assertion, des faits fournis par J.-L. Petit, et les réfutations de John Bell à Monro, qui prétendait que l'air, introduit par une plaie de l'abdomen, amenait des désordres considérables. John Bell dit que c'était la plaie elle-même qui produisait les désordres, et non l'entrée de l'air. Hunter a combattu aussi les idées de Monro, en démontrant que la suppuration n'était pas la conséquence de l'action de l'air, mais bien de l'inflammation. Desault et Boyer ont fini aussi par se convaincre de l'innocuité de l'air dans les plaies ; il en a été de même pour Charles Bell et Astley Cooper.

M. Malgaigne pense qu'il en est de même pour les plaies des cavités closes, et regarde comme tout à fait inutile d'avoir recours à la méthode sous-cutanée dans la ponction des kystes ovariques, quand surtout on a affaire à une opération très simple en elle-même.

Tel est le résumé, bien long déjà, quoique aussi succinct que possible, de la discussion de l'Académie de médecine sur le traitement des kystes de l'ovaire. Ce qui en est resté surtout, c'est la conviction pour la plupart des médecins de la possibilité de guérir, au moyen de la ponction et des injections iodées, des kystes placés dans les conditions suivantes : *kystes uniloculaires* et *kystes multiloculaires* dont les loges communiquent entre elles, et dont le volume n'est pas trop considérable.

SECTION V.

TUMEURS SOLIDES DES OVAIRES.

Je ferai successivement l'histoire des trois espèces de tumeurs suivantes : les tumeurs *fibreuses*, les tumeurs *cancéreuses* et les *kystes pileux des ovaires*.

I. Tumeurs fibreuses des ovaires.

C'est à M. Cruveilhier que l'on doit à peu près tout ce que l'on sait sur les corps fibreux de l'ovaire. Aussi lui emprunterons-nous une partie des détails dans lesquels nous allons entrer.

ARTICLE I. — Anatomie pathologique des tumeurs fibreuses des ovaires.

Une première observation à faire, c'est qu'il est assez facile de confondre les corps fibreux sous-péritonéaux pédiculés de l'utérus avec les corps fibreux des ovaires. L'erreur est d'autant plus facile qu'ils naissent souvent aux angles de l'utérus ou dans leur voisinage. Le pédicule de ces tumeurs a été trouvé quelquefois par M. Cruveilhier peu épais et long de 9 centimètres. On évite cette erreur en constatant l'intégrité des ovaires.

Les véritables corps fibreux varient beaucoup sous le rapport du volume ; on en trouve depuis celui d'un pois jusqu'à des tumeurs pesant 46 livres (Cruveilhier). Quelquefois, surtout dans les tumeurs volumineuses, il vient s'y joindre une disposition kysteuse. Ce sont alors des kystes aréolaires qu'on rencontre.

On doit distinguer les deux variétés de transformation suivantes dans ces maladies :

1° La *transformation fibreuse* atrophique, assez commune chez les femmes âgées ;

2° La *transformation fibreuse hypertrophique*, qui peut, au contraire, s'observer chez les femmes adultes ou même jeunes. Elle peut n'occuper qu'un seul ovaire et plus rarement les deux. Dans ce dernier cas, elle est cause de stérilité. L'organisation du tissu fibreux des ovaires permet d'en faire trois variétés bien distinctes : 1° Les *tumeurs fibreuses simples*, au milieu desquelles on trouve souvent des productions cartilagineuses ; 2° les *tumeurs fibreuses*, mélangées dans une partie de leur étendue avec le tissu kysteux aréolaire ; 3° les *tumeurs résultant de métamorphoses ovariennes*, kystes fibreux.

On arrive insensiblement des kystes aréolaires à larges mailles, dont il a été donné plus haut l'histoire, aux kystes fibreux à très petites mailles, à parois très épaisses, dans lesquels la cellule ou kyste n'occupe que la plus petite place, et enfin de ce tissu kysteux aréolaire au corps fibreux proprement dit dans lequel la cellule n'est plus apparente à l'œil nu.

L'histoire pathologique de ces tumeurs est assez obscure. Voici cependant quelques faits qui permettent d'en établir la symptomatologie et le diagnostic :

L'*étiologie* de ces tumeurs est inconnue, et la science ne possède pas de collections de faits capables de l'éclairer.

La *symptomatologie* est peu avancée ; on peut cependant assigner les caractères suivants au développement de ces tumeurs :

Le mode de début est toujours lent, insidieux, et la plupart du temps inappréciable pour les malades. Le volume de la tumeur, la gêne qu'elle leur cause, les prévient seuls de son développement.

Tumeur. — La tumeur, à mesure que la maladie se développe, devient de plus en plus volumineuse. Elle occupe en général au début un des côtés de l'abdomen, si un seul ovaire est malade, comme cela a lieu la plupart du temps. A une époque plus avancée de la maladie, il est souvent difficile de reconnaître lequel des deux ovaires est atteint de la transformation fibreuse.

La palpation et la percussion permettent de reconnaître ces tumeurs, et il est inutile d'indiquer la marche à suivre pour en déterminer le volume et la forme. La matité et l'absence de fluctuation viennent éclairer le diagnostic ; par le toucher vaginal on constate l'état d'intégrité de l'utérus et la conservation de sa mobilité.

Douleurs. — A mesure que la tumeur augmente, la malade accuse un sentiment de pesanteur et de gêne ; il est très rare qu'il se développe des douleurs vives, et lorsque la sensibilité de l'abdomen augmente, il est probable qu'une péritonite chronique et des adhérences se développent autour de la tumeur.

Influence sur les fonctions abdominales. — C'est seulement lorsque ces tumeurs deviennent volumineuses qu'on observe leur action sur les organes voisins. La constipation et les envies fréquentes d'uriner sont les deux premiers phénomènes morbides qu'on observe. Plus tard, il peut survenir de la dyspepsie, une sécrétion gazeuse des intestins et des digestions pénibles et difficiles.

Complications. — Si certaines femmes peuvent porter, pendant une partie de leur vie, de pareilles tumeurs dans l'abdomen, il n'en est pas toujours ainsi, et l'on voit quelquefois se développer des complications qui exercent une action fâcheuse sur les malades et amènent une terminaison fatale prématurée.

Parmi ces complications, je citerai en premier lieu la compression des deux grosses veines abdominales, par la tumeur devenue volumineuse ; c'est, en général, la veine cave inférieure qui subit cette influence. La compression amène l'infiltration des membres inférieurs d'abord, et plus tard l'ascite. On conçoit qu'en présence d'une pareille complication, une terminaison fatale soit à redouter. Si la compression s'exerce sur la veine porte, ce qui est beaucoup plus rare et ce qui ne peut guère se produire que quand les tumeurs sont extrêmement volumineuses et remontent jusqu'à la partie supérieure de l'abdomen, c'est par une ascite que commence l'hydropisie, et elle n'en est pas moins grave pour cela.

Une autre complication, qu'on a quelquefois occasion d'observer à la suite de ces tumeurs, est le développement d'une péritonite aiguë ou chronique.

La durée des tumeurs fibreuses de l'ovaire est en général longue; lorsqu'elles n'ont pas un volume très considérable, elles n'abrégent pas l'existence des malades.

ARTICLE II. — Diagnostic des tumeurs fibreuses des ovaires.

La percussion, en démontrant la matité absolue de la tumeur, la palpation, en faisant reconnaître l'absence de fluctuation et la dureté, ne laissent pas beaucoup de chances à l'erreur : il y a là un corps fibreux. Mais quel est son siége? Ici le diagnostic est souvent difficile et quelquefois même impossible. S'il s'agit d'une tumeur fibreuse du corps de l'utérus, le toucher vaginal et le toucher rectal permettent d'en découvrir le siége, et démontrent que la tumeur fait partie de cet organe. La tumeur ovarique, au contraire, est située sur une partie plus élevée, n'occupe qu'un des côtés de l'abdomen et peut être facilement circonscrite; le toucher démontre l'intégrité de l'utérus.

Quand il s'agit de ces tumeurs fibreuses sous-péritonéales pédiculées, si bien décrites par M. Cruveilhier, le diagnostic devient impossible; mais ici la question est peu importante.

Traitement. — Le seul conseil à donner aux femmes atteintes de tumeur fibreuse de l'ovaire, c'est de porter une ceinture abdominale bien faite qui soutienne la masse, sans comprimer les organes abdominaux. S'il survient quelques complications, on essayera de les combattre par les moyens appropriés.

II. Tumeurs cancéreuses des ovaires.

Le cancer des ovaires n'est pas une maladie commune. Il est rare de le voir se développer d'emblée. La plupart du temps il constitue une affection secondaire.

Dans beaucoup de cas, c'est sous l'influence d'un cancer de l'utérus, du sein ou de tout autre organe, que l'on voit survenir des tumeurs cancéreuses de l'ovaire, qu'on trouve alors à l'autopsie. Dans d'autres cas, le cancer des ovaires s'est développé en même temps qu'un kyste aréolaire, et alors c'est tantôt la partie kysteuse qui domine, tantôt la dégénérescence cancéreuse. La première forme est celle qu'on rencontre le plus souvent.

Le cancer primitif des ovaires, tout rare qu'il soit, n'en constitue pas moins une maladie que l'on observe quelquefois.

Son volume varie beaucoup ; on en voit de la grosseur d'un œuf de poule jusqu'à celle d'une tête d'adulte, la tumeur restant solide et sans mélange de kyste aréolaire.

Le cancer n'atteint le plus souvent qu'un seul ovaire ; il est beaucoup plus rare de l'observer dans les deux.

La matière cancéreuse n'est pas toujours disposée de la même manière ; tantôt elle infiltre tout l'organe sous la forme d'une substance mollasse, d'un blanc jaunâtre ou d'un jaune rosé ; tantôt elle est dispersée dans de petits kystes fibreux divisant l'organe hypertrophié, et circonscrivant les alvéoles qui en sont remplis. Dans ces deux formes, il existe un suc cancéreux abondant, d'un blanc jaunâtre, trouble et lactescent. L'existence de la cellule cancéreuse y avait été signalée jusqu'à présent ; il s'agit de savoir si on l'y trouvera encore.

Le cancer des ovaires peut se compliquer de péritonite chronique.

On ne possède pas assez de faits pour établir une histoire anatomo-pathologique plus complète de ces affections.

Les *causes* du cancer des ovaires sont à peu près complétement inconnues. On sait seulement que les femmes sont spécialement atteintes de cette affection de quarante à cinquante ans.

Le début est en général lent, insidieux; cependant la femme y accuse de bonne heure des douleurs vives qui attirent son attention. Lorsque le cancer vient compliquer un kyste aréolaire, on ne s'en aperçoit guère que par l'apparition ou l'augmentation des douleurs et par l'altération générale de la santé.

Les *symptômes* qui caractérisent le cancer développé sont en général les suivants :

1° *Tumeur*. — La tumeur symptomatique du cancer a pour caractère essentiel de se développer et de grossir avec une grande rapidité, beaucoup plus vite que les tumeurs fibreuses. Cette tumeur occupe un des côtés de l'abdomen quand un seul ovaire est malade; on en trouve deux quand les deux sont atteints. Cette tumeur est, surtout au début, irrégulière et dure. Si elle s'accompagne d'un développement kysteux aréolaire, la tumeur grossit plus vite encore; elle est plus molle, plus inégale. La palpation pratiquée avec ménagement et la percussion permettent, en général, de constater le siége, le volume, la forme et la dureté de la tumeur, ainsi que sa mobilité. Le toucher vaginal montrera comme fait négatif l'état d'intégrité de l'utérus.

2° *Douleurs*. — Le cancer ovarique se traduit en général par des douleurs assez vives, et quelquefois par de violents élancements; il y a là un caractère qui tout d'abord permet de différencier ces maladies des tumeurs fibreuses.

3° *Développement de l'abdomen*. — Le développement de l'abdomen se fait assez rapidement sous l'influence d'un cancer de l'ovaire.

4° *Influence de la compression sur les organes abdominaux*. — Le cancer de l'ovaire, en se développant, arrive assez vite à comprimer les principaux viscères de l'abdomen. Ainsi il existe de l'inappétence, des troubles digestifs, de la dyspepsie, une constipation opiniâtre ; la miction devient souvent difficile. Lorsque les gros vaisseaux de l'abdomen, et en particulier la veine cave inférieure, sont comprimés par la tumeur cancéreuse, il se développe rapidement une infiltration des membres inférieurs, et plus tard une ascite.

5° *État général.* — Un des phénomènes morbides les plus caractéristiques du cancer des ovaires, est la rapidité avec laquelle la santé générale s'altère et la cachexie cancéreuse survient. Cette modification de l'état général, cette teinte jaunâtre, cette diminution considérable des forces, forment un contraste avec la conservation de la santé qu'on observe dans les tumeurs fibreuses de l'ovaire.

La *marche* du cancer des ovaires est en général rapide, et il est rare de voir cette maladie se prolonger au delà d'un an. Elle se termine toujours d'une manière fâcheuse, qu'elle soit simple ou qu'elle s'accompagne d'un développement kysteux aréolaire.

Le *diagnostic* du cancer est basé sur les considérations suivantes : *a.* la rapidité du développement de la tumeur ; *b.* les douleurs vives spontanées ; *c.* la mobilité de la tumeur ; *d.* la position de la tumeur d'un seul côté de l'abdomen, ou l'existence de deux tumeurs quand les deux ovaires sont atteints ; *e.* la rapidité du développement de la cachexie cancéreuse.

Traitement. — On se trouve complétement dépourvu de moyens d'agir devant cette terrible maladie. Il serait absurde de songer à une guérison radicale par l'extirpation de l'ovaire. Aucun médecin sensé ne saurait y penser. Les narcotiques constituent le seul moyen palliatif auquel on puisse avoir recours, et encore est-il, la plupart du temps, bien peu efficace.

III. Kystes pileux des ovaires.

Nous ne nous étendrons pas longtemps sur les kystes pileux des ovaires, affection qui ne présente pas un très grand intérêt sous le point de vue pratique. Les kystes pileux ovariques sont constitués par des poches fibreuses, évidemment formées aux dépens de l'ovaire, et contenant, avec une matière grasse assez consistante, des cheveux, des dents, des portions de squelette plus ou moins reconnaissables, quelquefois des portions de peau adhérentes aux parois du kyste.

Telle est la définition donnée par M. Cruveilhier, auquel j'emprunterai la plupart des détails dans lesquels je vais entrer.

Les kystes pileux ont un volume très variable, depuis celui d'un œuf de pigeon jusqu'à celui de la tête d'un adulte.

Les poils sont adhérents ou libres ; ces derniers sont enchevêtrés dans la matière grasse. Les poils adhérents tiennent au kyste par une de leurs extrémités, ou par un des points de leur longueur. Les premiers sont pourvus d'un bulbe pileux bien organisé qui manque aux autres. Quelquefois les poils sont maintenus adhérents aux parois du kyste par une plaque crétacée.

Les poils sont, la plupart du temps, roux ; cependant il y en a de châtains et quelquefois de noirs. Leur longueur varie de quelques lignes à plusieurs pieds. Lorsqu'ils sont débarrassés de la matière grasse qui les entoure, ils se présentent sous la forme d'un feutre plus ou moins épais.

Les parois de ces kystes sont denses, épaisses et formées de plusieurs couches de tissu fibreux. La surface externe, tantôt lisse, tantôt rugueuse, présente souvent des plaques cartilagineuses ou crétacées. On trouve quelquefois ces parois atteintes d'une espèce d'usure, ou bien présentant une dégénérescence athéromateuse assez analogue à celle des artères.

Un certain nombre de kystes pileux contiennent des dents, mais jamais il n'y a de dents sans poils. Ces dents appartiennent en général à la première dentition, et sont contenues dans des alvéoles supportés par un fragment osseux plus ou moins considérable, caché dans l'épaisseur des parois du kyste. Il est rare qu'on y trouve des dents permanentes.

On trouve en général les trois espèces de dents, au nombre

de 1 à 2, et 5 ou 6, et même bien davantage. Meckel cite un cas où il y avait 44 dents; Ploucquet, 300 dents, outre une multitude d'os informes.

Dans un certain nombre de kystes, M. Cruveilhier a trouvé la face interne tapissée, dans un espace limité, par un tissu cutané parfaitement organisé qui, dans un cas, était doublé de tissu adipeux. La peau de ces kystes est remarquable par le développement des trous ou pores à travers lesquels on voit sortir les poils. M. Cruveilhier pense que ce tissu cutané doit toujours exister, et que si on ne le rencontre pas, c'est qu'il s'est transformé en tissu fibreux. Quant à l'origine de la graisse, il l'attribue au tissu cellulaire, aux os, et à une production analogue à celle du gras de cadavre.

Les kystes pileux peuvent rester stationnaires pendant trente ou quarante ans sans manifester leur présence, à moins qu'ils ne soient trop volumineux; ce n'est souvent que le hasard qui les fait découvrir, tellement ils déterminent peu de gêne et peu de douleur. Lorsqu'ils sont volumineux, ils peuvent gêner mécaniquement les fonctions des organes abdominaux.

Les kystes pileux peuvent devenir le siége d'un travail inflammatoire. En pareil cas il se forme un abcès, et, suivant la manière dont les rapports se sont établis, ce kyste pourra s'ouvrir dans le vagin, l'utérus, la vessie ou le rectum ; on en a vu se faire jour à travers les parois abdominales.

Comment expliquer la formation des kystes pileux? Je ne puis mieux faire que de transcrire la conclusion de M. Cruveilhier.

« La conception extra-utérine pour l'immense majorité des cas de kystes pileux ovariques, l'inclusion parasitaire pour quelques cas, me paraissent répondre pleinement à tous les faits; et voici comment les choses doivent se passer : Une conception extra-utérine ovarienne a lieu; sous l'influence d'une cause difficile à déterminer, une adhérence s'établit dès les premiers temps de la conception entre les parois du kyste et l'embryon; cette adhérence est compliquée de la destruction plus ou moins complète de l'embryon lui-même : or, tantôt il ne reste de l'embryon que la peau qui revêt une étendue plus ou moins considérable des parois du kyste, et alors le kyste est simplement pileux ; tantôt avec la peau, et j'ai dit que c'était surtout la peau du cuir chevelu, il reste une portion plus ou moins considérable de mâchoire supérieure ou inférieure, ou même des autres os du squelette. »

Cette explication, qui rend bien compte des kystes pileux, avec ou sans débris de fœtus, qui occupent les ovaires, les trompes, la cavité abdominale chez les femmes qui ont dépassé l'époque de la puberté, ne s'applique plus aux kystes pileux ovariens observés chez des jeunes filles non pubères, ni pour ceux placés dans d'autres parties du corps ; ici l'inclusion parasitaire peut seule en rendre compte.

M. Lebert (1) n'a pas admis que les kystes pileux fussent le produit d'une inclusion fœtale ; il désigne la loi qui préside à leur formation sous le nom d'*hétérotopie plastique*. Suivant lui, il y a génération spontanée sur place d'une partie du tégument.

Pour ne prendre dans son mémoire que ce qui concerne les kystes pileux ovariens, je dirai qu'il appuie sa manière de voir sur les faits suivants :

a. *Couleur différente des poils* contenus dans un même kyste.

b. *Nature variable des kystes* contenus dans un même ovaire.

c. *Structure des parois du kyste.* — Voici les éléments que M. Lebert y signale : Il existe une couche fibro-cellulaire, doublée d'une couche fibreuse, qui forme un véritable kyste adventif. — En dedans de cette couche se trouve souvent une coque ossiforme, qui n'est qu'une partie de la couche fibreuse ossifiée ; il en résulte que le produit kystique est véritablement contenu dans une couche osseuse. — En dedans de cette couche fibreuse il y en a une troisième tout à fait analogue à la peau ;

(1) *Mémoires de la Société de biologie*, 1853, p. 203.

au-dessous est un derme bien organisé, dans lequel M. Lebert admet des papilles. Il y signale même, lorsqu'il y a de la graisse dans les kystes, des glandes sébacées avec leur conduit excréteur et des glandes sudoripares.

d. Composition du contenu du kyste. — Il y a de la graisse, qui constitue quelquefois la masse presque totale, et qui se présente au microscope sous forme granuleuse ou vésiculeuse, mais jamais avec des cristaux gras ; mêlée aux poils, elle donne naissance à un mélange spécial de ces deux productions, que Rokitansky appelle *globes pili-graisseux.*

e. Caractères des dents. — L'implantation des dents est variable. Elle a lieu tantôt dans un os, tantôt dans des parties molles, parfois même elles sont libres. — Ces dents, d'après M. Lebert, sont un produit de sécrétion des parois du kyste, lequel s'est lui-même formé accidentellement sur place : telle est la doctrine de M. Lebert. Je ne puis que dire, avec M. Houël, qui a très bien discuté cette question dans son ouvrage (1), que tout en s'appuyant sur des faits vrais et incontestables, que la doctrine de M. Lebert semble forcée dans son ensemble, car on ne comprend que difficilement cette production sur place d'une membrane aussi complexe que la peau. La plupart des faits invoqués par M. Lebert pourraient même être retournés contre lui.

M. Pigné a publié quelques détails intéressants relatifs aux kystes pileux des ovaires. Sur 18 observations de ces kystes qu'il a compulsées, 5 ont été trouvés chez des filles vierges n'ayant pas douze ans ; 6 chez des jeunes filles de six mois à deux ans ; 4 chez des fœtus femelles arrivés à terme ; enfin, 3 chez des fœtus avortés au huitième mois (2).

Ces faits ne concordent guère avec la doctrine de M. Lebert, car il faudrait que son hétérotopie plastique se fût produite pendant la vie intra-utérine, ce qui est assez difficile à admettre. Du reste, M. Pigné a conclu, dans son travail, que tous les

(1) Houël, *Manuel d'anatomie pathologique*, 1857, 1 vol. gr. in-18, p. 651.

(2) *Bulletins de la Société anatomique*, 1846, t. XXI, p. 200.

kystes pileux, pili-graisseux ou pili-dentaires, reconnaissent pour cause l'inclusion, tandis que dans la conception extra-utérine, il y a momification du fœtus et les éléments restent reconnaissables.

SECTION VI.

DE QUELQUES AFFECTIONS DES TROMPES.

La plupart des maladies des trompes ne sont que des affections consécutives et résultant de l'extension des lésions organiques des parties voisines. Ainsi le cancer des trompes, qu'on a quelquefois observé, n'existe jamais seul, il est toujours la conséquence de l'extension du cancer, soit de l'utérus, soit des ovaires. Il est évident que nous ne devons pas nous occuper de telles affections, dont les symptômes disparaissent devant les phénomènes morbides, graves, des lésions organiques primitives. Je vais parler simplement du *rétrécissement* et de la *dilatation des trompes*, et des *kystes tubo-ovariens*.

Rétrécissement des trompes.

Le rétrécissement et l'oblitération des trompes s'observent quelquefois chez les femmes âgées, à la suite de l'atrophie sénile que subissent tous les organes génitaux internes de la femme. — Les inflammations aiguës et chroniques de l'utérus, les phlegmasies du péritoine, peuvent, chacune de leur côté, se propager à l'extrémité de la trompe avec laquelle elles sont en rapport, et en déterminer souvent le rétrécissement ou l'oblitération. Si la maladie s'est propagée des deux côtés, il en résulte une stérilité complète de la femme. Le rétrécissement et l'oblitération des trompes sont beaucoup plus communs à l'extrémité de cet organe, la plus voisine de l'utérus, ce qui est sans doute dû à l'étroitesse du canal de cet organe. — Aucun autre signe ne peut annoncer pendant la vie l'oblitération des trompes que la stérilité, encore faut-il que la lésion anatomique soit double.

Dilatation des trompes.

Mon beau-frère, M. le docteur Menière, m'a communiqué un cas des plus curieux de dilatation des trompes. J'ai fait graver le dessin (pl. XVII) qu'il a bien voulu me confier, et je me borne à transcrire la note qu'il y a jointe.

« Une femme de trente-six ans, morte des suites d'une pleuro-pneumonie et observée par moi pendant une quinzaine de jours, m'avait donné sur sa santé générale les renseignements suivants.

» Réglée à seize ans et toujours bien, elle se maria à vingt et un ans ; devenue enceinte presque aussitôt, elle accoucha à terme et fort heureusement ; mais le troisième jour de ses couches, elle fut prise d'accidents inflammatoires très aigus, lesquels, d'après son récit, semblent se rapporter à une métro-péritonite pelvienne. La maladie fut combattue énergiquement par les émissions sanguines, et la convalescence ne tarda pas à se déclarer ; mais les règles ne revinrent pas à l'époque accoutumée, et depuis lors elles n'ont jamais reparu. Il y avait tous les mois des accidents de congestion sanguine dans le bas-ventre, mais rien ne paraissait, si ce n'est un flux leucorrhéique assez abondant. Jamais aucun signe de grossesse ne s'est manifesté depuis. Cette femme me disait que sa maladie, suite de couches, avait changé son tempérament.

» Des questions plus positives sur ce point délicat n'amenèrent aucun éclaircissement.

» J'avais noté avec soin ces particularités, voici le résultat de la nécropsie.

» L'utérus, un peu plus volumineux que dans l'état de vacuité, est retenu dans le fond de l'excavation pelvienne par des adhérences qui l'enclavent du côté gauche. La face postérieure est libre, mais elle est entourée par deux corps saillants cylindriques, flexueux, qui ont presque le volume du pouce ; il me fut aisé de reconnaître que ces corps étaient constitués par les deux trompes dilatées, contenant un liquide brun, visqueux, inodore, et coulant à peu près comme pourrait le faire un sirop de médiocre consistance. Les deux pavillons de ces trompes distendues étaient complétement oblitérés, et avant de les avoir ouvertes, il m'avait été impossible de vider ces cavités ; même en les comprimant avec force, rien ne s'en échappait, ni dans le bassin, ni dans la cavité du corps de l'utérus.

» Ce fait d'anatomie pathologique fut dessiné aussitôt par le docteur Carswell, dont l'habileté en ce genre de travail avait peu de rivaux. Je puis ajouter que j'en ai observé deux autres cas fort analogues, dans des circonstances à peu près semblables, et qui ont été également dessinés d'après nature par ce même médecin distingué. J'ai su de lui que son attention, éveillée par ces faits remarquables, l'avait conduit à constater des altérations du même genre chez de vieilles femmes mortes à l'hospice de la Salpêtrière. Je retrouve dans mes notes des réflexions inspirées par l'histoire de la malade dont je viens de parler. La stérilité absolue s'observe assez souvent chez des femmes qui, après être accouchées une ou plusieurs fois, éprouvent des accidents inflammatoires dont le siége se trouve dans l'excavation du bassin. Il est permis de penser que le mode d'altération observé chez ma malade est la cause la plus efficace de cette stérilité. La trompe oblitérée adhérente à la face postérieure de l'utérus ne peut plus se trouver en rapport avec l'ovaire, il n'y a plus de fécondation possible ; car, quel que soit le rôle qu'on attribue à la trompe, elle doit toujours servir d'intermédiaire entre l'ovaire et la cavité utérine. »

Je dois à l'obligeance de M. le docteur Béraud une observation analogue, et comme le fait m'a paru important, j'ai fait graver le dessin qu'il a bien voulu me confier (voy. pl. XVIII). Voici la description de la dilatation des deux trompes :

« Le 6 février 1855, dit M. Béraud, on apporte dans mon cabinet, à l'amphithéâtre d'anatomie des hôpitaux, une femme âgée d'environ soixante ans ; elle est très maigre, bien constituée d'ailleurs. Pendant le cours de la dissection, je m'aperçois qu'elle offre une altération des trompes. J'enlève avec précaution tous les organes génitaux internes, et je prie M. le docteur Brand de les dessiner (pl. XVIII).

» Nous constatons que les deux trompes sont altérées. La *trompe droite* est renflée, piriforme, à grosse extrémité externe et à petite extrémité du côté de l'utérus. Cette dilatation a le volume d'un œuf de pigeon ; sa consistance est molle, fluctuante, et en inclinant à droite et à gauche, on voit manifestement qu'il y a du liquide dans cette poche. Sa direction sur le cadavre est celle de la trompe, c'est-à-dire horizontale et de dedans en dehors. Son extrémité externe, celle qui est la plus dilatée, est en rapport avec l'ovaire droit, dont on constate les vestiges avec peine, tellement il est atrophié. L'extrémité interne (pl. XVIII, L) de cette dilatation, facilement reconnue par le refoulement du liquide dans ce point, se trouve située vers la réunion du tiers interne avec les deux tiers externes de la trompe, précisément dans le point où la trompe est naturellement rétrécie et où j'ai souvent constaté la présence d'une valvule. Cette extrémité se termine en s'effilant par un cul-de-sac dont le volume ne dépasse pas de beaucoup le volume de la trompe à l'état normal (pl. XVIII, E).

» Après avoir constaté ces caractères extérieurs, nous ouvrons la trompe. Le liquide est rouge, sanguinolent, très fluide ; il n'offre rien de particulier à l'examen au microscope. Du reste, il nous paraît altéré par le liquide que l'on a injecté pour conserver le cadavre.

» Nous examinons attentivement la grosse extrémité de la dilatation, celle qui correspond au pavillon de la trompe, afin de découvrir comment elle s'est formée. Nous voyons que le bord libre du pavillon a contracté adhérence, et qu'il forme avec le tissu cellulaire voisin un magma dans lequel on ne reconnaît pas les tissus primitifs. Le bord libre du pavillon est fermé comme les valves d'une coquille, et dès lors on peut en inférer que c'est la muqueuse elle-même qui a contracté adhérence. Nous voyons très nettement que l'ovaire n'est pour rien dans le mécanisme de cette oblitération. Cet organe est, en effet, au moins à 1 centimètre en avant de cette grosse extrémité de la trompe (pl. XVIII, K).

» Les parois de cette portion dilatée de la trompe ne sont pas épaissies. La muqueuse qui les tapisse offre tous ses caractères normaux, ses plis, sa couleur, etc. ; elle ne présente pas les traces d'une inflammation soit récente, soit ancienne.

» En ouvrant la partie de la trompe qui ne participe point à la dilatation, on trouve qu'elle n'a aucune altération, et que son orifice utérin était comme à l'état normal.

» La *trompe gauche* (pl. XVIII, D) était le siége d'une dilatation exactement semblable, au volume près, qui est moins considérable. Le siége de la dilatation, son étendue, ses rapports avec l'ovaire gauche, sont les mêmes qu'à droite. La petite extrémité se termine aussi à la réunion du tiers interne avec les deux tiers externes de la trompe (pl. XVIII, M). L'ovaire était encore plus atrophié que du côté droit (pl. XVIII, I).

» L'utérus est déformé (pl. XVIII, A) ; son corps est triangulaire, et ses dimensions transversales sont agrandies. Sa cavité contient trois polypes muqueux : deux sont situés (pl. XVIII, N, O) à l'entrée et un peu au-dessous de l'ouverture de chaque trompe; le troisième, dont le volume égale celui d'une noix, existe à l'extrémité inférieure de la cavité utérine. Une oblitération complète existe entre la cavité du corps et la cavité du col utérin. Cette dernière cavité est très dilatée, quoique raccourcie ; son orifice vaginal est dans le même état de dilatation. »

Si des faits de ce genre se rencontraient sous la main de nos médecins physiologistes et des médecins qui ont consacré tant de soins et d'efforts à fonder la doctrine de l'ovulation, nul doute qu'on n'en tirât un excellent parti, car il y a là une véritable expérience tendant à interrompre la continuité de fonctions entre les parties les plus importantes de l'appareil génital interne. Que deviennent en pareil cas les fonctions de l'ovaire, cet organe principal, qui a le privilége de l'*impetum faciens* ? A quel rôle est-il réduit? Comment se développent les ovules?

Jusqu'où va leur formation? Quelle est leur destinée? Tombent-ils dans le bassin? Là se perdent-ils comme ces produits amorphes à qui la vie n'a pas été transmise? Déterminent-ils sur les points avec lesquels ils se trouvent en contact des phénomènes spéciaux?

On pourrait multiplier ces sortes de questions; mais en l'absence de tout élément d'une réponse valable et fondée, il vaut mieux s'abstenir et attendre de nouvelles recherches.

Kystes tubo-ovariens.

M. le docteur A. Richard a publié (1) plusieurs cas intéressants, qui constitueraient une espèce particulière de kyste.

Les faits qu'il a rapportés démontrent que les kystes de l'ovaire peuvent s'ouvrir dans l'utérus par la trompe. — Mais après avoir reçu le liquide kystique, la trompe continue de subir un travail pathologique, son calibre augmente, ses dimensions en longueur sont presque doublées, ses parois sont épaissies; les plis si nombreux et si persistants de sa muqueuse se sont en partie effacés. Ce travail ne peut qu'augmenter, et il finit par empiéter sur la partie interne de l'oviducte.

Mais en même temps que la trompe subit cette altération, le kyste ovarique primitif continue de sécréter du liquide; la communication reste établie entre lui et la trompe, et il en résulte une maladie ou plutôt un kyste complexe que M. Richard propose, avec raison, d'appeler *kystes tubo-ovariens.*

J'ai cru utile d'insister sur ces faits de M. Richard, qui appelleront peut-être l'attention des médecins, et conduiront au moins à cette conséquence pratique, l'ouverture d'un kyste ovarique dans la trompe, sans que le liquide pénètre dans l'utérus; il est évident qu'en pareille circonstance des fausses membranes ont fait adhérer le pavillon à l'ovaire.

(1) *Mémoires de la Société de chirurgie*, t. III, p. 121.

TROISIÈME PARTIE.

Cette troisième partie est consacrée à l'histoire de maladies assez différentes les unes des autres, et qui n'offrent peut-être entre elles aucun lien ni aucun rapport bien direct. Nous n'avons donc en aucune manière la prétention de les décrire en suivant un ordre nosologique ; nous y comprendrons seulement les maladies des organes génitaux de la femme qui ne sont accompagnées primitivement d'aucune altération anatomique de tissu appréciable à l'œil nu. Il est bien entendu que nous ne considérons pas comme lésions anatomiques de tissu les diverses espèces de déviations.

Les maladies que nous étudierons dans autant de chapitres séparés sont les suivantes :

1° Les changements de position de l'utérus ;

2° L'aménorrhée et la dysménorrhée ;

3° Les névralgies utérines ;

4° La stérilité.

Et comme appendices, un résumé des connaissances que la science a acquises sur les points suivants :

5° Influence des états diathésiques sur les maladies de l'utérus ;

6° La chlorose et l'anémie.

CHAPITRE PREMIER.

DES CHANGEMENTS DE POSITION DE L'UTÉRUS.

Sous ce titre nous comprenons : 1° l'abaissement, 2° le renversement, 3° les déviations, qui se subdivisent en *versions* et en *flexions*.

SECTION Ire.

DE L'ABAISSEMENT DE L'UTÉRUS.

L'abaissement de l'utérus constitue un accident commun chez les femmes, et devient chez elles, non-seulement la source de bien des incommodités, mais encore peut constituer une véritable infirmité.

Il n'est donc pas étonnant qu'il soit question de cette maladie, même dans les ouvrages de médecine les plus anciens.

On trouve une description de l'abaissement de l'utérus dans presque tous les ouvrages consacrés à l'étude des maladies des femmes. En tracer la bibliographie présenterait peu d'intérêt pour le lecteur ; je rappellerai seulement que, dans ces derniers temps, l'attention a été de nouveau appelée sur ces déplacements par la publication du mémoire de M. Huguier, sur l'*allongement hypertrophique du col de l'utérus*, et sur la difficulté de le différencier, dans certains cas, d'un abaissement avec saillie du col utérin en dehors de la vulve.

Définition. — On doit entendre par *abaissement* cet état organique dans lequel l'utérus s'abaisse dans la cavité du petit bassin et le museau de tanche se rapproche de plus en plus de la vulve, qu'il franchit complétement.

ARTICLE I. — Anatomie pathologique de l'abaissement de l'utérus.

Les lésions qui caractérisent l'abaissement de l'utérus peuvent être divisées en lésions *primitives* et en lésions *consécutives*, suivant qu'elles caractérisent la première époque du développement de la maladie, ou bien qu'elles sont survenues comme complication à une époque ultérieure.

Lésions primitives. — Une première question qui se présente et qu'il est d'abord important de décider, est celle de savoir à quel point le col utérin doit être placé pour admettre l'existence d'un abaissement de l'utérus ; or ce point est fort incertain. On admet généralement que le museau de tanche doit être éloigné de 10 à 12 centimètres de l'orifice vulvaire. M. Aran, qui s'est livré à quelques recherches sur ce sujet, est arrivé aux conséquences suivantes : la distance de 10 à 12 centimètres de la vulve est trop considérable ; elle doit être fixée de 6 à 8, et encore ce chiffre varie-t-il chez les filles vierges et chez les femmes mariées. Chez les vierges, la distance de l'orifice du col à la vulve est de 7 à 8 centimètres : elle n'est que de 5 à 6 chez les femmes mariées. On peut donc admettre, lorsque le col sera éloigné de moins de 5 centimètres de l'orifice vulvaire, qu'il existe un abaissement à des degrés très différents les uns des autres.

Dans un *premier degré*, l'utérus est plus bas et plus rapproché de la vulve que dans l'état normal; alors l'abaissement peut se combiner avec les diverses espèces de déviations ; il est même rare qu'il existe purement et simplement ; cette distinction n'est plus utile dans les degrés suivants. Dans un *deuxième degré*, le museau de tanche est plus bas encore : il vient se présenter entre les grandes lèvres, qu'il suffit d'écarter avec le doigt pour l'apercevoir ; il peut même occuper l'orifice vulvaire lui-même. Dans un *troisième degré*, le col de l'utérus a franchi la vulve, et vient faire saillie au dehors.

Il existe encore sous ce rapport des différences assez nombreuses. Tantôt c'est le col utérin seul qui forme une saillie extérieure ; tantôt c'est une portion du corps de l'utérus ou cet organe lui-même qui sort en entier. On le voit quelquefois descendre assez bas pour pendre entre les cuisses. Dans ces divers degrés d'abaissement, la membrane muqueuse du vagin éprouve nécessairement un déplacement ; elle suit le col de l'utérus autour duquel elle est attachée, et se renverse comme un doigt de gant. Lorsque le corps de l'utérus est lui-même sorti de la vulve, la muqueuse vaginale est complétement retournée, et elle couvre tout à fait la surface antérieure du corps de l'utérus sur laquelle elle s'applique et se moule.

Lésions consécutives. — Elles sont fréquemment dues aux

causes suivantes : l'exposition à l'air d'organes et de tissus qui ne sont pas soumis ordinairement à cette influence ; l'excitation à laquelle cette exposition les soumet ; les tiraillements que subissent les organes déplacés.

La membrane muqueuse vaginale est d'abord distendue, rouge, luisante ; ses plis s'effacent. Plus tard elle subit une autre altération, devient moins humide, plus dure et plus sèche, et elle se rapproche ainsi de la surface cutanée. L'examen microscopique y démontre le développement d'un épithélium pavimenteux abondant. La muqueuse vaginale ainsi altérée peut aussi quelquefois se modifier d'une autre manière, s'enflammer, sécréter un muco-pus plus ou moins abondant, et devenir le siége d'érosions ou même d'ulcérations.

Les ligaments de l'utérus, et le tissu cellulaire qui l'entoure, distendus, tiraillés sans cesse, deviennent souvent le siége d'une inflammation chronique. Si cette inflammation survient avant que le corps de l'utérus ait abandonné la vulve, il se développe des adhérences qui peuvent immobiliser l'utérus, et qui s'opposent ainsi quelquefois à ce que l'abaissement fasse des progrès ultérieurs, conséquence avantageuse sous certains rapports, et nuisible sous d'autres ; car ces adhérences de formation nouvelle constituent un obstacle insurmontable à une réduction ultérieure ; l'utérus est en quelque sorte enclavé et immobilisé dans le vagin. On comprend les conséquences fâcheuses qui peuvent en résulter pour la femme atteinte de cette affection.

Le col, sorti hors de la vulve, peut subir des altérations fort différentes les unes des autres.

Quelquefois c'est un renversement des bords du museau de tanche, une inversion véritable (Scanzoni). En pareil cas, on observe un anneau bleuâtre formé par la membrane muqueuse de l'orifice qui conduit dans la cavité utérine. Le col peut subir bien d'autres modifications : ainsi on le trouve hypertrophié, développé, quelquefois dur, assez souvent ramolli; son orifice est presque toujours dilaté. On peut encore observer d'autres altérations, telles que l'inflammation catarrhale de sa surface ou de l'intérieur de sa cavité, des granulations et même des ulcérations.

Le corps de l'utérus n'est pas à l'abri de ces altérations ; on a signalé l'hypertrophie, la dilatation de sa cavité, une métrite interne.

Le déplacement de l'utérus peut amener consécutivement des déplacements de la vessie ou du rectum, et quelquefois des lésions plus prononcées de ces deux organes voisins de l'utérus. On a signalé ainsi une inflammation, soit de la muqueuse vésicale, soit de celle du rectum ; une hypertrophie de ces mêmes organes ; quelquefois enfin le développement de tumeurs hémorrhoïdaires.

ARTICLE II. — Étiologie de l'abaissement de l'utérus.

Considéré sous le point de vue étiologique, l'abaissement de l'utérus se trouve dans deux conditions bien différentes. Dans une première série de cas, on peut placer les abaissements *symptomatiques* ou *consécutifs* à d'autres lésions de l'utérus ; dans la seconde, on doit ranger les abaissements *idiopathiques* ou *primitifs* qui se développent d'emblée, et qui ne se compliquent que plus tard de lésions organiques de diverses natures.

§ 1. Abaissements symptomatiques ou consécutifs de l'utérus.

Toutes les inflammations aiguës ou chroniques occupant le col ou le corps de l'utérus, ou ces deux parties simultanément, ont pour effet d'augmenter le volume et le poids de cet organe ; et cette augmentation a pour conséquence à peu près nécessaire de rapprocher l'utérus de la vulve, et, par suite, de produire un certain degré d'abaissement. En pareil cas, l'abaissement est tantôt simple, tantôt combiné avec une déviation d'une autre espèce.

Les lésions organiques de diverses natures qui se développent dans une partie quelconque de l'utérus, et qui ont pour conséquence l'augmentation du poids et du volume de l'organe, agissent absolument dans le même sens, et produisent un abaissement d'un certain degré. Ainsi l'hypertrophie de l'utérus, les tumeurs fibreuses, le cancer, conduisent nécessairement à ce résultat.

Toute maladie organique développée dans l'abdomen et produisant une tumeur capable de déprimer l'utérus, agit en déterminant un abaissement de cet organe : telles sont les tumeurs diverses et volumineuses qui peuvent se former dans les ovaires, les hydropisies enkystées des ovaires, ou qui sont situées à la partie inférieure de l'abdomen et placées de manière à comprimer la matrice.

Dans ces divers cas, c'est l'augmentation de poids de l'utérus, ou bien la compression qu'il éprouve des tumeurs voisines, qui tiraillent d'abord les ligaments de l'utérus, les distendent, et finissent par les relâcher d'une manière suffisante pour produire l'abaissement.

Nous devons encore placer parmi les abaissements symptomatiques ceux qui se développent fréquemment à la suite d'une déchirure complète ou incomplète du périnée.

§ 2. Abaissements idiopathiques de l'utérus.

Il est un certain nombre de causes qui peuvent produire l'abaissement de l'utérus, telles sont spécialement les suivantes :

Le relâchement des divers ligaments de l'utérus, l'allongement des ligaments ronds. Sans doute il est difficile de démontrer la réalité de cette cause et son mode d'action ; mais on peut quelquefois le faire, et c'est de cette manière qu'agissent les causes que nous allons maintenant passer en revue.

1° D'abord toute augmentation de poids de l'utérus et toute compression agissant de haut en bas sur cet organe.

2° Un ou plusieurs accouchements, en produisant le tiraillement et l'allongement des ligaments. Il y a toutefois, dans ce dernier cas, une circonstance qui n'est pas sans influence sur la production de l'abaissement : c'est la dilatation, l'agrandissement, l'élargissement du vagin, qui persistent bien souvent après l'accouchement, et peuvent ainsi favoriser la production de cette espèce de déviation.

3° Les professions qui exigent le développement de l'effort, et par conséquent tous les travaux manuels et physiques un peu vigoureux, prédisposent évidemment les femmes à l'abaissement de l'utérus ; mais c'est surtout lorsque ces efforts et ces travaux sont repris trop rapidement après l'accouchement que l'on voit la chute de la matrice se produire avec une très grande facilité ; on peut même dire que cette cause est la plus certaine de cet état morbide.

Voici un résultat statistique que j'emprunte à Scanzoni, et qui a quelque valeur : sur 114 cas de chutes de matrice observés par l'auteur allemand, 99 femmes avaient eu un ou plusieurs enfants, et 15 n'avaient jamais été mères.

Sur ces 15 dernières femmes, les causes de l'abaissement de l'utérus furent trouvées les suivantes : le relâchement des parois du vagin, soit par une leucorrhée abondante, soit par une vaginite, soit par des excès de coït ; la pression de l'utérus par un liquide ascitique ; l'action d'une tumeur ovarique. On a pu, dans ces 15 cas, rattacher la cause à l'une de ces trois influences.

Causes occasionnelles. — L'abaissement de l'utérus se produit quelquefois rapidement à la suite d'une cause occasionnelle plus ou moins énergique. C'est ainsi qu'on l'a vu se développer à la suite des influences suivantes : des coups, des contusions plus ou moins violentes sur l'abdomen ; des chutes sur le ventre, mais surtout sur le siége. Plus ces chutes se font d'un lieu élevé, plus on a de chances de voir ce déplacement se produire ; on l'a observé à la suite d'efforts subits et violents, et de contractions musculaires énergiques des muscles abdominaux pour soulever des fardeaux ; quelquefois des quintes de toux ou de violents efforts de défécation peuvent encore produire le même résultat.

ARTICLE III. — Symptomatologie de l'abaissement de l'utérus.

Lorsqu'il n'existe qu'un abaissement peu considérable de l'utérus, et que le museau de tanche est encore à 3 ou 4 centimètres de l'orifice vulvaire, les femmes qui en sont atteintes peuvent ne présenter aucun accident, et elles ne savent pas elles-mêmes qu'elles sont atteintes de cette affection ; ce n'est que lorsqu'on est conduit à les examiner pour une complication quelconque du côté de l'utérus qu'on constate l'existence de l'abaissement. Si, en même temps que cet abaissement, il existe un état phlegmasique quelconque du corps ou du col de l'utérus, les symptômes que l'on observe sont ceux de ces états morbides, et n'appartiennent en aucune manière au changement de position.

On trouve un certain nombre de femmes qui sont atteintes d'une déviation légère de l'espèce de celle dont nous nous occupons, et qui se plaignent des accidents suivants : sentiment de pesanteur dans le bas-ventre et spécialement au périnée ; douleurs d'irradiation dans les aines et les cuisses ; ténesme rectal ; envies plus fréquentes d'uriner. Eh bien ! ces accidents ne peuvent appartenir à l'abaissement léger du col de l'utérus, étant encore à 3 ou 4 centimètres de l'orifice vulvaire, car, je le répète, il ne produit aucun accident ; mais ils dépendent de ce que cet abaissement léger est compliqué d'un état phlegmasique plus ou moins notable du col de l'utérus.

Les accidents que l'on peut regarder comme caractéristiques de l'abaissement du col ne se montrent guère que si le museau de tanche vient paraître à l'orifice vulvaire et entre les grandes lèvres, et encore ils sont assez difficiles à déterminer et à séparer des phénomènes morbides et des complications qui l'accompagnent presque toujours. Nous allons cependant essayer de les préciser.

L'abaissement de l'utérus atteignant l'orifice vulvaire, et surtout le dépassant, peut se développer d'une manière progressive ou faire invasion subitement, lorsque l'abaissement est la suite d'un effort violent, d'une contusion, d'une chute, etc.

On observe alors les phénomènes suivants : la femme accuse un sentiment de tension au périnée et à l'orifice vulvaire ; elle éprouve la sensation d'un corps étranger qui ferait effort pour sortir par cette issue. Il existe un ténesme vésical, de la difficulté pour uriner, une constipation presque toujours opiniâtre. Quelquefois on constate en même temps un certain nombre de phénomènes digestifs, des douleurs et des tiraillements d'estomac, un peu de météorisme ; puis la tumeur paraît entre la vulve, et si la femme ne s'en préoccupe pas immédiatement, l'utérus continue de descendre de plus en plus.

La tumeur formée par l'utérus étant sortie hors de la vulve, les choses se passent d'une manière différente, suivant que la maladie reste simple, ce qui a toujours lieu au commencement, ou qu'elle se complique de lésions de diverses espèces.

Abaissement de l'utérus sans complications. — La tumeur formée par l'utérus reste rarement dans cette condition. Cependant lorsqu'il en est ainsi, voici ce qu'on observe : On constate d'abord les caractères de la tumeur, son volume, le degré auquel elle est descendue, les modifications que subit rapidement la membrane muqueuse vaginale renversée. En même temps la femme se plaint d'une gêne très grande, causée par le corps étranger situé entre les cuisses ; elle ne peut marcher que difficilement et en le soutenant avec grand soin. Il n'est pas difficile au médecin de constater la nature de cette tumeur, excepté dans l'allongement hypertrophique du col de l'utérus. A cette première période, l'utérus a presque toujours conservé sa mobilité ; il n'y a pas encore d'adhérences, et l'on peut pratiquer la réduction. En même temps que le phénomène caractéristique de la présence de la tumeur, il existe des troubles digestifs, quelquefois des nausées et des vomissements, le développement de gaz dans l'abdomen, une constipation opiniâtre, de la dysurie, etc., etc. On observe aussi une leucorrhée assez abondante ; il y a de la dysménorrhée et souvent de l'aménorrhée. Mais les choses n'en restent pas là ; et si la tumeur n'a pas été réduite, dès complications de diverses espèces ne tardent pas à se produire.

Complications de l'abaissement de l'utérus sorti de la vulve. — Ces complications appartiennent à l'utérus, et spécialement à son col, ou bien aux parties voisines tiraillées et déplacées par le changement de position de l'organe.

Du côté de l'utérus, c'est en général un état phlegmasique, quelquefois aigu, le plus souvent chronique, que l'on voit se développer. L'utérus, et spécialement son col, se tuméfient; leur volume augmente; leur sensibilité plus vive contribue à s'opposer d'une manière absolue à la marche. Lorsqu'on veut exécuter cette dernière, le frottement continuel des cuisses, joint à l'action de l'urine qui ne manque jamais d'imprégner la tumeur quand la miction a lieu, contribue encore à augmenter l'intensité de cet état phlegmasique.

Le col de l'utérus et la membrane muqueuse vaginale renversée deviennent plus rouges; une sécrétion de muco-pus se produit sur la surface enflammée, et se propage même quelquefois dans l'intérieur de la cavité cervicale.

Si l'inflammation continue sa marche, on observe successivement des érosions superficielles, des granulations et des ulcérations plus ou moins profondes, qui présentent quelquefois des plaques diphthéritiques bien circonscrites, et plus rarement une disposition à la gangrène.

L'état phlegmasique peut se propager au tissu même du col, qui devient alors plus mou et fongueux. C'est alors qu'on observe, comme complications, de petites hémorrhagies peu abondantes, mais continuelles, ou du moins qui se renouvellent à chaque instant.

Les parties voisines subissent aussi des altérations plus ou moins nombreuses, et qui exercent une influence fâcheuse sur la maladie.

La vulve est souvent déchirée et devient le siége soit d'ulcérations, soit de gangrène.

La partie interne des cuisses, irritée par le contact continuel du corps étranger et des sécrétions pathologiques qu'il fournit, devient le siége d'érythèmes et d'eczéma très douloureux qui augmentent les souffrances de la malade.

La vessie, tiraillée, est quelquefois entraînée au dehors, et un *cystocèle* véritable se manifeste ; ainsi déplacée, elle peut s'enflammer, et l'on voit se développer tous les symptômes d'une cystite.

Le rectum peut subir aussi divers déplacements, et en particulier le prolapsus de sa paroi antérieure, la dilatation de sa cavité, enfin le prolapsus de l'intestin lui-même tout entier.

Est-il encore besoin d'ajouter que les femmes, dans cette malheureuse position, sont nécessairement stériles, et que la menstruation est toujours notablement altérée. Lorsque l'état phlegmasique s'empare de la partie abaissée, il y a soit de l'aménorrhée, soit de la dysménorrhée ; cependant si le col présente un état fongueux bien caractérisé, il se produit des métrorrhagies peu considérables, mais fréquemment renouvelées.

La femme éprouve des douleurs violentes qui s'irradient dans les lombes, les aines, les cuisses. Les fonctions digestives sont complétement troublées ; il se produit des symptômes de gastro-entéralgie, un météorisme plus ou moins considérable et une constipation opiniâtre. Les symptômes du côté de la vessie dépendent de la nature des complications qui existent du côté de cet organe.

ARTICLE IV. — Marche, durée, terminaison de l'abaissement de l'utérus.

L'abaissement de l'utérus conduit rarement les femmes qui en sont atteintes à présenter tous les accidents que nous venons de passer en revue. On voit peu de malades assez négligentes pour laisser arriver à ce degré l'état morbide dont elles sont atteintes. Cependant cela arrive, et lorsque des adhérences viennent s'opposer à la réduction de la tumeur, les malheureuses femmes sont bien obligées d'en passer par tous les degrés de complications et deviennent victimes de leur incurie en laissant passer l'époque où l'on pourrait encore améliorer leur fâcheuse position.

Lorsque l'utérus abaissé et pendant entre les cuisses devient le siége d'une phlegmasie chronique, on voit nécessairement, au bout d'un certain temps, la santé se déranger et les fonctions digestives se troubler de plus en plus; les douleurs d'estomac, les phénomènes gastro-entéralgiques et le météorisme deviennent de plus en plus caractérisés et fatigants pour les malades; l'altération des fonctions de la vessie et du rectum vient encore se joindre aux précédentes. Alors on peut voir les femmes maigrir rapidement et s'affaiblir d'une manière notable; mais il est rare qu'elles succombent. Elles passent la plus grande partie de leur vie dans un état misérable, souffrant constamment, et véritablement atteintes d'une infirmité atroce et incurable.

La *durée* de cette affection est nécessairement indéterminée, et il serait impossible de donner un chiffre quelconque à cet égard.

ARTICLE V. — Diagnostic de l'abaissement de l'utérus.

On pourrait croire qu'il n'est rien de plus facile que d'établir le diagnostic de l'abaissement de l'utérus, surtout quand ce dernier a complétement franchi la vulve, et cependant cette confusion est possible, car deux états morbides ont pu être pris pour des chutes complètes de matrice. Ce sont : 1° l'allongement hypertrophique du col utérin ; 2° les polypes fibreux.

1° *Allongement hypertrophique.* — M. Huguier a donné le premier une description bonne et complète de cet état morbide; il pense que la chute complète de matrice est excessivement rare, et que l'hypertrophie avec allongement du col de l'utérus a été très souvent prise pour elle. Il est évident que M. Huguier peut avoir raison pour quelques cas, mais il n'en est pas toujours ainsi, et que si la méprise a été commise par quelques médecins ignorants, il y a des moyens de diagnostic tels que l'erreur est difficile pour un médecin instruit. Voici sur quelles bases on l'établira : *a*. Dans l'allongement hypertrophique, le col et le corps de l'utérus ont conservé leur mobilité, et cependant la réduction de l'organe est complétement impossible. *b*. Dans cette dernière affection, le doigt pourra être introduit entre la vulve et la tumeur, et remonter jusqu'à une certaine hauteur à laquelle il rencontrera le corps de l'utérus. C'est qu'en effet le corps de l'utérus a conservé sa situation normale, et qu'on peut en constater parfaitement la présence par le toucher rectal et par le toucher vaginal, et de plus que ce dernier est toujours possible en raison de la conservation du vagin qui a complétement disparu dans l'abaissement et la chute totale de l'utérus. *c*. La constitution de la tumeur, dans laquelle on ne retrouve pas les éléments du corps utérin, vient encore confirmer le diagnostic. *d*. Les complications sont beaucoup moins fréquentes dans l'hypertrophie avec allongement que dans la chute complète de l'utérus (voy. p. 102).

2° *Polypes fibreux*. — Le diagnostic des polypes fibreux ne présente pas encore de grandes difficultés. En effet, on y trouve les conditions suivantes : *a*. La tumeur est constituée autrement qu'elle ne l'est dans l'allongement hypertrophique. La partie la plus volumineuse est située le plus inférieurement, tandis qu'elle diminue de volume à mesure qu'on la suit en remontant dans la cavité vaginale et utérine. *b*. Le polype ne contracte pas en général d'adhérences avec les parties voisines et conserve sa mobilité. *c*. On ne retrouve pas dans la tumeur fibreuse sortie les éléments du col utérin, le museau de tanche et ses lèvres, l'orifice.

Quant au diagnostic de l'abaissement au premier degré, dans lequel le museau de tanche est encore à 3 ou 4 centimètres en dedans de la vulve, il est également très important de constater son existence, car il pourrait augmenter et conduire ultérieurement à une chute de matrice. Cependant cette constatation sera difficile si la malade n'a éprouvé encore aucun accident. Lorsque ces accidents existent, le diagnostic ne présentera aucune difficulté, et le toucher vaginal éclairera le médecin sur son existence.

ARTICLE VI. — Pronostic de l'abaissement de l'utérus.

Le pronostic du simple abaissement ne présente pas de gravité, et l'on peut le faire disparaître en grande partie comme nous le verrons; mais il en est autrement de la chute complète de l'utérus, dont les suites peuvent être fâcheuses pour les femmes qui en sont atteintes. Ainsi on peut avoir à redouter : *a.* la production d'adhérences persistantes et de brides qui s'opposent irrévocablement à la réduction ; *b.* le développement d'une phlegmasie chronique, qui peut devenir grave en raison des lésions qu'elle amène ; *c.* enfin l'établissement d'une infirmité incurable qui rend souvent affreuse la vie des femmes qui en sont atteintes.

ARTICLE VII. — Traitement de l'abaissement de l'utérus.

Le traitement de l'abaissement et de la chute de l'utérus a beaucoup défrayé l'imagination des médecins, et la science est loin d'être définitivement fixée à cet égard. Il est important d'étudier séparément le traitement de l'abaissement léger et de la chute proprement dite de l'utérus.

§ 1. Abaissement simple de l'utérus encore contenu dans le vagin, et à 2 ou 4 centimètres de la vulve.

L'abaissement à ce degré, ou à un degré beaucoup moindre encore, ne se trouve souvent que lorsqu'on est appelé à examiner une femme atteinte d'inflammation chronique du corps ou du col de l'utérus; il est un élément, une conséquence de la maladie, et ne s'est développé qu'après elle. Lorsqu'on rencontre un tel abaissement, le médecin ne doit pas pour l'instant en tenir compte, car ce léger degré d'abaissement étant la conséquence de la tuméfaction et de l'augmentation de poids du corps ou du col de l'utérus, il arrive souvent que lorsqu'on fait disparaître ces deux phénomènes par le traitement qu'on emploie contre la phlegmasie utérine, l'abaissement disparaît de lui-même, et le corps ou le col revenant à leur volume normal, l'organe reprend sa place habituelle.

A cette époque, si l'abaissement a disparu spontanément, ce qui arrive très souvent, il n'y a rien à faire; si au contraire, ce qui est plus rare, l'abaissement persiste, il faut s'en occuper, afin de l'empêcher d'augmenter et d'arriver à l'état de chute de matrice.

Dans ces abaissements persistants, il faut bien se garder d'avoir recours à des pessaires de quelque nature qu'ils soient. Je les repousse d'une manière formelle; ils pourraient replacer momentanément l'organe dans sa situation habituelle, mais ils auraient les inconvénients très sérieux : *a.* de n'être qu'un moyen palliatif ; *b.* de laisser l'abaissement se reproduire dès qu'on cesserait d'en faire usage ; *c.* de constituer un désagrément énorme et une incommodité fatigante pour la femme qui en fait usage ; *d.* enfin de renouveler presque à coup sûr la phlegmasie du col utérin sans aucune utilité.

Le seul moyen auquel je conseille d'avoir recours, et qui m'a presque toujours réussi, sont les douches froides administrées soit avec un irrigateur puissant, soit avec l'appareil de Charrière (voy. t. I, p. 352).

Ces douches doivent être prises le matin et le soir, sauf à l'époque des règles, pendant lesquelles on les suspendra ; elles seront continuées de trois à six mois. Chacune d'elles devra consister en 12 ou 15 litres d'eau à une température de 12 à 15 degrés centigrades.

Il est très rare qu'à l'aide de ce traitement on ne puisse faire disparaître les légers abaissements.

S'ils sont liés à une lésion organique, telle que des tumeurs fibreuses de l'utérus, le cancer de cet organe, une tumeur ou une hydropisie enkystée des ovaires, une ascite, il est évident que ce moyen serait complétement inutile, et il faut s'abstenir d'employer aucune médication spéciale contre cet abaissement symptomatique. En pareil cas, on le diminue quelquefois d'une manière notable par l'application d'une ceinture hypogastrique bien faite.

§ 2. Abaissement avec chute de l'utérus en dehors de la vulve.

Lorsqu'on a affaire à une chute complète de l'utérus, il faut d'abord combattre l'état inflammatoire que peut présenter l'organe déplacé. On aura recours aux bains entiers, aux applications émollientes, et s'il existait quelques altérations plus avancées, telles que des granulations, des excoriations ou des ulcérations, on pratiquerait les cautérisations nécessaires.

Une fois l'inflammation utérine maîtrisée, ou bien si l'organe déplacé ne présente aucune trace de phlegmasie, il faut réduire la matrice déplacée et la faire remonter dans la cavité utérine. Cette réduction doit être opérée avec beaucoup de douceur et très lentement.

La réduction s'opère quelquefois seule et sous l'influence de la contraction des parois du vagin, lorsque la malade est couchée sur le dos.

Pour réduire la tumeur, la femme étant dans le décubitus dorsal, le bassin légèrement élevé, on saisit la partie inférieure avec les doigts de la main droite, et on la dirige lentement et doucement en haut vers l'orifice vulvaire ; en même temps les doigts de la main gauche écartent les lèvres de la vulve, et l'on suit la tumeur avec le doigt indicateur jusqu'à ce que l'utérus ait repris sa position normale.

L'utérus une fois mis en place, il s'agit de l'y maintenir : c'est là un des points les plus difficiles à obtenir.

Les moyens qu'on a préconisés sont assez nombreux ; nous les passerons successivement en revue.

Pessaires. — Les *pessaires* ayant été décrits (t. Ier, p. 230), je ne reviendrai pas ici sur leurs variétés, leurs formes, leur mode de construction ; je m'occuperai seulement de leurs applications dans le cas actuel.

Il n'est pas d'espèce de pessaire qu'on n'ait mis en usage contre les chutes de l'utérus. Jusque dans ces derniers temps, les pessaires en gimblette et de caoutchouc ont semblé jouir d'une vogue à peu près exclusive et ont été généralement employés. Cependant ils présentaient de nombreux inconvénients, se déplaçaient avec une grande facilité et maintenaient assez mal la réduction, indépendamment des inconvénients nombreux qui étaient attachés à leur emploi et des accidents qu'ils occasionnaient souvent.

M. Gariel, en inventant les pessaires à insufflation et de caoutchouc vulcanisé, a rendu un véritable service à la science; ses pessaires qu'il faut préférer sont composés de deux pelotes, l'une appelée *pelote-pessaire*, l'autre *pelote-insufflateur*.

Avant de s'en servir, il faut faire passer d'un seul côté tout l'air contenu dans les deux pelotes et fermer le robinet.

Fig. 1.

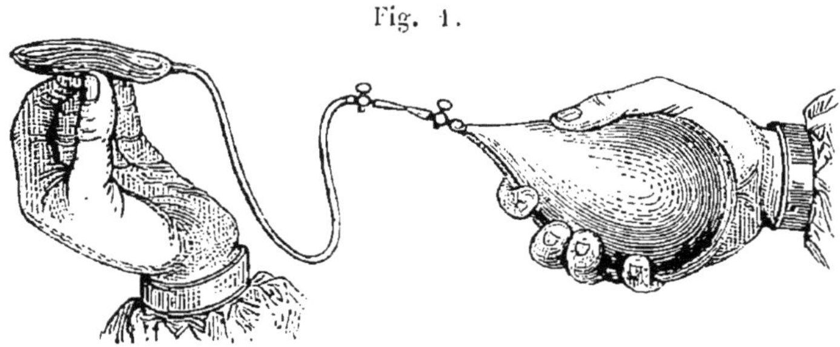

La pelote vide d'air (pelote-pessaire, fig. 1), roulée sur elle-même et réduite à un très petit volume, est conduite sans résistance jusqu'au niveau du col de l'utérus; c'est alors qu'on ouvre le robinet et qu'en pressant avec la main sur la pelote remplie d'air (pelote-insufflateur), on dilate aussi peu et autant qu'on le juge nécessaire la pelote précédemment introduite : il ne s'agit plus que de fermer le robinet pour que cette dilatation persiste. La pelote restée à l'extérieur, vide à son tour et réduite au volume de ses parois, se fixe aux vêtements (fig. 2).

Le retrait de la pelote-pessaire est aussi simple que son introduction; il s'opère en ouvrant le robinet : l'air, chassé de la pelote-pessaire par l'action combinée des intestins et des parois vaginales, reprend sa place dans la pelote-insufflateur, où il est tenu en réserve pour une nouvelle application.

Cette manœuvre, dont la description est longue et peut-être difficile à comprendre, est exécutée avec la plus grande facilité et dès la première séance par les malades les moins intelligentes.

Fig. 2.

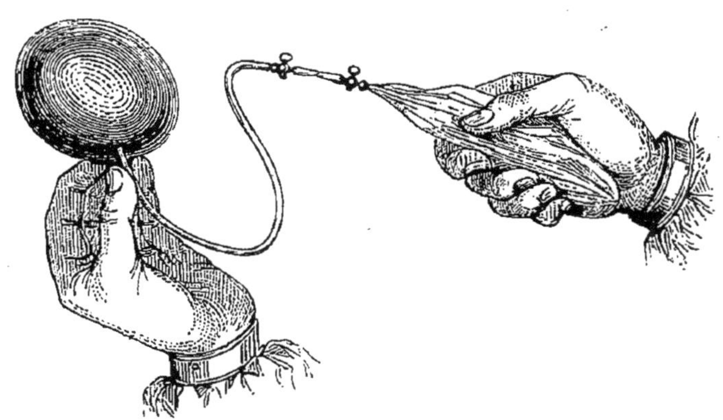

Les deux pelotes du pessaire à réservoir d'air peuvent être rendues indépendantes par l'addition d'un second robinet, dont le canon vient s'adapter exactement sur le canon du robinet déjà employé. Les figures 1 et 2 représentent l'appareil avant et après l'introduction.

On peut dire qu'il y a un certain nombre de chutes de matrice, dont je crois du reste la proportion bien peu considérable, qui ne peuvent être maintenues réduites qu'au moyen de ces pessaires de caoutchouc vulcanisé : j'en restreins cependant l'application à un très petit nombre de cas. Je suis du reste tout à fait de l'avis de Scanzoni, quand il termine son article sur l'emploi des pessaires dans la maladie qui nous occupe, en disant que ce sont des moyens défectueux qui remplissent mal les indications, qui ne remédient jamais à tout, et qui sont en général mal supportés.

Éponges. — L'emploi des éponges compte encore des partisans : elles peuvent bien soutenir le col utérin et l'utérus ; mais elles présentent un inconvénient sérieux, c'est la nécessité d'être maintenues par un bandage et une ceinture bien confectionnés. Scanzoni semble fort partisan des éponges ; il combat la chute de l'utérus, une fois que l'organe est réduit, par l'introduction dans le vagin d'une éponge, souvent renouvelée, taillée en cône, longue de 7 centimètres, et imbibée d'huile. L'extrémité la plus large regarde le fond du vagin, la partie la plus étroite correspond à l'orifice vulvaire et est maintenue par un bandage approprié; chez quelques femmes, ce bandage est simplement le bandage en T.

Hystérophores. — Tel est le nom donné par Scanzoni à un certain nombre d'appareils assez généralement acceptés en Allemagne, et qui se sont peu répandus en France.

L'hystérophore de Roser, modifié par Scanzoni, est celui auquel ce médecin donne la préférence. Le but que se propose l'inventeur dans cet instrument, dont le médecin allemand donne une description détaillée, est de presser la paroi antérieure du vagin relâché et distendu, et de maintenir contre la symphyse pubienne, au moyen de l'élasticité d'une branche d'acier disposée d'une manière convenable, cette paroi antérieure et l'utérus déplacé dans une position aussi normale que possible.

M. Charrière a fait à cet hystérophore une amélioration qui le rend beaucoup plus commode et applicable à un plus grand nombre de cas. Voici en quoi consiste cette amélioration que la figure 3 fera mieux comprendre.

Fig. 3.

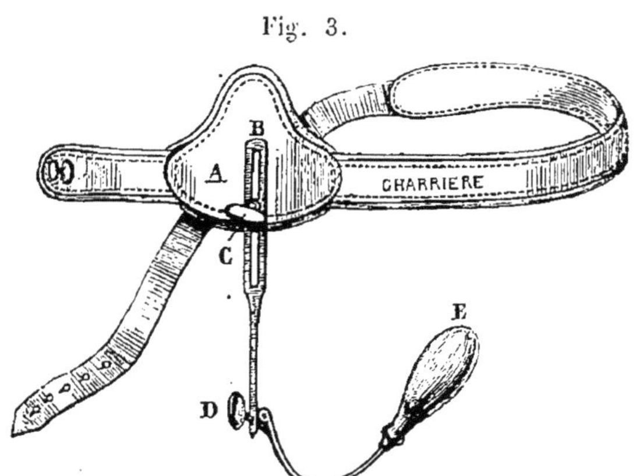

Figure 3. — *Explication de l'hystérophore modifié par M. Charrière.*

A. Plaque dorsale munie d'une ceinture à ressort de bandage s'attachant en avant.
B. Tige d'acier trempé en ressort, fendue au milieu, glissant de haut en bas et de bas en haut, et fixée par la vis de pression C.
D. Articulation dite à marteau, servant à incliner plus ou moins la tige partant de la pelote E.

La ceinture a été remplacée par un ressort d'acier, comme on le fait actuellement pour tous les bandages hypogastriques.

La tige B, servant à la compression D, a été brisée à sa partie inférieure au moyen d'une charnière munie d'une vis de pression, qui donne à cette tige une inclinaison qu'on peut varier suivant les cas et la nécessité d'une compression plus ou moins grande.

La pelote E, destinée à être placée dans le vagin et à comprimer sa paroi antérieure contre le pubis, est de gutta-percha, ou, si cette substance ne présente pas assez de résistance, de métal couvert de caoutchouc vulcanisé, ou bien encore d'ivoire poli.

Ces divers appareils, *pessaires*, *hystérophores*, *éponges*, employés pour maintenir réduite une chute de l'utérus, sont-ils destinés à être conservés ainsi pendant longtemps et quelquefois, même pendant plusieurs années ? Plusieurs cas peuvent se présenter :

1° Chez les femmes jeunes encore, dont la chute de l'utérus s'est produite assez rapidement, et qui n'ont pas de relâchement considérable des ligaments de l'utérus et des parois du vagin, il n'est pas douteux qu'il faudra un certain temps d'application pour que les parties rentrent dans leur état naturel et se consolident dans la position qu'elles doivent occuper. L'application des divers appareils sera cependant temporaire ; on pourra très bien en débarrasser les femmes au bout d'un certain temps, qui ne sera jamais très court, et il faudra au moins les maintenir pendant une année ou deux pour être très sûr que cet accident ne se reproduira pas.

2° Chez des femmes d'un certain âge, qui ont eu des accouchements nombreux, et qui sont atteintes d'un relâchement considérable des ligaments utérins et des parois du vagin, les choses se passeront tout autrement. La consolidation ne pourra guère être espérée ; il faudra conserver les appareils destinés à maintenir l'utérus, sinon la vie entière, du moins pendant de longues années. On devra seulement les surveiller avec soin pour constater s'ils maintiennent toujours une bonne contention, et s'ils ne produisent pas des accidents phlegmasiques, ce qui arrive trop souvent.

3° Dans un certain nombre de cas, avons-nous dit, la chute

de l'utérus est déterminée et maintenue par la pression qu'exercent des lésions organiques placées au dehors, telles que des tumeurs fibreuses, des kystes des ovaires, etc.; alors c'est sur ces lésions organiques qu'il faut agir, afin de diminuer cette compression : des ceintures hypogastriques bien construites, celles de M. Bourjaud en particulier, rendront de grands services.

§ 3. Moyens employés pour obtenir la guérison radicale des chutes de l'utérus.

On a espéré obtenir cette guérison à l'aide de l'un des deux procédés suivants, qui consistent à diminuer considérablement d'une manière artificielle, mais durable, la capacité du vagin, et à s'opposer ainsi complétement au passage de l'utérus.

1° On opère le rétrécissement du vagin par l'ablation d'un lambeau de la membrane muqueuse, et par la réunion consécutive de la plaie à l'aide d'une suture.

2° On facilite la production du rétrécissement de la vulve par l'excision des bords des grandes lèvres.

Scanzoni a fait treize fois la première opération et cinq fois la seconde pour des chutes complètes de l'utérus; il a vu dans tous les cas l'abaissement et la chute se reproduire. On ne saurait donc avoir aucune confiance dans ces prétendues opérations de guérison radicale.

Le moyen proposé par M. Pauli, et qui consiste à produire une inflammation artificielle et violente du vagin destinée à produire des brides, des rétrécissements et des adhérences de ce conduit, est dangereux et n'a peut-être jamais été employé.

Le pincement de la muqueuse vaginale, conseillé par M. Desgranges, est un fait plutôt théorique que pratique.

SECTION II.

DU RENVERSEMENT DE L'UTÉRUS.

Les anciens paraissent avoir connu le renversement de l'utérus. Cependant il faut arriver à Ambroise Paré avant de rencontrer une indication précise de cette affection, qui n'a été bien décrite pour la première fois que par les auteurs du XVIIIe siècle.

Dailliez (1) résume les travaux de ses devanciers, et il ajoute quatre observations nouvelles aux faits déjà nombreux publiés par Mauriceau, Saviard, Leblanc, Puzos, Leroux (de Dijon), Levret, Sabatier, Baudelocque, etc.

Depuis cette époque, les médecins qui s'occupent d'accouchements, et d'autres encore, ont fait connaître un certain nombre de cas nouveaux que M. Dessaint a pris soin de rassembler dans sa thèse (1854), où l'on trouve un exposé assez complet de l'état actuel de nos connaissances sur cette question de pathologie utérine. Scanzoni a consacré quelques pages à l'histoire de cette affection.

Définition. — Le renversement de l'utérus, désigné quelquefois sous les noms d'*inversion*, d'*introversion*, constitue un déplacement tel, que cet organe est retourné à la manière d'un doigt de gant ou d'un sac, d'où résulte la formation d'une dépression ou d'une cavité à concavité supérieure plus ou moins profonde, tapissée par le péritoine, qui se continue avec la portion revêtant le reste de la cavité abdominale, et contenant en partie les trompes, les ovaires entraînés par leurs points d'insertion, et refoulés en même temps par la compression médiate des anses intestinales qui s'y précipitent.

Espèces et variétés. — Établissons d'abord que l'utérus à l'état normal ne peut subir de renversement : la petitesse de sa cavité, la rigidité et l'épaisseur de ses parois s'y opposent d'une manière absolue. Pour qu'une telle lésion se produise, il faut

(1) Dailliez, *Précis des leçons de Baudelocque sur le renversement de la matrice*, in-8, 1805.

qu'il survienne des modifications préalables qui la rendent possible. Ainsi on doit observer au moins une dilatation de la cavité et le ramollissement des parois utérines. C'est à l'étiologie qu'appartient l'énumération des causes susceptibles d'amener ces modifications de forme et de consistance.

Pour caractériser les différents états anatomiques qui peuvent se présenter, nous devons surtout tenir compte du degré de l'*introversion*. Delpech, à l'exemple de Sauvages, en décrit quatre principaux.

Dans le *premier degré*, l'utérus ne présente qu'une simple dépression en haut, « comme est le cul d'une fiole de verre, » suivant l'expression de Mauriceau. Le fond, affaissé dans la cavité du corps, n'est pas encore descendu jusque dans la cavité du col. Les trompes et les ovaires sont légèrement attirés vers la ligne médiane sans être engagés dans la dépression.

Le *deuxième degré* se rapporte au renversement incomplet : le fond du corps, arrivé dans la cavité du col, ne dépasse pas son orifice vaginal ; l'ensemble de l'organe est globuleux, on le prendrait pour une tumeur solide de forme arrondie.

Dans le renversement complet, *troisième degré* de Delpech, l'utérus est tout à fait retourné sur lui-même, moins le museau de tanche qui forme un bourrelet circulaire autour du reste du col invaginé. Le fond renversé de la matrice offre l'aspect d'une tumeur rougeâtre pendant en cul-de-lampe dans le vagin (Leroux, *Observ. sur les pertes*, p. 60).

Dans un *quatrième* et *dernier degré*, la poche utérine entraîne avec elle la partie supérieure des parois vaginales et vient faire saillie hors de la vulve. L'entonnoir que l'utérus forme du côté de la cavité abdominale peut contenir, non-seulement des anses de l'intestin grêle remplies ou non de matières fécales, mais une partie de la vessie et du rectum (Levret).

Lésions concomitantes. — De ces lésions, les unes ont précédé le renversement ; les autres, au contraire, n'en sont que la conséquence.

Parmi les premières, nous signalerons un certain nombre de

productions organiques faisant corps avec l'utérus et se trouvant à sa face supérieure ; ce sont spécialement : 1° les tumeurs fibreuses ; 2° les polypes ; 3° les tumeurs diverses des parois utérines ; 4° l'arrière-faix plus ou moins altéré quand le renversement s'est produit après un accouchement.

Les secondes, plus importantes, sont la conséquence de l'altération du tissu ou de la surface de l'utérus devenue interne. On peut trouver : 1° une congestion générale plus ou moins considérable de l'utérus, qui amène une tuméfaction notable de l'organe ; 2° un état phlegmasique chronique du tissu ; 3° quelquefois un étranglement de la tumeur fait trouver la partie renversée profondément altérée par la gangrène ; 4° une modification de la membrane muqueuse, qui peut être très variable. Tantôt elle se borne à se dessécher, à devenir dure, rugueuse, et à se couvrir d'un épithélium pavimenteux ; tantôt la surface de la muqueuse utérine irritée par le contact de l'air et des urines, par le frottement des cuisses ou d'autres causes encore, peut subir des altérations plus graves. Ainsi on y trouve des inflammations catarrhales de la muqueuse, des granulations, des ulcérations plus ou moins profondes ; quelquefois il existe une sérosité mucoso-purulente plus ou moins abondante, résultat de ces lésions. 5° Les adhérences de l'utérus aux parties voisines sont des lésions que l'on observe fréquemment, et compliquant d'une manière fâcheuse la maladie qui nous occupe. Ces adhérences peuvent s'établir entre l'utérus et les organes qui s'y sont précipités, tels que les intestins, la vessie et même le rectum ; elles présentent un inconvénient très sérieux, celui d'empêcher la réduction de l'utérus.

M. Velpeau a présenté à l'Académie de médecine, en 1843, l'observation d'une femme chez laquelle un polype volumineux avait provoqué le renversement de l'utérus. L'ablation du polype fut pratiquée ; mais après l'opération, des adhérences s'opposèrent à la réduction de la matrice, et il survint consécutivement une péritonite mortelle.

ARTICLE I. — Étiologie du renversement de l'utérus.

D'après les altérations révélées par l'anatomie pathologique, il est difficile de concevoir le mécanisme du renversement de l'utérus en dehors des circonstances de l'accouchement et de la traction continue que détermine cet acte, ou bien en l'absence d'une tumeur quelconque insérée au fond de la matrice. Cependant Boyer a vu une fois le renversement se produire chez une femme d'un embonpoint excessif, en l'absence de toute maladie utérine et du phénomène de la gestation.

Baudelocque, ayant trouvé une lésion analogue chez une jeune fille, crut devoir la considérer comme un vice de conformation. On cite des cas où l'*introversion* ne s'est opérée que plusieurs jours après l'accouchement, à la suite des efforts d'une défécation pénible, de secousses répétées, de vomissements incoercibles et de violents accès de toux ; mais on peut observer qu'il existait sans doute déjà un renversement incomplet, méconnu, ou bien qu'une lésion de même nature s'était produite dans un accouchement antérieur.

Un certain nombre d'autres causes peuvent mettre l'utérus à peu près dans les mêmes conditions que la grossesse ou les tumeurs implantées dans le corps de l'utérus, et amener ainsi un renversement de cet organe : telles sont l'hydropisie par accumulation de mucosités dans la cavité utérine, la rétention du sang menstruel, les tumeurs hydatiques, les hydropisies enkystées des ovaires. Rien n'est plus facile à saisir que le mode d'influence de ces causes, et d'expliquer le mécanisme du renversement de l'utérus qui peut en être la suite.

On peut dire cependant que, dans la généralité des cas, c'est à l'époque de l'accouchement que l'on observe l'introversion utérine ; elle se produit soit au moment même de l'expulsion du fœtus, soit pendant ou après la sortie du délivre. Les circonstances qui favorisent cet accident dans le premier cas sont les suivantes : 1° La brièveté ou l'enroulement du cordon ombilical : Levret, Baudelocque en rapportent des observations.

2° L'accouchement dans la position verticale (Canale, *Journ. gén.*, t. IV, p. 40), surtout lorsque l'organe est resté dans l'inertie, et que des efforts d'une nature quelconque viennent se joindre à la pression des intestins. 3° Un accouchement laborieux (Astruc, P. Dubois) ou les contractions trop vives au moment de l'expulsion de l'enfant; l'utérus alors se renverse de la même manière que l'intestin s'invagine dans certaines coliques. 4° Les terminaisons trop brusques de l'accouchement par le forceps ou la version. 5° L'avortement d'un fœtus de plus de trois mois, développé dans l'une des trompes, fut la cause d'un cas de renversement observé par Chevreul.

Les causes efficientes du renversement qui se produit pendant ou après la sortie du délivre sont relatives à la délivrance même et à l'état général de l'utérus. Le plus souvent le fond de la matrice a cédé à des tractions violentes exercées sur le cordon ombilical, tandis que l'arrière-faix est encore adhérent. Au dire des auteurs modernes, cette cause serait moins fréquente de nos jours depuis que l'on attend les contractions utérines pour délivrer la femme, et que l'on ne se livre plus à des tiraillements intempestifs. Toutefois, d'après Sabatier, le poids seul d'un placenta volumineux suffirait pour entraîner le fond de l'organe de la gestation.

Si l'utérus tarde trop à revenir sur lui-même et reste dans un état de torpeur qui rend ses parois inertes, toute espèce d'effort peut être la cause occasionnelle d'un renversement plusieurs jours après la délivrance, surtout lorsque pareil accident a eu lieu dans une grossesse antérieure.

ARTICLE II. — Symptomatologie du renversement de l'utérus.

Douleurs. — Au moment où l'inversion se produit, la malade accuse à la région hypogastrique une douleur dont l'intensité est très variable, mais en général assez vive. Si au contraire l'inversion s'opère lentement, les malades accusent plutôt un sentiment de pesanteur ou de tiraillements ; mais les souffrances sont atroces lorsque le renversement se fait d'une manière brusque. On a cherché à déterminer quelle était la cause de ces douleurs ; ainsi on a cru devoir les attribuer, soit à l'étranglement des parties renversées, soit au tiraillement des nerfs qui se rendent au fond de la matrice. Ces deux ordres de causes suffisent bien en effet pour expliquer la nature de ces douleurs.

Hémorrhagies. — Lorsqu'un renversement se développe très rapidement et peu de temps après l'accouchement, on observe presque toujours en même temps une hémorrhagie utérine assez abondante ; quelquefois cette hémorrhagie peut être assez forte pour foudroyer en quelque sorte la malade. Lorsqu'il se développe de semblables accidents, la mort n'en est pas toujours la conséquence; car il se produit souvent une syncope qui peut mettre fin à l'écoulement sanguin. Si la femme résiste au début de la maladie, la douleur se calme peu à peu ; mais l'organe renversé devient souvent le siége d'une exhalation sanguine presque continuelle, et plus abondante à l'époque des règles. D'autres fois il n'y a de perte de sang qu'au moment de la menstruation, qu'on a vue se continuer avec assez de régularité. Lorsque l'écoulement sanguin n'est pas continu, et qu'on le voit se montrer seulement à l'époque menstruelle, comme Hamilton l'a observé, il est souvent remplacé dans l'intervalle des époques menstruelles, soit par un écoulement leucorrhéique en général assez abondant, soit par des sécrétions pathologiques produites par les altérations qui se développent presque toujours sur la membrane muqueuse. Ces causes complexes d'affaiblissement, notamment l'afflux sanguin et les écoulements pathologiques, ne manquent pas d'amener bientôt une anémie profonde dont l'intensité est subordonnée à l'abondance de ces pertes.

La nouvelle position de l'utérus rend toujours la marche difficile, souvent même impossible. Des désordres gastriques de toutes sortes, mais principalement la dyspepsie et la constipation, viennent s'ajouter aux symptômes qui précèdent. Lorsqu'il se déclare une phlegmasie concomitante, telle qu'une cystite, une péritonite, la fièvre s'allume, tous les accidents propres à ces inflammations se manifestent.

A côté de ces troubles divers, on constate aisément par l'inspection, la palpation et le toucher, les lésions multiples que nous avons signalées en parlant de l'anatomie pathologique du renversement.

ARTICLE III. — Diagnostic du renversement de l'utérus.

On a pu méconnaître un renversement de la matrice, surtout lorsqu'il s'était produit en dehors de l'accouchement ou de l'état de gestation. Des chirurgiens du plus grand mérite se sont trompés au point de prendre pour un polype et d'exciser comme tel le fond de l'utérus invaginé dans le col. On a vu aussi des sages-femmes fort habiles se trouver très embarrassées et se mettre en devoir d'extirper, se croyant en face d'un faux germe, à l'exemple de celle qui accouchait madame de la Barre, sur laquelle nous reviendrons à propos du traitement. Je crois néanmoins qu'il suffit d'appeler l'attention sur ces erreurs du passé pour que les mêmes fautes soient évitées à l'avenir.

Trois choses sont à considérer dans le diagnostic de cette maladie : 1° constater le renversement ; 2° établir à quel degré il appartient ; 3° reconnaître les complications.

Lorsque les parois abdominales sont souples et que l'on peut comprimer sans déterminer une trop vive douleur, on sent très bien à l'hypogastre une dépression à la place normalement occupée par l'utérus. La combinaison des différentes variétés du toucher et d'une palpation méthodique ne laisse aucun doute sur le refoulement de l'organe en dedans de lui-même. Il est toujours très important de reconnaître le degré au point de vue du pronostic et du traitement.

Premier degré. — Si le placenta n'est pas encore décollé, on sent à la palpation hypogastrique la dépression du fond de l'utérus augmenter ou diminuer à mesure que l'on tire ou que l'on abandonne le cordon ombilical. Lorsque le toucher par l'orifice du col est possible, il permet de circonscrire une convexité vers le fond de la cavité du corps.

Deuxième degré. — L'utérus est déformé en masse ; il se présente sous l'aspect d'une tumeur arrondie avec un bourrelet saillant à la partie inférieure ; c'est le pourtour de l'orifice vaginal qui se dilate de plus en plus, et laisse pénétrer le doigt qui atteint tout de suite la convexité dont nous avons déjà parlé.

Troisième degré. — La tumeur est pyriforme au lieu d'être globuleuse ; elle est plus ou moins réductible et entièrement contenue dans le vagin. Si l'on porte le doigt vers le point d'insertion de cette masse, on trouve un étranglement d'une dureté variable au niveau de l'anneau du col.

Quatrième degré. — La tumeur rouge, mollasse, de plus en plus allongée, vient faire saillie en dehors de la vulve et pend quelquefois entre les cuisses. Une partie des parois vaginales ayant cédé, cette masse présente la forme de deux cônes tronqués unis par la troncature à laquelle correspond l'étranglement signalé dans le troisième degré.

Lorsque le renversement est provoqué par un polype, etc., il n'est pas toujours facile de bien délimiter ce qui appartient à l'un ou à l'autre. Si la tumeur polypeuse ou fibreuse adhère intimement à la paroi utérine, il faut, pour établir la distinction, se rattacher aux différences de couleur, de consistance, de sensibilité et de texture même. L'utérus est plus foncé, plus souple, plus sensible. Les tumeurs en général sont au contraire plus pâles, plus dures, à peine sensibles ; on le distinguera des dépendances du placenta par la texture spéciale de ce dernier.

L'absence d'orifice à la partie la plus déclive empêchera de le confondre avec le simple abaissement. Aux complications appartiennent les adhérences avec les parties voisines : un examen direct et des tentatives de refoulement permettent en général de les découvrir ; il en est de même des ulcérations, de la gangrène, etc. Quant aux phlegmasies concomitantes, elles ont leurs signes propres ; je ne fais que les rappeler.

ARTICLE IV. — Pronostic du renversement de l'utérus.

Le pronostic est grave. Le renversement brusque et complet peut être suivi de mort subite (Barbaut, *Cours d'acc.*, t. Ier, p. 88). Dans la majorité des cas, fort heureusement, l'introversion est incomplète et se termine par la guérison radicale. Néanmoins les personnes ainsi guéries sont pour la plupart sous l'influence d'une prédisposition fort grande aux récidives. On cite, dans la science, des renversements complets qui n'ont pas été réduits, et ces malades, condamnées à vivre avec une telle infirmité, ont en général succombé aux progrès d'une lente débilitation ou d'un état aigu intercurrent. Les exemples de femmes qui ont pu vivre avec un renversement sans trop *s'en préoccuper*, comme celle dont parle Barbaut, sont très rares.

ARTICLE V. — Traitement du renversement de l'utérus.

On peut diviser le traitement en *préventif*, *palliatif* et *curatif*.

Traitement préventif. — Il suffit d'observer exactement ce qu'il convient de faire auprès d'une femme en couches, c'est-à-dire d'éviter que l'accouchement se termine dans la position verticale, de tirer trop fort sur le placenta avant le retour des contractions utérines. Plus tard on entretiendra le ventre libre, afin de prévenir des efforts violents de défécation, et l'on empêchera l'accouchée de quitter trop tôt le lit.

Traitement palliatif. — Il consiste le plus souvent à s'opposer aux progrès du mal en donnant à la malade une position convenable ; à maintenir autant que possible l'organe renversé par des appareils spéciaux ; à prévenir une irritation locale plus considérable, et à combattre par le repos et par les émollients celle qui existe déjà. Les mêmes soins conviennent aux cas où le traitement curatif n'est point applicable par suite d'adhérences ou d'ancienneté de la maladie.

Traitement curatif. — Il se résume dans l'ensemble des

moyens de réduction proposés par les auteurs. Avant d'entrer dans quelques détails sur le manuel opératoire, disons que la réduction a pu se produire d'une manière spontanée à la suite d'une chute, ainsi que cela arriva à madame de la Barre et à une autre personne venue de province pour consulter Baudelocque et se faire guérir de son renversement. La veille du jour fixé pour l'opération, cette dernière malade se laissa tomber dans sa chambre, et l'utérus, renversé depuis une huitaine d'années, reprit instantanément sa disposition naturelle. Madame de la Barre se laissa choir de dessus son lit avec le même bonheur.

Malheureusement la plupart des femmes atteintes d'inversion utérine déjà ancienne ne font pas de ces heureuses chutes ; il n'est pas rare de voir échouer les efforts les plus intelligents quand il s'agit d'opérer la réduction de cas de cette nature.

L'ancienneté de l'affection n'est pas la seule circonstance dont il faille tenir compte ; le degré du renversement doit aussi préoccuper l'opérateur.

Lorsqu'on n'a affaire qu'à une simple dépression du fond de la matrice, les dernières contractions utérines suffisent pour ramener les parois ; mais la difficulté de la réduction augmente avec chaque degré.

On ne saurait fixer jusqu'à quelle époque il convient de tenter l'opération, puisque, dans les cas que nous venons de citer, la guérison a pu se faire sans l'intervention de l'art après plusieurs années de date. En général, il faut réduire le plus près possible du moment où l'introversion s'est faite, et les règles pour le taxis des hernies sont en partie applicables. Si l'affection n'est pas tout à fait récente, il faut avant tout combattre l'état congestif ou inflammatoire par les émollients ou les antiphlogistiques.

Depuis la découverte des anesthésiques, le traitement curatif de cette lésion est singulièrement simplifié ; car avant leur emploi les douleurs intolérables qu'éprouvent les femmes faisaient, dans beaucoup de circonstances, cesser la tentative au moment où la réduction était en voie de se terminer.

M. Barrier a lu à l'Académie de médecine (avril 1852) une observation fort intéressante de réduction, par la méthode anesthésique, d'un renversement qui remontait à quatorze mois.

Déjà, en 1847, M. Valentin, chirurgien à Vitry-le-Français, avait employé l'éthérisation avec succès pour un cas datant de seize mois.

En Angleterre, le docteur Charles West (hôpital Saint-Barthélemy, 1850) avait essayé le chloroforme sans succès pour un renversement de quatorze mois. En 1852, son collègue, le docteur G. Conney, réussit par le même moyen à réduire un renversement de cinq mois.

M. Barrier dit dans son observation, que lorsque l'anesthésie fut complète, il repoussa avec ses doigts le fond de l'utérus de bas en haut et d'avant en arrière, en prenant un point d'appui sur le sacrum, et qu'après quelques efforts soutenus, l'organe céda graduellement et reprit sa position normale. Ce procédé paraît désormais être préféré à tout autre. Il n'est, du reste, qu'une modification de la méthode que l'on suivait autrefois, et qui consistait à faire placer la femme de façon que le bassin fût plus élevé que la poitrine; puis avec la main garnie d'un linge cératé, on comprimait sans secousse et d'une manière égale sur tous les points de la tumeur externe, en la repoussant dans la direction de l'axe des détroits jusqu'à ce qu'elle eût repris sa situation naturelle. Il faut, autant que cela se peut, faire rentrer les premières les parties sorties les dernières; car on dilate ainsi préalablement les rameaux musculaires qui s'opposent à la réduction (P. Dubois, Danyau). Cette méthode, dite de Viardel, est la même que celle qui est suivie pour les vaches dans plusieurs départements (Poitou, Auvergne). M. Velpeau la considère comme la meilleure, et il fait observer que le linge enduit de cérat, en empêchant la tumeur de s'étaler, favorise la réduction.

Les doigts sont préférables aux diverses espèces de repoussoirs que l'on a proposés, parce qu'ils permettent à l'opérateur de mieux diriger les efforts nécessaires. Lorsque le placenta tient encore à l'utérus renversé, les uns conseillent de le décoller avant de réduire, les autres sont d'un avis contraire. La première opinion est en général admise ; toutefois il est prudent d'administrer en même temps le seigle ergoté, et de laisser un instant la main dans la cavité utérine pour provoquer les contractions. Si l'organe a été entraîné par un polype, il faut lier ou exciser la tumeur avant de le refouler vers le bassin.

Voici les divers moyens conseillés par les auteurs, lorsque les méthodes ordinaires ont échoué. Dervees (*Cliniq. des hôp.*, t. Ier), après avoir vainement essayé de réduire un renversement incomplet, s'avisa de le compléter, et la réduction fut alors facile. Baudelocque (*Bibl. méd.*, t. IV, 1828) conseille les secousses galvaniques; nous pensons qu'on pourrait y avoir recours lorsque les moyens qui précèdent n'ont pas réussi; on essayerait aussi la compression graduelle avant d'avouer son impuissance à guérir la malade.

Enfin, après que toute tentative est restée sans effet, ainsi que Leroy, Levret, Leroux, etc., en citent des exemples, que faut-il faire? S'en tiendra-t-on au traitement palliatif, ou bien proposera-t-on l'ablation d'une partie de l'utérus? Disons d'abord que le renversement n'est pas toujours incompatible avec la vie, et Barbaut parle d'une femme qui vécut longtemps sans trop souffrir de son infirmité. Cependant, dans les cas désespérés, les plus sages sont d'avis que l'amputation de la matrice pourrait être jugée nécessaire. On sera du reste autorisé à le faire par le souvenir de succès antérieurs (Bloxam, 1835), à côté desquels la science rapporte les terminaisons les plus graves (Deroubaix, *Gaz. méd.*, 1851).

SECTION III.

DES DÉVIATIONS DE L'UTÉRUS.

L'histoire des déviations de l'utérus est un des points de la pathologie utérine qui a peut-être soulevé le plus de discussion et le plus de controverse. Depuis les nombreuses séances que l'Académie de médecine lui a consacrées, et surtout depuis la mort de Valleix, cette question n'est plus autant à l'ordre du jour. Peu de travaux ont été publiés sur ce sujet ; il en est à peine question dans les journaux de médecine, et chacun a conservé les opinions qu'il s'était faites sur cette question. Je viens aujourd'hui la reprendre tout entière, et la discuter avec tout le soin qu'elle mérite, comme si elle était encore en litige.

Les médecins qui s'occupent de la pathologie de l'utérus peuvent être divisés en plusieurs groupes.

Pour les uns, toutes les variétés de l'inflammation aiguë et chronique du col et du corps de l'utérus sont le point de départ de toutes les modifications de position que peut subir cet organe, et ses déviations diverses ne sont que le résultat de l'engorgement de l'utérus, conséquence des lésions organiques que nous venons d'énumérer.

Pour les autres, au contraire, les déviations utérines constituent le phénomène primitif. Ce sont ces changements de position qui entraînent consécutivement les congestions, les inflammations, les ulcérations et les engorgements hypertrophiques du col et du corps de la matrice. Ces déviations ne tendent pas à guérir spontanément, mais à se perpétuer et à s'aggraver.

Pour d'autres enfin, la vérité est dans une sorte de juste milieu, ou, si l'on aime mieux, l'une et l'autre de ces opinions sont vraies dans des circonstances données. Dans certains cas, l'engorgement utérin est le phénomène primitif et la déviation est le phénomène consécutif, tandis que dans d'autres la déviation est le phénomène primitif, et l'inflammation et l'engorgement les phénomènes consécutifs. Enfin, dans une troisième série de cas, il existe des déviations sans lésion du col et du corps de l'utérus, et qui tantôt produisent des accidents et tantôt n'en produisent pas, suivant la disposition maladive des femmes et leur degré d'impressionnabilité.

Pour décider ces questions si graves et si compliquées, et surtout pour traiter la question d'une manière complète, nous serons obligé de nous placer, momentanément du moins, au point de vue des partisans des déviations primitives. Cette méthode nous permettra de tracer avec les détails qu'elle comporte l'histoire de ces affections, et nous pourrons en même temps la discuter, et, si cela est nécessaire, la critiquer.

Il est bien entendu toutefois que dans la discussion de ces faits et de ces opinions, il ne sera nullement question des déviations qui sont le résultat de la grossesse, ou du moins que ce dernier état vient compliquer.

Historique. — D'après Valleix, Hippocrate et Aétius connaissaient certainement les déviations de l'utérus.

A une époque plus rapprochée de nous, Ambroise Paré, puis Morgagni, en signalent l'existence.

On trouve des documents utiles sur ce sujet dans Levret, Dugès et madame Boivin, et dans Martin jeune, de Lyon.

Deux thèses furent publiées en 1827 sur les déviations de l'utérus, celle de M. Bazin et celle de M. Ameline.

M. Hervez de Chégoin, en 1833, en fit l'objet d'une communication à l'Académie de médecine.

M. Lacroix (thèse de concours, 1845) fournit des documents très utiles à l'histoire des déviations de l'utérus.

Simpson publia son premier travail en 1843, et son deuxième en 1848.

Des thèses, dans lesquelles on trouve des renseignements utiles relatifs à l'histoire des déviations de l'utérus, ont été publiées, en 1851 par M. Dufraigne, en 1852 par M. Grimaud et par M. Piachaud.

Les articles de Valleix dans le *Bulletin de thérapeutique*, ses leçons publiées dans l'*Union médicale*, les conférences de M. Aran publiées en 1856 dans la *Gazette des hôpitaux*, fournissent des documents très utiles sur les déviations de l'utérus.

Nous ajouterons enfin que Scanzoni, dans son *Traité des maladies sexuelles de la femme*, a publié un bon article sur les flexions de l'utérus, article qui est le résumé du travail original qu'il avait publié sur le mêmes ujet.

Définition. — Quelles sont les conditions d'une déviation de l'utérus ?

Pour Valleix, la réponse est facile : il y a déviation quand l'axe de l'utérus ne correspond plus en tout ou en partie avec celui du détroit supérieur du bassin.

Cette définition assez simple ne saurait cependant être adoptée sans discussion. En effet, pour M. Cruveilhier et d'autres auteurs, il n'y a d'axe de l'utérus que chez les enfants nouveau-nés et dans la première enfance. A cet instant, l'axe de l'utérus suit l'axe des deux bassins, et cet organe présente une incurvation à convexité antérieure (1), la partie supérieure suivant l'axe du grand bassin, et la partie inférieure l'axe du petit. Après cette époque, il n'y a plus qu'un axe fictif, et l'utérus peut présenter des déviations diverses, dans de faibles limites, il est vrai, sans que pour cela il y ait, en aucune manière, un changement de position morbide. Cet axe fictif est généralement considéré comme correspondant à l'axe du grand bassin, avec une légère inflexion tantôt à droite, tantôt à gauche, et une très légère courbure à convexité antérieure. Il faut alors, pour qu'il y ait déviation véritable et morbide, que le changement de déviation atteigne une certaine limite, et, tranchons le mot, qu'elle soit considérable ; mais alors une autre difficulté se présente. A quel degré cesse la limite de déviation physiologique et commence la déviation pathologique ? C'est ce qu'il est encore bien difficile de dire, car la déviation est un phénomène relatif : tel utérus, en effet, est dévié relativement à la direction normale que cet organe présente chez la femme.

Admettra-t-on que la déviation est morbide quand des phénomènes insolites apparaissent ? Mais c'est là toute la question ; et ces phénomènes insolites sont niés par beaucoup de médecins, tant qu'à cette déviation il ne sera pas venu se joindre, soit une congestion, soit une inflammation aiguë ou chronique,

(1) Pour MM. Boulard et Aran, l'utérus, comme nous le verrons plus loin, présente dans l'état normal une antécourbure qui, chez les très jeunes filles, est presque une antéflexion.

soit enfin un engorgement hypertrophique du col ou du corps de la matrice.

Pour sortir de ces difficultés, nous admettrons qu'il y a déviation toutes les fois que l'utérus sera très notablement dévié de l'axe du détroit supérieur du bassin, et que le col ne sera plus rencontré par l'extrémité du spéculum introduit directement et sans effort au fond du vagin.

Espèces et variétés. — On peut admettre deux variétés de déviations : les *versions* et les *flexions*.

1° Les *versions* consistent dans les inclinaisons diverses du corps et du col de l'utérus ayant conservé leurs rapports respectifs.

On distingue : l'*antéversion*, dans laquelle le corps de l'utérus est incliné en avant, tandis que le col est porté en arrière ; la *rétroversion*, dans laquelle le corps de l'utérus s'incline en arrière et porte sur le rectum, tandis que le col utérin est porté en haut et en avant ; les *latéroversions*, dans lesquelles l'utérus est dévié soit à droite, soit à gauche.

2° Les *flexions* consistent dans une flexion du corps de l'utérus sur le col de cet organe qui a conservé sa direction normale.

On distingue aussi une *antéflexion*, une *rétroflexion* et des *latéroflexions*. M. Aran a proposé de les décrire d'une manière un peu plus compliquée. Il admet des flexions du corps sur le col et du col sur le corps. J'aurai plus loin occasion de discuter cette dernière opinion.

Les flexions et les versions peuvent être réunies, combinées ensemble, de même qu'elles peuvent être combinées avec l'abaissement de l'utérus. On voit donc, dans quelques cas, une version combinée avec une flexion et un abaissement.

Fréquence des déviations. — Les seuls chiffres que nous possédions à cet égard sont ceux donnés par M. Aran. Ce médecin a observé, pendant treize mois de service à l'hôpital Saint-Antoine, 143 maladies de l'utérus. Sur ce nombre, il y avait

103 déviations, et 40 dans lesquelles il y avait d'autres maladies de l'utérus sans déviations.

Pour que ce nombre ait une valeur absolue, il faudrait connaître le nombre de malades admis dans les mêmes salles dans cet espace de temps.

Relativement à la fréquence des diverses espèces de déplacements, M. Aran a donné les chiffres suivants :

10 cas d'abaissement simple ;
26 cas d'abaissement avec rétroversion ou rétroflexion ;
25 cas d'abaissement avec antéversion ou antéflexion ;
18 cas de rétroversion ou de rétroflexion simple ;
24 cas d'antéversion ou d'antéflexion.

C'est-à-dire qu'il y avait 61 cas d'abaissement avec ou sans version ou flexion, et 42 d'inflexions diverses sans abaissement.

ARTICLE I. — Étiologie des déviations de l'utérus.

CAUSES PRÉDISPOSANTES. — 1° *Conditions anatomiques.* — Quelles sont les conditions anatomiques qui peuvent rendre compte de la facilité de production des déviations utérines et de leur degré de fréquence ? Ces circonstances sont les suivantes :

1° La mobilité très grande de l'utérus, qui permet à cet organe de prendre toutes les positions et toutes les directions possibles.

2° Le poids de l'utérus, dont le fond ou la partie supérieure est plus considérable que celui de la partie inférieure, c'est-à-dire du col. Il en résulte qu'il tend à basculer facilement en avant, en arrière ou latéralement.

3° La laxité des ligaments larges et du tissu cellulaire du petit bassin, qui permet à l'utérus d'exécuter des évolutions dans divers sens.

4° La pression différente que peuvent exercer sur l'utérus les organes avec lesquels il est en rapport. Ces pressions diverses sont dues aux alternatives de réplétion ou d'évacuation de ces organes (intestin et vessie) qui changent souvent d'un moment à l'autre la direction de l'axe normal de l'utérus.

Ces quatre circonstances anatomiques rendent parfaitement compte des changements de direction que peut présenter l'utérus. Elles exercent une influence d'autant plus grande que le poids de l'utérus est devenu plus considérable par suite d'une lésion morbide antérieure.

2° *Ages.* — D'après les relevés donnés par Valleix, c'est de vingt à trente ans que les déviations de l'utérus sont le plus communes.

M. Aran a donné les âges suivants pour les 103 cas qu'il a reconnus :

Au-dessous de 19 ans	3 cas.
De 20 à 29 ans..........	55
De 30 à 39 ans..........	31
De 40 à 49 ans..........	12
De 50 ans..............	1

C'est-à-dire que les déviations sont plus communes de vingt à quarante ans, puisque sur 103 cas, 87 se trouvent compris dans cette limite.

3° *Constitution, tempérament.* — La constitution et le tempérament ne paraissent exercer aucune influence sur le développement des déviations. On les a observées également chez les femmes de toute constitution et de tout tempérament.

4° *Influence des accouchements antérieurs.* — Lorsque nous étudierons à part les variétés principales des déviations, nous verrons, d'après les relevés statistiques de Valleix, que les avortements et les accouchements antérieurs peuvent exercer une influence puissante sur la production des déviations.

M. Aran a trouvé que sur ses 103 cas 65 femmes avaient eu des couches antérieures et un ou plusieurs enfants, tandis que 38 autres n'avaient jamais eu d'enfants.

Causes déterminantes. — 1° *Influence du coït.* — L'influence du coït trop fréquemment répété n'est mise en doute par aucun observateur. Il est évident que le frottement de l'extrémité du pénis contre le col ou le corps de l'utérus peut favoriser beaucoup la déviation de l'utérus, si même elle ne la produit de tous points. A mon avis, l'excès et la fréquence du coït produisent plutôt l'antéversion que toute autre déviation, à moins qu'il n'existe avant une disposition à la rétroversion, par suite de la déviation de l'axe normal de l'utérus.

2° *Influence des lésions antérieures.* — Ces lésions antérieures sont nombreuses et variées. Tantôt c'est une congestion sanguine du corps et du col de l'utérus ; tantôt une inflammation chronique avec ou sans hypertrophie de ces mêmes parties ; enfin un engorgement hypertrophique. Ce sont ces lésions préalables qui favorisent si puissamment et quelquefois produisent de tous points les déviations de l'utérus.

Les tumeurs fibreuses du corps de l'utérus, les polypes contenus dans sa cavité, les cancers de cet organe, produisent encore les mêmes résultats ; mais nous ne nous occupons pas spécialement de cette seconde catégorie de cas.

L'influence de ces lésions antérieures, comprises sous la dénomination vague d'*engorgement*, et que l'on sait maintenant être de nature phlegmasique, est d'ailleurs démontrée par des résultats statistiques positifs. M. Ameline a trouvé que sur 12 cas de déviations, 9 étaient produits par des lésions antérieures de l'utérus. M. Aran a observé que sur 103 cas, 49 fois il existait des altérations du col utérin. Or, il est à présumer que la plupart de ces 49 cas étaient accompagnés d'une inflammation chronique et d'un certain degré de tuméfaction du col et du corps de l'utérus, et que cette augmentation de volume n'a pas été sans exercer quelque influence sur la production des déviations.

J'ai eu occasion d'observer un grand nombre de fois cette coïncidence, et il est positif pour moi que les lésions antérieures du col et du corps de l'utérus sont la cause la plus commune et la plus fréquente des déviations de l'utérus.

ARTICLE II. — Symptomatologie des déviations de l'utérus.

La plupart des médecins qui ont essayé de décrire les symptômes des déviations n'ont pas établi de distinction entre les déviations qui s'accompagnaient de lésions phlegmasiques aiguës ou chroniques du col et du corps utérin, et celles qui n'en présentaient pas. Telle est la confusion faite par Valleix qui décrit sous le même type l'une et l'autre de ces deux espèces. Voici le résumé des symptômes qu'il attribue aux déviations :

Symptômes locaux. — Pesanteur ; sensation de gêne dans le bassin ; quelquefois douleurs plus vives se prolongeant aux lombes, dans la région sacrée et à la partie supérieure des cuisses.

Augmentation de ces accidents par la marche, l'exercice, les secousses, les efforts de tous genres ; souvent l'impossibilité de marcher et de se livrer à ces exercices en est la conséquence ; écoulement leucorrhéique de nature diverse ; menstruation plus douloureuse, quelquefois avancée, le plus souvent retardée ; écoulement sanguin plutôt diminué ; dans quelques cas plus abondant et constituant une véritable hémorrhagie ; envies fréquentes d'uriner, et cependant difficulté d'accomplir cette fonction ; constipation opiniâtre.

Symptômes généraux. — Amaigrissement plus ou moins prononcé ; teint plus pâle de la face, qui paraît fatiguée et souvent altérée ; courbature facile, diminution des forces ; tristesse, découragement, inaptitude au travail, défaut d'énergie physique, développement de névroses diverses ; appétit bizarre, digestions souvent pénibles et difficiles, symptômes gastralgiques, constipation, dyspnée, palpitations, souvent bruits anémiques au cœur et dans les vaisseaux.

Ce tableau des symptômes permet la conclusion suivante : il est l'exposé le plus fidèle, le plus complet et le mieux accentué que l'on puisse donner des inflammations chroniques du col et du corps de l'utérus ; c'est donc à cette dernière lésion qu'il faut les attribuer sans contestation. Nous dirons cependant que ces lésions phlegmasiques étant accompagnées d'une déviation, les troubles fonctionnels que nous venons d'énumérer sont plus caractérisés, plus nets, plus tenaces, et frappent en conséquence davantage l'attention des observateurs.

Pour décider cette question qui a une grande importance, il faut établir deux catégories de faits :

1° Ceux dans lesquels il y a simultanément déviation et lésions phlegmasiques aiguës ou chroniques du col ou du corps de l'utérus.

2° Les cas dans lesquels les déviations constituent la seule lésion morbide.

Relativement aux faits de la première catégorie, la réponse est facile à faire. Il existe des symptômes qui sont ceux des lésions morbides du col ou du corps de l'utérus; seulement ils sont plus caractérisés et plus intenses en raison de la déviation qui les accompagne.

Quant aux faits de la seconde espèce, on est en droit de se demander si, lorsqu'il existe une déviation simple de l'utérus sans lésions morbides, cette déviation produit des symptômes spéciaux, ou bien si elle ne donne naissance à aucun accident?

Pour beaucoup de médecins, la réponse est facile. Non, il n'y a aucun accident, aucun phénomène morbide spécial; les faits nombreux que j'ai observés me permettent d'avoir cette opinion. J'ajouterai seulement que les femmes qui présentent ces déviations sont par cela même beaucoup plus sujettes que d'autres à contracter des inflammations aiguës ou chroniques du col et du corps de l'utérus, et que ces déviations, lorsqu'elles sont portées à un haut degré, peuvent même produire seules ces lésions phlegmasiques; c'est seulement dans ce cas que des symptômes apparaissent.

Entre ces deux opinions formelles et positives, une troisième, celle de M. Aran, est venue se placer.

Pour ce médecin, les femmes atteintes de déviations utérines sans engorgement inflammatoire peuvent être partagées en deux classes :

Les unes n'éprouvent aucune espèce d'accidents ; les autres, au contraire, accusent de bien vives douleurs. A quoi tiennent ces différences?

D'après M. Aran, on peut se rendre compte des accidents dans le second cas par le mode de sensibilité différente des femmes. Les unes, dit-il, prêtent une grande attention à tout ce qui se passe en elles, s'écoutent vivre, pour ainsi dire. Les autres, vivant en quelque sorte en dehors d'elles-mêmes, d'une sensibilité obtuse, ne prêtent aucune attention aux souffrances de leurs organes. Dures pour elles-mêmes, pour les autres, ces dernières ne comptent pas dans la détermination des phénomènes morbides qui appartiennent aux déviations, aux déplacements et aux flexions de l'utérus.

Cette explication, si ingénieuse qu'elle soit, est-elle l'expression de la vérité? On manque de faits pour l'affirmer ; jusqu'à présent ce n'est qu'une hypothèse ingénieuse.

Voyons cependant quels sont ces accidents que M. Aran attribue ainsi aux déviations sans engorgement inflammatoire. Je transcris sa description :

« Ces symptômes consistent quelquefois dans les troubles de la menstruation, de la leucorrhée, de la difficulté ou de la douleur dans l'excrétion des matières et des urines ; mais principalement en une sensation de pesanteur, de douleurs sourdes dans le bassin, de tiraillements dans les reins, très légers dans les circonstances ordinaires, mais augmentant beaucoup par la marche, par la fatigue, s'exaspérant lorsque la malade ne surveille pas assez les fonctions intestinales et se laisse prendre par la constipation, ou lorsqu'elle retient trop longtemps son urine dans la vessie. Indiquons, parmi les troubles de la menstruation, les règles douloureuses et difficiles, et les règles abondantes pouvant elles-mêmes se transformer en de véritables hémorrhagies. »

Cette description s'appliquerait aussi bien aux engorgements inflammatoires de l'utérus, et j'avoue que je ne suis pas encore bien convaincu que chez les femmes, qui présentent cet ensemble de symptômes, ces lésions n'existaient pas.

Constatation des déviations par l'examen physique. — *Toucher vaginal.* — Il est indispensable de pratiquer le toucher vaginal dans les déviations utérines. Cet examen physique fait connaître les particularités suivantes :

1° La mobilité de l'utérus conservée ; 2° le changement de direction du col et du corps de l'utérus ; 3° les lésions morbides concomitantes du col et du corps de l'utérus ; 4° la possibilité de redresser l'utérus et de le ramener à sa direction normale.

Nous insisterons sur ces caractères en nous occupant des diverses espèces de déviations en particulier.

Toucher rectal. — Le toucher rectal vient encore confirmer les données précédentes ; il montre la saillie du col du côté du rectum dans l'antéversion, et celle du corps, dans le même intestin, dans la rétroversion. Ce toucher constate également la conservation de la mobilité normale de l'utérus ; cependant il ne faudrait pas croire que cette mobilité existât toujours. Il y a quelques cas dans lesquels les déviations se sont compliquées de phlegmasies péri-utérines ou de péritonites circonscrites, et dans lesquels on trouve par conséquent le col et le corps en partie immobilisés par suite des adhérences qui se sont établies.

Spéculum. — L'examen au spéculum fournit des caractères positifs et des caractères négatifs que nous devons signaler ici.

Les caractères négatifs sont les suivants. Le spéculum introduit dans le fond du vagin ne rencontre point le col de cet organe à son extrémité. Ce col est en avant du corps de l'utérus dans la rétroversion, et le spéculum correspond au corps de l'organe, le col étant resté au-dessus de lui. Dans l'antéversion, le corps et le col de l'utérus correspondent à la partie supérieure du spéculum qui arc-boute au fond contre la paroi du vagin correspondant à la paroi antérieure du rectum. Les positions respectives du corps et du col de l'utérus sont bien plus compliquées quand il existe des flexions. C'est un sujet que nous ne pourrons traiter qu'en nous occupant de cette variété de déviations.

Les caractères que donne le spéculum sont les suivants : *a.* Possibilité, dans quelques cas, de redresser l'utérus, et d'engager le col dans l'orifice interne du spéculum à l'aide d'un mouvement de bascule de l'instrument exécuté par l'opérateur et variable pour les différentes espèces de déviations. *b.* Les lésions concomitantes du corps et du col de l'utérus, ou bien l'absence de ces mêmes altérations : c'est cette absence qui constitue les caractères négatifs dont nous parlions tout à l'heure.

Sonde utérine. — La sonde utérine est d'un grand secours pour le diagnostic des déviations et des flexions. Introduite à l'aide du doigt dans la cavité utérine, elle permet, dans beaucoup de circonstances, de redresser l'utérus et de lui rendre momentanément sa position normale ; avec elle on peut constater les modifications suivantes : *a.* la mobilité de l'utérus; *b.* le changement de direction qu'il a subi. Lorsqu'un utérus est dévié d'une manière notable et qu'on veut examiner son col au spéculum, on commence par introduire la sonde utérine dans la cavité du col, on redresse l'organe, et l'on introduit le spéculum en le faisant glisser le long de la sonde placée au milieu de sa cavité.

ARTICLE III. — Marche, durée, terminaison des déviations de l'utérus.

Valleix a établi d'une manière générale que les déviations de l'utérus tendaient à se perpétuer d'une manière indéfinie. Il y a quelque chose de vrai dans sa proposition ; mais pour qu'elle soit rigoureusement exacte, il faut la modifier de la manière suivante :

Toutes les fois que l'utérus est dévié d'une manière notable, et qu'il existe en même temps un engorgement inflammatoire chronique du corps ou du col, la coexistence de la déviation tend à perpétuer d'une manière indéfinie la lésion phlegmasique, qui maintient la déviation ; il en résulte un cercle vicieux qui tend en effet à faire durer extrêmement longtemps la maladie. Je ne pense pas, à moins de complications, qu'il y ait d'exemple d'une terminaison fatale. On voit souvent, à l'époque de l'âge critique, les déviations disparaître spontanément, en même temps que guérissent les états inflammatoires qui les ont déterminées.

ARTICLE IV. — Diagnostic des déviations de l'utérus.

Le diagnostic s'établit à l'aide de l'examen physique de l'utérus. Nous ne pourrons entrer dans des détails circonstanciés à cet effet qu'en étudiant chaque espèce de déviation à part ; aussi nous y renvoyons pour ce que nous avons à dire du diagnostic.

ARTICLE V. — Traitement des déviations de l'utérus.

Faut-il traiter les déviations de l'utérus, ou bien faut-il ne s'occuper que des lésions phlegmasiques aiguës et chroniques qui les accompagnent si fréquemment? C'est une question fort litigieuse, et à l'égard de laquelle les meilleurs esprits sont encore bien partagés.

Pour décider cette question, nous exposerons tous les moyens thérapeutiques qui ont été successivement proposés, afin de démontrer leurs bons et leurs mauvais effets. Or, pour procéder ainsi, il faut nécessairement se placer successivement au point de vue des partisans des déviations primitives, et ensuite à celui de leurs contradicteurs. C'est ce que nous allons essayer de faire avec autant d'impartialité que possible.

§ 1. Des moyens conseillés pour opérer le rétablissement de la direction normale de l'utérus.

Ces moyens sont au nombre de quatre : 1° les pessaires, 2° la sonde utérine, 3° les redresseurs utérins, 4° les douches froides.

1° Pessaires. — Les pessaires ont été depuis longtemps employés contre les déviations, et maintenant encore beaucoup de médecins les conseillent et en font usage. Sous ce rapport, on a varié à l'infini leur nature, la matière dont ils étaient composés, leur forme, leur grosseur, leur mode de soutien de l'utérus et leur point d'appui. Plusieurs médecins distingués ont même donné leur nom à quelques-uns de ces pessaires ; mais on n'a jamais pu leur enlever les inconvénients sérieux qu'ils présentaient.

a. Ils ne sont pas toujours d'un maintien facile, et, chez quelques femmes qui en font surtout usage depuis un certain temps, leur fixation devient souvent un grand embarras ; quelquefois même il est complétement impossible de leur faire remplir l'indication qu'on se propose.

b. Ils constituent, pour la plupart des femmes qui en font usage, une incommodité, une gêne très grandes.

c. Ils les privent à peu près complétement de l'exercice des fonctions génitales, ce qui est un inconvénient, quand les femmes sont encore jeunes.

d. Ils entretiennent un écoulement leucorrhéique plus ou moins abondant, parfois fétide, malgré la médication la plus rationnelle ; inconvénient sérieux pour la femme et pour les personnes qui vivent avec elle.

e. Ils déterminent souvent des inflammations aiguës et chroniques du col utérin, qui peuvent même se propager au corps de l'utérus ; des états fongueux du col, des granulations, des ulcérations, des vaginites aiguës et chroniques.

Les lésions morbides consécutives aux pessaires ont bien des fois obligé les femmes de renoncer à leur emploi, et l'on a été forcé de les combattre d'une manière spéciale.

Je ferai toutefois une exception pour quelques cas très rares, et que je préciserai plus loin avec soin, dans lesquels il sera peut-être nécessaire d'employer encore quelquefois une espèce de pessaire : c'est le *pessaire de caoutchouc de Gariel* (voy. p. 299 et 300). Je lui reconnais moins d'inconvénients qu'aux autres, et lorsqu'il sera absolument nécessaire d'y recourir, c'est lui seul que je conseillerai. Quoi qu'il en soit, cette exception ne modifiera pas la vérité de mes conclusions qui s'appliquent à la grande majorité des cas.

a. Les inconvénients attachés aux pessaires balancent bien au delà les avantages qu'on peut en retirer.

b. Ils sont parfaitement inutiles dans le plus grand nombre des cas de déviations utérines.

c. Il faut les réserver à peu près exclusivement pour quelques cas exceptionnels dans lesquels il y a un abaissement considérable uni à une déviation bien déterminée.

2° Sonde utérine. — La sonde utérine n'a pas seulement été employée comme moyen d'exploration. On a pensé qu'avec son usage fréquemment répété on pouvait arriver à redresser l'utérus; c'est surtout une prétention que Valleix avait eue, et il cite plusieurs cas de redressement opérés par le seul usage de la sonde utérine (fig. 4).

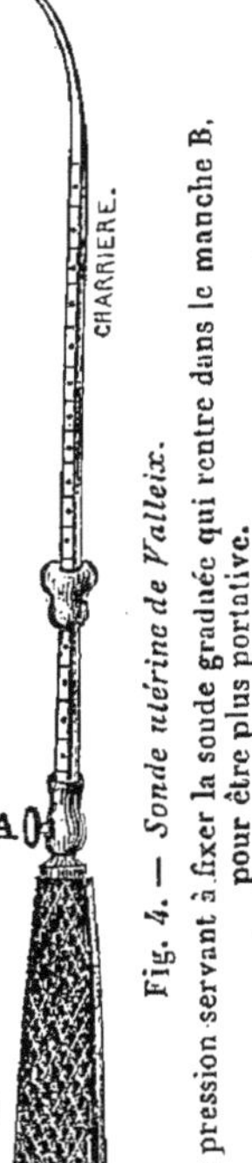

Fig. 4. — *Sonde utérine de Valleix.*
A. Vis de pression servant à fixer la sonde graduée qui rentre dans le manche B. pour être plus portative.

On peut employer indifféremment une des trois sondes utérines répandues maintenant parmi les médecins : celle de Simpson, celle de M. Huguier, ou la sonde de Valleix.

Pour redresser l'utérus avec la sonde utérine, on l'introduit chaque jour dans la cavité du col; on rétablit l'utérus dans sa position normale, on le maintient dans cette position pendant quelques minutes, puis on retire l'instrument, et l'on abandonne l'utérus à lui-même. On recommence tous les jours pendant huit, dix, quinze jours, un mois.

Valleix a-t-il obtenu ainsi, comme il le dit, des redressements définitifs ? Il faut le croire, car il était un observateur consciencieux; mais ce résultat est difficile à admettre. L'utérus, à peine abandonné par la sonde, reprend sa position anormale, et le lendemain tout est à recommencer. Je crois que si l'on a obtenu des succès par ce procédé, c'est que l'emploi répété de la sonde a fini par déterminer un léger phlegmon péri-utérin qui a fixé ainsi la position nouvelle de l'utérus.

L'emploi si fréquemment répété de la sonde n'est pas exempt d'inconvénients. Cette application, souvent douloureuse, est quelquefois suivie d'un écoulement sanguin et rappelle même parfois prématurément les règles.

Elle augmente l'abondance des sécrétions pathologiques, et accroît l'intensité des engorgements inflammatoires du col et du corps de l'utérus, qui peuvent parfois passer de l'état chronique à l'état aigu.

Enfin, elle peut contribuer à produire ces phlegmons péri-utérins dont je viens de parler, et qui, maintenus à un degré léger dans certains cas, peuvent dans d'autres devenir beaucoup plus intenses.

En résumé, d'après ce que j'ai vu, je ne conseillerai en aucune manière d'avoir recours à ce mode de redressement qui est très incertain, n'offre aucun avantage et peut avoir de sérieux inconvénients.

Cependant, si l'on veut employer les redresseurs utérins dont je vais parler plus loin, il faut préalablement s'être servi souvent de la sonde, comme le recommandait Valleix, dans le but d'habituer l'organe utérin au contact d'un corps étranger.

3° Redresseurs de Simpson et de Valleix. — Lorsque M. Simpson eut l'idée de maintenir pendant un certain temps l'utérus redressé à l'aide d'une tige introduite dans sa cavité, il inventa un instrument composé de deux parties séparées pour la facilité du manuel opératoire, mais qui devaient être réunies pendant le séjour de l'instrument dans la cavité utérine. La principale était la tige métallique, du diamètre d'une plume de dinde, qui devait, en pénétrant dans l'intérieur de l'organe, lui servir en quelque sorte de tuteur. Pour éviter que cette tige ne pénétrât plus profondément et ne vînt perforer le fond de l'utérus, elle était terminée inférieurement par un disque également de métal, de forme ovalaire. Cette partie essentielle de l'instrument était supportée par une autre tige métallique soudée au-dessous du disque, de façon à faire avec la première un angle droit. Cette tige, destinée à séjourner dans le vagin, était creuse et devait recevoir dans sa cavité une portion correspondante du plastron, seconde pièce de l'appareil, dont le but unique était de la maintenir en place, en prenant un point d'appui à l'extérieur, sur le pubis.

Plusieurs inconvénients ayant paru, à Valleix, résulter tant de la persistance de la flexion de l'appareil que du volume du disque, qui rendraient son introduction difficile, il fit éprouver à cet instrument diverses modifications qu'il est inutile de décrire ici, où il nous suffira de faire connaître l'instrument qu'il avait adopté en dernier lieu (fig. 5).

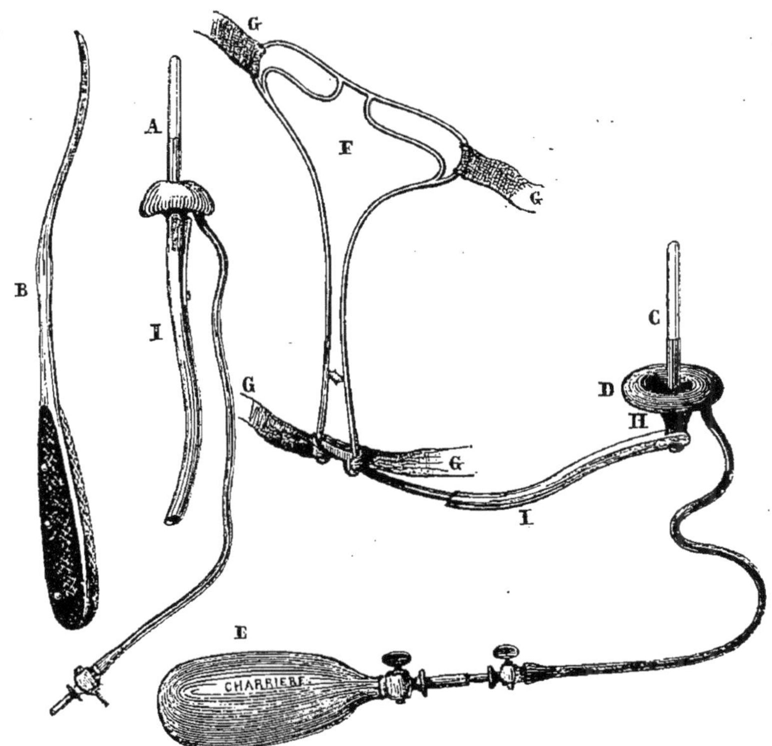

Fig. 5. — *Explication du pessaire redresseur de Valleix.*

A. Tige intra-utérine d'ivoire, vue droite, munie d'un disque de caoutchouc non soufflé.
B. Manche se montant dans le tube creux de la tige A pour son introduction.
C. Tige intra-utérine, vue coudée et appliquée.
D. Disque de caoutchouc rempli d'air par la poire E, et servant de point d'appui pour le col de l'utérus.
F. Plaque hypogastrique à suspension, servant à maintenir immobile la tige du redresseur une fois placée.
G, G, G, G. Rubans de fil servant à immobiliser tout l'appareil
H. Ressort servant à maintenir immobiles la tige vaginale I et la tige utérine C.
I. Tige vaginale articulée avec la tige utérine A.

On verra que cet instrument, toujours bien imparfait, pouvait subir encore de nouveaux changements, et je dois dire que Valleix s'efforçait chaque jour de le perfectionner davantage. Il avait d'abord diminué le volume du disque ; puis s'étant aperçu qu'alors le disque lui-même pouvait pénétrer dans la cavité du col utérin et permettre ainsi à la tige, qui pour lui n'était plus de métal, mais d'ivoire, de venir heurter le fond de l'utérus et même de le perforer, il avait remplacé le disque métallique par un disque de caoutchouc vulcanisé, qui, vide d'air et ne présentant qu'un volume insignifiant au moment de l'introduction de l'instrument, ne gênait en rien les manœuvres ; puis, ce disque étant insufflé, offrait au col de l'utérus un support aussi efficace et plus moelleux que le disque métallique. Mais la principale des améliorations apportées par Valleix à son instrument, fut la modification qui donnait la possibilité de rabattre la tige utérine pour l'introduction, et qui consistait en un ressort H qui jouait ensuite de lui-même après l'opération et replaçait les deux tiges vaginale I et utérine C à angle droit, comme elles le sont dans l'instrument primitif de M. Simpson : c'est ce redresseur à tige articulée et à disque de caoutchouc que Valleix employait exclusivement en dernier lieu.

Manuel opératoire. — La tige utérine étant donc abaissée de façon à se continuer en ligne droite avec la tige vaginale, et cette partie de l'instrument étant portée sur un manche *ad hoc*, on commence par relever l'utérus à l'aide de la sonde, puis on introduit la tige d'ivoire dans sa cavité, en se servant comme conducteur de l'index gauche placé dans le vagin.

Une fois la tige bien enfoncée dans l'utérus, on fait jouer le ressort, puis on place le plastron que l'on fixe à l'autre partie de l'appareil au moyen d'un fil serré. Un lien placé en ceinture et deux sous-cuisses maintiennent l'instrument en place.

Précautions à prendre après l'application du redresseur. — Souvent cet instrument ne peut être supporté plus de quelques heures, et alors il ne faut pas insister ; on doit le retirer immédiatement. D'autres fois, les coliques utérines légères qui suivent son application diminuent graduellement et disparaissent tout à fait.

Mais au bout d'un certain temps, très variable suivant les femmes, et qui pour quelques-unes peut durer quelques heures seulement, et d'habitude de huit à dix jours, ces coliques reviennent ; il s'écoule un peu de sang, les règles apparaissent, et, suivant Valleix, il faut alors enlever l'instrument.

Chez les femmes qui, pour une cause ou pour une autre, ne sont pas réglées, le redresseur est supporté plus longtemps. Valleix a pu le laisser quarante-huit et quarante-neuf jours chez une nourrice. M. Simpson, qui ne l'enlève pas au moment des règles, avait en 1852 une malade qui le portait sans interruption depuis plus de trois ans. (*Des déviations utérines*, Valleix.)

Mais Valleix, craignant les métrorrhagies et l'anémie qui en est la conséquence, ne laissait pas l'instrument pendant les règles ; car il avait remarqué qu'il en augmentait l'abondance.

Souvent cette première application ne suffit pas, et il faut y revenir à plusieurs reprises, en ayant soin de surveiller bien attentivement les malades pour enlever l'instrument juste au moment opportun. C'est là un point sur lequel Valleix a insisté, et je ne puis mieux faire que de rapporter à ce sujet ses propres paroles extraites des *Leçons cliniques sur les déviations utérines* qu'il a professées en 1852 à l' hôpital de la Pitié, et qui ont été recueillies et publiées sous ses yeux par son interne, M. Gallard :

« Quand les malades ont porté le redresseur pendant un certain temps, un moment arrive ordinairement où, après avoir joui d'une parfaite santé, elles sont prises de coliques utérines plus ou moins fortes et rapprochées, de douleurs se prolongeant dans les lombes, quelquefois avec une courbature générale et un peu de tension du ventre. Il faut alors enlever le redresseur ; car ou les règles vont apparaître, et il pourra être nécessaire de le replacer plus tard, ou elles ne se montrent pas encore ;

et ces symptômes indiquent que la présence de l'instrument a déterminé dans l'utérus un travail favorable à la guérison. Je pense, en effet, que l'utérus ne se maintient pas en place seulement parce qu'on l'y a remis, mais parce que la tige utérine, en séjournant dans sa cavité, a eu sur ses parois une action excitante susceptible de modifier la vitalité des tissus. Cette action commence après un temps variable. » (*Loc. cit.*, p. 165, 166.)

Enfin, dans certains cas de rétroversion et de rétroflexion, Valleix en était venu à se dispenser complétement de la tige intra-utérine à demeure ; il redressait l'utérus avec la sonde, puis le maintenait fixé dans cette position à l'aide d'un pessaire Gariel. Des expériences cadavériques lui avaient démontré l'efficacité de ce support.

On trouve à ce sujet des renseignements utiles dans la thèse de M. Cusco (1).

Avantages des redresseurs utérins. — Comment peuvent et doivent agir les redresseurs utérins pour maintenir une déviation et la faire disparaître ? C'est là une question qu'il est important de décider, et qui doit servir de base à la discussion.

Les redresseurs utérins peuvent-ils rétablir la direction normale de l'utérus purement et simplement par le seul fait de son replacement dans la situation qu'il doit occuper, et ne peut-on être exposé à voir la matrice reprendre sa position vicieuse une fois que l'instrument, qui l'avait momentanément effacée, aura été retiré de la cavité utérine ? J'avoue que j'incline vers cette opinion, et je suis heureux de la voir conforme à celle de beaucoup d'habiles praticiens qui l'ont émise avant moi. Telle est notamment l'opinion de M. Aran qui s'est occupé spécialement de ce sujet.

Pour guérir les déviations, les redresseurs agissent d'une manière spéciale : ils déterminent une phlegmasie légère de l'utérus et du tissu cellulaire qui l'entoure. Cette inflammation dure

(1) Cusco, *De l'antéflexion et de la rétroflexion de l'utérus* (*Thèse de concours d'agrégation*, Paris, 1853, in-4).

tout le temps que les redresseurs sont en place, et souvent même très longtemps après, enclavant momentanément l'utérus dans le tissu cellulaire enflammé qui l'entoure. Si cette inflammation est terminée par résolution, comme cela a souvent lieu, il se forme des adhérences, et la matrice se trouve consolidée en place et redressée. Tel est certainement ce qui a lieu dans un certain nombre de cas ; car personne ne saurait mettre en doute que des guérisons positives n'aient été obtenues par Simpson et par Valleix. Je dis plus, c'est que si l'on admet la réalité de ces guérisons, et je les admets, elles ne peuvent s'expliquer autrement ; tous les médecins ne sont pas de cette opinion, et pour beaucoup il est difficile de regarder les guérisons comme réelles ; je transcris textuellement l'opinion de M. Aran sur ce sujet :

« Je dois déclarer que je n'ai jamais vu dans les antéversions ou rétroversions aucune guérison résultant de l'emploi des pessaires intra-utérins, et l'instrument retiré, l'utérus m'a paru reprendre toujours sa place ancienne, ce qui ne veut pas dire que les malades n'aient pas été soulagées et très soulagées, probablement par la dilatation de la cavité utérine, et beaucoup aussi par l'immobilisation de l'organe. Dans les flexions, au contraire, et seulement dans les flexions en arrière du col et du corps, j'ai pu constater non pas des redressements complets, jamais je n'ai été assez heureux pour cela, mais des changements considérables dans la courbure. »

Si les guérisons de redressement sont réelles, et si elles ne peuvent avoir lieu qu'à la condition que les redresseurs déterminent un certain degré d'inflammation du tissu cellulaire péri-utérin qui aboutit à l'enclavement et à la fixation de l'utérus dans la nouvelle position qu'on lui a donnée, je prétends que là est un grand danger ; c'est spécialement de cette circonstance que naissent tous les inconvénients graves signalés par tant de médecins comme résultat de l'emploi des redresseurs utérins.

Quels sont les inconvénients des redresseurs utérins ?

1° L'application des redresseurs produit souvent des douleurs vives qui sont quelquefois assez fortes pour obliger le médecin de renoncer à leur emploi.

2° Elle peut produire une augmentation des engorgements inflammatoires qui accompagnent si fréquemment les déviations utérines ; elle peut les faire passer de l'état chronique à l'état aigu.

3° Les redresseurs utérins produisent souvent un écoulement de sang qui, dans quelques circonstances, aboutit à une métrorrhagie.

4° Ils augmentent les sécrétions pathologiques.

5° Ils déterminent chez beaucoup de femmes l'apparition d'un mouvement de fièvre symptomatique de l'inflammation des organes du petit bassin que l'application des redresseurs a produite.

6° Les redresseurs ont parfois amené des métrites aiguës ou chroniques, des phlegmons péri-utérins plus ou moins étendus et plus ou moins graves. La science possède maintenant un certain nombre d'observations de ce genre.

7° Les redresseurs utérins ont produit, dans plusieurs cas (Broca, Cruveilhier), une conséquence beaucoup plus fâcheuse, car ils ont amené une péritonite et la mort ; ces faits sont maintenant acquis à la science, et personne ne saurait les récuser.

Voici maintenant les conclusions auxquelles me conduit mon expérience personnelle. On doit rejeter d'une manière absolue et formelle l'emploi des redresseurs utérins pour les raisons suivantes :

1° Ils ne redressent jamais l'utérus, lorsque cet organe et le tissu cellulaire qui l'entoure restent à l'état normal.

2° Ils ne redressent l'utérus qu'en déterminant un certain degré de métrite et de phlegmons péri-utérins nécessaires pour enclaver l'utérus et le fixer dans sa nouvelle position. Or ce sont des lésions dont on ne peut ni mesurer ni modérer l'intensité, et qui peuvent être la source d'accidents graves.

3° Dans ce dernier cas même, le redressement est encore fort incertain, et il est nié par beaucoup de médecins qui l'ont expérimenté avec soin.

4° Ils déterminent souvent des accidents graves qui altèrent pour longtemps la santé de la femme, et auxquels il est parfois très difficile de remédier; enfin ils ont plusieurs fois amené la mort.

4° DOUCHES FROIDES. — On a conseillé les douches froides pour combattre les déviations de l'utérus. Elles constituent certainement un moyen excellent; mais il faut s'entendre sur leur mode d'application, et surtout sur leur manière d'agir et sur les cas dans lesquels on peut y avoir recours.

Les douches froides vaginales ascendantes, pratiquées à l'aide du grand irrigateur d'Éguisier, de l'appareil à douches de Charrière (voy. t. Ier, p. 352), ou de toute autre pompe un peu énergique, peuvent être employées dans deux circonstances différentes qui sont les suivantes :

1° *Déviations accompagnées d'un engorgement inflammatoire du col et du corps de l'utérus, se traduisant par des symptômes caractéristiques.* — Dans ce cas, les douches froides intérieures combattent directement l'engorgement inflammatoire, ainsi que nous avons déjà eu l'occasion de le dire; elles contribuent de plus à faire que le traitement étant achevé, l'utérus se trouve naturellement redressé. Ce moyen est bon; mais il constitue un traitement long et qui peut se prolonger plusieurs mois. Je conseille plutôt d'employer les douches froides en même temps qu'on a recours aux autres moyens thérapeutiques dont on fait ordinairement usage contre les lésions phlegmasiques du col et du corps de l'utérus, et en particulier des cautérisations.

2° *Déviations non accompagnées d'engorgement inflammatoire, et par conséquent ne se traduisant pas par des symptômes bien nets.* — Que ces symptômes aient existé et aient disparu sous l'influence d'un traitement spécial, ou bien qu'ils n'aient jamais existé, le cas est le même. On se trouve alors très bien des douches froides qui, en donnant du ton aux ligaments de l'utérus et à l'organe lui-même, peuvent ainsi achever de le redresser, et surtout empêcher la reproduction des engorgements inflammatoires qui avaient produit les premiers symptômes observés.

§ 2. Traitement des déviations, au point de vue des médecins qui n'accordent aux lésions anatomiques qu'une importance secondaire.

Deux cas peuvent se présenter :

1° Les déviations sont accompagnées d'un état phlegmasique, et par conséquent manifestent leur existence par des phénomènes morbides spéciaux; alors on doit faire abstraction complète de la déviation, agir sur l'inflammation utérine absolument comme si la version n'existait pas. Il faut donc combattre ces lésions phlegmasiques, aiguës et chroniques, absolument comme si elles étaient simples, et en se basant sur les indications décrites tome Ier, pages 325, 401, 425. Il y a cependant deux circonstances qui ne doivent pas être perdues de vue.

a. La déviation utérine s'oppose souvent, lorsqu'elle est considérable, à ce que le spéculum puisse atteindre et embrasser le col de l'utérus, et par conséquent elle empêche de pratiquer les cautérisations si souvent nécessaires en pareil cas. S'il en est ainsi, on doit commencer par essayer de redresser l'utérus avec le doigt et en imprimant au spéculum des mouvements de bascule qui lui permettent d'embrasser le col; mais si l'on échoue, il faut sans hésiter avoir recours à la sonde utérine. On redresse alors l'utérus à l'aide de cette sonde, préalablement introduite à l'aide du doigt dans la cavité utérine. On tient fixement la sonde dans la main gauche, puis avec la main droite on introduit un spéculum plein qui laisse filer dans son milieu la sonde utérine ; on est alors certain d'arriver jusqu'au col, de le circonscrire, de l'embrasser dans l'orifice interne du spéculum et de pouvoir pratiquer toutes les cautérisations nécessaires. Une fois la cautérisation effectuée, on enlève le spéculum, et l'on recommence la même opération si une nouvelle cautérisation devient utile.

b. Lorsque des déviations sont accompagnées d'engorgements inflammatoires du col ou du corps de l'utérus, il est nécessaire, sinon indispensable, d'employer en même temps que les autres moyens des douches froides d'une certaine énergie. Elles diminuent peu à peu les déviations, combattent l'abaissement, et font que souvent le changement de direction de l'utérus est tout à fait modifié quand les lésions phlegmasiques aiguës ou chroniques de l'organe sont guéries.

2° Les déviations ne sont accompagnées d'aucun engorgement inflammatoire, et par conséquent ne se traduisent par aucun phénomène morbide.

Si aucun symptôme n'existe, les femmes ne sont pas prévenues de l'existence de la déviation ; le médecin ne peut par conséquent songer à examiner les organes, et le traitement devient nécessairement nul.

Mais on peut arriver à pratiquer cet examen, soit incidemment, soit qu'un engorgement inflammatoire ait existé à une époque antérieure ou récente.

En pareille circonstance, deux cas peuvent se présenter :

a. La déviation est médiocre. Il ne faut absolument rien faire, à moins que la femme n'ait été affectée tout récemment d'un engorgement inflammatoire, cas qui rentrerait alors dans le suivant.

b. La déviation est considérable ; il y a lieu de craindre le développement d'un engorgement inflammatoire. Or, rien ne réussit mieux en pareil cas que les douches froides un peu énergiques ; elles donnent du ton à l'utérus, aux ligaments larges, et contribuent aussi bien à redresser l'utérus qu'à prévenir les complications dont cet organe pourrait devenir consécutivement le siége.

§ 1. Des versions ou inclinaisons de l'utérus.

Les versions, ainsi que je l'ai dit, sont de trois espèces :

1° l'antéversion, 2° la rétroversion, 3° les latéroversions. Nous allons les étudier successivement.

I. De l'antéversion de l'utérus.

On admet l'existence d'une antéversion quand le corps de l'utérus est incliné en avant sans qu'il existe aucune flexion de l'organe. Le col est porté en haut et en arrière, tandis que le corps est renversé en bas et en avant.

ARTICLE I. — Étiologie de l'antéversion de l'utérus.

Les causes de l'antéversion sont de deux espèces. Les unes sont propres à toutes les espèces de déviations ; nous les avons étudiées en traitant de l'étiologie des déviations en général. Les autres sont spéciales à l'antéversion : c'est de celles-là seules qu'il sera question.

Age. — L'âge exerce manifestement une influence ; cependant MM. Jobert et Huguier ont cité des cas d'antéversion embryonnaire et d'antéversion congénitale. D'après les relevés de Valleix, c'est de dix-neuf à vingt-trois ans que débute en général l'antéversion ; le plus grand nombre de cas se trouve entre vingt et vingt-huit ans.

La *constitution*, le *tempérament*, l'état de santé antérieur, ne paraissent pas avoir exercé d'influence notable sur la production de l'antéversion ; les résultats statistiques n'ont fourni aucun document précis à cet égard.

Accouchements antérieurs. — Valleix donne les résultats statistiques suivants, destinés tout au plus à éclairer la prédisposition : sur 20 cas qu'il a analysés, 18 femmes avaient eu antérieurement un ou plusieurs accouchements, 12 un seul enfant, et 6 plusieurs ; dans 2 cas seulement, l'accouchement avait été laborieux. Cette statistique ne nous éclaire pas sur la question beaucoup plus importante de savoir si les premiers symptômes de l'antéversion avaient succédé à l'accouchement ou étaient venus longtemps après.

Avortement. — Sur les 20 malades de Valleix, 3 avaient eu un avortement, et, chez l'une d'elles, l'antéversion en avait été la conséquence immédiate et évidente. Ce médecin conclut, du reste, de l'analyse de ses observations, que l'accouchement ou l'avortement chez une femme très jeune peuvent très bien être la cause de l'antéversion.

On a considéré comme causes de l'antéversion la *constipation* opiniâtre et rebelle, la *péritonite* aiguë ou chronique ayant produit des adhérences vicieuses, les *pessaires* mal appliqués.

Il est d'autres causes plus évidentes qui sont les suivantes :

Les *adhérences du col* à la partie postérieure, c'est-à-dire au voisinage du rectum. Le col étant immobilisé, on expliquerait ainsi le basculement du corps de l'utérus ; malgré le fait de ce genre rapporté par madame Boivin, on ne saurait admettre comme démontrée d'une manière absolue la réalité de cette cause.

Les *efforts violents*, et spécialement les efforts consistant dans une propulsion du corps d'arrière en avant, ont été considérés comme causes d'antéversion, idée plutôt théorique que réelle. Cependant le fait serait possible, et il s'agirait seulement de le démontrer.

Les *excès de coït* favorisent la production beaucoup plus de l'antéversion que de la rétroversion.

Les *engorgements inflammatoires* du corps et du col de l'utérus peuvent produire l'antéversion comme ils occasionnent les autres déviations. On trouve cependant plus spécialement comme cause l'inflammation isolée du col utérin qui, en raison de son poids devenu plus considérable, tend à s'abaisser en même temps qu'il est porté en arrière, et surtout l'inflammation bornée à la paroi antérieure du corps de l'utérus, et dont on trouve un très bel exemple dans l'ouvrage de madame Boivin et Dugès.

On possède quelques résultats statistiques qui viennent confirmer ces données. Ainsi, M. Ameline, dans sa thèse, signale, sur 12 cas d'antéversion, 9 fois l'*engorgement utérin* comme cause. La plupart des partisans des déviations primitives ne peuvent eux-mêmes s'empêcher d'admettre la réalité de cette cause, ou du moins ils reconnaissent qu'elle favorise singulièrement la production de l'antéversion.

ARTICLE II. — Symptomatologie, marche et durée de l'antéversion de l'utérus.

Si nous cherchons à résumer le tableau des troubles fonctionnels que l'antéversion peut produire, en empruntant la description des auteurs qui ont considéré les symptômes de cette déviation d'une manière générale, et sans tenir compte des engorgements inflammatoires que l'utérus, atteint de cette déviation, peut présenter, on devra regarder le tableau suivant comme suffisamment exact.

Le *début* de l'antéversion est rarement brusque (un seul cas); il est la plupart du temps lent et insidieux.

La femme accuse des douleurs dans les aines, les cuisses ; la marche est difficile et douloureuse ; il y a des envies fréquentes d'uriner, un écoulement leucorrhéique et des troubles digestifs. Les malades sentent leurs forces diminuer et maigrissent d'une manière notable.

Une fois la maladie confirmée, on observe les phénomènes suivants :

Les malades accusent une douleur utérine spontanée qui n'a manqué qu'une fois sur *vingt cas*. Valleix l'a observée 17 fois dans les cuisses, 10 fois à l'hypogastre, et 19 fois elle se propageait en même temps dans les deux cuisses ; et, dans ces différentes parties, elle variait d'intensité et de caractère.

Souvent ces douleurs existent aussi dans d'autres parties ; elles s'observent dans les reins, au sacrum, au périnée, ou bien encore l'antéversion est caractérisée par une sensation de pesanteur dans le bassin ; la marche est pénible, fatigante pour les malades et produit des tiraillements dans l'abdomen ; les femmes se fatiguent facilement et accusent rapidement de la courbature.

La miction était difficile (15 fois sur 19). Les évacuations alvines étaient souvent rares et pénibles.

La menstruation se présente avec des caractères très variables : tantôt normale, tantôt plus abondante, et, dans d'autres cas, plus rare et plus difficile.

Cet exposé des symptômes est exactement le même que celui qui a été donné pour les déviations considérées d'une manière générale ; c'est qu'en effet cette similitude est réelle et tient à ce que dans l'antéversion, comme dans toutes les autres espèces de déviations, les symptômes sont dus aux engorgements inflammatoires concomitants, et que les déviations qui les accompagnent ne les produisent pas, mais ne font que les augmenter et les caractériser davantage, et rendent en même temps la maladie plus rebelle et plus tenace que quand elles n'existent pas.

Examen de l'utérus. — 1° L'examen au spéculum montre le col utérin toujours plus volumineux, surtout chez les femmes qui avaient eu plusieurs enfants. Chez quatre malades, il y avait en même temps des granulations du col, et, chez une autre, des ulcérations. Le col était toujours placé en arrière, et il fallait le faire basculer pour l'examiner.

2° Le toucher vaginal constate que le corps de l'utérus est toujours en avant, derrière le pubis, et le col en arrière, appuyé sur le rectum et correspondant à l'excavation du sacrum ; il est en général impossible de toucher avec le doigt la face postérieure de l'utérus.

3° Le toucher rectal, souvent inutile, montre le col porté en arrière et à la partie postérieure, dans la cavité du sacrum.

4° Le cathétérisme utérin peut être employé avec quelque utilité ; il permet de constater la mobilité de l'utérus et la possibilité de le redresser. C'est ce qu'il est assez facile de faire en faisant basculer l'utérus, en ramenant le col en avant, et en faisant agir le bec de la sonde concurremment avec le doigt. On doit cependant observer qu'il est quelquefois utile de commencer par ramener le col en avant avec le doigt, afin de rendre ensuite possible l'introduction du bec de la sonde dans la cavité du col utérin.

La possibilité de redresser l'utérus à l'aide du doigt et de la sonde utérine est une circonstance qui ne manque pas d'importance ; elle prouve au moins que la tumeur dont il s'agit est bien l'utérus.

L'antéversion est, d'après Valleix, une cause manifeste de stérilité. C'est un fait parfaitement démontré, suivant lui, et une circonstance qui tendrait à confirmer cette opinion, que beaucoup de femmes n'avaient eu qu'un seul accouchement antérieur, celui probablement auquel on pouvait faire remonter le point de départ de l'antéversion.

Des symptômes généraux viennent presque toujours compliquer l'antéversion. L'embonpoint diminue, le teint est pâle, décoloré ; une véritable anémie par diminution des globules du sang se développe souvent.

La *marche* de l'antéversion est constamment progressive avec des instants de rémission et d'exacerbation : sa *durée* est indéterminée. D'après Valleix, l'antéversion tend constamment à s'accroître, et jamais à guérir spontanément, quelquefois guérit spontanément à l'âge critique et ne se termine jamais par la mort.

On peut répondre aux médecins qui demandent tous les jours si une antéversion considérable peut exister seule et indépendante de toute inflammation chronique et de toute maladie du col ou du corps de l'utérus : non, il n'en existe pas une seule observation bien authentique. Toutes les fois qu'on a trouvé cette antéversion portée à un degré considérable, il existait en même temps un engorgement du col et du corps de l'utérus, ou bien une maladie organique de cet organe.

L'antéversion, à un degré médiocre et sans engorgement inflammatoire ou autre de l'utérus, ne donne naissance à aucun phénomène morbide, et ne se traduit par aucun symptôme particulier ; seulement, chez les femmes qui en sont atteintes, il peut survenir aussi, et même plus facilement que chez d'autres, une inflammation chronique du col ou du corps de l'utérus; c'est alors seulement que les symptômes, qui se produisent, viennent en annoncer l'existence. En pareil cas, ce n'est pas l'antéversion qui a occasionné les congestions ou les inflammations chroniques; mais ce sont ces congestions et ces inflammations qui se sont manifestées chez les femmes atteintes d'antéversion de l'utérus, aussi et plus facilement peut-être que chez d'autres. On peut donc tout au plus accuser l'antéversion d'avoir favorisé le développement de cette phlegmasie chronique du col et du corps de l'utérus, mais non de l'avoir produite directement.

ARTICLE III. — Traitement de l'antéversion de l'utérus.

On a employé, pour le traitement de l'antéversion, les moyens divers que nous avons étudiés avec soin, en nous occupant du traitement des déviations considérées d'une manière générale. Je vais maintenant examiner rapidement les résultats qui ont été obtenus dans le traitement de l'antéversion.

Les diverses espèces de *pessaires* introduits et placés dans le vagin, après la réduction préalable de l'utérus, ont été très longtemps employées et le sont encore.

Les pessaires de Gariel, de caoutchouc vulcanisé, introduits dans le cul-de-sac vaginal rétro-utérin, et gonflés après cette introduction, remplissent très bien cette indication, et refoulent le col en bas et en avant. Quelquefois on emploie des pessaires en bilboquet, pessaires dont la tige va s'attacher en dehors, soit sur une cuirasse vulgaire, soit sur des rubans qui sont maintenus au dehors d'une manière continuelle.

En résumé, je crois que les pessaires n'ont que très peu d'efficacité dans l'antéversion, et qu'on peut très bien se dispenser d'y avoir recours.

Redresseurs utérins. — Valleix a annoncé les résultats suivants obtenus à l'aide de son redresseur appliqué à l'antéversion.

Le redresseur a été employé pendant un espace de temps qui

a varié de quatre à dix jours, moyenne, huit jours. Il a été bien supporté dans tous les cas, et n'a jamais occasionné d'accidents sérieux ; seulement, chez deux malades, il a reproduit les symptômes d'une métrite chronique qui avait existé antérieurement, symptômes qui consistaient en accélération du pouls, chaleur de la peau, douleurs utérines. Ces accidents cédèrent à l'application de quelques sangsues, et permirent de replacer l'instrument quatre ou cinq jours après. Chez une troisième femme, on a observé une inflammation du tissu cellulaire ambiant.

Sous l'influence du redresseur utérin, il a vu en général les règles avancer, devenir plus abondantes, quelquefois même au point de constituer une véritable métrorrhagie (deux cas).

Les moyens accessoires conseillés par Valleix ont été, dans les douleurs utérines, les calmants, les narcotiques, et spécialement les vésicatoires morphinés ; quelquefois des sangsues, des laxatifs légers, les ferrugineux pour l'anémie concomitante, enfin quelquefois des affusions froides.

La durée du traitement a varié de quinze jours à six mois ; la moyenne deux mois et demi, et après la cessation du traitement il est souvent resté des symptômes généraux qu'il a fallu combattre. Sur 17 cas, Valleix a observé trois fois des rechutes.

S'il existe des granulations et des ulcérations, elles constituent une complication qu'il faut traiter simultanément par des cautérisations.

Pour résumer les faits de Valleix, nous dirons, avec lui, que, sur 20 antéversions, il a obtenu 12 guérisons complètes ; une 13e dont la guérison n'était pas certaine ; 3 rechutes, 2 simples améliorations ; 2 étaient encore en traitement à l'instant où M. Gallard publiait ses leçons.

En acceptant les résultats de Valleix, tels qu'il les a donnés, on ne les trouve pas bien étonnants. Sur 20 cas, 12 guérisons, et encore à quelles conditions ? Un traitement long, fatigant, et de plusieurs mois de durée. Puis, le succès n'est-il pas dû également aux autres moyens employés simultanément : le repos, les bains, les calmants, les affusions froides ? Tout ceci ne peut être décidé avec les documents que nous possédons. Puis, que sont devenues ces malades? Valleix ne connaissait le résultat de la plupart que huit mois après le traitement. N'y a-t-il pas eu de rechutes?

Sur les 8 autres cas, nous trouvons, comme résultats, des insuccès, des rechutes rapides, des inflammations utérines et péri-utérines. Dans 3 cas, ces inflammations paraissent avoir eu même une certaine intensité.

Enfin, dans tous les faits, on signale comme conséquences de l'application des redresseurs, les douleurs, les menstrues plus rapprochées, plus abondantes; enfin de véritables métrorrhagies.

Je ne parle pas d'accidents plus graves que Valleix n'a pas observés, mais qui l'ont été par d'autres.

Voici maintenant ce que j'ai observé relativement au traitement de l'antéversion, et ce que je fais en pareille circonstance.

Toutes les fois que l'antéversion est médiocre et sans engorgement de l'utérus, elle ne produit aucun accident, et je pense qu'il vaut mieux la laisser tranquille que de la combattre activement.

Toutes les fois que l'antéversion est considérable et toujours sans lésions utérines, elle ne produit aucun accident; mais, par sa longue persistance, elle peut amener des congestions utérines; ou, si elle ne produit pas ce résultat, elle prédispose au moins singulièrement les femmes à contracter des inflammations chroniques du col et du corps de l'utérus.

En pareil cas, je conseille les injections froides, ou mieux encore les douches froides, qui, si elles ne redressent pas complétement l'utérus dévié, ont au moins l'avantage de prévenir ces complications phlegmasiques qui se développent avec tant de facilité chez les femmes atteintes de déviations utérines, et produisent alors des phénomènes morbides qui n'existaient pas avant.

Lorsque l'utérus est le siége d'une antéversion accompagnée d'un engorgement inflammatoire, on doit diriger tout le traitement contre l'inflammation chronique du col ou du corps de l'utérus.

S'il y a des cautérisations à effectuer, on commence par redresser l'utérus à l'aide de la sonde utérine, puis sans retirer l'instrument, on introduit le spéculum plein avec lequel on embrasse facilement le col. On peut alors effectuer facilement des cautérisations qu'on n'aurait pu faire, si l'on n'avait préalablement opéré ce redressement pour faire pénétrer le col dans l'extrémité du spéculum.

Les douches froides sont d'un puissant secours dans le traitement des engorgements inflammatoires compliqués de déviations. Non-seulement elles combattent directement la maladie, mais encore elles contribuent à effectuer le redressement de l'utérus dévié et surtout à faire disparaître l'abaissement.

Une fois l'engorgement inflammatoire guéri, tous les symptômes disparaissent, et l'utérus se trouve ou redressé spontanément, ce qui est le cas le plus commun, ou dans un certain degré d'antéversion, mais sans manifestation de phénomènes morbides. Alors on continuera encore, pendant un temps assez long, les douches froides, ou au moins les injections froides énergiques, qui achèveront de dissiper le mal, diminueront toujours un peu et progressivement l'antéversion, et enfin préviendront surtout le retour de nouveaux engorgements inflammatoires.

II. Rétroversion.

On entend par *rétroversion* cet état de l'utérus dans lequel l'organe a subi un changement notable dans sa direction. Le corps de l'organe est porté en arrière, quelquefois jusque dans l'excavation du sacrum, et le col en avant, de manière à correspondre et à venir s'arc-bouter contre la symphyse pubienne et même la paroi postérieure de la vessie.

La rétroversion peut exister à des degrés très divers, depuis un léger renversement du corps en arrière jusqu'à une bascule complète, le corps étant dans l'excavation sacrée sur un plan situé plus bas que celui du col placé en haut.

Dans la rétroversion, il est extrêmement rare que l'utérus soit sain et sans aucune altération. C'est un fait, du reste, que Valleix n'avait pu méconnaître, et, dans ses *Leçons sur les déviations de l'utérus*, il dit avoir trouvé, chez presque toutes les malades, des engorgements inflammatoires chroniques du corps ou du col de l'utérus, circonstance que j'ai été également à même de constater fréquemment.

ARTICLE I. — Étiologie de la rétroversion de l'utérus.

La rétroversion était considérée autrefois comme la déviation la plus fréquente. On est un peu revenu maintenant de cette idée, et l'on tend à la considérer comme moins commune que l'antéversion. Valleix a observé 21 cas d'antéversion et 10 seulement de rétroversion pendant le temps qu'il a consacré à l'étude des déviations de l'utérus.

Age. — C'est de vingt-quatre à trente-six ans qu'on l'observe le plus communément, âge où l'on rencontre également les inflammations chroniques du col de l'utérus. Il est rare, pour la même raison, de trouver cette déviation à l'âge critique et surtout après cette dernière période.

La constitution, le tempérament, les conditions hygiéniques, n'ont semblé présenter aucune prédisposition à la rétroversion.

Accouchements. — Les accouchements ont une influence sur le développement de la rétroversion : c'est souvent à leur suite qu'on s'aperçoit de l'existence de cet état morbide ; mais il faut qu'entre l'accouchement et cette déviation il soit venu se placer un fait pathologique, le développement d'une inflammation aiguë ou chronique consécutive à l'accouchement. C'est alors à la suite de cette phlegmasie chronique que se produit la déviation. Valleix, sur 10 cas, a vu 6 fois la rétroversion survenir après un accouchement.

Les *chutes* ne sont pas sans exercer une influence notable ; aussi Valleix, sur 10 cas, a trouvé que 2 fois une chute sur le siége avait provoqué le développement de la rétroversion, 1 fois une chute à la suite d'une course rapide. Il est probable que dans ces trois cas il existait préalablement un engorgement du corps ou du col de l'utérus. Nous manquons de documents pour décider la question.

Pour moi, les *lésions antérieures* aiguës ou chroniques du corps ou du col de l'utérus sont les véritables causes de la rétroversion portée à un degré notable. Sans aucun doute, cette déviation à un degré léger peut exister sans lésion organique ; mais alors elle ne détermine aucun accident, aucun phénomène morbide.

Certaines lésions de l'utérus peuvent-elles déterminer plutôt la rétroversion que d'autres déviations. On peut dire oui, et voilà ce qu'il y a de plus probable à cet égard.

Lorsqu'il y a un engorgement simultané du corps et du col de l'utérus, il est difficile de dire si une rétroversion ou une antéversion se produira ; ce sera la direction normale primitive de l'organe, la nature des efforts que les malades sont habituées à faire, qui occasionneront plutôt telle ou telle de ces deux déviations.

Dans le cas d'engorgement seul du col, c'est plutôt un simple abaissement qui se produit, et les déviations consécutives en avant ou en arrière sont subordonnées à des conditions qu'il n'est pas toujours facile de déterminer.

La métrite chronique, circonscrite à la paroi postérieure de l'utérus, localisation qui n'est pas rare, qu'elle s'accompagne ou non d'un état phlegmasique semblable du col de l'utérus, est une des causes les plus positives de la rétroversion.

ARTICLE II. — Symptomatologie de la rétroversion de l'utérus.

Le début de la rétroversion est en général lent et progressif ; la circonstance suivante peut cependant se présenter.

Une femme a une simple inflammation chronique du corps ou du col de l'utérus ; il existe un certain nombre de symptômes, mais ils sont d'une médiocre intensité. Eh bien, si une rétroversion de cet organe déjà malade se produit à la suite d'une chute, d'une course rapide, d'un effort, etc., il pourra alors se faire que les symptômes, peu caractérisés avant, prendront tout d'un coup une intensité anormale. Ce mode de début n'est pas très rare.

Troubles fonctionnels proprement dits. — On peut dire d'une manière générale que les symptômes donnés par tous les auteurs qui se sont occupés de la rétroversion, et spécialement par Valleix, sont exactement les mêmes que ceux indiqués pour les simples engorgements inflammatoires chroniques du corps et du col de l'utérus. Aussi je ne pense pas qu'il soit utile de donner de nouveau cette description, car la similitude est complète et absolue; mais il y a cependant quelques caractères spéciaux qui permettent d'annoncer d'avance que tel engorgement inflammatoire est plutôt simple qu'accompagné de rétroversion. Ces caractères sont au nombre de cinq :

1° Dans les engorgements chroniques du corps ou du col de l'utérus, les symptômes sont plus nets, plus accentués, plus intenses, quand ils sont accompagnés de rétroversion que quand cette dernière déviation n'existe pas.

2° Il existe une douleur spontanée augmentant par la marche, les efforts, et correspondant spécialement au périnée.

3° On constate souvent chez les femmes qui en sont atteintes un sentiment d'expulsion anale; il semble qu'elles ressentent un corps étranger qui tend à sortir par l'anus.

4° On remarque une constipation beaucoup plus opiniâtre, beaucoup plus rebelle que dans les engorgements chroniques simples et que dans les antéversions.

5° Les écoulements pathologiques paraissent plus abondants et plus caractéristiques que dans les engorgements inflammatoires accompagnés d'antéversion.

EXAMEN PHYSIQUE. — *Spéculum.* — Le spéculum introduit directement dans le vagin montre, quand la rétroversion est peu considérable, la lèvre postérieure seule du col; à un degré plus avancé, sa face postérieure; enfin, à un degré plus avancé, la face postérieure du corps de l'utérus lui-même. Pour faire pénétrer le col dans l'extrémité du spéculum, on dirigera le bout interne de l'instrument en haut, en abaissant fortement en bas et en arrière le manche de l'instrument. Cette pénétration est quelquefois difficile, et il faut déprimer même assez fortement le périnée.

Toucher vaginal. — Le toucher vaginal renseigne parfaitement sur la position relative du corps et du col de l'utérus ; il permet de reconnaître la présence du corps de l'utérus dans l'excavation du sacrum, et celle du col en haut et en avant, l'augmentation du volume et du poids de l'organe, ainsi que la sensibilité anormale dont il est le siége.

Le *toucher rectal* vient confirmer les données fournies par le toucher vaginal ; il démontre la présence du corps de l'utérus, dont le doigt peut alors toucher le fond à travers la paroi antérieure du rectum.

Cathétérisme utérin. — Le cathétérisme utérin est indispensable à pratiquer pour constater la mobilité de l'utérus et l'espèce de déviation que cet organe a subie. Pour redresser l'utérus, il faut introduire la sonde, sa cavité dirigée en arrière et en bas ; alors on abaisse la sonde jusqu'au périnée, la concavité regardant toujours en arrière ; le redressement opéré, on peut retourner la sonde de manière que la concavité regarde ensuite en avant.

L'emploi de la sonde utérine dans la rétroversion est rarement douloureux, à moins que l'engorgement inflammatoire dont l'organe est le siége soit un peu considérable, ou ait un certain degré d'acuité.

ARTICLE III. — Marche, durée, terminaison, diagnostic et pronostic de la rétroversion de l'utérus.

La *marche*, la *durée*, la *terminaison* de la rétroversion sont entièrement subordonnées à celles de l'engorgement inflammatoire qui l'accompagne. On peut seulement dire que l'existence simultanée de la déviation tend à rendre la phlegmasie plus tenace, plus rebelle, et quelquefois à perpétuer son existence d'une manière indéfinie. On se trouve en effet dans une espèce de cercle vicieux ; l'engorgement inflammatoire a produit la rétroversion, et, d'un autre côté, l'existence de la rétroversion tend à rendre l'engorgement plus tenace, plus persistant et plus rebelle.

Le *diagnostic* ne présente pas de difficultés ; il est surtout basé : 1° sur la position nouvelle de l'utérus constatée par le toucher ; 2° sur la conservation de la mobilité de l'utérus ; 3° sur la possibilité de son redressement.

Le *pronostic* ne présente pas de gravité ; il rend seulement, ainsi que je le disais, les engorgements inflammatoires concomitants plus rebelles et plus tenaces.

ARTICLE IV. — Traitement de la rétroversion de l'utérus.

Toutes les fois que l'existence d'une rétroversion est annoncée chez une femme par des phénomènes morbides spéciaux, c'est, ainsi que j'ai déjà eu plusieurs fois occasion de le dire, que cette rétroversion est accompagnée d'engorgement inflammatoire primitif ou consécutif.

Dans les deux cas, la première indication à remplir est de combattre ces engorgements inflammatoires par les moyens appropriés.

Les cautérisations se présentent en première ligne ; or, pour pratiquer une cautérisation, le médecin cherchera à embrasser le col utérin dans toute son étendue, et à le faire pénétrer dans l'extrémité du spéculum, en exécutant avec cet instrument le mouvement de bascule un peu exagéré que j'ai indiqué plus haut.

Si l'on échoue, il faut commencer par redresser l'utérus au moyen de la sonde utérine placée dans la cavité du col en la guidant sur le doigt indicateur ; alors on introduit un spéculum plein dont on laisse traverser le centre fictif avec la sonde ; on pénètre ainsi très facilement jusqu'au col que l'on étreint dans l'extrémité du spéculum ; on cautérise et on laisse ensuite l'utérus abandonné à lui-même reprendre pour quelque temps encore la déviation qu'il présentait avant le redressement.

En même temps que l'emploi des cautérisations, on administre, non plus des injections froides, mais de véritables douches froides données avec l'un des appareils décrits tome Ier, pages 351 et 352. Ces douches froides favorisent la résolution de l'engorgement inflammatoire, diminuent l'abaissement de l'utérus qui existe en même temps, et contribuent à diminuer beaucoup le degré de la rétroversion qui se trouve quelquefois guéri spontanément quand le traitement de l'engorgement inflammatoire est terminé. La guérison étant obtenue, je conseille de continuer pendant un certain temps l'emploi des douches utérines, afin d'achever le redressement et d'empêcher la reproduction ou la récidive de l'inflammation chronique.

Lorsque la rétroversion a lieu sans engorgement inflammatoire du corps ou du col de l'utérus, il n'y a pas de traitement à faire : car elle ne s'accompagne pas de phénomènes morbides caractérisés.

III. Des latéroversions.

Les déviations latérales sont très communes, et cependant leur histoire est très mal connue. Valleix, dans ses *Leçons sur les déviations de l'utérus*, n'y a consacré que quelques lignes ; Scanzoni n'en fait même pas mention. Aussi je m'étendrai peu sur ce sujet.

Les latéroversions constituent très souvent un état tout à fait physiologique, et qui ne traduit son existence par aucun phénomène morbide spécial.

Dans d'autres cas, les latéroversions ne sont que la conséquence d'autres états morbides développés dans le voisinage de l'utérus. On conçoit parfaitement que des tumeurs siégeant au côté gauche de l'utérus, et dans l'ovaire ou le tissu péri-utérin de ce côté, repoussent la matrice du côté opposé, c'est-à-dire du côté droit; de même pour les tumeurs qui se développeraient dans la partie droite du bassin.

Un fait important sur lequel on doit insister, est que les latéroversions existent rarement seules, et qu'elles sont à peu près constamment unies à d'autres formes de déviations.

Les latéroversions peuvent souvent rendre compte de la prédominance de la douleur de tel ou tel côté, quand elle survient comme symptôme d'une affection utérine quelconque. En pareil cas, ou la douleur n'existe que dans la région inguinale du côté malade, ou bien elle est beaucoup plus forte du côté vers lequel s'incline l'utérus, fait observé le plus généralement, et qui n'est cependant pas constant. Valleix dit qu'il a vu le contraire se produire, et qu'on peut expliquer les cas dans lesquels la douleur prédomine du côté du siége de la latéroversion par la pression du corps de l'utérus sur le plexus sacré et les nerfs qui en émanent, tandis que la douleur existant du côté opposé à l'inclinaison serait due au tiraillement des ligaments du côté sain.

D'après Valleix, la constipation est beaucoup plus fréquente dans la latéroversion gauche que dans la droite, ce que la disposition anatomique des parties explique facilement.

Selon M. Dezanneau, les déviations latérales sont plus fréquentes à droite qu'à gauche; on conçoit qu'il puisse en être ainsi; en effet, d'après l'observation de Valleix, le rectum, étant situé à gauche, doit repousser l'utérus vers la droite, lorsque les matières fécales le distendent.

§ 2. Des flexions de l'utérus en général.

Les flexions de l'utérus ont été décrites pour la première fois par M. Ameline, qui leur a donné ce nom, et qui les considérait plutôt comme une complication assez fréquente des versions que comme une lésion à part. Valleix a donné une grande extension à leur étude, et c'est surtout à lui qu'on doit de les avoir bien fait connaître. Scanzoni y a consacré un chapitre et a beaucoup contribué par ses recherches à permettre de faire une histoire complète des flexions. C'est à l'aide de ces documents divers et de nos propres recherches que nous allons en tracer l'histoire.

Nous avons déjà défini les flexions utérines, une flexion du corps de l'utérus sur le col, une véritable plicature de cet organe ; on en connaît plusieurs espèces, l'*antéflexion* et la *rétroflexion* sont maintenant les seules admises. Les *latéroflexions* décrites par Valleix ne sont, suivant Scanzoni, que des anomalies congénitales dues au développement incomplet de l'un des ligaments ronds.

Avant de décrire les flexions pathologiques proprement dites, on doit se demander si cet état n'est pas lui-même bien souvent un état physiologique ou un simple phénomène cadavérique. Voici ce que les faits nous répondent. On avait dit depuis longtemps que l'utérus présentait une légère courbure en avant (antécourbure) ; M. Boulard d'abord, puis M. Aran, ont essayé d'établir que cette inflexion était plus qu'une courbure et qu'elle formait une véritable antéflexion. Pour ce dernier, cette antéflexion, souvent à angle aigu, existe chez la moitié des jeunes filles à peu près ; à un âge plus avancé l'utérus se redresse, il ne reste plus qu'une simple anté-courbure. Cette question, que nous discuterons de nouveau en parlant de l'antéflexion, n'a pas semblé résolue à tous les médecins. M. Houel, dans un grand nombre d'autopsies de jeunes enfants dont il a fait l'examen dans ce but, l'a observé quelquefois, mais dans une faible proportion. M. Depaul est arrivé à des conséquences plus curieuses et qui montrent que souvent les flexions ne sont qu'un phénomène purement cadavérique. Voici comment. Lorsque les femmes dont on fait l'autopsie ont les intestins remplis de gaz, on trouve l'utérus dans un état d'antéflexion : ce sont les intestins qui, par leur distension, produisent mécaniquement cet effet. Si, au contraire, ce qui est plus rare, on trouve à l'autopsie la vessie distendue par l'urine, on rencontre une rétroflexion cadavérique.

J'avais besoin de rappeler ces faits pour mettre en garde contre la facilité que l'on pourrait avoir à admettre des flexions pathologiques.

La flexion est le premier phénomène à constater, et il n'est pas difficile. S'il s'agit d'une femme qui a succombé, on trouve l'utérus fléchi sur le col, et formant avec lui un angle qui présente de très grandes variétés, depuis une simple inclinaison de quelques degrés jusqu'à la formation d'un angle aigu presque complet, et disposé de manière que le corps et le col utérins, fléchis l'un sur l'autre, soient devenus presque parallèles.

Le point où se fait ordinairement la flexion est au niveau de la jonction du corps et du col de l'utérus, dans une partie répondant un peu au-dessus de l'orifice interne du col utérin.

Lorsqu'il existe une flexion et qu'on essaye de redresser les parties fléchies, elles cèdent assez facilement, mais elles reprennent immédiatement la position qu'elles avaient avant la tentative de redressement.

Il est d'observation, Simpson et Valleix l'ont signalé, que les flexions sont, dans la plupart des cas, combinées avec une version qui s'opère presque toujours dans le même sens que la flexion. Ainsi une antéflexion se combine avec une antéversion, et une rétroflexion avec une rétroversion.

Les lésions qu'on peut trouver du côté de l'utérus sont propres à la flexion elle-même ou aux complications, qui ne manquent presque jamais d'exister.

Parmi les premières se trouvent l'état de l'angle de flexion, et l'influence que cet angle et l'éperon extérieur qui en résulte exercent sur la cavité utérine. Valleix s'était déjà beaucoup appesanti sur cette question, et cette étude faite avec soin l'avait conduit à cette conclusion, que la partie fléchie était toujours altérée, et que l'altération du tissu avait dû précéder la flexion. Scanzoni a repris cette question, et a certainement contribué à l'éclairer ; suivant lui, la partie fléchie est d'une couleur jaunâtre qui contraste singulièrement avec la couleur rouge des parties environnantes. Cette partie jaunâtre est en même temps plus lâche et manque d'élasticité; elle serait constituée par une dégénérescence graisseuse de son tissu. Je suis assez porté à admettre la réalité de cette transformation, mais je crois qu'elle n'est que consécutive, et qu'on ne doit la rencontrer que dans des flexions très anciennes; tandis que dans les flexions récentes, c'est une lésion évidemment de nature phlegmasique qui a précédé et qui a produit la flexion en ramollissant le tissu utérin.

D'après Virchow, il n'existerait jamais de ramollissement inflammatoire comme condition antérieure de la flexion. Le tissu musculaire conserverait toujours sa consistance et sa structure normales; il n'admet pas non plus la dégénérescence graisseuse du point de flexion signalée par Scanzoni. L'opinion de Virchow est surtout basée sur les observations faites chez les jeunes filles et les jeunes femmes; il s'agit principalement de l'antéflexion qui, à cet âge, peut être considérée comme physiologique; en pareil cas, on comprend qu'il puisse parfaitement en être ainsi, tandis que dans des flexions qui surviennent à une autre époque, dans d'autres conditions, et sur des utérus reconnus antérieurement sains, il en soit tout autrement.

On doit à Scanzoni d'avoir signalé l'influence de ces flexions anciennes sur les dimensions de la cavité utérine. Suivant lui, l'angle formé au point infléchi peut intercepter ou même boucher complétement l'orifice interne du col utérin, et des mucosités peuvent s'accumuler en plus ou moins grande quantité dans la cavité utérine qui a ainsi perdu sa communication avec l'extérieur. Ces mucosités s'y accumuleraient en d'autant plus grande quantité qu'il existerait en même temps que la flexion une inflammation chronique de la membrane muqueuse de la cavité du corps et de celle du col de l'utérus.

Les lésions indépendantes de la flexion, mais qu'on trouve en même temps qu'elles, sont les phlegmasies de l'utérus. On doit en effet à Valleix d'avoir signalé que dans presque tous les cas, il existe une augmentation de volume du col et du corps de l'utérus, une congestion sanguine plus ou moins intense du tissu de l'organe, une induration ou un ramollissement de ces mêmes parties, enfin une inflammation chronique de la membrane muqueuse de la cavité du corps et du col utérins. Ces lésions phlegmasiques ont été aussi signalées comme constantes par Scanzoni ; je les ai toujours trouvées dans les cas de flexion, et j'insiste sur leur existence, car elle a une grande valeur pour expliquer les phénomènes caractéristiques de cette affection.

Lésions en dehors de l'utérus. — Parmi ces lésions, on doit surtout signaler les adhérences, les brides, qui rendent plus ou moins immobile un utérus fléchi depuis longtemps. Dans la première période des flexions, ces brides manquent complétement, l'utérus a conservé sa mobilité ; mais à une époque avancée on trouve souvent l'utérus adhérent. Ces adhérences sont le résultat soit de péritonites partielles, soit d'inflammations du tissu cellulaire péri-utérin survenues comme complications, et nullement le point de départ de la maladie.

Virchow, frappé de la fréquence de ces adhérences, avait émis l'opinion que les flexions de la matrice avaient, dans la plupart des cas, leur cause première dans des péritonites partielles. Les fausses membranes formées se rétracteraient, se raccourciraient peu à peu pendant leur métamorphose en tissu cellulaire, et entraîneraient avec elles le fond de l'organe soit en avant, soit en arrière.

Scanzoni combat l'opinion de Virchow ; il fait observer d'abord que les brides peuvent manquer, ensuite que quand elles existent, elles n'ont pas la tension qu'elles devraient avoir si elles étaient causes de la flexion. Il pense enfin que ces adhérences, non-seulement sont loin d'être la cause unique des flexions, mais encore n'en sont ni la plus fréquente ni la plus importante. Cette opinion est fort juste, mais elle n'est pas assez absolue. Je suis convaincu, d'après mes recherches anatomiques, qu'il est de toute impossibilité que des adhérences développées dans le péritoine ou dans le tissu cellulaire péri-utérin puissent produire des flexions analogues à celles que nous décrivons. On trouve trop souvent ces brides et ces adhérences sans qu'il existe aucune flexion, et des flexions sans adhérences, pour qu'on puisse admettre la réalité de cette cause.

D'après Scanzoni, les organes situés dans le voisinage d'une matrice fléchie présenteraient toujours quelques changements, soit dans leur position, soit dans leur texture. Ces lésions seraient les suivantes : une dilatation variqueuse des veines hémorrhoïdales et vésicales; une inflammation catarrhale chronique de la membrane muqueuse de l'urèthre, de la vessie et du rectum ; des péritonites partielles caractérisées par la formation de brides et d'adhérences ; la propagation de l'inflammation catarrhale de la muqueuse utérine à la membrane muqueuse vaginale, d'une part, et d'une autre à celle des trompes.

On ne saurait contester la vérité de ces divers faits ; mais n'a-t-on pas fait jouer à la flexion un rôle qu'elle ne comporte pas ? Tous ces accidents, toutes ces lésions sont simplement le résultat de l'inflammation chronique de l'utérus. Or la question qui se présente est toujours la même, et elle n'est pas résolue. La flexion est-elle la cause de tous ces phénomènes graves, ou bien est-elle simplement le résultat et un des éléments morbides de l'inflammation chronique de l'utérus ? J'avoue que Scanzoni mérite le même reproche que l'on a tant fait à Valleix. Oui, toutes ces lésions sont réelles, positives ; mais elles sont le résultat d'un état phlegmasique chronique de l'utérus, qui les produit tout aussi bien et avec des caractères tout à fait semblables, avec ou sans flexion.

Je suis loin cependant de nier le rôle que peuvent jouer les flexions ; je crois que ces lésions ne sont que le résultat d'une inflammation utérine chronique, mais qu'une fois survenues comme complications, elles en aggravent les symptômes et les caractérisent davantage. On peut appliquer aux flexions tout ce que nous avons dit des versions.

ARTICLE I. — Étiologie des flexions de l'utérus.

Si ce que nous avons établi précédemment est vrai, c'est-à-dire si les flexions ne sont qu'une conséquence, qu'un des modes si variés des suites de l'inflammation chronique de l'utérus, il n'y aurait pas d'étiologie à faire ; on pourrait tout au plus se demander quelles sont les causes qui peuvent produire une flexion plutôt sur un utérus malade que sur un autre. Scanzoni cependant a étudié avec soin l'étiologie générale des flexions, et nous croyons utile de résumer brièvement ses idées à cet égard.

Age. — C'est de trente à trente-cinq ans que l'on observe le plus souvent les flexions, âge où les avortements, les accouchements, les inflammations utérines se montrent. On a bien rencontré quelquefois des flexions à l'autopsie de filles très jeunes et non pubères ; mais elles ne se traduisaient par aucun phénomène morbide spécial. Il en a été de même chez des femmes âgées, où aucun phénomène ne pouvait les faire soupçonner. D'après Scanzoni, l'absence de symptômes à ces deux âges de la vie est due à l'absence de la menstruation qui ne vient pas congestionner l'utérus chaque mois et ne peut donner, par conséquent, aux flexions les caractères qu'elles devraient avoir pour produire des accidents. Ne valait-il pas mieux dire que ces flexions ne produisent pas de symptômes, parce qu'elles ne peuvent en déterminer que lorsqu'elles se compliquent de l'élément phlegmasique ?

Les flexions s'observent spécialement chez les femmes mariées ou mariées prématurément, chez celles qui ont eu un grand nombre de couches, surtout quand ces couches ont été très rapprochées les unes des autres.

Les accouchements prématurés et les avortements sont encore des causes fréquentes de flexions, et ils produisent plus facilement cette lésion que des accouchements naturels.

A la suite d'un raisonnement qui ne s'appuie sur aucune statistique, Scanzoni dit qu'il lui est bien permis de conclure que l'on rencontre plus souvent la flexion chez les femmes qui ont été délivrées artificiellement une ou plusieurs fois que chez celles qui ont toujours mis au monde naturellement.

Je dirai la même chose de l'influence du lever trop tôt après l'accouchement, qui n'est admis que par induction.

Le même auteur admet que le défaut d'allaitement maternel peut être une cause de flexion ; il s'appuie sur le résultat suivant : 54 femmes atteintes de flexion utérine avaient mis au monde 196 enfants; sur ce nombre, il n'y en eut que 57 qui jouirent de l'allaitement maternel. Je ne rapporterai pas ici l'explication toute théorique qui en est donnée ; je dirai seulement que si le fait était exact, la plupart des femmes de Paris auraient des flexions utérines.

Scanzoni résume de la manière suivante ce qui est relatif aux causes prédisposantes : « En résumé, on arrive nécessairement à la conclusion que les altérations des organes sexuels, dues à la grossesse, à l'accouchement et à l'état puerpéral, occupent la première place dans la série des causes qui produisent les flexions de l'utérus. » Je ne ferai qu'une observation : cette étiologie n'est que la répétition de toutes les causes prédisposantes que l'on assigne sans cesse à toutes les affections utérines, et qui sont tout aussi bien applicables aux inflammations chroniques de l'utérus qu'aux flexions.

Quant aux causes occasionnelles, l'absence de résultats étiologiques est absolument la même ; Scanzoni ne peut signaler aucune influence appréciable.

ARTICLE II. — Symptomatologie des flexions de l'utérus.

Existe-t-il une symptomatologie des flexions utérines ? C'est une question qu'on est en droit de se poser, et dont la solution est d'une importance notable. L'examen sérieux et le contrôle auxquels ont été soumis les travaux de Valleix sur les flexions aussi bien que sur les versions permettent de donner une solution nette de cette question. Voici, du reste, quels sont les résultats les plus généralement admis et ceux auxquels m'a conduit mon observation personnelle :

Il existe manifestement un certain nombre de flexions, les unes congénitales, les autres probablement acquises, qui ne se révèlent par aucun phénomène spécial, qui ne traduisent pas leur existence par des symptômes appréciables, et qu'on ne trouve qu'à l'autopsie, ou bien, lorsque par suite d'une circonstance quelconque, on est appelé à toucher la femme qui en est atteinte. C'est un fait qu'aucun médecin ne saurait contester et que Valleix, Scanzoni admettent franchement.

A quoi tient cette absence des symptômes ? A ce que ces flexions ne sont pas considérables et qu'elles ne sont compliquées d'aucun état morbide de l'utérus.

Ce fait peut être généralisé, c'est-à-dire qu'une flexion utérine sans complication de congestion ou d'état phlegmasique du tissu utérin ou de la membrane muqueuse ne se traduit par aucun phénomène morbide.

Mais l'inflammation aiguë ou chronique de l'utérus peut se développer chez les femmes atteintes de cette flexion aussi bien que chez d'autres. Je dirai plus, elle y apparaît même plus facilement sous l'influence de l'action des causes qui produisent en général cette maladie ; alors seulement des symptômes annonceront, non pas la flexion préexistante, mais la maladie nouvelle qui est venue la compliquer ; ils seront de même nature, plus accentués, plus nets et plus intenses que si la déviation n'avait pas existé, comme je vais le démontrer.

Une question subsidiaire est de savoir si la flexion seule, par suite de son existence, peut créer et développer d'emblée une inflammation utérine. Je ne le pense pas ; je crois seulement qu'elle dispose les femmes qui en sont atteintes à contracter plus facilement ces phlegmasies.

Il existe une autre catégorie de flexions peut-être plus importante encore, dans laquelle une inflammation aiguë ou chronique de l'utérus se complique de flexion à une certaine époque de son existence : alors, la nature des symptômes ne change pas ; seulement ils sont, comme dans les cas précédents, plus nets et plus accentués. On pourrait même dire que l'augmentation d'intensité des phénomènes morbides indique l'instant où la flexion s'est opérée. Observons toutefois que cette complication ne se développe la plupart du temps que très lentement.

Tel est l'état actuel de la science, telles sont les opinions que je n'hésite pas à professer avec assurance. Il me reste maintenant à démontrer que Scanzoni, qui a le plus insisté sur la symptomatologie des flexions, a, comme Valleix pour les versions et les flexions, reproduit les symptômes de l'inflammation chronique de l'utérus.

Voici, du reste, un résumé de ces symptômes, extrait de Scanzoni :

« Coliques utérines plus ou moins violentes, ménorrhagies et métrorrhagies, écoulements leucorrhéiques, difficultés dans la miction et la défécation : tels sont les principaux symptômes que fait naître la présence d'une flexion de l'utérus. Ils sont en outre accompagnés, lorsque le mal est ancien, des accidents propres à l'hystérie et à la chlorose. »

Ne sont-ce pas là tous les symptômes d'une inflammation chronique avec ramollissement (état fongueux) ?

Mais les détails sont plus explicites. Voyons d'abord pour les hémorrhagies, qui constitueraient peut-être un symptôme plus fréquent dans l'inflammation chronique avec flexion que dans l'inflammation chronique sans flexion.

D'après l'auteur, les règles sont irrégulières ; l'hémorrhagie se reproduit à des intervalles plus rapprochés qu'à l'état normal ; elles sont accompagnées de douleurs vives à l'hypogastre et à la région sacrée que la malade compare quelquefois aux douleurs de l'enfantement ; souvent le sang est mêlé de petits caillots. Y a-t-il dans tout ceci quelque chose de spécial aux flexions ? Je rappellerai que Scanzoni a trouvé dans tous les cas qu'il a observés des traces d'inflammation chronique, de tuméfaction avec ramollissement et ulcérations.

A ces symptômes viennent se joindre l'écoulement muqueux et le ténesme vésical, et tous les phénomènes caractéristiques d'une affection sympathique de l'estomac ; plus tard, on voit l'anémie se développer avec tous ses caractères ; enfin on pourrait observer comme phénomènes consécutifs un marasme prématuré, un dégoût de la vie, et les affections internes les plus graves, telles que la phthisie pulmonaire.

Le tableau est empreint, à la fin surtout, d'une exagération singulière ; aussi l'auteur allemand ne peut-il s'empêcher lui-même de faire observer que les teintes de son tableau sont trop sombres :

« Au commencement de notre pratique, dit Scanzoni, nous étions nous-même du nombre de ceux qui, comme Kiwisch, Mayer, Simpson, Valleix et d'autres, ne pouvaient évaluer trop haut l'influence nuisible des flexions sur toute la constitution de la malade. Nous avouons même qu'il nous en a coûté de renoncer à une opinion qui jusqu'à ce jour a été considérée, par un grand nombre de nos plus illustres confrères, comme l'un des plus grands progrès de notre science. Cependant, en face d'un si grand nombre de faits prouvant le contraire, il nous a été impossible de ne pas changer d'avis. Aussi sommes-nous aujourd'hui bien convaincu que les flexions de la matrice n'acquièrent quelque importance, ne sont suivies de dangers sérieux, que lorsqu'elles se compliquent d'une autre altération dans la texture de cet organe. »

Tout ceci est fort juste ; mais Scanzoni se fait simplement le champion d'une opinion nettement formulée en France par un certain nombre de médecins qui, depuis trois ans, n'ont cessé de la répéter. Au milieu de ces médecins, je puis aussi revendiquer ma part dans cette opinion que j'ai soutenue avec énergie dans mes leçons sur les *déviations de l'utérus*, publiées dans la *Gazette des hôpitaux* (1856). Il est malheureux pour Scanzoni que dans cette circonstance, comme presque toujours, il semble paraître découvrir ce que beaucoup de médecins ont fait avant lui, et qu'il ne veuille citer aucun nom étranger.

En terminant l'étude de cette symptomatologie par une dernière citation de Scanzoni, rappelons que cette phrase n'est que la répétition et le résumé de ce qui est admis en France depuis quatre ou cinq ans, et de ce que M. Aran et moi avons professé respectivement dans des leçons reproduites par la *Gazette des hôpitaux* :

« La flexion pure et simple sans complications peut exister, si ce n'est toujours, du moins souvent, sans suite fâcheuse pour la santé. Une foule d'autres observations nous ont appris qu'elle ne provoque de phénomènes morbides, soit locaux, soit généraux, que lorsqu'il vient s'y joindre une tuméfaction inflammatoire du corps de l'utérus, un relâchement et un ramollissement très prononcé avec hypersécrétion de la muqueuse, des ulcérations profondes du museau de tanche et des péritonites partielles réitérées. »

D'après Scanzoni (je ne suis point de son avis), la flexion amène avec le temps, presque nécessairement, des altérations dans la structure de la matrice. Voici l'ensemble des lésions qui, suivant lui, peuvent se développer.

La cause première des flexions utérines est le relâchement du tissu utérin survenu à la suite des accouchements, des avortements, etc., etc. Ce relâchement finit par amener d'abord un élargissement et une dilatation des vaisseaux qui produit une stase sanguine plus ou moins prononcée de l'organe. Cette dilatation et cette stase amènent un catarrhe chronique de la muqueuse. Le catarrhe chronique de cette membrane en produit le ramollissement, la rupture, l'ulcération ; de là les hémorrhagies qui constituent un symptôme si important dans les flexions. Les choses n'en restent pas là ; l'altération gagne le tissu utérin ; une exsudation interstitielle se produit, et il se développe un véritable *engorgement chronique*. Quelquefois les accidents sont plus violents, et c'est une véritable inflammation aiguë qui se manifeste.

Telles sont les altérations de texture que l'on peut observer au col de l'utérus, que je suis tout à fait porté à admettre, et que je ne pense pas pouvoir se développer sans une inflammation préalable tout à fait indépendante de la flexion. Du reste, Scanzoni lui-même est obligé d'avouer, en terminant sa symptomatologie des flexions, que ces lésions ne sont bien souvent que la conséquence de phlegmasies utérines.

ARTICLE III. — Diagnostic des flexions de l'utérus.

La question du diagnostic ne pourra être traitée d'une manière complète qu'en nous occupant de l'*antéflexion* et de la *rétroflexion ;* je me bornerai à établir quelques faits généraux.

Le toucher vaginal est le moyen de diagnostic le plus certain ; il permet de constater l'existence de la flexion, son degré, sa nature, sa combinaison avec une version, enfin les complications diverses qu'elle peut présenter.

Le toucher rectal est beaucoup moins important pour le diagnostic des flexions que pour celui des versions simples ; cependant il peut être de quelque utilité pour l'établir d'une manière plus certaine.

La sonde utérine est la plupart du temps inutile quand il s'agit d'établir le diagnostic d'une flexion. Bien plus, je la crois souvent dangereuse, car elle ne peut être utile qu'en permettant à l'opérateur de redresser momentanément l'utérus, et de constater ainsi le degré et l'intensité de la flexion ; mais cela est souvent fort difficile. Je prétends que dans la plupart des cas de flexions compliquées d'un état phlegmasique de l'utérus, on briserait plutôt la sonde que de redresser l'utérus si l'organe résistait, ou bien qu'on déchirerait l'organe si c'était la sonde qui présentât un obstacle. Je me suis souvent trouvé en présence de ces deux difficultés, et j'ai dû renoncer à l'essai de redresser l'utérus, même momentanément, avec cet instrument.

On a pu confondre les flexions utérines avec l'engorgement inflammatoire chronique simple. Il faut, en effet, un examen quelquefois approfondi pour bien établir l'existence de la flexion, que le toucher digital permettra toujours, du reste, de reconnaître.

On les a confondues quelquefois avec des tumeurs fibreuses

encore peu volumineuses, et situées dans la paroi antérieure ou postérieure de l'utérus. La saillie qu'elles déterminent pourrait faire croire à une flexion. L'absence de phénomènes inflammatoires permet d'établir le diagnostic ; alors la sonde utérine, par les caractères négatifs qu'elle fera connaître, pourra être utile pour décider la question.

ARTICLE IV. — Marche, durée, terminaison des flexions de l'utérus.

On ne peut disconvenir que les flexions communiquent une rare ténacité à l'inflammation chronique qui les accompagne. Nul doute que cette inflammation chronique ne soit plus intense et plus rebelle aux divers modes de traitement, quand elle est compliquée de flexion que quand elle est simple ; dans ce cas, on peut donc s'attendre à trouver une maladie longue, rebelle et sujette à des récidives, caractère des flexions accompagnées d'inflammation chronique. J'avoue franchement que ce sont les maladies de l'utérus que j'aime le moins à traiter ; non-seulement elles ont une durée très longue, mais encore elles présentent des séries indéfinies d'augmentation et de diminution qui fatiguent beaucoup les malades.

Toutefois, lorsqu'on est parvenu à se rendre maître de l'état phlegmasique, on voit toujours la flexion diminuer d'une manière notable et quelquefois même disparaître complétement. La femme alors se rétablit parfaitement, et si elle conserve des traces de la flexion, elles ne se traduisent par aucun phénomène spécial. Il ne faut pas se dissimuler toutefois que les femmes qui ont eu une première atteinte de ces affections ne soient très disposées à les voir revenir.

Il y a des femmes qui sont tourmentées une partie de leur vie mensuelle par ces alternatives d'exacerbation, de rémission, de guérisons et de rechutes, et qui guérissent complétement et spontanément à l'âge critique, où l'on voit les inflammations chroniques de l'utérus guérir spontanément ; mais la flexion peut persister après la disparition de cette lésion phlegmasique.

ARTICLE V. — Pronostic des flexions de l'utérus.

Les flexions utérines ne constituent pas une lésion morbide grave par elle-même; mais en raison des complications qu'elles peuvent présenter, il n'est pas impossible qu'elles le deviennent. C'est surtout lorsqu'on les voit se compliquer de phlegmasies péri-utérines, d'ovarites, de péritonites, que les flexions peuvent devenir graves en augmentant l'intensité des accidents, en rendant plus tenaces ces affections; alors on a pu quelquefois observer des terminaisons fâcheuses.

ARTICLE VI. — Traitement des flexions de l'utérus.

La première question qui se présente est la suivante :

Faut-il traiter une flexion utérine d'une manière spéciale et par des moyens appropriés, ou doit-on la considérer comme une lésion secondaire dont on doit peu s'occuper ?

Cette question, de même que pour le traitement des déviations simples de l'utérus, a été résolue d'une manière fort différente par les médecins qui se sont occupés de ce sujet. Pour les partisans des redressements, et en particulier Simpson, Valleix, Kiwisch, il est nécessaire de combattre d'abord les lésions phlegmasiques qui accompagnent la flexion, et ensuite d'opérer le redressement. Deux procédés peuvent être employés pour arriver à ce second résultat. Le premier est la *sonde utérine* que, chaque jour, on introduit pendant quelques instants dans l'utérus en opérant le redressement. D'après Valleix, on a pu obtenir ainsi des redressements complets, et si on ne les obtient pas, on prépare du moins l'utérus à recevoir le redresseur (pessaire intra-utérin).

Le deuxième procédé consiste dans l'emploi des *redresseurs* ou pessaires intra-utérins. J'ai déjà décrit celui de Simpson et de Valleix ; celui de Kiwisch en diffère peu. L'emploi du pessaire intra-utérin doit être continué quelquefois assez longtemps. Tantôt on l'applique d'une manière continue, et si la malade le supporte bien, on peut espérer voir le traitement durer peu de temps ; tantôt il faut ne l'appliquer que quelques heures par jour ; le traitement est alors très long et peut durer plusieurs semaines, même plusieurs mois.

Ce traitement étant adopté et mis en usage, la double question qu'on doit poser est celle-ci : A-t-il amené des guérisons ? Est-il sans dangers, et n'a-t-il pas conduit à des accidents très graves ?

1° *A-t-il amené des guérisons ?*

D'après les auteurs recommandables que j'ai déjà eu plusieurs fois occasion de citer, ces guérisons ont eu lieu, puisqu'ils les affirment, et cependant il y a bien des raisons qui empêchent de les croire vraies ; car le redressement dans beaucoup de flexions ne peut être opéré ni avec la sonde utérine ni avec les redresseurs. J'ai vu plusieurs faits de ce genre, et je déclare qu'il y a eu impossibilité d'opérer le redressement avec une sonde utérine employée méthodiquement et avec une certaine énergie ; il en eût été absolument de même des redresseurs.

En supposant qu'on obtienne un redressement momentané, ce redressement ne se maintiendra pas. La texture de l'utérus a subi une telle modification, qu'il est souvent ramolli et en même temps enflammé, et que ce ramollissement, entretenu par la présence d'un corps étranger tel que la sonde ou le redresseur, reproduira la flexion dès qu'on cessera leur emploi.

De plus, la partie de l'utérus fléchie a souvent éprouvé la dégénérescence graisseuse, et l'on conçoit qu'en pareil cas le redressement soit tout à fait impossible.

Les adhérences, les brides, qui viennent si souvent compliquer les flexions utérines, sont bien souvent un obstacle absolu à ce qu'on puisse même tenter le redressement.

2° *Est-il sans dangers, et n'a-t-il pas conduit à des accidents très graves ?*

Beaucoup de femmes d'abord ne peuvent supporter ni la

sonde ni le redresseur intra-utérin, qui produisent des douleurs tellement violentes qu'on est obligé de les enlever quelque temps après et d'y renoncer souvent pour toujours.

L'emploi des redresseurs a produit des métrites aiguës plus ou moins intenses, des péritonites partielles d'une certaine intensité, des inflammations du tissu cellulaire péri-utérin.

Souvent il faut employer les redresseurs pendant plusieurs mois, et au bout de ce temps, on se trouve en présence soit d'un insuccès, soit d'une des complications fâcheuses que je viens d'énumérer.

Enfin, il y a plusieurs cas de mort qui ont suivi l'emploi des redresseurs. M. Broca et M. Cruveilhier ont successivement fait connaître deux faits de ce genre à l'Académie de médecine. Le rapport si remarquable de M. Depaul sur cette question énumère les nombreux accidents qu'on a observés, et démontre l'inutilité et le danger des redresseurs.

Les partisans des redresseurs doivent être maintenant peu nombreux ; Scanzoni dans son ouvrage se montre un des adversaires les plus énergiques ; mais tout ce qu'il a écrit sur ce sujet avait déjà été dit en France il y a trois ou quatre ans. Les quelques tentatives que j'ai faites, non-seulement n'ont été suivies d'aucun succès, mais les femmes que j'y ai soumises n'ont pu et n'ont pas voulu conserver les redresseurs ; je n'ai pas été plus heureux avec l'emploi de la sonde utérine renouvelée chaque jour, et j'ai eu le bonheur de n'avoir aucun accident grave.

Du reste, les doctrines que j'ai exposées dans cet article ne me permettent pas d'hésiter dans le traitement des flexions, et tout ce que j'ai déjà dit au sujet de celui des versions trouve parfaitement sa place dans cette circonstance.

Voici les règles que l'on doit suivre en pareil cas :

Lorsqu'il existe une flexion simple de l'utérus qui ne s'annonce par aucun phénomène morbide spécial, et que le hasard d'un examen fait chez une femme a permis de la découvrir, il ne faut tenter aucune médication. On ne doit essayer aucun redressement, ni avec la sonde utérine, ni avec un redresseur quelconque ; agir autrement serait une folie, car on pourrait produire des lésions phlegmasiques qui n'existaient pas et compromettraient la santé future et peut-être la vie des malades.

Cependant il pourrait se présenter un cas qui laisserait quelque doute dans l'esprit du médecin. La flexion simple est-elle assez considérable pour obturer complétement la cavité utérine, et empêcher ainsi la fécondation d'avoir lieu ? La solution de cette question doit laisser quelques doutes dans l'esprit; je ne pense pas qu'une flexion simple, sans lésion morbide concomitante, puisse fermer assez complétement la cavité utérine pour empêcher la fécondation. Cependant si une femme se présentait avec ces conditions, stérilité, absence de causes autres qu'une flexion simple de l'utérus, que faut-il faire ? J'avoue que je conseillerais quelques tentatives de redressement avec la sonde utérine, mais surtout l'emploi des douches froides, qui pourraient exercer une action puissante sur le redressement de l'utérus, et favoriser la fécondation.

Lorsqu'il existe une flexion avec un état phlegmasique plus ou moins complexe de l'utérus, toute tentative de redressement serait irrationnelle. Il faut s'attacher uniquement à l'inflammation chronique, la combattre sans relâche et avec énergie, afin de s'en rendre maître : c'est la seule médication à tenter.

Une fois que l'état phlegmasique a disparu, s'il persiste encore une flexion assez caractérisée, ce qui peut arriver, bien que la plupart du temps elle guérisse presque spontanément, la conduite à tenir n'est pas difficile à tracer.

D'abord il faut proscrire toute tentative de redressement soit avec la sonde, soit avec les redresseurs ; on serait certain de renouveler l'état phlegmasique que l'on vient de combattre avec tant de peine, et l'on produirait peut-être des accidents plus graves encore. Un moyen que l'on peut essayer avec beaucoup de chances de succès consiste dans l'application des douches froides vaginales, qui constituent un agent excellent, non-seulement pour faire disparaître ce qui peut rester de la flexion, mais encore pour prévenir la récidive de l'état phlegmasique qui vient de cesser.

Les bains de mer et certaines eaux minérales, telles que les eaux d'Ems, de Saint-Sauveur, pourraient encore contribuer à produire ce résultat.

I. De l'antéflexion de l'utérus.

L'antéflexion, décrite pour la première fois par M. Ameline, a été le sujet des travaux de Valleix qui, tout en en exagérant l'importance, n'en a pas moins fait une histoire complète et bonne à consulter. Scanzoni n'a ajouté que peu de choses au travail du médecin français, et a daigné à peine citer son nom. On doit à Virchow des observations intéressantes sur le mode de production de l'antéflexion. M. Aran a fourni également des documents intéressants sur cette question. Je vais essayer de résumer ce que l'on sait de plus positif à ce sujet.

Avant de décrire l'antéflexion, il est une observation à faire et qui ne manque pas d'importance : c'est que, dans certains cas, l'antéflexion est physiologique et ne constitue pas un phénomène morbide. Voici les raisons sur lesquelles on peut se fonder pour admettre cette proposition. Dans l'état normal, l'axe de l'utérus n'est pas rectiligne ; il présente une légère antéflexion qui correspond au point de réunion du corps et du col de l'utérus. Ce fait, signalé déjà depuis longtemps, a été beaucoup mieux établi par les recherches de M. Boulard, et plus récemment par les résultats de M. Aran qui a observé que l'antéflexion est beaucoup plus prononcée chez les filles vierges que chez les femmes déflorées. Chez les premières et surtout dans l'enfance, l'antéflexion est telle qu'elle forme presque un angle aigu. Plus tard et après la défloration, cet angle se redresse et devient beaucoup plus obtus. Sur 34 jeunes filles dont il a pratiqué l'autopsie, M. Aran a constaté 17 fois une antéflexion de ce genre. Un tel résultat a certainement de l'importance ; car il démontre que l'antéflexion peut être un état physiologique de la femme lorsqu'elle n'existe que dans certaines limites.

Dans l'antéflexion, le corps de l'utérus s'incline en avant, tandis que le col, au lieu de suivre ce mouvement en se portant en arrière, conserve sa direction normale ou même se porte un peu en avant ; il résulte de cette disposition un angle à sinus antérieur.

Valleix reconnaît deux formes d'antéflexion ; dans la première, le col de l'utérus a conservé sa direction normale ; c'est le corps de l'organe qui s'infléchit en avant ; dans la seconde, le corps utérin s'infléchit bien aussi un peu en avant ; mais c'est surtout le col qui vient en quelque sorte en avant du corps, et fait, que l'on me passe cette expression, une partie du chemin. Cette distinction, déjà indiquée par Valleix, a conduit M. Aran à établir ses deux variétés :

1° Antéflexion due à la flexion du corps de l'utérus sur le col ;

2° Antéflexion due à la flexion du col sur le corps de l'utérus.

Je regarde cette distinction comme peu importante, et d'après les observations que j'ai recueillies, je suis convaincu que c'est surtout le corps de l'utérus qui s'infléchit sur le col. Quant au col utérin, tantôt il reste à l'état normal ; tantôt, mais bien plus rarement, il s'infléchit lui-même en avant et va au-devant du corps de l'utérus.

L'antéflexion se combine assez souvent avec l'antéversion, et alors le changement de direction n'est plus aussi facile à reconnaître.

ARTICLE I. — Étiologie de l'antéflexion de l'utérus.

Virchow a donné une explication assez ingénieuse de la formation de l'antéflexion, et dont il est utile de parler avant de traiter de l'étiologie ; je transcris le passage de Virchow que j'extrais de l'ouvrage de M. Aran (1) :

(1) Aran, *Leçons cliniques sur les maladies de l'utérus et de ses annexes*, 1858, p. 26.

« Le col de l'utérus, dit-il, est fixé, jusqu'à un certain point, à la vessie par l'union qu'il a contractée avec celle-ci, et lorsqu'il est déplacé par quelque violent effort, la partie inférieure et postérieure de la vessie est obligée à le suivre. La vessie est-elle fixe, au contraire, par exemple lorsqu'elle est fortement remplie et distendue par l'urine, elle ne peut céder que très faiblement ; au contraire elle porte en général le col dans une autre situation. La position de l'utérus est assurée par les ligaments larges et ronds, par la position du col et par la situation des parties voisines, en particulier de la vessie ; si les premiers permettent à l'utérus une certaine mobilité d'avant en arrière, il se porte en arrière chaque fois que la vessie est distendue. Les inflexions se produisent seulement lorsque les ligaments de l'utérus ne lui permettent pas une mobilité suffisante dans la direction d'avant en arrière, autrement dit il se forme une antéflexion lorsque le fond de l'utérus est fixé de manière à ne pouvoir se porter en arrière pendant la distension de la vessie. Si le fond de l'utérus est étroitement appliqué contre la paroi postérieure de la vessie distendue ; et si en même temps le col est fixe, la portion la plus mince du corps, à savoir, celle qui correspond au passage du corps dans le col et qui est la plus facile à refouler, éprouve la plus grande distension, et de là, la flexion. »

Ces vues, si ingénieuses qu'elles soient, sont cependant théoriques, car ce que nous savons de l'étiologie de l'antéflexion n'a pas encore démontré la réalité de ce mécanisme. C'est du reste un sujet qui a besoin d'être étudié de nouveau avec soin.

Les causes de l'antéflexion sont encore assez mal déterminées ; Valleix en a observé onze cas, dont il a donné le résumé étiologique, et ce résumé éclaire peu la pathogénie de cette affection.

Les faits suivants ressortent surtout de son analyse :

Les femmes atteintes d'antéflexion étaient âgées de dix-sept à quarante-deux ans.

La constitution, le tempérament, les conditions hygiéniques

n'ont semblé exercer aucune influence sur la production de cet état morbide.

L'accouchement et l'avortement ont exercé une influence fort contestable; car sur les onze cas en question, quatre femmes n'avaient jamais été enceintes, et sur les sept autres, trois n'avaient jamais pu arriver à terme.

Les chutes, les efforts violents, exercent peut-être une influence sur la production de l'antéflexion : cette circonstance s'est en effet rencontrée chez quatre des onze malades dont il s'agit.

L'utérus a été trouvé atteint d'engorgement inflammatoire dans presque tous ces cas; il n'était pas toutefois démontré pour Valleix que ces lésions phlegmasiques eussent précédé l'antéflexion. Cependant c'est la seule cause de cette espèce de déviation ; car il est difficile d'admettre qu'un utérus parfaitement sain puisse s'infléchir et se courber ainsi, même sous l'influence de pressions extérieures, comme des tumeurs ou autres qui tendraient à fléchir le corps de l'utérus sur le col. Un pareil cas produirait plutôt une antéversion simple qu'une antéflexion. Un fait très important observé par M. Aran, et dont on a pu examiner la pièce anatomique, vient encore confirmer cette manière de voir; il s'agit d'une antéflexion qui était venue compliquer une inflammation suppurative du tissu cellulaire péri-utérin. A l'autopsie, on trouva la paroi antérieure de l'utérus, et surtout le point de jonction antérieur du corps de l'utérus et du col, amincie et surtout un peu ramollie : ce qui avait permis la flexion antérieure, et ce qui laissait également le redressement à l'aide de la sonde s'opérer facilement.

Les faits que j'ai observés me permettent de conclure que, chez toutes les femmes affectées d'antéversion, on trouve atteints d'inflammation chronique simple avec tendance au ramollissement, tantôt le col et le corps utérin, tantôt le corps seul, en même temps que le point de jonction du col et du corps; tantôt enfin la paroi antérieure seule enflammée, amincie et ramollie, ce qui avait favorisé l'inflexion en avant. En même temps que l'antéflexion a lieu, il se forme au-devant de l'angle antérieur, qui marque le point de la flexion, un pli constitué aux dépens de la membrane antérieure de la paroi externe, et persistant souvent encore après la guérison et le redressement.

Il est donc positif que toute cause produisant l'augmentation du volume et du poids du corps de l'utérus peut amener l'antéflexion, surtout quand il existe aussi un ramollissement inflammatoire et peut-être un amincissement de la paroi antérieure cervico-utérine.

ARTICLE II. — Symptomatologie de l'antéflexion de l'utérus.

Le début de l'antéflexion est en général lent, insensible et progressif.

Les symptômes locaux et généraux qui manifestent l'antéflexion sont complétement semblables à ceux décrits dans la symptomatologie des déviations en général et dans la symptomatologie des antéversions. Si cette similitude existe, cela tient tout simplement à ce que les symptômes observés sont dus aux engorgements inflammatoires concomitants, et qu'ils ne dépendent pas plus de l'antéflexion que de l'antéversion ou de toute autre déviation.

Il existe cependant un symptôme plus nettement accentué, le sentiment de pesanteur vésicale et les envies fréquentes d'uriner qui sont la conséquence de la pression du corps de l'utérus infléchi sur le corps de la vessie.

On doit enfin admettre que les troubles fonctionnels d'une antéflexion accompagnée d'un engorgement inflammatoire du col ou du corps de l'utérus sont plus caractérisés et plus fatigants pour les malades que ceux des engorgements simples sans déviation.

Examen physique. — Le spéculum montre le col de l'utérus dans sa position à peu près normale, ou bien seulement un peu incliné en haut, quelquefois sain, souvent rouge, tuméfié et rarement atteint de granulations ou d'excoriations.

Toucher vaginal. — En suivant la paroi antérieure du col de l'utérus, on arrive à apprécier l'angle rentrant formé par la flexion du corps et du col, et la saillie du corps utérin au-dessus de cet angle.

Lorsque l'on suit la face postérieure, on ne peut toujours rencontrer l'angle saillant en arrière formé par la flexion du corps et du col ; cependant dans la deuxième variété, c'est-à-dire celle dans laquelle le col de l'utérus semble aussi avoir participé à la flexion et s'être porté en haut à la rencontre du corps, on peut souvent en arrière apprécier cet angle saillant.

Le *toucher rectal*, souvent inutile dans la flexion, est quelquefois nécessaire pour apprécier la saillie de l'angle formé par la courbure postérieure qu'a dû subir l'utérus pour se fléchir en avant.

Le *cathétérisme utérin* est indispensable à pratiquer pour bien apprécier la nature de l'altération que l'on étudie. Lorsque le corps est seulement infléchi sur le col, il est d'abord difficile de faire pénétrer la sonde, dont le bec est rapidement arrêté par la flexion utérine ; alors, pour l'introduire complétement et pour redresser l'utérus, il faut porter la main en bas et en arrière vers le périnée, la concavité de l'instrument restant dirigée en avant.

Lorsqu'au contraire le corps et le col sont infléchis simultanément et ont tous deux concouru à l'antéflexion, on porte le bec de la sonde directement en arrière, la concavité restant dirigée en bas ; puis lorsque la sonde est arrêtée, on retourne la concavité en avant, et l'on agit comme précédemment. Dans ces deux cas, la manœuvre pour faire pénétrer la sonde est souvent difficile et douloureuse, mais il est utile de l'introduire pour être bien certain du diagnostic ; cependant il est des cas dont nous avons parlé plus haut, dans lesquels l'introduction complète de la sonde et le redressement sont impossibles.

ARTICLE III. — Traitement de l'antéflexion de l'utérus.

Toutes les fois qu'il existe un engorgement inflammatoire de l'utérus ou de son col accompagnant l'antéflexion, on s'occupera de l'engorgement seul, et l'on attendra qu'il soit dissipé avant de soigner l'antéflexion. Une fois l'engorgement inflammatoire disparu, les troubles fonctionnels cessent en général, ou bien ils sont réduits à leur minimum, s'il reste encore quelques traces de cette lésion morbide. Dans le plus grand nombre des cas, avec l'engorgement qui disparaît, l'antéflexion diminue spontanément, et finit quelquefois soit par être très faible, soit même par disparaître complétement; alors il n'y a rien à faire. Mais, quand après la guérison de l'engorgement inflammatoire, l'antéflexion reste fort considérable, sans toutefois donner naissance à des troubles fonctionnels bien notables, les partisans du redressement pensent qu'il y a lieu de s'en occuper, car cette antéflexion ainsi persistante pourrait favoriser singulièrement le retour des engorgements inflammatoires qu'on a déjà eu tant de peine à combattre ; ils conseillent d'employer ou la sonde utérine ou les redresseurs et de les appliquer assez rapidement après la cessation des engorgements inflammatoires. On peut alors, suivant eux, espérer obtenir le redressement, sinon complet, du moins partiel de l'antéflexion.

Ainsi que je l'ai dit précédemment, la sonde utérine et les redresseurs ont de tels inconvénients et de tels dangers, qu'il est plus sage, à mon avis, d'y renoncer complétement. J'ai simplement recours à l'emploi des injections ou des douches d'eau froide que je fais continuer pendant un certain temps après la cessation de l'état phlegmasique.

On ne peut toujours espérer, il est vrai, obtenir le redressement d'une manière complète; cette médication diminue au moins l'antéflexion, et la tendance que l'utérus antéfléchi peut avoir à se compliquer de nouveau d'inflammation chronique du col ou du corps de l'organe.

Valleix a employé contre les antéflexions son redresseur utérin, et il annonce avoir ainsi obtenu dix guérisons sur onze femmes en traitement ; cela est possible, mais je ne conseillerai cependant jamais d'employer le redresseur pour les raisons que j'ai déjà données plus haut.

II. De la rétroflexion de l'utérus.

On donne le nom de *rétroflexion* à cet état de l'utérus dans lequel cet organe s'infléchit et se courbe en arrière, de manière à former un angle plus ou moins obtus ou même aigu, à sinus postérieur.

Valleix en admettait trois variétés.

Dans la première, le col n'est pas dévié de sa direction normale; mais le corps de l'utérus se replie sur lui-même, de manière que son fond vient faire saillie derrière le col.

Dans la deuxième, qui paraît plus commune, le col de l'utérus est un peu porté en avant vers le col de la vessie ; le corps, qui est en arrière, infléchi comme précédemment, semble avoir remplacé le col dans la position que celui-ci doit occuper.

Dans la troisième, le col se porte lui-même en arrière et en haut, et le corps, suivant la même direction par suite de la flexion, vient reposer sur lui et recouvrir sa face postérieure devenue supérieure.

Je crois ces distinctions peu fondées, et je suis convaincu que, dans la plupart des cas, il est difficile de dire si c'est le corps qui est infléchi, le col conservant sa direction normale, ou si c'est le col qui se replie sur le corps, ce dernier ayant conservé son axe. Pour moi, ces distinctions, bonnes en théorie, sont tout à fait inapplicables dans la pratique. Très souvent la rétroflexion se fait avec la participation du corps ou du col, chacun d'eux faisant pour ainsi dire une partie du chemin pour l'effectuer ou pour se rencontrer.

Ce qu'il y a encore de positif, c'est que, pour la formation d'une rétroflexion, il faut nécessairement une affection antérieure de l'utérus, dans laquelle la paroi postérieure de cet organe soit spécialement altérée, et ait été le siége d'un ramollissement léger avec amincissement de cette même paroi, au point de jonction du corps et du col de l'utérus. Il n'est véritablement pas possible qu'une rétroflexion se produise sans cette lésion préalable. Un utérus parfaitement sain ne peut pas devenir le siége d'une rétroflexion plutôt que d'une antéflexion. Les détails anatomiques rapportés par Valleix, bien qu'il n'ait pas émis cette opinion d'une manière formelle, sont tout à fait favorables à cette manière de voir.

Dans tous les cas de rétroflexion, on trouve indiqués les engorgements inflammatoires dont cet organe était en même temps le siége.

Signalons enfin un dernier fait, la possibilité de combinaisons diverses de déviations à l'égard de la rétroflexion : ainsi il peut y avoir rétroflexion seule, rétroflexion avec rétroversion, enfin et beaucoup plus rarement, rétroflexion avec antéversion (deuxième variété de Valleix).

ARTICLE I. — Étiologie de la rétroflexion de l'utérus.

La rétroflexion n'est pas une déviation rare, Valleix a pu en observer douze cas.

Age. — La rétroflexion s'est montrée chez des femmes âgées de dix-huit à trente-six ans ; moyenne, vingt-cinq ans, âge où se manifestent les engorgements inflammatoires de l'utérus.

La constitution, le tempérament, les conditions hygiéniques au milieu desquelles s'étaient trouvées les femmes, n'ont semblé exercer aucune influence sur sa production.

Les accouchements antérieurs paraissent y prédisposer les femmes ; sur les douze cas de Valleix, neuf fois les femmes avaient eu antérieurement un ou plusieurs enfants, et chez une de ces neuf femmes une fois l'accouchement avait été fort difficile.

Dans un de ces douze cas, la maladie semblait s'être développée à la suite d'un effort violent.

Valleix ne parle pas des lésions antérieures du corps et du col de l'utérus comme causes du développement de la rétroflexion ; c'est cependant dans cette seule circonstance qu'on doit rechercher la cause probable et le mécanisme de la production de cette flexion dont j'ai parlé page 382.

ARTICLE II. — Symptomatologie de la rétroflexion de l'utérus.

Ces symptômes, bien nets, bien caractérisés, sont absolument ceux de tous les engorgements inflammatoires du corps ou du col de l'utérus, et présentent de plus les cinq conditions spéciales que j'ai assignées plus haut aux phénomènes morbides de la rétroversion. Je m'abstiendrai donc d'insister sur ce point qui a été suffisamment traité à plusieurs reprises.

Examen physique. Spéculum. — Le spéculum, introduit dans le vagin, atteint facilement le col de l'utérus, que l'on trouve toujours plus gros, plus volumineux, plus rouge, et le siége d'altérations diverses, circonstance que Valleix n'avait pu s'empêcher lui-même de mentionner.

Toucher vaginal. — Le toucher vaginal permet de constater la rétroflexion. Le doigt, ayant atteint le col et en suivant le contour, peut presque toujours arriver jusqu'à l'angle à sinus postérieur que forment en s'infléchissant le corps et le col de l'utérus. Cependant il n'est pas toujours facile d'y arriver, et l'on apportera un examen attentif et minutieusement fait pour en constater l'existence. Le doigt peut parfaitement apprécier l'angle saillant en avant, résultat de la rétroflexion utérine:

Avec le *toucher rectal*, on reconnaît presque toujours l'existence de l'angle à sinus postérieur résultant de la rétroflexion.

Cathétérisme utérin. — Le cathétérisme utérin permet, dans un certain nombre de cas seulement, de redresser l'utérus et de confirmer l'existence de cet état morbide. L'introduction de la sonde est assez difficile ; elle s'effectue en plaçant la sonde la concavité regardant en avant et le manche appuyé contre le périnée ; on introduit l'instrument en guidant la sonde avec le doigt, et l'on pratique le redressement en ramenant le manche de l'instrument vers le pubis.

Cette petite opération, souvent plus difficile et plus douloureuse que dans les autres espèces de déviations, est également quelquefois tout à fait impossible.

ARTICLE III. — Diagnostic, marche, durée, terminaison de la rétroflexion de l'utérus.

Lorsque la rétroflexion accompagne un engorgement inflammatoire du corps ou du col de l'utérus, cette dernière maladie est plus rebelle, plus tenace que si elle était simple, et même plus persistante que quand elle est accompagnée d'une rétroversion.

Le diagnostic n'est pas en général difficile. On a pu confondre la rétroflexion avec une tumeur fibreuse, une tumeur inflammatoire placée en arrière de l'utérus, une hématocèle péri-utérine, un ovaire enflammé et déplacé. Dans tous ces cas, la constatation de l'angle de flexion, la mobilité de l'utérus et la possibilité de le redresser, permettent en général d'établir le diagnostic assez facilement.

ARTICLE IV. — Traitement de la rétroflexion de l'utérus.

Valleix conseillait le redressement de l'utérus comme unique moyen de traitement. Sur 12 cas, il dit avoir obtenu 5 cas de guérison complète avec les redresseurs, et 2 cas de guérison à l'aide de la sonde.

Mon opinion à l'égard du traitement de la rétroflexion est absolument la même que celle que j'ai exprimée au sujet des flexions en général et de l'antéflexion.

On doit combattre les rétroflexions absolument comme s'il s'agissait d'engorgements inflammatoires simples, qui, ainsi que j'ai déjà eu occasion de le dire, existent toujours simultanément. Ainsi on aura recours aux bains, aux injections ou douches froides, aux cautérisations, etc., etc., absolument comme s'il n'existait aucune flexion; une fois l'état phlegmasique conjuré, les troubles fonctionnels cessent presque toujours, et la rétroflexion a disparu, ou bien a notablement diminué et ne se traduit par aucun phénomène appréciable. Si toutefois le toucher et l'examen au spéculum démontraient qu'elle existât encore à un certain degré, on combattrait cet état persistant par la continuation des injections et des douches d'eau froide qu'il faut quelquefois prolonger pendant un temps assez long.

III. Des latéroflexions de l'utérus.

Il serait difficile de décrire d'une manière isolée les flexions latérales. Je suis heureux de partager ici l'opinion de Valleix qui ne les a jamais trouvées seules, mais toujours combinées et accompagnées d'antéversions, de rétroversions ou d'abaissement de l'utérus.

On doit tout au plus invoquer l'existence d'une latéroflexion pour expliquer la prédominance de certains phénomènes morbides spéciaux, qui sont les suivants :

La douleur du bassin se fait sentir plus particulièrement à droite ou à gauche, suivant qu'il s'agit d'une inclinaison à droite ou à gauche.

La flexion à droite produit souvent des douleurs dans la cuisse droite, et la flexion à gauche des douleurs dans la cuisse gauche; la constipation accompagne en même temps l'inclinaison à gauche; mais ces données sont très vagues, et ce qu'on peut dire, c'est que l'histoire des latéroflexions est plus inconnue encore que celle des latéroversions.

CHAPITRE II.

DE LA DYSMÉNORRHÉE ET DE L'AMÉNORRHÉE.

I. De la dysménorrhée.

La *dysménorrhée*, d'après son étymologie, peut être définie, une *menstruation difficile*, une *difficulté de la menstruation*. Cette expression est loin de rendre compte de l'espèce d'état morbide qu'on veut définir : en effet, on doit entendre par *dysménorrhée* une menstruation accompagnée de douleurs plus ou moins vives ; si on lui a donné ce nom, c'est qu'on supposait que les douleurs qui en pareil cas accompagnent les règles étaient la conséquence de la difficulté qu'elles éprouvaient à sortir, or ce n'est qu'une hypothèse. Nous entendrons simplement par *dysménorrhée* une *menstruation douloureuse.*

Il est donc évident que, dans la grande majorité des cas, la dysménorrhée n'est pas un état morbide distinct, mais un symptôme commun à beaucoup de maladies. Aussi pour quelques médecins, et en particulier pour les auteurs du *Compendium de médecine*, la dysménorrhée n'est-elle jamais qu'un symptôme et ne doit pas être décrite comme une maladie spéciale ; tandis que pour d'autres, tels que M. Duparcque, etc., la dysménorrhée est le symptôme d'un état organique toujours le même et qui consiste dans une congestion sanguine de l'utérus.

Ces doctrines sont peut-être empreintes d'un peu d'exagération ; aussi tout en étant bien convaincu que dans une infinité de cas la dysménorrhée n'est qu'un phénomène purement symptomatique, je crois qu'il en est d'autres dans lesquels on n'a pu encore trouver la lésion morbide de l'utérus qui la détermine ; on doit donc l'étudier à part comme un état morbide distinct.

Nous allons traiter d'abord du phénomène de la dysménorrhée ; ensuite nous chercherons à établir sa pathogénie.

Caractères.—Ces caractères sont fondés sur : 1° les douleurs ; 2° la nature du sang ; 3° le retard que les règles éprouvent ; 4° la leucorrhée précédant, accompagnant, ou suivant l'écoulement menstruel ; 5° l'état général que présentent souvent beaucoup de femmes atteintes de dysménorrhée ; 6° l'influence produite sur les phénomènes utérins préexistants.

1° *Douleur.* — *a.* La douleur précède l'apparition du flux menstruel d'un ou deux à quatre ou cinq jours, et tend à disparaître dès que celui-ci a commencé à se produire ; quelquefois elle l'accompagne et cesse avec lui. Cette douleur peut durer autant que le flux menstruel, mais elle lui survit rarement.

b. La douleur a particulièrement son siége dans le bassin ; souvent elle y reste concentrée ; dans quelques cas, elle augmente d'intensité et s'irradie dans diverses directions, et en particulier dans le bas-ventre, à l'hypogastre, les deux régions lombaires et les deux régions iliaques.

c. L'intensité des douleurs varie à l'infini ; on observe depuis un simple sentiment de gêne ou de pesanteur jusqu'aux tranchées les plus intenses, les douleurs abdominales les plus violentes ; toutes ces variétés se rencontrent quelquefois chez la même femme.

2° *Nature du sang menstruel.* — Les caractères du sang menstruel ne sont pas toujours influencés par les douleurs plus ou moins vives qui accompagnent ce dernier. Tantôt ce sang reste ce qu'il est à l'état normal sous le rapport de sa quantité, de son aspect et de ses qualités diverses ; dans d'autres cas, ces caractères sont modifiés.

La quantité du sang est diminuée, quelquefois un peu ; dans d'autres cas, d'une manière très notable. Si cette diminution n'est pas rare, l'augmentation de ce flux est au contraire un fait tout à fait exceptionnel, et qu'on rencontre bien rarement.

La durée du temps des menstrues est souvent la même chez la femme dont le flux menstruel est précédé de douleurs plus ou moins vives ; mais quelquefois elle est abrégée ; sa prolongation, quoique extrêmement rare, peut être observée.

Les caractères physiques du sang peuvent ne subir aucun changement ; quelquefois cependant on trouve la modification suivante, qui a son importance : le sang semble s'être coagulé dans le canal utérin, et l'on en voit sortir, tantôt simultanément, tantôt successivement, des caillots sanguins plus ou moins bien formés, plus ou moins volumineux, et un sérum plus ou moins coloré par les globules sanguins qu'il contient encore.

Ainsi, pour résumer ces conditions du sang, nous dirons que tantôt ce liquide conserve tous les caractères rencontrés habituellement chez la femme que l'on examine, et que les douleurs qui ont précédé l'apparition mensuelle ne l'ont modifié en aucune manière, tandis que dans d'autres cas il est notablement altéré ; ces modifications consistent alors dans une diminution de sa quantité absolue, une diminution de temps dans la durée du flux menstruel, enfin dans une séparation assez complète du fluide sanguin en caillot et en sérum.

3° *Influence exercée sur l'époque mensuelle.* — Lorsque les règles sont douloureuses, l'intensité plus ou moins grande de ces douleurs peut n'exercer aucune influence sur l'époque de l'apparition habituelle du flux menstruel. Mais quelquefois aussi cette influence existe, et elle détermine un retard plus ou moins notable, qui toutefois n'est jamais considérable, et dépasse à peine quelques jours ; au delà il constituerait un autre état morbide, l'aménorrhée.

4° *Leucorrhée accompagnant le flux menstruel.* — Lorsque les règles sont douloureuses, il est fréquent d'entendre les femmes se plaindre que leur époque est précédée et suivie d'un écoulement leucorrhéique qu'elles n'ont pas habituellement, et sur la nature duquel on a très peu de renseignements. Est-il constitué par le liquide habituel de la leucorrhée proprement dite (mucus opalin), ou bien s'agit-il d'un écoulement de sérosité albumineuse résultant d'une séparation préalable du caillot sanguin et du sérum dans la cavité utérine ? c'est ce qu'il est impossible de savoir. Nous ne connaissons aucunes recherches qui puissent élucider ce sujet ; ces deux cas peuvent se présenter, constatons toutefois que cet écoulement leucorrhéique est très loin d'être un phénomène constant.

5° *État général accompagnant les règles douloureuses.* — Les femmes atteintes de règles douloureuses peuvent n'éprouver que des phénomènes locaux et n'accuser que la douleur que nous avons décrite, avec toutes ses variétés. Mais d'autres fois il n'en est pas ainsi, et l'on voit chez les femmes un état général plus ou moins prononcé, caractérisé de la manière suivante : Leur figure est fatiguée, leurs yeux entourés d'un léger cercle noir ; elles sont nerveuses, parfois irritables, faciles à agacer et plus impressionnables au froid ; elles éprouvent des douleurs névralgiques qui se montrent dans diverses parties ; nous signalerons en particulier la migraine, les névralgies de la tête, la gastralgie ; l'appétit bizarre, irrégulier, des palpitations : tels sont les phénomènes que l'on peut le plus ordinairement constater et qui présentent de nombreuses variétés intermédiaires, depuis une légère accentuation jusqu'à une intensité bien prononcée.

Ces accidents divers, légers ou intenses, cessent en général, de même que les coliques utérines, en même temps que paraît le flux menstruel.

6° *Influence exercée par la dysménorrhée sur les phénomènes utérins préexistants.* — L'époque des règles, chez les femmes atteintes de maladies utérines antérieures, est bien souvent accompagnée d'une augmentation notable des symptômes caractéristiques de ces maladies : telles sont en particulier les douleurs variées et nombreuses qui les caractérisent. Or, il faut bien se garder de confondre l'augmentation de ces douleurs symptomatiques avec une dysménorrhée proprement dite. Cette exagération est due en pareil cas à la congestion sanguine qui, à l'époque menstruelle, vient s'ajouter à la maladie utérine antérieure. On établira la distinction en examinant l'état des femmes après la menstruation ou dans l'intervalle qui sépare deux époques l'une de l'autre.

Tels sont les principaux caractères de la dysménorrhée. Examinons maintenant dans quelles circonstances on peut observer ces phénomènes divers ; cette étude est importante à faire pour l'application des moyens curatifs applicables à cet état douloureux qui fatigue tant de femmes et pour lequel elles invoquent journellement les ressources de l'art.

ARTICLE I. — Étiologie de la dysménorrhée.

Pour bien apprécier les influences capables de produire la dysménorrhée, il faut nécessairement admettre la distinction de la dysménorrhée en *dysménorrhée symptomatique* et *dysménorrhée idiopathique.*

§ 1. Dysménorrhée symptomatique.

La dysménorrhée symptomatique se montre dans les circonstances suivantes :

1° *Congestions sanguines de l'utérus.*— Les congestions sanguines de l'utérus aiguës ou chroniques, mais surtout ces dernières, sont une des circonstances qui produisent le plus souvent la dysménorrhée. On sait que M. Duparcque accordait à cet état morbide une telle importance, qu'il l'admettait sans hésiter toutes les fois qu'il trouvait une dysménorrhée.

2° *Inflammation aiguë du corps ou du col de l'utérus.* — Lorsque cette inflammation correspond à une époque menstruelle, et que cette dernière vient à survenir, ce qui est toutefois loin de se produire toujours, l'apparition des règles est toujours accompagnée de douleurs plus ou moins vives; ce sont ces douleurs qui constituent pour les uns une dysménorrhée proprement dite, pour d'autres une simple augmentation momentanée des douleurs habituelles et caractéristiques de ces inflammations.

3° *Inflammation chronique du corps ou du col de l'utérus.* — C'est surtout parmi cette classe si fréquente d'états morbides qu'on observe la dysménorrhée avec toutes ses variétés. On est même tellement habitué à voir associées ensemble l'inflammation chronique du corps ou du col de l'utérus et la dysménorrhée, que quand on observe la seconde on est toujours porté à supposer la première, et l'on se trompe rarement.

On doit toutefois admettre une exception pour cette sorte d'inflammation chronique du col utérin caractérisé par la tuméfaction et le ramollissement avec ou sans ulcération de cet organe (état fongueux); la dysménorrhée est rare dans cette variété, où l'on observe, au contraire, une disposition singulière aux hémorrhagies utérines et parfois même un écoulement sanguin à peu près continuel.

4° *Menstruation accompagnée, dès son début, de la formation dans la cavité utérine d'un caillot sanguin et d'une fausse membrane fibrineuse.* — Cet état pathologique, observé et bien étudié par Oldham en Angleterre, par Valleix en France, paraît bien réel et être la cause de certaines dysménorrhées. En pareil cas, cette dysménorrhée est probablement la conséquence des contractions utérines (coliques utérines) qui se développent pour expulser le caillot de la fausse membrane développée dans l'utérus.

5° L'*antéflexion* et la *rétroflexion* sont presque toujours, d'après Valleix, accompagnées d'une dysménorrhée habituelle. On explique ce phénomène en admettant que ces flexions de l'utérus, surtout si elles sont prononcées, doivent être un obstacle au libre écoulement du sang versé dans la cavité utérine, et que le sang qui y séjourne doit en être expulsé par le développement des contractions utérines, dont l'existence douloureuse constitue alors la dysménorrhée. Je n'ai pas eu occasion de vérifier ce fait, que je regarde comme très possible ; je rappellerai seulement que les flexions utérines sont si souvent accompagnées d'inflammation chronique du corps ou du col de cet organe, que l'on pourrait être tenté de rapporter à ce dernier état morbide la dysménorrhée qu'on observe.

6° *Contraction ou même rétrécissement d'un point élevé du col utérin.* — Cette altération, étudiée par Oldham, Mackintosh, Robert, Bennett, agirait un peu de la même manière que les flexions utérines. Le sang, retenu en arrière de l'obstacle dans la cavité utérine, solliciterait les contractions du tissu utérin, ce qui occasionnerait les douleurs plus ou moins vives qui précéderaient, en pareille circonstance, l'approche du flux menstruel.

7° *Étroitesse congénitale de la cavité du col utérin et des orifices externe et interne de cette cavité.* — Cette influence, dont j'ai eu plusieurs fois occasion de constater l'existence, est parfaitement réelle, et peut devenir une cause fréquente de la dysménorrhée. C'est encore par le séjour trop prolongé du sang dans la cavité utérine et la difficulté de sa sortie qu'on pourrait expliquer le développement des contractions utérines douloureuses dont l'existence constitue précisément la dysménorrhée.

8° *Maladies organiques de l'utérus.* — D'après quelques auteurs, et en particulier Valleix, les maladies organiques de l'utérus, et spécialement les tumeurs fibreuses, les polypes, le cancer, sont fréquemment accompagnés, au début, d'une dysménorrhée bien caractérisée. Valleix fait observer toutefois que, dans les cas si fréquents d'hémorrhagies dont ces maladies organiques sont accompagnées, on n'observe pas cette dysménorrhée qui toutefois, même dans ces cas, aurait pu être un phénomène initial.

9° *Névralgie utérine et névralgie lombo-utérine.* — Ces névralgies, d'après Valleix, seraient une cause fréquente de dysménorrhée. Je veux bien admettre cette proposition; mais je ferai toutefois observer que dans ce cas il ne s'agit probablement pas de véritables dysménorrhées, mais de rappels ou d'exacerbations de névralgies préexistantes effectués par l'apparition des règles; ce qui est fort différent de la dysménorrhée, qui est caractérisée par ce grand fait : sortie du sang menstruel accompagnée de contractions utérines douloureuses.

§ 2. Dysménorrhée idiopathique.

En dehors des cas si nombreux de dysménorrhées symptomatiques, on est presque en droit de mettre en doute l'existence d'une dysménorrhée idiopathique. Je suis cependant profondément convaincu de l'existence de cette dernière affection, c'est-à-dire que j'ai observé maintes fois des femmes chez lesquelles il m'a été impossible de remonter à aucune des causes organiques précédemment énoncées, et chez lesquelles l'emploi de la sonde utérine ne m'a démontré aucune contraction, aucun rétrécissement d'un point quelconque de la cavité du col utérin, ni l'existence d'aucun caillot avec fausse membrane produit dans l'utérus, ni enfin aucune névralgie utérine. Il y a certainement des femmes parfaitement conformées, tout à fait saines du côté de l'utérus, qui ont des règles douloureuses, et qui chaque fois voient se renouveler les douleurs qui précèdent l'apparition du flux menstruel, et qui sont assez vives pour être intolérables et leur faire désirer d'en être débarrassées. Quelles sont les conditions sous l'influence desquelles peut se produire la dysménorrhée idiopathique, c'est ce qu'il est impossible de dire. On n'a fait aucune recherche pour démontrer l'influence de l'âge, du tempérament, des conditions sociales, des habitudes, des accouchements antérieurs, etc.

Mon observation personnelle m'a démontré que la dysménorrhée idiopathique existait plutôt chez des femmes qui n'avaient jamais été enceintes ; elle ne repose pas toutefois sur des faits assez nombreux pour me permettre de les généraliser, je rapporte seulement le fait pour appeler sur lui l'attention des médecins praticiens, et pour les engager à faire quelques recherches dans ce sens.

Si l'on ne connaît pas les conditions sous l'influence desquelles peut se développer la dysménorrhée idiopathique, il est toutefois deux grandes modifications générales qui paraissent la produire. On peut toutefois se demander si ce sont bien là des dysménorrhées idiopathiques, ou si elles ne sont pas plutôt des états morbides symptomatiques des deux grandes influences qui les produisent; dans l'incertitude, je les place dans une section à part.

Les deux grandes conditions dont je veux parler, et dans lesquelles on observe la dysménorrhée, sont la *pléthore* et l'*anémie*. La pléthore, qui consiste dans la proportion trop considérable du sang, relativement à la capacité du système circulatoire destiné à le contenir, produit souvent chez les filles et les femmes une dysménorrhée qui ne saurait être mise en doute, et qui disparaît sous l'influence du traitement de la pléthore, et en particulier des émissions sanguines.

L'anémie, qui consiste dans la diminution de proportion des globules du sang, produit bien moins souvent que la pléthore une véritable dysménorrhée. Dans ce cas, toutes les anémies, quelle que soit la cause qui les ait déterminées, peuvent agir dans le même sens. Il me serait assez difficile de dire de quelle manière a lieu la diminution des globules, je constate seulement le fait.

ARTICLE II. — Marche, durée de la dysménorrhée.

La marche et la durée de la dysménorrhée symptomat que sont certainement subordonnées à la maladie ou à la cause organique qui lui a donné naissance. On la voit commencer, se développer, rester sationnaire, décroître et disparaître avec elles ; c'est un résultat, c'est un symptôme : aussi cette marche subordonnée est-elle toute naturelle, et nous n'avons aucune autre règle à établir. Dans la dysménorrhée qui accompagne la pléthore ou l'anémie, il en est absolument de même, et cet état morbide est entièrement subordonné aux deux grandes conditions générales qui les ont produites.

Quant à la dysménorrhée idiopathique, les choses ne se passent pas toujours de la même manière. D'abord, on observe presque toujours une notable différence entre les diverses époques menstruelles douloureuses ; elles sont précédées, les unes de douleurs plus longues et plus vives, les autres de douleurs légères et de courte durée, tandis que d'autres enfin sont constituées par des règles normales. Quelquefois on voit les dysménorrhées venir sans cause, disparaître, puis revenir de la même manière ; tandis que dans d'autres cas elles peuvent persister un temps plus ou moins long et durer quelquefois toute la vie menstruelle des femmes.

Chez beaucoup de femmes, c'est à l'époque de l'établissement de la menstruation que la dysménorrhée idiopathique se montre, pour cesser quand elle est complétement et définitivement établie ; chez d'autres, c'est spécialement à l'époque critique, à l'instant où les règles vont cesser, que la dysménorrhée idiopathique apparaît.

Il serait à désirer qu'une statistique raisonnée de tous ces cas fût faite avec soin ; un tel travail permettrait de résoudre un certain nombre de questions pour la solution desquelles nous ne possédons encore que quelques jalons que nous venons de présenter.

ARTICLE III. — Diagnostic de la dysménorrhée.

Le diagnostic de la dysménorrhée, considérée en elle-même, est assez facile : la constatation du phénomène, perte du sang menstruel accompagnée de contractions utérines douloureuses, ne saurait présenter aucune difficulté ; cependant il serait possible de confondre un semblable état morbide avec un avortement d'un premier mois de grossesse. Cette confusion a probablement été faite souvent, surtout quand il existe un léger retard dans l'apparition du flux menstruel, comme cela arrive dans un certain nombre de dysménorrhées. On ne pourrait établir le diagnostic d'une manière précise qu'en examinant le sang rendu et en cherchant à y retrouver le produit de la conception, la seule constatation qui permettrait d'établir le diagnostic.

Le diagnostic de la cause des dysménorrhées symptomatiques est un fait d'une grande importance ; aussi c'est à lui que doit surtout s'attacher le médecin, car ce n'est que par l'exclusion absolue de toute cause organique ou de toute influence générale qu'il pourra admettre l'existence d'une dysménorrhée idiopathique.

Ce diagnostic sera établi à l'aide du toucher vaginal et du toucher rectal, de l'emploi du spéculum et de l'usage de la sonde utérine ; il y a peu de chances qu'un médecin intelligent, et mettant à profit ces moyens précieux d'investigation, ne parvienne à déterminer cette cause.

ARTICLE IV. — Traitement de la dysménorrhée.

Le traitement de la dysménorrhée doit être basé complétement sur l'étiologie. On comprend d'après cela l'importance que nous avons dû attacher à développer cette partie de l'histoire de cet état morbide.

Nous considérerons à part le traitement de la dysménorrhée symptomatique et celui de la dysménorrhée idiopathique.

1° DYSMÉNORRHÉE SYMPTOMATIQUE. — *Dysménorrhée symptomatique d'une congestion sanguine de l'utérus.* — On pourrait se borner à traiter la congestion sanguine, mais il y a quelque chose à ajouter, c'est le traitement de la congestion sanguine considérée dans ses rapports avec la dysménorrhée; c'est en pareil cas qu'on a surtout préconisé (Récamier, Lisfranc, Nonat) les petites saignées pratiquées chaque mois avant l'approche de l'époque menstruelle, ou à l'instant où les douleurs vives qui précèdent de quelques jours les menstrues commencent à se manifester. Ces petites saignées sont de 80 à 125 grammes, et l'on doit les renouveler un certain nombre de fois.

J'ai essayé bien des fois cette méthode, et j'ai dû y renoncer pour les raisons suivantes. Je ne puis nier deux faits : le premier, c'est qu'elle soulage évidemment la malade; le deuxième, c'est qu'elle finit souvent par faire disparaître la congestion sanguine de l'utérus, cause de la dysménorrhée. Mais à côté de ces deux faits incontestables, on trouve les objections suivantes. D'abord, quand on obtient la guérison, ce n'est qu'au prix du développement d'une anémie et d'un état d'épuisement des malades qu'il est souvent très difficile de faire disparaître; ensuite cette guérison n'a pas toujours lieu, et une fois qu'on cesse ce traitement par les petites saignées révulsives, on voit souvent la dysménorrhée revenir chez les femmes épuisées par cette médication.

Voici le traitement que j'emploie, et qui réussit la plupart du temps dans le cas qui nous occupe. Il faut combattre vigoureusement la congestion sanguine, s'il n'y a qu'une congestion sanguine sans autre lésion morbide; elle cédera toujours assez rapidement aux moyens thérapeutiques indiqués plus haut; dans le cas où elle résisterait longtemps, c'est qu'il existerait une autre affection, probablement une inflammation chronique.

Ce traitement, que je ne fais que rappeler, consiste dans l'emploi d'émissions sanguines pratiquées une ou deux fois en quantité convenable, suivi d'un traitement hydrothérapique approprié.

2° Dysménorrhée symptomatique d'une inflammation aigue du corps ou du col de l'utérus. — Cette inflammation est le seul point de départ des accidents ; aussi faut-il lui appliquer le traitement qui lui convient et que nous avons indiqué (voy. t. Ier, p. 325 et 401); surtout on insistera sur l'emploi des émissions sanguines et des bains entiers émollients.

3° Dysménorrhée symptomatique d'une inflammation chronique du col ou du corps de l'utérus. — Dans ce cas, la dysménorrhée est entièrement subordonnée à cette inflammation chronique ; aussi c'est vers cette dernière seule qu'il faut diriger le traitement sans trop se préoccuper des symptômes de dysménorrhée. Si toutefois ce dernier phénomène prenait une intensité anormale, il faudrait le combattre d'une manière spéciale ; alors on aurait recours aux narcotiques employés intus et extra, aux bains de siége, aux injections narcotiques, quelquefois même aux lavements laudanisés, et l'on administrerait l'opium à l'intérieur.

4° Dysménorrhée due a un caillot sanguin et a une fausse membrane formée dans la cavité utérine. — Ces cas, en définitive, ne sont pas communs ; aussi est-il difficile de les diagnostiquer d'une manière nette : je n'ai pas eu occasion d'en observer.

Les moyens que je conseillerais consisteraient dans l'emploi des narcotiques, et spécialement des lavements et des cataplasmes laudanisés, etc.

5° Dysménorrhée symptomatique d'une antéflexion ou d'une rétroflexion. — Ces deux états de l'utérus sont presque toujours liés et combinés à une inflammation chronique de cet organe ; le traitement doit donc être dirigé contre cette double modification. Valleix conseille de redresser l'utérus fléchi, et pense que la dysménorrhée disparaît ensuite. A mon avis, si l'on fait disparaître la lésion phlegmasique qui existe en même temps, on obtiendra absolument les mêmes résultats.

6° DYSMÉNORRHÉE SYMPTOMATIQUE D'UNE CONTRACTION OU D'UN RÉTRÉCISSEMENT D'UN POINT ÉLEVÉ DU COL UTÉRIN. — *Dysménorrhée symptomatique d'une étroitesse congénitale de la cavité du col utérin et des orifices intra et extra de cette cavité.*— Le traitement ne peut consister que dans la dilatation de la cavité du col utérin. Cette dilatation doit s'opérer avec des sondes de caoutchouc de plus en plus volumineuses, ou mieux encore avec des sondes de corde à boyau ou d'ivoire flexible que je préfère employer. Voici comment j'ai eu plusieurs fois occasion de procéder :

Je fais usage de bouts d'ivoire flexible tels que les construit M. Charrière ; ils ont 18 lignes de longueur, un bout arrondi et une extrémité consistant en une petite rondelle d'os munie d'une rainure à laquelle est attaché un fil de soie.

Le diamètre de cette tige varie beaucoup, et un certain nombre de numéros correspondent aux divers diamètres. On commence par employer les plus petits, on arrive ensuite aux plus gros.

On applique un de ces petits appareils à l'aide du spéculum et d'une longue pince; on l'introduit dans la cavité cervicale, et on l'y maintient à l'aide d'un tampon de ouate muni lui-même d'un fil de soie qui doit être laissé au dehors. L'appareil étant ainsi disposé, on retire avec soin le spéculum ; on coupe les fils de soie à peu de distance de l'orifice vulvaire, et on laisse le tout en place pendant vingt-quatre heures, en engageant seulement la malade à ne pas trop se fatiguer.

Le lendemain, on enlève l'appareil, et le bout d'ivoire est à peu près double de volume. On renouvelle l'application avec un bout d'un numéro supérieur pendant huit jours pour produire une dilatation suffisante.

J'ai eu trois fois occasion de faire disparaître une dysménorrhée qui paraissait tenir à cette cause. Ces trois femmes étant stériles, me demandèrent la dilatation pour la stérilité. La dilatation ne rendit la fécondité qu'à l'une d'elles, mais chez les trois malades la dysménorrhée disparut.

Je suis très partisan de la dilatation de la cavité cervicale; mais je pense que l'on doit avoir souvent des rechutes. Cette circonstance ne pourrait arrêter, car ce n'est pas une opération bien difficile et bien fatigante pour les malades, et l'on en serait quitte pour recommencer. Cette petite opération ne remonte pas à une époque assez éloignée pour qu'on puisse avoir une opinion définitive à cet égard.

7° Dysménorrhée symptomatique des maladies organiques de l'utérus. — L'art ne peut faire beaucoup en pareille circonstance; on essayera d'avoir recours à l'emploi des narcotiques.

8° Dysménorrhée symptomatique d'une névralgie utérine ou lombo-utérine. — Il est évident qu'il faut combattre la névralgie et avoir surtout recours aux applications narcotiques à l'intérieur et à la surface du col, telles que nous les décrirons en traitant de ces névralgies.

9° Dysménorrhée liée a la pléthore. — La constatation de la pléthore conduit à formuler l'emploi d'une saignée générale qu'il faudra probablement renouveler plusieurs fois quand la la pléthore, si facile à récidiver, viendra à se montrer de nouveau. Il y a des femmes qui sont ainsi obligées de se faire saigner une ou deux fois par an.

10° Dysménorrhée liée a l'anémie. — Le traitement sera dirigé vers l'anémie. L'hygiène exercera une influence beaucoup plus grande que tous les moyens thérapeutiques, parmi lesquels je conseillerai seulement le quinquina sous diverses formes.

11° Dysménorrhée idiopathique. — La dysménorrhée idiopathique est fort rare, ainsi que j'ai déjà eu occasion de le dire. Je suis convaincu que le plus souvent on a affaire, ou à des étroitesses congénitales, ou à des rétrécissements de la cavité du col utérin, ou des orifices interne ou externe de cette cavité.

Ce serait donc la dilatation telle que je viens de la décrire qu'il faudrait appliquer en pareille circonstance ; si l'on voulait combattre une dysménorrhée absolument essentielle, maladie dont l'existence est fort problématique, je conseillerais d'essayer le traitement hydrothérapique.

II. De l'aménorrhée.

L'*aménorrhée* doit être définie l'absence, la suppression ou la simple diminution des règles, définition à peu près généralement acceptée par tous les auteurs, et que nous ne trouvons pas utile de modifier.

Ainsi définie, on comprend que l'aménorrhée soit beaucoup plus fréquemment un état symptomatique qu'un état morbide isolé et indépendant, distinction que nous aurons à chaque instant besoin d'invoquer et qu'il était tout d'abord utile de bien préciser. Nous commencerons par décrire l'aménorrhée en elle-même, abstraction faite de la cause qui a pu la produire ; nous étudierons ensuite les influences capables de la produire, en adoptant la division d'aménorrhée *symptomatique* et d'aménorrhée *idiopathique ;* puis nous envisagerons successivement les conséquences, la marche, la durée, le diagnostic et le traitement de cet état morbide.

ARTICLE I. — Caractères de l'aménorrhée.

L'aménorrhée est loin de se présenter toujours avec les mêmes caractères.

Elle peut d'abord être complète ou incomplète.

L'aménorrhée complète consiste dans l'absence complète des règles, que cette absence soit le résultat d'une suppression accidentelle des menstrues, ou bien que ces dernières n'aient jamais paru. Rien n'est plus facile à constater qu'un pareil état morbide.

Lorsqu'il y a aménorrhée complète, et spécialement lorsqu'elle est la conséquence d'une suppression accidentelle, on peut observer trois états notablement différents les uns des autres. Dans le premier cas, la suppression est complète ; l'instant correspondant à l'époque habituelle des règles n'est annoncé par aucun phénomène. Les femmes qui présentent cette variété ne ressentent rien : aucun phénomène n'annonce alors qu'elles aient été jamais réglées.

Dans une deuxième série de cas, l'époque correspondante aux menstrues est marquée par des phénomènes vagues de congestion utérine, qui avortent ; les malades ne s'en aperçoivent que par la manifestation de quelques symptômes indéterminés, qui sont en particulier un sentiment de pesanteur à l'hypogastre et dans le bassin, se changeant parfois en douleurs qui se propagent vers les reins ou à la partie supérieure des cuisses ; en même temps, il existe des malaises et de la lassitude.

Enfin, dans une troisième catégorie, le sang menstruel manque complétement ; l'époque de son apparition est également marquée par les phénomènes vagues de congestion utérine que nous venons d'indiquer, et qui de plus aboutissent à une leucorrhée plus ou moins abondante paraissant remplacer l'écoulement menstruel.

L'aménorrhée incomplète présente également des variétés bien distinctes, que l'on peut ranger dans les trois catégories suivantes :

1° Aménorrhée incomplète par retard de menstrues et intervalle plus long entre deux époques successives ;

2° Aménorrhée incomplète par diminution de la durée de l'époque menstruelle ;

3° Aménorrhée par diminution de la quantité de sang qui s'écoule pendant cette période.

Ces trois variétés sont fréquemment accompagnées d'une dysménorrhée plus ou moins bien caractérisée.

a. Aménorrhée incomplète par retard des menstrues et intervalle plus long entre deux époques successives. — Le retard que peut éprouver l'écoulement menstruel est très variable et quelquefois peu considérable, tandis qu'il peut se prolonger plus ou moins et égaler presque l'intervalle de deux époques ; sa durée est alors de dix, douze, quinze, vingt jours et plus. Cette variété est plus souvent accompagnée de dysménorrhée que la seconde. Quelquefois on observe pendant presque tout le temps du retard des phénomènes de congestion utérine, qui sont la conséquence des tentatives de manifestations d'un écoulement menstruel qui ne peut pas s'établir.

b. c. Aménorrhée par diminution de la quantité de sang ou de la durée de la période mensuelle. — Nous croyons utile de réunir ces deux variétés, qui ne peuvent toujours être séparées l'une de l'autre. Cette espèce d'aménorrhée incomplète n'est pas moins fréquente que la précédente. Dans le premier cas, la quantité de sang qui sort est inférieure à celle qui s'écoule chez la femme dans l'état normal ; cette diminution est elle-même très variable ; quelquefois légère, dans certains cas beaucoup plus notable ; la quantité de sang peut être réduite à des quantités insignifiantes, à quelques gouttes seulement, par exemple. Lorsque la quantité de l'écoulement sanguin est ainsi diminuée, on voit souvent l'apparition des règles être précédée et plus rarement suivie d'un écoulement leucorrhéique plus ou moins abondant.

Dans le deuxième cas, la durée de l'écoulement menstruel n'est plus ce qu'il doit être dans l'état normal de la femme qui est atteinte d'aménorrhée. La diminution qu'il subit est du reste très variable, quelquefois peu considérable ; elle diminue dans d'autres cas au point que l'écoulement menstruel n'a que quelques heures de durée ; en pareille circonstance, on voit fréquemment un écoulement leucorrhéique précéder et suivre les règles ainsi diminuées.

ARTICLE II. — Étiologie de l'aménorrhée.

Les causes de l'aménorrhée sont nombreuses, et sous ce rapport il est indispensable, ainsi que nous l'avons dit en commençant son histoire, d'établir une division importante. Nous devons, en effet, considérer successivement et à part l'*aménorrhée symptomatique* et l'*aménorrhée idiopathique*.

§ 1. Aménorrhée symptomatique.

Une cause d'aménorrhée qu'il n'est pas très rare d'observer consiste dans les vices de conformation de l'utérus et du vagin. Nous avons déjà traité ce sujet (voy. t. Ier, p. 132) ; il s'agit plutôt, dans ces cas, d'une rétention des menstrues que d'une aménorrhée véritable. Voici, du reste, les causes les plus communes de l'aménorrhée :

1° *Inflammation aiguë de l'utérus et de ses annexes.* — La plupart du temps, lorsqu'il existe une inflammation aiguë du col ou du corps de l'utérus, ou bien une phlegmasie péri-utérine accompagnée ou non d'ovarite, il y a une aménorrhée complète ou incomplète, qui est passagère et subordonnée à la phlegmasie aiguë dont elle est le symptôme et qui cesse en général avec elle.

2° *Inflammation chronique du corps ou du col de l'utérus.* — L'inflammation chronique du corps ou du col de l'utérus détermine plutôt la dysménorrhée que l'aménorrhée, lorsqu'elle ne produit pas une menstruation plus abondante, et parfois même une métrorrhagie véritable. Cependant, il est quelques cas, assez rares du reste, dans lesquels on observe une aménorrhée plutôt incomplète que complète, et qui peut alterner soit avec une dysménorrhée, soit avec une hémorrhagie, qui sont les symptômes les plus communs, la première de l'inflammation chronique avec induration, la deuxième de l'inflammation chronique avec ramollissement.

Lésions organiques de l'utérus. — Les lésions organiques de l'utérus, telles que les tumeurs fibreuses, les cancers, ont pour symptôme le plus habituel des hémorrhagies plus ou moins considérables. Cependant il est quelques cas assez rares de cancer au début, dans lequel on observe une aménorrhée ; j'ai eu cette année l'occasion d'observer un cas de ce genre. L'état organique de ce cancer, au début, avait été constaté au toucher et avec le spéculum.

Maladies des ovaires et des trompes. — Lorsqu'il existe une maladie d'un seul ovaire ou d'une seule trompe, la menstruation se dérange quelquefois, et l'on observe une aménorrhée qui est le plus souvent incomplète ; mais quand les deux ovaires et les deux trompes sont malades, il en est tout autrement, l'aménorrhée complète est un des symptômes les plus caractéristiques de la maladie : ce fait a été observé dans l'ovarite double et la double hydropisie enkystée des ovaires.

Maladies aiguës. — La plupart des maladies aiguës générales ou locales exercent sur la menstruation une influence qui est loin d'être toujours la même. Voici ce que démontre une observation attentive :

Chez le plus grand nombre des femmes, il y a suspension des règles, aménorrhée complète pendant toute la durée de la maladie aiguë et pendant la convalescence. La réapparition de la menstruation indique, en général, que la convalescence est terminée et que la maladie est guérie ; moins souvent la maladie aiguë laisse paraître les règles et semble même faciliter leur sortie, tandis que dans la convalescence de la même maladie elles se suppriment.

Dans d'autres cas, l'aménorrhée est incomplète, les règles sont peu abondantes, elles ne durent que quelques heures, un ou deux jours, et le sang s'écoule en petite quantité.

Chez quelques femmes, et c'est spécialement dans la fièvre typhoïde que j'ai observé ce fait, lorsque la maladie débute à peu près à l'époque menstruelle, ou même la précède un peu, on voit quelquefois les règles paraître, ou même précéder un peu l'époque de leur apparition, absolument comme si elles étaient en bonne santé. Il est d'autres malades, moins nombreuses, chez lesquelles la menstruation arrive dans le cours d'une maladie aiguë, à l'époque habituelle ; seulement le sang sort, en général, en beaucoup moindre quantité (1).

Maladies chroniques. — Toutes les fois qu'une femme est atteinte d'une maladie chronique susceptible d'exercer une influence fâcheuse sur son état de santé général, il arrive un instant où les règles commencent à diminuer de quantité, deviennent ensuite irrégulières et finissent par se supprimer complétement ; c'est surtout lorsque les forces diminuent, que la malade s'affaiblit, qu'une fièvre hectique s'allume et que la maladie

(1) Mon collègue et ami M. Hérard a publié sur l'influence des maladies aiguës fébriles sur les règles un mémoire des plus intéressants et dont je transcris ici le résumé.

1° Toutes les maladies aiguës fébriles exercent sur les règles une influence à peu près égale.

2° Cette influence varie suivant que les maladies se développent pendant l'époque menstruelle, ou dans l'intervalle de deux époques.

3° L'invasion a-t-elle lieu pendant les règles, l'écoulement sanguin est ordinairement supprimé. Cette suppression peut être complète ou incomplète. Dans ce dernier cas l'écoulement reparaît au bout de quelques heures, de plusieurs jours, presque constamment diminué. Les malades sont portées à accuser la suppression d'être la cause du développement des accidents fébriles. C'est le contraire qui existe. Dans les quelques cas où une maladie aiguë fébrile bien caractérisée se déclare après la suppression des règles, il faut y voir une conséquence du refroidissement subit qui a déterminé la suppression elle-même.

4° Quand une affection aiguë fébrile se développe dans l'intervalle de deux époques menstruelles, si l'époque prochaine n'est pas éloignée du début de la maladie, autrement dit, si la fièvre persiste encore à ce moment, les règles ne sont pas supprimées. Bien plus, le mouvement fébrile paraît favoriser leur manifestation en déterminant vers l'utérus et les ovaires une congestion hémorrhagipare plus ou moins prononcée.

5° L'époque qui tombe pendant la période décroissante non fébrile de la maladie, ou pendant la convalescence, manque le plus ordinairement ; ou bien, si elle a lieu, l'écoulement est notablement diminué. Cette différence dans le résultat semble dépendre de la durée de l'affection et du traitement mis en usage. L'aménorrhée secondaire, quelquefois persistante, ne s'observe guère en général plus de un à trois mois.

6° L'éruption menstruelle ne prédispose en aucune façon aux maladies.

7° Les règles n'exercent aucune influence appréciable sur l'issue des affections aiguës fébriles.

8° La marche et la terminaison en sont les mêmes, que les menstrues soient sup-

doit avoir une terminaison fâcheuse. Tous les jours les choses se passent ainsi dans beaucoup de phlegmasies chroniques, dans les affections tuberculeuses et cancéreuses, dans les maladies organiques du cœur ; en général, on observe la disparition des règles lorsque l'hydropisie commence à se montrer, dans a maladie de Bright et dans la cirrhose du foie.

Maladies nerveuses. — Il n'est pas rare, à la suite des névroses graves, et surtout générales, d'observer une aménorrhée complète ou incomplète ; il faut seulement ne pas oublier que la cause peut être complexe, et qu'en pareil cas un état anémique se combine souvent avec ces névroses.

Anémie. — Toutes les fois que se montre un état anémique lié à une diminution de proportion des globules du sang, il y a quelque chance pour qu'il se développe une aménorrhée complète ou incomplète. En pareil cas, l'aménorrhée complète est rare, et cette rareté constitue même un moyen de diagnostic entre cet état symptomatique et la chlorose. La plupart du temps, il n'y a dans l'anémie qu'une aménorrhée incomplète, ou même la menstruation a conservé sa régularité ; mais alors elle est accompagnée de dysménorrhée, et le sang qui la constitue est pâle, clair et séreux.

Chlorose. — La chlorose est presque toujours accompagnée

primées, ou qu'elles apparaissent, qu'elles soient diminuées ou augmentées, qu'elles avancent ou qu'elles retardent, qu'elles se montrent au début ou à la fin des maladies, etc.

9° Dans le traitement des affections aiguës fébriles, le médecin doit se préoccuper avant tout de la maladie.

10° Il est extrêmement rare que la menstruation fournisse des indications thérapeutiques spéciales.

11° Si les règles sont sur le point de paraître, si même elles ont paru, il faut agir absolument comme si les règles ne dussent pas venir ou ne fussent pas venues.

12° Les émissions sanguines ne s'opposent en général ni à l'apparition ni à l'écoulement des menstrues.

13° La brusque suppression des règles par le développement d'une maladie aiguë fébrile, l'aménorrhée consécutive à cette maladie, n'exigent pas en général un traitement particulier.

d'une aménorrhée complète ; il est plus rare d'observer une aménorrhée incomplète.

Flux. — Dans la polyurie, le diabète, les diarrhées abondantes et se prolongeant longtemps, on observe fréquemment l'aménorrhée.

§ 2. Aménorrhée idiopathique.

Il est un certain nombre de causes qui, venant à agir sur des femmes bien réglées et jouissant alors d'une bonne santé, peuvent supprimer la menstruation d'une manière plus ou moins complète. Ces influences exercent leur action à deux instants différents : d'abord un peu avant l'époque où les règles doivent paraître, ou bien lorsque le sang menstruel a commencé de couler ; il est nécessaire en effet, pour produire l'aménorrhée, que la cause morbide agisse au moment où les règles vont apparaître ou pendant leur durée.

Alors l'action de la cause morbide peut produire un des trois effets suivants : 1° empêcher complétement le flux menstruel de paraître ; 2° supprimer le flux menstruel à l'instant où il vient de commencer ; 3° enfin, ne le supprimer qu'à une époque plus avancée, et lorsqu'une certaine quantité de sang s'est déjà écoulée. Dans ces deux derniers cas, ce n'est évidemment qu'une aménorrhée incomplète qui se produit. Voici les influences diverses qui peuvent ainsi supprimer complétement ou incomplétement les règles :

Tout refroidissement brusque, surtout si la femme est en sueur; la chute dans l'eau froide ; une pluie abondante non suivie d'un changement immédiat de vêtements ; l'action d'un courant d'air froid ou d'un vent violent ; une chute d'un lieu élevé, produisant une secousse générale ; une indigestion quelquefois simple, le plus souvent forte ; une douleur très violente, de quelque nature qu'elle soit, toute émotion capable de remuer vivement la femme qui la subit ; une frayeur très vive, un sentiment de crainte énergique, un chagrin violent, peut-être même une très vive émotion de plaisir ; enfin une saignée faite à l'époque menstruelle, ou très peu de temps avant.

Quelle est la cause de la suspension du flux sanguin menstruel dans ces cas si nombreux ? J'avoue que tout en comprenant l'action de ces influences diverses, il est assez difficile d'en donner une explication rationnelle; Scanzoni a essayé de le faire, et voici le résumé de ses idées à ce sujet.

L'action du froid n'agit, suivant l'auteur allemand, qu'en provoquant une métrite aiguë qui peut passer à l'état chronique et produire ainsi une aménorrhée permanente.

Les choses ne sauraient se passer ainsi ; tous les jours on voit les règles se supprimer brusquement sous l'influence du froid subit, sans qu'une observation attentive puisse démontrer le développement d'une métrite aiguë ; quelquefois on peut rappeler assez rapidement le flux menstruel supprimé.

Une vive émotion agirait en déterminant une irritation subite et insolite du système nerveux, sous l'influence de laquelle l'innervation de l'appareil sexuel subirait certaines modifications qui empêcheraient la congestion des organes du bassin, nécessaire pour produire la maturation périodique des ovules. Il est difficile de regarder cette explication autrement que comme une hypothèse.

Une saignée agirait, pour supprimer la menstruation, en produisant un état anémique accidentel sous l'influence duquel l'aménorrhée se développerait ; mais une saignée n'est pas capable de produire un état anémique assez profond pour déterminer une aménorrhée complète et surtout subite.

Ne cherchons donc pas, pour l'instant, à expliquer le mode d'action de ces causes instantanées; bornons-nous à constater leur action et à étudier leurs conséquences.

ARTICLE III. — Symptômes de l'aménorrhée.

L'aménorrhée se traduit-elle par des symptômes spéciaux ? C'est une question encore fort controversée, et qui en effet ne doit pas être posée en ces termes. En effet, l'aménorrhée étant elle-même un symptôme dans la très grande majorité des cas, on peut se demander : L'aménorrhée, ou la suppression des règles, est-elle capable de déterminer quelques accidents spéciaux? C'est en effet sous ce point de vue seul que nous l'envisageons.

Les choses ne se passent pas dans l'aménorrhée symptomatique de la même manière que dans l'aménorrhée idiopathique. Dans la première espèce, l'aménorrhée n'est qu'un état symptomatique, qu'une conséquence d'une autre lésion ou d'une autre maladie à laquelle elle est entièrement subordonnée. La suppression du flux menstruel n'a donc point les conséquences qu'elle aurait si elle se produisait dans l'état de santé; on peut même dire qu'en pareil cas la suppression des règles, symptomatique d'un autre état morbide, ne produit absolument aucun accident particulier; c'est du moins ce qui a lieu dans la grande majorité des cas. Si quelquefois ces accidents se produisaient, ils seraient de même nature, mais beaucoup moins intenses que ceux que nous allons maintenant étudier.

Conséquences de l'aménorrhée produite sous l'influence d'une cause accidentelle (aménorrhée idiopathique). — Une femme qui voit ses règles se supprimer rapidement sous l'influence de l'action d'une des causes que nous avons précédemment étudiées peut n'éprouver aucun accident, et l'époque menstruelle suivante reparaît; quelquefois même elle est plus abondante, comme pour compenser la diminution ou la suppression du flux sanguin de l'époque précédente. Cela se voit chez quelques femmes: mais malheureusement chez le plus grand nombre il n'en est pas ainsi, et certains accidents se développent consécutivement. Nous allons successivement les passer en revue. Ces accidents peuvent être groupés de la manière suivante : 1° des congestions sanguines; 2° des phlegmasies; 3° des hémorrhagies; 4° des flux; 5° un état fébrile spécial; 6° un état pléthorique.

1° *Congestions*. — A la suite d'une suppression brusque de

la menstruation, on peut voir se développer des congestions dans différents organes, et en particulier dans les suivants : — *a.* Le tissu utérin : les congestions utérines sont l'accident qu'on observe le plus fréquemment à la suite de cette suppression. — *b.* Le parenchyme pulmonaire est quelquefois le siége de ces accidents. — *c.* La substance cérébrale également : les congestions qu'on observe alors ne présentent pas en général de gravité. — *d.* Le tissu hépatique. — *e.* Les ovaires. — *f.* Le tissu cellulaire péri-utérin.

Ces congestions sanguines diverses peuvent rester à ce degré et disparaître soit spontanément, soit sous l'influence d'un traitement convenable ; dans quelques cas, elles aboutissent soit à un état phlegmasique, soit à des hémorrhagies.

2° *Phlegmasies.* — De véritables états phlegmasiques peuvent se développer, soit immédiatement après la suppression des règles, soit à la suite d'une congestion sanguine ; ces accidents ne sont même pas rares. Les phlegmasies qu'on observe le plus fréquemment en pareil cas sont les suivantes : *a.* une métrite aiguë ; *b.* une inflammation du tissu cellulaire péri-utérin ; *c.* une ovarite ; *d.* une péritonite. Les phlegmasies des autres organes sont plus rares ; cependant on peut observer, comme conséquences de la suppression subite du flux menstruel, des amygdalites, des laryngites, des pneumonies et des pleurésies. Les phlegmasies ainsi développées suivent en général la marche des inflammations ordinaires et sont ordinairement franches et sans complications.

3° *Hémorrhagies.* — Les hémorrhagies supplémentaires des règles sont fréquentes. Lorsqu'elles se manifestent, elles ont en général pour caractère de se manifester de préférence dans les organes prédisposés à être malades, soit par hérédité, soit en vertu d'une faiblesse congénitale, soit en raison de maladies antérieures ; en pareil cas, on peut prévoir en quelque sorte l'organe vers lequel se dirigera l'hémorrhagie supplémentaire.

Alors on observe les hémorrhagies suivantes : des épistaxis plus ou moins abondantes, des hémorrhagies bronchiques et pulmonaires, des hématémèses, des hémorrhagies intestinales ; les hémorrhagies rénales sont très rares. Quelquefois on trouve des hémorrhagies à la surface cutanée, lorsque cette membrane est le siége d'altérations antérieures et surtout d'ulcérations.

Les hémorrhagies supplémentaires peuvent ne se montrer qu'une seule fois ; dans d'autres cas elles se renouvellent à plusieurs reprises. On a vu quelques-uns de ces flux sanguins persister pendant toute la vie menstruelle de la femme. La quantité de sang qui sort par ces voies n'est jamais aussi considérable que celle que les femmes perdent par leurs règles normales. La suspension ou l'arrêt de ces flux sanguins supplémentaires est capable de déterminer les mêmes accidents que ceux qui sont produits par la suppression du flux menstruel, à moins toutefois qu'on n'obtienne le rétablissement de ce dernier. En général, une fois que les règles sont revenues, les hémorrhagies supplémentaires cessent de se montrer. Quelquefois, à la suite d'une aménorrhée, il survient une hémorrhagie utérine plus ou moins abondante, qui remplace les époques qui ont manqué ; aux époques suivantes, tantôt la menstruation se rétablit régulièrement, tantôt il se développe une aménorrhée nouvelle avec toutes ses phases et toutes ses conséquences.

4° *Flux.*—Parfois l'aménorrhée est accompagnée de flux plus ou moins abondants qui semblent suppléer les règles. Ainsi, une leucorrhée, parfois même très abondante, survient et dure tant que la menstruation n'est pas reparue, pour céder ensuite quand les règles reviennent. On a observé plus rarement une sialorrhée ou une diarrhée. J'ai observé chez une jeune femme aménorrhéique une polyurie assez abondante, qui disparut avec la réapparition des règles.

5° *État fébrile spécial.* — Chez un certain nombre de femmes, un des accidents qu'il est le plus commun d'observer à la suite de la suppression brusque des règles, est un mouvement fébrile de quelques jours de durée. Ce mouvement fébrile rentre dans la classe des fièvres continues simples, et ne présente rien de spécial que sa cause ; souvent une saignée du bras, ou une application de sangsues aux cuisses ou à l'anus le fait rapidement disparaître.

6° *État pléthorique.* — Rien n'est plus fréquent que de voir, à la suite d'une suppression brusque des règles, un état pléthorique plus ou moins bien caractérisé, qui, en pareil cas, n'est pas la conséquence d'une augmentation de proportion des globules du sang, mais le résultat d'une augmentation de la quantité de ce liquide. Cet accident est un de ceux produits par l'aménorrhée et qu'on fait le plus facilement disparaître.

Il est un certain nombre d'autres états morbides qu'on a considérés comme la conséquence d'une aménorrhée, et à l'égard desquels on s'est étrangement mépris. Ainsi, l'anémie plus ou moins caractérisée que l'on trouve chez un si grand nombre d'aménorrhéiques n'est en aucune manière la conséquence de la suppression des règles ; elle en est au contraire la cause et le point de départ.

Il n'y a pas de maladie, pas d'état organique plus ou moins grave auquel on n'ait assigné pour cause et pour point de départ une aménorrhée complète ou incomplète. Dans la plupart de ces cas on a pris la cause pour l'effet, et l'on a attribué à l'aménorrhée l'état morbide qui aurait produit cet accident.

ARTICLE IV. — Marche, durée, terminaison de l'aménorrhée.

Marche. — Une aménorrhée étant développée, rien n'est plus variable que sa marche et que sa durée. Quelquefois complète, elle devient incomplète pour aboutir ensuite à une suppression absolue du flux menstruel ; dans d'autres cas, on voit les règles manquer, revenir pour cesser de nouveau. On peut établir d'une manière générale que la marche et la durée de l'aménorrhée, assez souvent longues, sont subordonnées à la maladie ou à la cause qui lui a donné naissance ; qu'elle augmente, diminue ou cesse avec elle.

Dans l'aménorrhée idiopathique et développée subitement à la suite de l'action d'une cause violente, la *durée* n'est jamais très longue ; elle aboutit nécessairement à un accident plus grave, ou bien les menstrues reparaissent elles-mêmes ou à la suite d'un traitement convenable. La très longue durée d'une aménorrhée indique presque toujours qu'elle n'est que l'expression symptomatique d'une maladie chronique, et en général assez grave.

La *terminaison* de l'aménorrhée peut avoir lieu de plusieurs manières. L'aménorrhée symptomatique se termine, en général, lorsque disparaît la cause qui lui a donné naissance. On voit souvent les médecins faire de longues et infructueuses tentatives pour rappeler des règles supprimées et ne pas y parvenir ; ce qui tient à ce qu'on s'est attaché à combattre l'accident au lieu de chercher à faire disparaître la cause qui l'avait produit.

Dans l'aménorrhée idiopathique, la terminaison peut avoir lieu de plusieurs manières. Les règles reparaissent d'elles-mêmes et la première époque est alors souvent supplémentaire, c'est-à-dire qu'une hémorrhagie utérine vient remplacer les règles qui ont manqué. Dans d'autres cas, l'aménorrhée aboutit à un des accidents que nous avons passés en revue. Enfin, on la voit céder souvent à un traitement approprié et énergique.

ARTICLE V. — Diagnostic de l'aménorrhée.

Le diagnostic de l'aménorrhée présente une certaine importance, car c'est sur lui que repose tout le traitement. La première question à décider est celle-ci : S'agit-il d'une aménorrhée idiopathique ou symptomatique? Dans le premier cas, il y a un moyen facile de décider la question ; il faut rechercher si une des causes que nous avons signalées a précédé la suppression complète ou incomplète. On comprend que, dans ces cas, le diagnostic pourra être nettement établi.

Pour l'aménorrhée idiopathique, il sera nécessaire d'étudier avec soin son mode de développement et l'état de santé des femmes qui en sont atteintes ; on arrivera ainsi à bien déterminer sa nature, nécessité indispensable pour en établir le traitement.

ARTICLE VI. — Pronostic de l'aménorrhée.

Le pronostic de l'aménorrhée idiopathique ne présente pas en général de gravité ; cependant les accidents phlegmasiques qui se développent quelquefois à la suite d'une brusque suppression des règles peuvent devenir graves et compromettre la vie des malades.

Le pronostic de l'aménorrhée symptomatique est entièrement subordonné à celui de la cause qui lui a donné naissance.

ARTICLE VII. — Traitement de l'aménorrhée.

Le traitement de l'aménorrhée a beaucoup occupé l'imagination des médecins. Rappeler des règles disparues ou diminuées a été l'objet de nombreuses recherches et médications. Aussi la matière médicale est-elle riche à cet égard, et il serait extrêmement long de présenter seulement le résumé de tous les médicaments emménagogues qui ont été proposés. Ajoutons que cet exposé serait fort confus et fort difficile à faire d'une manière méthodique.

Pour exposer utilement l'histoire du traitement de l'aménorrhée, il est nécessaire d'étudier dans autant de sections les médications qui ont été employées pour combattre : 1° les accidents qui proviennent d'un arrêt brusque, d'une suspension encore récente des règles ; 2° les causes connues ou présumées de l'aménorrhée considérée comme maladie essentielle ; 3° les phénomènes généraux regardés par certains médecins comme causes, par d'autres comme effets de l'aménorrhée.

§ 1. Médications employées pour combattre les accidents qui se développent à la suite d'un arrêt brusque ou d'une suppression encore récente des menstrues.

Ces accidents sont, ainsi que j'ai eu occasion de le dire, des congestions sanguines, des métrites aiguës légères, des phlegmasies péri-utérines, ou enfin certains accidents spéciaux consistant dans la tuméfaction du ventre, avec sentiment de malaise et de faiblesse générale. Lorsqu'on voit se développer ces accidents à la suite d'un brusque arrêt de la menstruation, la première indication est d'essayer de rappeler les règles absentes ou disparues. On peut, à cet effet, employer une des méthodes suivantes : 1° Application de sinapismes, renouvelés à plusieurs reprises, à la partie interne des cuisses ; 2° bains de pieds chauds ; 3° exposition du bassin et des parties externes de la génération à la vapeur d'eau chaude ; 4° application d'un cataplasme de farine de graine de lin, aussi chaud que possible, sur le ventre ; 5° lavements émollients un peu chauds ; 6° boissons chaudes en infusions aromatiques.

On doit insister sur ces moyens et y revenir à plusieurs reprises avant d'y renoncer ou d'en employer de plus énergiques.

Alors on a souvent recours à quelques infusions aromatiques, auxquelles on suppose des propriétés emménagogues spéciales ; nous en parlerons plus loin.

Si l'on ne réussit pas en employant ces moyens divers, on peut faire appliquer quelques sangsues à l'anus ou même encore à la partie interne des cuisses ; cette application, jointe aux moyens précédemment indiqués, peut faire apparaître les règles supprimées.

Si l'on échoue en employant cette médication, il faut alors songer, non plus à rappeler l'écoulement sanguin disparu, mais à le remplacer, si l'on ne veut voir les accidents persister ou même augmenter d'intensité. On doit, en pareil cas, avoir recours aux moyens suivants, qu'on administre avec une énergie variable, suivant l'âge, la force et la santé des malades atteintes de l'aménorrhée.

1° *Saignée du bras.* — On réserve ce moyen pour les cas dans lesquels les accidents de congestion utérine sont intenses, le pouls plein, fort et accéléré, la chaleur de la peau très élevée ; j'ai eu souvent à m'en louer en pareille circonstance.

2° *Application de sangsues sur l'hypogastre, à la partie in-*

terne des cuisses ou à la marge de l'anus. — Les sangsues, au nombre de quinze à vingt-cinq, doivent être placées pour produire une évacuation de sang notable et pour dégager les organes contenus dans le petit bassin.

3° *Ventouses scarifiées.* — On peut très bien remplacer les sangsues en faisant appliquer à l'hypogastre ou à la partie interne des cuisses un nombre de ventouses scarifiées suffisant pour enlever 150 à 200 grammes de sang. On laissera à la malade le choix de celui de ces deux moyens qu'elle préférera.

A l'aide de cette médication, on peut très bien faire disparaître les accidents de congestion, sans pour cela rappeler les règles. On doit alors laisser reposer les malades et attendre une autre époque avant d'essayer une médication nouvelle.

§ 2. Médications employées pour combattre l'aménorrhée symptomatique dont la cause a disparu, ou l'aménorrhée idiopathique dont l'origine est inconnue.

Lorsqu'on connaît ou qu'on suppose connaître la cause de l'aménorrhée, il est incontestable que la première et la plus indispensable condition à remplir est de la combattre et de la faire disparaître. On comprend combien, sans cette précaution préalable, tout traitement dirigé pour rappeler les règles est inutile. Quand on peut découvrir cette cause, il faut donc s'attacher à elle, l'attaquer d'une manière spéciale et vigoureuse, sans s'inquiéter en aucune manière de l'absence des règles.

On peut être assuré que cette cause disparue, la menstruation se rétablira spontanément et régulièrement. Il serait absolument inutile de chercher à combattre l'aménorrhée avant d'avoir détruit la cause qui l'a déterminée; on serait à peu près certain d'échouer.

Une fois cette cause disparue, et quels que soient les moyens bien différents qu'on a pu employer, il est rare que les règles ne reparaissent pas avec leurs caractères, leur quantité et leur durée habituelle. Cependant, dans un certain nombre de cas, il n'en est pas ainsi, et la cause de l'aménorrhée une fois disparue, les règles ne se rétablissent pas d'une manière spontanée; d'un autre côté, il y a des aménorrhées sans cause appréciable. Voici deux catégories de cas dans lesquels on a conseillé d'employer soit des médications spéciales, soit des médicaments particuliers, capables à eux seuls, et en vertu d'une propriété spéciale, de rappeler les règles absentes. C'est à ces médications ou à ces médicaments qu'on a donné le nom d'*emménagogues*, expression dont l'étymologie indique, en quelque sorte, les propriétés dont on les suppose doués.

Nous allons passer en revue les diverses médications emménagogues, nous verrons ensuite quelle est véritablement leur valeur thérapeutique.

EMMÉNAGOGUES VÉGÉTAUX. — La rue (*Ruta graveolens*) est une des espèces les plus employées. On la donne en infusion à la dose de 4 grammes de plante fraîche pour 1000 grammes d'eau, et de 3 grammes de plante sèche pour la même quantité de liquide.

On peut encore donner l'eau distillée de rue à la dose de 30 grammes dans une potion, et l'huile essentielle à celle de 30 centigrammes dans une potion.

Sabine. — La sabine s'emploie à une dose moins élevée; on en fait usage en infusion à la dose de 2 à 3 grammes si la plante est fraîche, et de 1 à 2 grammes si elle est sèche.

L'eau distillée de sabine est administrée à la dose de 30 grammes, et l'huile essentielle à celle de 30 à 40 centigrammes en potion.

Ces deux médicaments sont regardés comme les plus actifs et doivent être employés avec précaution. On cite, parmi les accidents qui peuvent être produits par leur usage à trop forte dose, une inflammation du tube digestif, et dans d'autres cas (Soyer), une grande agitation, une fièvre violente, du délire et des syncopes.

Armoise, absinthe. — On a conseillé depuis longtemps, comme de bons emménagogues, une infusion, soit d'armoise, soit d'absinthe, ou bien des sirops faits avec les décoctions de ces deux plantes.

Aconit. — L'aconit, sous la forme surtout d'extrait aqueux, a été recommandé par M. le docteur West, comme un excellent emménagogue. Il l'administre de la manière suivante : On donne l'extrait d'aconit sous forme de pilules, dont chacune contient 5 centigrammes d'extrait. On commence ces pilules huit jours avant l'époque présumée du retour de la menstruation. On en donne une le premier jour, deux le deuxième, trois le troisième, et ainsi de suite jusqu'à l'apparition des règles.

Belladone, jusquiame. — Les narcotiques ont été conseillés par Ever, Sundolin, Mende. Richter unit la belladone au calomel.

Seigle ergoté. — On a conseillé le seigle ergoté comme emménagogue, et son emploi est resté circonscrit entre les mains de quelques praticiens.

Strychnine. — La strychnine a été conseillée par Bardsley et par Churchill comme un bon emménagogue ; on la donne à la dose de 4 à 5 milligrammes, trois fois par jour pour commencer ; puis on augmente la dose jusqu'à 6 ou 7 milligrammes, qu'on administre également trois fois par jour.

PRÉPARATIONS MINÉRALES. — *Iode.* — Coindet, Récamier, M. Trousseau, ont beaucoup vanté l'iode comme emménagogue. D'après M. Trousseau, on doit employer la teinture d'iode de la manière suivante : teinture d'iode, 25 à 30 gouttes ; infusion de menthe, 120 gouttes ; sirop de fleurs d'oranger, 30 grammes. On prendra ce médicament plusieurs fois par jour, par cuillerées à bouche, pendant deux à trois mois.

On peut encore prescrire la même teinture à la dose de 1 gramme, dans un julep ; à prendre en un jour à l'époque de la congestion menstruelle.

Préparations d'or. — Elles ont été conseillées par Chrestien, particulièrement sous forme de pastilles ; il formule le cyanure d'or à la dose de 10 centigrammes, avec un excipient convenable pour faire vingt-quatre pilules ou pastilles, et il recommande d'en prendre quatre par jour.

MÉDICATIONS DIVERSES. — *Électricité.* — L'électricité est parfois mise en usage comme moyen propre à rappeler l'écoulement menstruel ; nous allons décrire les diverses méthodes employées pour l'administrer.

1° *Bains de pieds électriques.* — Les malades ayant chaque pied plongé dans un petit bain de pieds isolé et rempli d'eau salée, on fait agir une machine magnéto-électrique de Breton ou de Gaiffe sur les deux bains de pieds, et en interrompant les courants. Il en résulte dans le bassin et dans les deux membres inférieurs une série de courants d'induction, qui peuvent très bien contribuer à ramener l'écoulement des règles.

2° La *galvanisation cutanée* est pratiquée vers l'hypogastre, à la partie interne des cuisses, aux lombes, etc., etc. ; pour l'effectuer, un des réophores est placé au-dessus du pubis, et l'autre, muni du pinceau galvanique, est promené sur toutes les parties placées au-dessous et que nous venons de mentionner. Ce mode d'administrer produirait probablement d'aussi bons résultats que les précédents.

3° La *galvanisation musculaire* profonde, administrée avec les moyens et les machines ordinaires, et pratiquée sur les membres inférieurs, peut encore produire le même résultat.

S'il existe une médication emménagogue, c'est certainement celle de la galvanisation pratiquée de différentes manières sur les membres inférieurs. Aucun moyen ne peut être plus certain et en même temps plus exempt de tout danger. L'expérience n'a pas encore suffisamment prononcé sur cette question.

Hydrothérapie. — L'hydrothérapie, appliquée d'une manière convenable aux aménorrhéiques, peut certainement constituer une médication emménagogue très rationnelle et excellente ; on doit employer la douche en pluie, et en même temps la douche en jet énergique, sur les membres inférieurs, la région lombaire, les hanches et les cuisses.

Plus tard on aide ce traitement par des bains de cercles, et spécialement par des bains de siége froids, qui doivent être suivis d'une réaction convenable.

L'hydrothérapie, je le déclare, est une médication très-bonne, très convenable, et que je conseille souvent; son seul inconvénient est peut-être de constituer une médication un peu longue.

Irritation des mamelles. — Devons-nous considérer comme un moyen bon et sérieux l'irritation des mamelles indiquée par M. Patterson, qui conseille de l'effectuer en appliquant des sinapismes sur les mamelles. Cette méthode, qui paraît avoir réussi dans deux cas à ce médecin anglais, doit céder la place à d'autres beaucoup plus sérieux et plus certains.

Que penser de l'emploi des emménagogues et de leur efficacité? C'est ce qu'il m'est permis maintenant de formuler d'une manière positive.

1° Lorsqu'il existe une lésion matérielle quelconque de l'utérus, de son col ou de ses annexes, le meilleur emménagogue à employer est la soustraction de la cause organique qui a produit le trouble symptomatique; lorsqu'elle est disparue, il est rare que les règles ne reprennent pas leur cours et leur écoulement habituel; très souvent il n'y a aucun médicament ni aucune médication emménagogue à employer.

2° Lorsqu'il existe un état général caractérisé seulement par une altération du sang et dont nous allons parler, on commencera par le combattre; si on le fait disparaître, il est possible que dans ce cas, comme dans le précédent, les règles se rétablissent seules spontanément, et sans qu'on ait besoin de provoquer leur retour. Les emménagogues ne sont pas plus indispensables que dans le cas précédent.

3° Lorsqu'il n'existe ni état local de l'utérus, ni état général de l'organisme, ou bien si ces deux états ont été combattus avec succès par des médications appropriées, la femme paraissant rétablie, il est rare et tout à fait exceptionnel que la menstruation ne suive pas la même marche, et qu'elle ne se rétablisse pas également. Ce cas, tout rare qu'il est, peut cependant se présenter ; c'est alors seulement qu'il faudra administrer les emménagogues. Parmi toutes les médications que j'ai indiquées, j'ai très peu de confiance dans les médicaments végétaux et dans les préparations minérales ; je conseillerai l'électricité, ou préférablement l'hydrothérapie.

§ 3. Combattre l'état général qui accompagne si fréquemment l'aménorrhée.

L'état général qui accompagne l'aménorrhée et la plupart des troubles fonctionnels qui la suivent, sont, ainsi que nous l'avons dit, le résultat de modifications du sang bien réelles et bien positives. L'une, la plus notable, est la diminution des globules ; l'autre, beaucoup moins forte, la diminution de l'albumine du sérum, ne se montre que dans les cas où la santé est fortement altérée.

C'est donc vers ces modifications qu'il faut diriger une thérapeutique qui sera employée avec énergie.

L'*hygiène* surtout fournit les agents auxquels il faut avoir recours. S'il s'agit de filles ou de femmes des classes peu aisées, on insistera sur l'exercice, sur le bon régime, sur une alimentation aussi substantielle que possible, sur l'usage de la viande, sur un logement sec et aéré; un sixième étage vaut mieux qu'un rez-de-chaussée ou un entre-sol bas, humide, obscur et sans air. L'exercice manque surtout à cette foule de jeunes ouvrières de Paris, qui, passant leurs journées assises et à travailler, sont atteintes d'aménorrhée et de dysménorrhée ; alors il est indispensable de modifier leur manière de vivre et de leur conseiller un exercice suffisant et des vêtements bien chauds ; on aura recours à une hygiène bien appropriée et qui remédie à la constitution faible et lymphatique que présentent bien souvent les filles et les femmes aménorrhéiques et dysménorrhéiques.

L'exercice sera employé sous toutes les formes ; chaque jour des courses à pied d'une certaine durée, et autant que possible une gymnastique appropriée, l'équitation et la danse. On évitera les veillées trop prolongées, les fatigues des bals, des soirées, des théâtres, et l'on se livrera à un sommeil suffisant pendant huit à dix heures.

Les repas doivent être réglés d'une manière fixe; on insistera sur l'usage des viandes rôties et d'un peu de vin.

Le *séjour à la campagne* pendant une partie de l'été, les voyages, sont d'excellents moyens hygiéniques qui ont toujours agi d'une manière favorable.

Les *bains froids* en été, les *bains de mer*, quand cela est possible, sont d'excellents adjuvants pour modifier heureusement et rapidement la constitution et pour refaire le sang.

Parmi les *eaux minérales*, nous citerons spécialement les eaux ferrugineuses, qui agissent comme toniques ou stimulantes, et rendent de grands services. Spa en Belgique, Schwalbach sur le Rhin, Forges en Normandie, sont des eaux qu'on peut recommander avec assurance, et qui agissent plutôt par leurs propriétés stimulantes que par la quantité de fer qu'elles renferment.

Le *traitement hydrothérapique* doux est encore un moyen excellent pour de pareilles constitutions.

Le *traitement médicamenteux* peut rendre quelques services, mais je suis loin de lui attribuer une grande importance, et je crois que l'hygiène peut suffire dans la plupart des cas pour modifier la composition du sang et refaire la constitution débilitée. Les préparations du quinquina, et spécialement le vin et le sirop; les tisanes amères, de chicorée sauvage, de petite centaurée, le *quassia amara* surtout, sont encore utiles.

Quant au fer, on peut également en faire usage (voy. *Chlorose et anémie*). Je tiens peu à son emploi, car ce ne sont pas à des chloroses que l'on a affaire, mais à des anémies. Si le fer est utile en pareil cas, c'est surtout en agissant comme un stimulant de l'estomac.

Le *traitement hygiénique*, si convenable contre l'état général qui coïncide avec l'aménorrhée, doit de toute nécessité être employé longtemps et d'une manière continue. Souvent il faut l'appliquer pendant plusieurs années avec une persévérance qui finit par ramener la menstruation, sans qu'on ait besoin de recourir aux médicaments emménagogues.

CHAPITRE III.

DE LA NÉVRALGIE UTÉRINE, DE L'HYSTÉRALGIE.

Le nom de cette affection suffit pour faire connaître qu'il s'agit ici de la névralgie de l'utérus, et cependant cette maladie, en apparence si simple, et qu'il paraît si naturel d'admettre, a été la source de bien des discussions; son existence même est encore contestée.

Il est bien important de décrire méthodiquement les faits avant de se prononcer d'une manière définitive à cet égard.

ARTICLE I. — Caractères de la névralgie utérine.

Pour tout médecin qui a observé avec quelque attention, il est incontestable qu'il existe chez un certain nombre de femmes des douleurs siégeant dans l'utérus et qui offrent tous les caractères des névralgies.

1° *Siége.*—Les douleurs névralgiques ont pour siége l'utérus et son col; elles l'occupent tout entier ou partiellement. Souvent limitée à la moitié gauche ou à la moitié droite de l'organe, la douleur est plus rarement bornée soit au col, soit au corps.

La douleur névralgique occupant tout ou une partie de l'utérus est très rarement bornée à cet organe; elle s'irradie dans diverses directions, et particulièrement dans le périnée, les deux régions lombaires, les hanches, l'hypogastre, les régions inguinales et la partie supérieure des cuisses. Cette irradiation, rarement générale, est au contraire presque toujours partielle, et a lieu à peu près constamment dans la même direction. On voit encore assez souvent la névralgie utérine n'envoyer d'irradiation que d'un seul côté du tronc, vers une cuisse, vers les lombes d'un côté, dans la hanche, etc.; lorsqu'elle est ainsi limitée à un seul côté, la douleur utérine est également circonscrite à un seul côté de l'organe.

2° *Intensité.* — L'intensité des douleurs de la névralgie utérine est toujours assez grande ; des douleurs vives se manifestent sous forme d'élancements plus ou moins violents et peuvent présenter tout autre caractère ; mais le principal est la vivacité des sensations qu'elles font éprouver aux malades qui en sont atteintes. Ces élancements, du reste, ne sont pas continus et incessants; ils viennent presque toujours s'ajouter à une douleur plus ou moins sourde, plus obscure, mais continue.

3° *Influence du toucher.* — Le toucher augmente en général beaucoup la douleur névralgique ; souvent même il la développe dans les instants où elle n'existait pas. L'utérus est véritablement le siége de points névralgiques douloureux qui ont été bien étudiés par Valleix.

4° *Époque du retour des accès névralgiques.* — Nous avons vu, il y a un instant, que, dans un accès, la douleur névralgique n'était pas continue, mais qu'elle se composait d'une série plus ou moins longue d'élancements douloureux ; de plus les accès névralgiques eux-mêmes, considérés dans leur ensemble, peuvent se présenter de plusieurs manières; ils reviennent chez beaucoup de femmes à l'époque du retour des règles, les précèdent, quelquefois les accompagnent ; ils peuvent alors faire croire à l'existence d'une dysménorrhée dont il faut cependant bien les distinguer. Cette dernière consiste, en effet, dans une contraction douloureuse de l'utérus, qu'on ne doit pas confondre avec un élancement névralgique. Les accès peuvent se montrer également en dehors de l'époque menstruelle, soit qu'ils reparaissent spontanément, soit que leur retour soit provoqué par une cause quelconque ; on les rencontre sous les trois types suivants : type intermittent régulier, type intermittent à courte période, type intermittent irrégulier. On peut encore voir la névralgie durer un certain temps et être véritablement continue pendant une assez longue période.

5° *Phénomènes concomitants.* — Parmi les phénomènes concomitants, on a trouvé chez beaucoup de femmes un écoulement leucorrhéique simple, qui se manifeste en même temps que l'accès et cesse avec lui, observation faite par plusieurs médecins et confirmée par Valleix.

Ce signe manque quelquefois complétement, et l'état des organes génitaux reste intact pendant toute la durée d'une crise.

L'état général peut paraître satisfaisant, mais fréquemment aussi on le voit troublé. Les femmes sont nerveuses, impressionnables et très susceptibles; des douleurs nerveuses se manifestent dans différents points de l'organisme, et quelquefois de véritables accès d'hystérie prennent naissance. Ce dernier fait est vrai, mais on ne doit l'admettre que comme une simple coïncidence ; car chez les femmes prédisposées à l'hystérie, ces mêmes accès peuvent également se manifester à propos des névralgies et des névroses les plus diverses.

ARTICLE II. — Étiologie de la névralgie utérine.

Considérée sous le point de vue étiologique, l'étude de cette névralgie a donné naissance aux trois opinions suivantes :

1° La névralgie utérine est une maladie bien réelle, dont l'existence doit être admise au même titre que celle des autres névralgies.

2° La névralgie utérine n'est qu'un des modes de manifestation de la névralgie lombo-abdominale (Valleix).

3° La névralgie utérine n'existe pas ; les douleurs auxquelles on a donné le nom de névralgie ne sont autres qu'un symptôme commun à un certain nombre de maladies de l'utérus.

Pour bien apprécier la valeur de ces faits, il est indispensable d'étudier avec soin l'étiologie de la névralgie utérine.

1° On peut tout d'abord établir qu'il y a un certain nombre de névralgies utérines symptomatiques, c'est-à-dire que l'on voit se développer à propos des lésions utérines les plus diverses ; aiguës ou chroniques.

Les congestions utérines peuvent manifester leur existence par la production d'accès de névralgies utérines.

L'inflammation aiguë ou chronique du corps de l'utérus se manifeste souvent, entre autres symptômes, par des accès de névralgie utérine plus ou moins rebelle ; il en est de même des tumeurs diverses de l'utérus, et spécialement des affections carcinomateuses. Nous pensons donc qu'on peut admettre comme vraie cette proposition :

La névralgie utérine est une maladie spéciale, mais qui peut se former à propos des diverses maladies du corps ou du col de l'utérus, et qui, dans ce cas, mérite le nom de *névralgie symptomatique*.

2° La névralgie utérine peut se développer à propos d'une lésion matérielle, mais elle n'en est pas moins une affection qui a son existence à part et indépendante de toute lésion matérielle du col ou du corps de l'utérus. C'est un fait qui ne peut être mis en doute, et j'ai observé un certain nombre de névralgies utérines sans lésions appréciables.

Maintenant, quelle serait la cause de ces névralgies utérines ? La science possède trop peu de faits pour qu'on ait obtenu quelques résultats à ce sujet. Se développent-elles de préférence chez des femmes nerveuses, impressionnables ? Sont-elles le résultat d'excès de coït, de surexcitation des organes génitaux ? Ces faits sont possibles, mais non appuyés sur des observations ; laissons donc à l'avenir le soin d'établir l'étiologie de la névralgie utérine idiopathique.

3° La névralgie utérine n'est qu'un mode de manifestation de la névralgie lombo-abdominale ; ce sont des points douloureux de cette névralgie qui se manifestent dans l'utérus, variété à laquelle on donne le nom de *névralgie utéro-lombaire*.

Valleix a observé la *névralgie lombo-abdominale* chez des femmes qui se plaignaient de douleurs plus ou moins vives vers le col de l'utérus. Or, en touchant ces femmes, il constatait que la douleur utérine était bornée à un seul côté, lorsque la névralgie était bornée à ce seul côté, et quand cette affection était double, la douleur était généralement plus forte du côté où la névralgie était plus intense.

Suivant Valleix, on ne peut supposer un instant qu'une inflammation ou une affection quelconque de l'utérus, capable de produire des douleurs jusque dans les lombes, ait un siége aussi limité qu'un point qui peut être couvert avec le doigt et qui ne se trouve que d'un seul côté. A l'argument que l'on a objecté que des flueurs blanches coïncident presque toujours avec cet état névralgique, il répond que c'est un écoulement analogue à l'écoulement nasal, au larmoiement, à la salivation qu'on observe dans la névralgie faciale. Or, aucun médecin n'a jamais pensé attribuer cet écoulement nasal, ce larmoiement, cette salivation, à une inflammation des membranes muqueuses ou des glandes qui sécrètent ces liquides.

Enfin, Valleix insiste sur ce point, qu'en appliquant des vésicatoires sur les lombes et les flancs qui sont le siége de la névralgie lombo-abdominale, on voit très souvent disparaître tous les symptômes du côté de l'utérus; du reste, il existe fréquemment, en même temps que la névralgie lombo-abdominale, des inflammations utérines, des catarrhes utérins, qui ne sont que des coïncidences ou des complications, sans corrélation nécessaire.

A l'objection qu'il suppose qu'on peut lui adresser, que des cautérisations ont guéri des névralgies analogues à celles qu'il décrit, il répond que c'est par une action révulsive analogue à celle que produisent les vésicatoires employés pour combattre les diverses espèces de névralgies.

Valleix conclut, en résumé, que dans l'immense majorité des cas, l'affection à laquelle on a donné le nom de *névralgie utérine* n'est autre chose qu'une névralgie lombo-abdominale, dont le point le plus douloureux se trouve être dans l'utérus.

ARTICLE III. — Marche, durée, terminaison de la névralgie utérine.

Marche. — La marche de la névralgie utérine est essentiellement irrégulière, et cela se conçoit très bien, d'après les circonstances très diverses dans lesquelles elle a pris naissance. Lorsqu'elle est symptomatique, elle est subordonnée à l'intensité des affections de l'utérus, dont elle est un des modes d'expression; elle se développe, croît et décroît avec elles. En pareil cas, on voit presque toujours ses accès se renouveler ou augmenter d'intensité à chaque époque menstruelle. Si la névralgie utérine est idiopathique, soit qu'on la considère comme une névrose spéciale, soit qu'on la regarde comme une variété de la névralgie lombo-abdominale, sa marche est tantôt régulière, tantôt irrégulière, caractères des névralgies utérines. On voit alors les accès revenir, tantôt à des intervalles réguliers, tantôt à des époques irrégulières, sans que rien ne vienne les appeler; tandis que dans d'autres cas le retour des accès névralgiques est provoqué par le retour des règles, des commotions physiques plus ou moins violentes, des exercices trop forts, des secousses énergiques, des émotions morales très vives.

Durée. — La durée de la névralgie symptomatique est en général subordonnée à celle de la maladie utérine qui l'a produite. J'ai observé cependant une jeune femme atteinte d'une névralgie utérine symptomatique d'une inflammation chronique du col de l'utérus, et qui continua de présenter des accès de névralgie utérine après la guérison de la lésion utérine.

Rien de plus variable, comme du reste celle de toutes les névralgies, que la durée de la névralgie utérine idiopathique. Elle peut persister pendant de longues années; de même qu'elle peut se composer d'un seul accès ou de quelques-uns plus ou moins rapprochés les uns des autres.

La durée de chaque accès, considéré indépendamment de ceux qui le précèdent et de ceux qui le suivent, est variable comme celle de tous les accès névralgiques. Tantôt de courte durée, il peut dans d'autres cas se prolonger un jour ou deux ; les intermédiaires sont nombreux.

Terminaison. — La terminaison de la névralgie utérine ne peut être que la guérison. Cependant cette dernière peut se faire attendre des mois, des années, s'il s'agit d'une simple névrose, c'est-à-dire d'une névralgie utérine idiopathique, tandis que si cette névralgie est symptomatique, sa durée est au moins subordonnée à celle de la lésion dont elle est le symptôme, si toutefois elle ne se prolonge pas après.

ARTICLE IV. — Diagnostic de la névralgie utérine.

On peut prendre pour une névralgie utérine les douleurs symptomatiques de l'inflammation du col de l'utérus, du cancer, ou de toute autre maladie de cet organe. On établira facilement le diagnostic en observant que les douleurs qui caractérisent ces maladies n'ont pas l'intensité, le caractère lancinant et la marche périodique des douleurs névralgiques.

Ce qu'il y a surtout d'important à décider dans le diagnostic de la névralgie utérine, c'est de déterminer avec exactitude sa nature et sa pathogénie. On devra donc se demander :

1° Si la névralgie utérine est symptomatique d'une lésion matérielle de l'utérus, ou si l'on aime mieux, pour me servir du langage de Valleix, si cette névralgie coïncide ou est compliquée d'une maladie quelconque de l'utérus, ce qui s'obtient facilement par un examen de la malade et l'emploi des divers moyens de diagnostic.

2° Si la névralgie utérine est sous la dépendance d'une névralgie lombo-abdominale.

3° Si enfin la névralgie utérine est primitive ou simplement une névrose proprement dite de l'utérus, indépendante de toute lésion matérielle de son tissu.

ARTICLE V. — Traitement de la névralgie utérine.

Le traitement de la névralgie utérine présente une grande

importance ; que cette maladie soit idiopathique ou symptomatique, elle constitue une affection douloureuse, et si pénible pour les femmes, qu'il est indispensable, dans un cas comme dans l'autre, de les soulager. Voici les règles qu'on peut établir à ce sujet :

Lorsqu'on a bien constaté l'existence d'une névralgie utérine, deux cas, sous le rapport du traitement peuvent se présenter : 1° il existe des lésions matérielles du col ou du corps de l'utérus ; 2° il n'y a aucune altération.

1° *Il existe des lésions matérielles du col ou du corps de l'utérus.* — On commencera par combattre ces lésions, ces maladies par les moyens qui leur conviennent ; il est à présumer, une fois qu'elles seront guéries, que la névralgie disparaîtra également. Ce résultat est celui qu'on voit tous les jours se produire ; peu importe qu'on considère ces lésions comme la cause, comme la simple coïncidence, ou comme une complication des névralgies. C'est donc vers ce traitement que le médecin doit diriger toute son attention et porter tous ses soins ; mais dans les cas suivants on s'occupera également de la névralgie utérine.

a. Quand la névralgie utérine qui coïncide avec les lésions de la matrice est arrivée à un haut degré d'intensité et fatigue beaucoup les malades ; alors il faut s'en occuper, indépendamment du traitement dirigé contre ces lésions, et lui appliquer les moyens indiqués plus loin.

b. La névralgie utérine persiste après la guérison des lésions matérielles.

c. Lorsque ces lésions matérielles sont d'une longue durée et incurables comme les kystes, les tumeurs fibreuses et les carcinomes.

Dans ces trois cas, il faudra traiter séparément la névralgie, et la considérer comme si elle était essentielle.

2° *Névralgie utérine essentielle.* — Le traitement qu'on peut lui adresser est général ou local.

Le traitement général est celui de toutes les névralgies,

et l'on ne s'attend pas que j'en présente même un résumé. Ce traitement se compose des préparations de quinine, si la névralgie est périodique, et surtout si sa périodicité est régulière.

Le valérianate de quinine est le médicament que je préfère.

Dans la névralgie non périodique, on pourra mettre en usage les préparations d'opium, de belladone, de valériane.

Le traitement local est celui auquel on doit surtout avoir recours. Voici les moyens qu'on peut employer :

1° *Bains de siége.* — Ces bains se font avec des décoctions de plantes narcotiques, telles que pavot, jusquiame. Je suis peu partisan de ce moyen , comme de tous les bains de siége ; en général cependant ils peuvent contribuer à calmer les accès de névralgie utérine.

2° *Injections narcotiques.* — Les injections faites avec une décoction de têtes de pavot, de feuilles de morelle, de jusquiame, sont un bon moyen adjuvant pour calmer les accès de névralgie utérine; mais elles ont l'inconvénient d'être insuffisantes en raison de leur court séjour sur l'organe malade.

3° *Application de pommades calmantes.* — On prépare des pommades résultant de la combinaison de l'axonge avec de l'opium, de la morphine, etc. On imprègne de cette pommade un morceau d'ouate de coton; on introduit ce tampon au fond du vagin, contre le col de l'utérus, et on le maintient au fond, en ayant soin qu'un fil de soie y soit adapté, pour pouvoir le retirer au bout d'un certain temps.

Ces applications de pommades calmantes et narcotiques produisent souvent d'excellents résultats dans le traitement des névralgies utérines ; elles peuvent être laissées en place pendant un temps suffisamment long et être renouvelées avec une grande facilité.

Je préfère , et je ne saurais trop recommander le moyen suivant, que je regarde comme nouveau :

On fait confectionner avec de la gomme adragante des crayons semblables à ceux dont j'ai indiqué la fabrication pour l'application du tannin (voy. t. Ier, p. 345). On mélange à cet effet de l'eau, de la gomme adragante, un peu d'un corps gras (M. Mialhe préfère l'huile de ricin) et un principe calmant, tel que l'opium, la belladone, la jusquiame, ou mieux la morphine, la codéine, l'atropine, etc. Ces petits cylindres, grands et gros comme un tuyau de plume, sont introduits dans la cavité du col utérin, aussi loin que possible; abandonnés et fixés à l'aide d'un tampon d'ouate maintenu au dehors par un fil de soie, ils ne tardent pas à fondre, et la solution narcotique agit sur la face interne de la cavité du col.

J'ai obtenu souvent d'excellents résultats de cette méthode, dont on peut renouveler plusieurs fois l'application dans le même accès de névralgie, et je la regarde comme le meilleur traitement de cette affection.

Il existe encore d'autres moyens d'introduire des calmants ou des narcotiques, et de les faire agir sur le col utérin.

M. Aran s'est proposé de faire agir sur le col utérin le laudanum de Sydenham ; il espère y être parvenu par un mode de pansement qui consiste à faire absorber le laudanum dans le vagin par une poudre inerte, et à y abandonner cette poudre, passée à l'état de magma laudanisé. Voici le mode de pansement qu'il emploie :

Le col étant mis à nu à l'aide du spéculum bi- ou trivalve, on laisse couler au fond de l'instrument de 30 à 50 gouttes de laudanum de Sydenham et quelquefois même davantage, suivant l'intensité des douleurs. Après avoir mis le col et le fond du vagin en contact avec le liquide, en ouvrant et en fermant alternativement le spéculum, on jette dans le fond de l'instrument, avec une cuiller ou une spatule, quelques grammes d'amidon en morceau ou en poudre, afin d'absorber le laudanum. En quelques secondes, surtout quand on a employé l'amidon en morceaux, le laudanum a disparu, et l'on retire le spéculum, en abandonnant dans le vagin le magma amidonné et laudanisé; de plus, on soutient à mesure l'amidon placé dans le vagin, soit avec une grosse boulette de charpie ou de coton, qu'on laisse même à l'entrée de la vulve, si la largeur de celle-ci fait craindre que l'amidon ne tombe aussitôt que la malade sera debout.

D'après M. Aran, il n'y a aucun accident d'intoxication à craindre avec une telle quantité de laudanum; l'absorption s'en fait lentement, et les premiers effets calmants se manifestent au bout d'une heure et quelquefois de trois ou quatre heures. M. Aran dit avoir pu reconnaître chez des femmes qui ne faisaient pas d'injection d'une manière régulière, la présence du laudanum dans le magma amidonné deux et trois jours après son introduction. C'est à peine si, dans deux cas, trois de ces femmes ont accusé une grande envie de dormir, et une seule malade a présenté des vomissements avec somnolence.

Ainsi maintenu dans le vagin, le laudanum est peu à peu délayé par les mucosités vaginales ou utérines, et tombe, soit avec l'amidon, soit entraîné par les mucosités, dans un espace de temps qui peut être de plusieurs jours. Lorsqu'il est nécessaire de recourir à cette application plusieurs fois, soit tous les jours, soit tous les deux jours, les malades doivent faire des lavages à grande eau pour débarrasser le vagin du magma qui y est encore contenu.

M. Aran emploie cette méthode à la fin des diverses affections utérines d'origine inflammatoire, dans les hyperesthésies douloureuses qui, suivant lui, accompagnent parfois les déviations utérines ou les adhérences morbides contractées par l'utérus avec les organes contenus dans le bassin; il les conseille encore dans les cas d'inflammation chronique du tissu cellulaire, du petit bassin, des ovaires, dans les hystéralgies fréquentes chez les femmes d'un certain âge, et qu'il considère comme liées chez quelques-unes à la formation de petits corps fibreux.

La méthode de M. Aran me semble compliquée et assez difficile à mettre en usage; je préfère beaucoup celle que j'ai indiquée, c'est-à-dire l'introduction de crayons calmants dans la cavité du col de l'utérus. Ils réussissent la plupart du temps parfaitement, sont faciles à placer, et n'ont jamais déterminé aucun accident.

On a encore conseillé contre les hystéralgies le traitement hydrothérapique, que je crois en effet excellent, mais un peu long dans son action ; cependant il faut y avoir recours lorsque les préparations de quinquina et les applications opiacées locales auront manqué leur effet.

On a quelquefois recours à quelques eaux minérales, et spécialement aux eaux d'Ems, de Saint-Sauveur ; j'ai eu occasion d'observer chez plusieurs malades l'heureuse influence de la première de ces eaux dans la névralgie utérine.

CHAPITRE IV.

DE LA STÉRILITÉ CHEZ LA FEMME.

On peut définir la stérilité chez la femme comme chez l'homme, l'inaptitude à concevoir, due soit à une cause passagère, soit à un obstacle permanent.

La stérilité a été l'objet de travaux très nombreux, mais qui en général n'ont abouti à aucune conclusion. M. le docteur Roubaud publia en 1855 un ouvrage sur la stérilité, qui renferme des détails intéressants et que les médecins qui s'occupent de ce sujet pourront consulter avec fruit (1). Nous allons essayer de faire une étude pathologique de cet état morbide, et d'examiner les moyens que la science possède pour le combattre dans un certain nombre de cas.

Je ferai toutefois observer qu'une partie de la question ayant déjà été traitée à propos des vices de conformation, je serai très bref dans toute cette partie, et je ne ferai que résumer ce qui

(1) Roubaud, *Traité de l'impuissance et de la stérilité chez l'homme et chez la femme, comprenant l'exposition des moyens recommandés pour y remédier*, 1855, 2 vol. in-8.

a déjà été dit dans le chapitre consacré à leur étude (voy. t. Ier, p. 132).

La stérilité peut être rattachée à trois grandes causes qui sont : 1° un vice de conformation des organes génitaux ; 2° une modification locale et acquise de ces mêmes organes ; 3° un état général de la constitution. C'est cette division que je vais adopter, en insistant très peu, ainsi que je viens de le dire, sur la première.

ARTICLE I. — Vices de conformation des organes génitaux.

Les vices de conformation peuvent siéger dans le vagin, l'utérus, les trompes et les ovaires.

VAGIN. — Parmi les vices de conformation qui doivent nécessairement rendre une femme stérile, nous trouvons les suivants :

1° *Absence complète du vagin.* — État parfaitement compatible avec une bonne santé, et dont j'ai eu moi-même occasion de constater plusieurs cas. Cette absence coïncide à peu près constamment avec celle de l'utérus et des ovaires.

2° *Imperforation du vagin.* — Cette imperforation est complète ou incomplète, c'est-à-dire qu'elle n'existe que dans une partie de l'étendue de ce conduit : lorsqu'elle occupe la partie postérieure, elle peut coïncider avec l'absence d'utérus ; lorsqu'elle est antérieure, il n'en est pas généralement ainsi ; il est donc important de bien constater le siége de cette lésion. Ces oblitérations consistent tantôt dans une adhérence complète du conduit, et dans sa transformation en une espèce de cordon plus ou moins dur ; tantôt dans une simple adhésion qu'il est parfois possible de détruire ; tantôt enfin dans des adhérences et des brides partielles : car le médecin doit étudier avec soin la nature de la lésion dans ces deux derniers cas, surtout si les ovaires et l'utérus existent et traduisent leur présence par des phénomènes congestifs ou par des accidents dus à la rétention des règles, et il doit chercher à détruire l'obstacle et à rétablir le conduit vaginal. On fera ainsi disparaître la stérilité dont sont atteintes les femmes chez lesquelles existent ces lésions.

Dans le cas d'oblitération complète et surtout d'absence de l'utérus et des ovaires, toute tentative de ce genre serait non-seulement inutile, mais pourrait être fort dangereuse; on ne peut juger la question avec quelque certitude que lorsque la menstruation s'est développée. Les phénomènes menstruels et la manifestation des symptômes de la rétention de ce sang engagent en général le médecin à s'en occuper. Quant à l'existence de simples brides ou d'adhérences, elles n'empêchent pas la menstruation de s'établir, mais on ne pourra les constater qu'à l'époque du mariage et lorsqu'elles auront fait obstacle à la pratique du coït.

3° *Certaines anomalies du vagin.* — Parmi ces anomalies, nous citerons l'ouverture du vagin dans le rectum. Ce vice de conformation a soulevé une question importante relative à la possibilité et au droit d'opérer en pareil cas la fécondation, et a été l'objet d'une thèse soutenue devant l'illustre chirurgien Louis, qui se prononça pour la négative. Il nous est impossible de nous prononcer dans un sens ou dans l'autre; la rareté du fait est telle qu'on ne sera probablement jamais consulté; s'il en était ainsi, cependant, je crois qu'il faut laisser la solution de la question aux parties intéressées.

Les ouvertures du vagin dans l'urèthre, la vessie, sont rares et sont en général des causes de stérilité auxquelles l'art peut quelquefois chercher à remédier avec succès. L'existence de deux vagins ne constitue pas une cause de stérilité; quelquefois ils aboutissent à un utérus double ou bien à un col utérin ayant deux ouvertures. La fécondation a lieu dans ces deux cas. Lorsque des deux vagins, un seul aboutit à l'orifice du col utérin, et l'autre se termine en cul-de-sac, un examen attentif, à l'aide du toucher vaginal et du spéculum, permet de décider facilement la question.

UTÉRUS. — Il ne sera question ici que des vices de conformation de l'utérus, le vagin existant à l'état normal.

1° *Absence complète de l'utérus.* — Son état rudimentaire ou son atrophie sont évidemment la cause d'une stérilité incurable. Il est quelques cas où l'atrophie est bornée au col utérin ; alors la fécondation peut avoir lieu, et il est inutile de tenter aucun traitement.

2° *Certaines anomalies de l'utérus.* — Ce sont spécialement la bifidité, l'imperforation et l'oblitération de la cavité du corps de l'utérus ; l'imperforation, l'oblitération complète ou incomplète de la cavité du col utérin ; enfin le simple rétrécissement congénital de ses orifices.

Certaines de ces altérations ne peuvent être reconnues que lorsque la menstruation s'établit, et lorsqu'on vient à observer les accidents dus à la rétention du sang menstruel.

La bifidité ou le cloisonnement de l'utérus n'est pas un obstacle à la fécondation dans le plus grand nombre des cas ; il en formerait un qu'il n'y aurait rien à faire.

L'oblitération de la cavité du corps de l'utérus est un obstacle incurable à la fécondation, il n'y a aucune opération à tenter. Dans le cas où l'oblitération n'occupe que la cavité du col, les symptômes dus à la rétention du sang menstruel ne manqueront jamais de se montrer lorsque les règles commenceront à s'établir ; aussi faudra-t-il agir à cet instant. La perforation de la cavité du col est une petite opération qu'il sera alors nécessaire de pratiquer pour donner issue au sang menstruel retenu dans la cavité utérine, et qui remédiera à l'infécondité. Hâtons-nous de dire, du reste, que de tels cas sont rares, et qu'il faudra prendre des mesures pour empêcher l'ouverture accidentelle de se refermer. L'introduction de mèches ou de sondes faites avec soin permettra d'obtenir ce résultat.

Le rétrécissement congénital de la cavité du col de l'utérus est une cause extrêmement fréquente d'infécondité ; il ne s'oppose pas à la sortie des règles, qui toutefois est presque toujours douloureuse : aussi est-il souvent méconnu, à moins que les femmes ne consentent à se laisser examiner pour connaître la cause de leur stérilité. Pour remédier à ce rétrécissement congénital, on dilatera le col de l'utérus au moyen de sondes ou de dilatateurs spéciaux. Je vais entrer dans quelques détails à cet égard.

Lorsqu'on commença à pratiquer ces dilatations, et l'époque n'en est pas éloignée, on faisait rester la malade au lit, dans le décubitus dorsal ; on introduisait à l'aide du doigt ou au moyen du spéculum, une sonde de caoutchouc d'un calibre assez petit pour entrer dans la cavité du col ; quelquefois on munissait cette sonde d'un petit mandrin solide pour la faire pénétrer. Une fois la sonde à l'extrémité de la cavité cervicale, on la laissait en place cinq à six heures, au bout desquelles on la retirait ; le lendemain, on plaçait une sonde plus grosse, et ainsi de suite. En général, au bout de dix à quinze jours on obtenait une dilatation suffisante.

Plus tard, on substitua aux sondes de caoutchouc des sondes susceptibles de se dilater dans une telle proportion, qu'elles acquéraient le double de leur volume, en s'imbibant des liquides que leur présence ne manquait pas de faire sécréter par la membrane muqueuse de la cavité cervicale. Ainsi, on eut spécialement recours à des sondes de corde à boyau, ou mieux encore d'ivoire flexible (ivoire privé de sa partie calcaire par l'emploi des acides).

L'opération de la dilatation est devenue bien plus simple ; pour la pratiquer, je fais usage de petits dilatateurs imaginés par M. Charrière, et composés de cylindres d'ivoire ramolli et de diamètres très différents. On commence par les plus petits et l'on arrive ensuite aux plus gros ; ces dilatateurs ont en général 3 et 4 centimètres au plus de long ; ils sont arrondis à leur extrémité supérieure. L'extrémité inférieure est soudée sur une petite saillie circulaire en os, qui se termine par un anneau très petit de la même substance, et à laquelle doit être attaché un fil de soie. On les introduit à l'aide du spéculum ; on les porte jusqu'au fond de la cavité cervicale de l'utérus, à l'aide d'une longue pince d'acier ; puis on place au-devant un tampon d'ouate également garni d'un fil et destiné à empêcher le dilatateur de sortir de la cavité utérine.

Au bout de vingt-quatre heures, on retire le tampon d'ouate, et l'on place un plus gros dilatateur. Huit à quinze jours d'application suffisent pour dilater l'orifice rétréci d'une manière suffisante. Pendant ces applications les femmes n'éprouvent aucune incommodité et peuvent tout à fait vivre de leur vie ordinaire ; mais il est préférable de les engager à ne pas beaucoup se fatiguer. Jamais je n'ai observé le moindre accident. Examinons maintenant les résultats de ce mode de traitement.

Une première question se présente : Obtient-on, à l'aide de ce moyen, la dilatation du col ? Oui, certainement ; et, une fois la dilatation opérée, quinze jours ou trois semaines après, on la retrouve aussi nette, aussi franche qu'à l'instant de la cessation du traitement. Mais cette dilatation se maintient-elle, la retrouvera-t-on au bout d'un certain temps ? C'est encore une question fort incertaine, et je suis porté à croire que, sans présenter une coarctation aussi grande, s'il n'arrive pas de grossesse, l'orifice du col utérin se rétrécit de nouveau. Une seule fois j'ai eu occasion d'examiner, dix-huit mois après, une dame que j'avais soumise à la dilatation et qui n'était pas devenue enceinte. L'orifice du col était loin de s'être maintenu ce qu'il était à l'instant de la cessation du traitement ; mais quoique rétréci de nouveau, il l'était moins qu'avant le traitement, et, à mon avis, la fécondation eût pu avoir lieu s'il n'y avait pas eu d'autre cause pour l'empêcher.

Quelle a été l'influence de ce traitement sur les fécondations ultérieures. Voici le résultat de mes observations. J'ai pratiqué onze fois la dilatation du col ; les femmes qui y ont été soumises avaient au moins sept années de mariage, une d'elles quinze années. Sept fois il y a eu insuccès complet, ou du moins je n'ai pas entendu dire que la fécondation eût été produite. Quatre fois les femmes sont devenues enceintes dans l'année qui a suivi l'opération.

Ce résultat, tout incomplet qu'il est, doit engager les femmes stériles à faire examiner avec soin si elles ne sont pas atteintes d'un rétrécissement congénital des orifices du col utérin.

Du reste, ce rétrécissement est toujours une circonstance fâcheuse pour la fécondation, et la dilatation est souvent inutile, parce qu'il se complique fréquemment d'un rétrécissement analogue des trompes.

Trompes utérines. — Les trompes peuvent manquer complétement. Cette absence coïncide au moins avec l'atrophie ou l'absence des ovaires. Il est incontestable que ce vice de conformation a pour conséquence une stérilité absolue. Il en est autrement si l'absence ou l'atrophie ne porte que sur une seule trompe, la fécondation peut parfaitement avoir lieu. L'oblitération congénitale d'une ou de deux trompes, si toutefois elle existe, exercerait la même influence que l'atrophie ou l'absence de ce conduit. Ces altérations ne peuvent être constatées sur le vivant.

Ovaires. — Dans le cas d'absence ou d'atrophie des deux ovaires, caractérisée par le défaut de menstruation, et, d'après M. Négrier, par des changements importants dans l'organisation de la femme, la stérilité est absolue et tout à fait incurable.

L'absence de menstruation est-elle un indice que les deux ovaires manquent ou sont atrophiés? Cette opinion est généralement reçue, et peu de médecins ont essayé de la contredire. Cependant Bischoff admet, d'après les observations qui lui sont propres, que des femmes qui ne sont pas réglées et qui ne l'ont jamais été, peuvent parfaitement être fécondées et devenir enceintes; l'ovulation spontanée a lieu chez ces femmes, sans qu'il y ait d'écoulement sanguin menstruel, question qu'il faut regarder comme loin d'être résolue et qui demanderait de nouveaux travaux.

On a essayé de faire jouer un certain rôle aux hernies congénitales des ovaires dans la production de la stérilité, ce qui a peu d'importance. D'abord ces hernies sont fort rares; puis, dans la plupart des cas, elles ne comprennent pas les deux organes à la fois. Il serait donc oiseux de discuter cette question, envisagée sous le point de vue de la stérilité.

Clitoris. — M. Roubaud, dans son ouvrage sur la stérilité, fait jouer un rôle important au clitoris dans l'acte de la fécondation chez les femmes. L'absence ou l'atrophie de cet organe serait capable de déterminer chez la femme qui le présenterait un état général tout spécial, auquel il donne le nom de *frigidité*, et dont l'existence serait un obstacle sinon complet, du moins fort grand pour la fécondation. M. Fleury, dans un article intéressant publié dans le *Progrès* du 8 octobre 1858, professe une opinion analogue lorsqu'il dit : « Il résulte de ce qui précède que, pour nous, le *tempérament génital* chez la femme est un *tempérament clitoridien*, et qu'il ne serait en même temps un *tempérament ovarien* qu'autant que le développement des ovaires serait toujours en raison directe de celui du clitoris. » C'est, du reste, une question qui est tout entière à élucider ; tout en admettant l'influence clitoridienne, M. Fleury ne pense pas que l'absence du tempérament auquel il donne ce nom soit une cause de stérilité.

ARTICLE II. — Modifications locales et acquises des organes génitaux.

Ces lésions locales sont de deux espèces et consistent en effet dans des altérations matérielles aiguës ou chroniques, ou bien dans des déviations de l'utérus : tel est l'ordre que nous allons suivre dans leur énumération.

Ovaires. — Les divers états pathologiques des ovaires peuvent entraîner la stérilité, mais à la condition que les deux organes soient malades simultanément ou successivement. Quelque graves que soient les maladies dont un ovaire puisse être atteint, si l'autre est resté intact, la fécondation peut toujours avoir lieu.

Tel est le cas dans lequel on trouve l'ovarite aiguë ou chronique, les abcès des ovaires, l'hémorrhagie des ovaires, les tumeurs de diverses natures qui se développent dans leur parenchyme. Si elles n'occupent qu'un seul ovaire, il n'y a pas lieu de s'en occuper sous le point de vue de la fécondité. Si les deux ovaires sont malades, s'il y a, par exemple, une ovarite double, il y a lieu de craindre, même dans le cas de guérison, une stérilité incurable. Il est donc extrêmement important, dans ces ovarites doubles qui, bien que rares, n'en existent pas moins, d'employer un traitement vigoureux et énergique pour les faire avorter le plus tôt possible et les empêcher d'arriver à la suppuration. Dans l'hydropisie enkystée de l'ovaire encore peu avancée, l'ovaire resté sain ne subit aucune influence, et la fécondation peut encore avoir lieu. Mais dès que la maladie fait des progrès, l'ovaire du côté sain subit toujours des modifications telles qu'il en résulte une stérilité contre laquelle l'art est impuissant.

Les hernies ovariennes doubles semblent encore une cause d'infécondité, mais tout est à faire sur ce sujet, et la science est loin d'être fixée à cet égard.

D'après M. Roubaud, il pourrait y avoir une lésion vitale des fonctions ovariennes, sans modification matérielle de la structure de ces organes, et qui empêcherait les ovaires de produire l'ovulation mensuelle. Cette opinion est possible ; mais, jusqu'à présent, elle n'est qu'une simple hypothèse : il est en effet probable, d'après les recherches de Bischoff, que l'ovulation pouvait avoir lieu sans écoulement sanguin mensuel, et par conséquent qu'une femme non réglée pouvait devenir enceinte. L'absence de menstruation est donc tout à fait insuffisante pour démontrer la réalité de cette lésion vitale des ovaires.

Trompes. — Il existe un grand nombre de cas de stérilité qui sont dus à l'oblitération des trompes. Toutes les fois que la membrane muqueuse de ces conduits est le siége d'une lésion phlegmasique, on a beaucoup à redouter une stérilité consécutive. On doit à M. le docteur Mercier d'avoir appelé l'attention des médecins sur cette cause bien fréquente d'infécondité. L'inflammation des trompes peut se montrer dans des circonstances différentes. Ainsi toute métrite aiguë ou chronique du corps de l'utérus peut conduire à l'inflammation des trompes; toute péritonite, surtout lorsqu'elle siége à la partie inférieure de l'abdomen, peut encore, et plus certainement, amener cet état phlegmasique. L'inflammation du tissu cellulaire péri-utérin a souvent produit ce résultat. La conséquence la plus fréquente de cette inflammation des trompes est une oblitération complète ou au moins un rétrécissement considérable du canal de ces organes, occasionné soit par des dépôts pseudo-membraneux, soit par des adhérences.

L'oblitération des trompes peut encore se montrer dans d'autres circonstances que l'état phlegmasique. Ainsi, toutes les fois qu'il se développe des lésions organiques graves de l'utérus, ou des ovaires, telles que des tumeurs fibreuses, des cancers, des hydropisies enkystées, les trompes sont entraînées, confondues dans les altérations organiques, et leur oblitération, sinon leur destruction, en est la conséquence nécessaire ; dans tous ces cas divers, on conçoit que la stérilité en soit la conséquence nécessaire, et qu'il soit bien difficile, sinon impossible, d'y remédier. Si les trompes sont détruites, il n'y a pas lieu de songer à un traitement ; dans un cas de simple altération, un médecin anglais, Tyler Smith, a proposé de pratiquer la dilatation des trompes à l'aide d'instruments qu'il a inventés. Je ne pense pas qu'une telle opération soit possible et qu'on puisse lui accorder la moindre confiance.

UTÉRUS. — On doit rechercher les causes de stérilité dans les maladies du corps et du col de l'utérus. Nous adopterons cette division.

Maladies du corps de l'utérus. — On peut établir que toute affection susceptible d'oblitérer l'ouverture des trompes dans la cavité utérine est susceptible de produire la stérilité. Celle-ci peut donc reconnaître pour origine les états suivants :

1° L'*inflammation* du tissu du corps de l'utérus dans le voisinage des trompes ;

2° L'*inflammation catarrhale* de la membrane interne du corps de l'utérus.

Le mode d'action de ces deux causes n'est pas le même : dans le premier, c'est le tissu qui, par sa tuméfaction, obstrue l'ouverture des trompes ; dans le deuxième, c'est la sécrétion mucoso-purulente qui, remplissant la cavité utérine, s'oppose à l'action fécondante du fluide spermatique et à l'imprégnation de l'ovule.

Dans ces deux cas, la stérilité est passagère et accidentelle, et il ne sera nullement besoin de s'en occuper d'une manière spéciale ; on combattra l'état phlegmasique du tissu utérin et de la membrane muqueuse, et après sa disparition la stérilité temporaire cessera également.

3° *Hydrométrie par amas de mucosités.* — En supposant qu'elle puisse exister chez une femme menstruée, elle déterminera encore une stérilité temporaire, qui disparaîtra avec la cause qui y a donné naissance.

4° *Tumeurs fibreuses de l'utérus.* — Ainsi que nous l'avons démontré plus haut, elles ne sont pas un obstacle à la fécondation. On possède des cas assez nombreux de grossesse et de parturition, malgré l'existence de tumeurs fibreuses assez volumineuses.

5° *Cancer de l'utérus.* — Il paraît se trouver dans les mêmes conditions ; des femmes atteintes de cette malheureuse affection ont pu être fécondées et même accoucher naturellement.

6° *Hydropisie enkystée des ovaires.* — Indépendamment de son action sur les ovaires et les trompes, elle peut encore agir d'une manière spéciale sur l'utérus, qu'elle aplatit et atrophie complétement, de manière à rendre toute fécondation impossible dans sa cavité.

Maladies du col de l'utérus. — 1° *Inflammation catarrhale aiguë ou chronique de la membrane muqueuse de la cavité cervicale.* — Elle est la cause bien fréquente d'une stérilité momentanée qui, en pareil cas, est due à la présence de mucosités purulentes obstruant la cavité cervicale et s'opposant à la fécondation. On conçoit que cette stérilité momentanée, qui, du reste, n'est pas constante dans ces affections, doive nécessairement guérir, lorsqu'on a combattu et qu'on a fait disparaître l'état morbide qui y a donné naissance.

2° *Inflammation catarrhale accompagnée de celle du tissu utérin.* — Elle produit cette stérilité momentanée d'une manière plus certaine que lorsqu'elle n'occupe que la membrane muqueuse, et elle disparaît également avec la maladie.

3° *Oblitérations partielles de la cavité cervicale.* — A la suite des inflammations chroniques du col de l'utérus qui ont duré très longtemps, et dont le traitement a été négligé, il n'est pas rare d'observer des oblitérations partielles de la cavité cervicale, des brides, des adhérences plus ou moins intimes, des rétrécissements parfois assez considérables. Or, ces suites des inflammations chroniques peuvent produire une stérilité permanente, et les femmes qui en sont atteintes ne peuvent plus être fécondées.

Le *diagnostic* de ces brides, de ces adhérences, de ces rétrécissements et de ces oblitérations n'est pas très difficile; c'est au moyen de la sonde utérine que l'on peut en apprécier le degré, le caractère et la nature.

Quant à leur *traitement*, il est assez simple; il consiste exactement dans l'emploi des mêmes moyens que nous avons décrits en nous occupant des rétrécissements congénitaux : il faut dilater les orifices et la cavité du col au moyen de dilatateurs qu'on y introduit. Je ne reviendrai pas ici sur les conditions du traitement, sa durée, les précautions à prendre, ce serait une inutile répétition, car il faut opérer exactement de la même manière (voy. p. 435).

4° *Cancer du col utérin.* — Il ne s'oppose pas à la fécondation dans sa première période.

5° *Sensibilité et contractilité du col utérin.* —D'après M. Roubaud, le col utérin serait doué d'une sensibilité et d'une contractilité spéciales, dont l'augmentation, la diminution ou la perversion pourraient devenir une cause de stérilité en s'opposant à l'introduction du fluide spermatique dans la cavité utérine. Cela est possible, mais où en sont les preuves et pourront-elles être jamais données?

VAGIN. — Il est généralement admis qu'un certain nombre de lésions accidentelles peuvent déterminer dans le vagin des obstacles à la fécondation, et devenir ainsi causes de stérilité.

Les inflammations aiguës et chroniques de la membrane muqueuse du vagin, surtout quand elles succèdent à des plaies, des blessures ou des contusions, ou bien qu'elles durent depuis un temps très long, s'accompagnent souvent de pertes de substance ou d'ulcérations plus ou moins profondes; toutes les fois que ces deux conditions se rencontrent dans une vaginite aiguë ou chronique, il y a des chances pour que la guérison n'ait pas lieu sans brides, sans adhérences, sans rétrécissements ou même sans oblitérations partielles. Or, ces diverses espèces de lésions peuvent être un obstacle à l'introduction du pénis et à l'acte du coït; de là une cause de stérilité.

Pour combattre cette cause de stérilité, on doit essayer successivement : la dilatation avec des éponges préparées; les douches ascendantes de diverses espèces, moyens qu'il faudra continuer longtemps si l'on veut réussir. En cas d'insuccès, on aura recours à une opération sanglante, au débridement; mais on ne devra y songer que lorsqu'on aura employé longtemps et sans succès les autres moyens que je viens de mentionner. J'insiste sur cette circonstance, parce que toute opération avec le bistouri, faite sur le vagin, peut être suivie d'un rétrécissement plus considérable que celui que l'on veut combattre.

TUMEURS SIÉGEANT DANS LES PARTIES VOISINES. — On trouve quelquefois des causes d'infécondité dans les tumeurs voisines du vagin, de l'utérus, des trompes ou des ovaires. Lorsqu'il en est ainsi, c'est en vertu d'une action mécanique et de la compression qu'elles exercent sur ces parties, qu'on peut se rendre compte du développement de cette stérilité. On conçoit qu'il n'y ait pas de médication spéciale à employer contre de pareilles causes.

DÉVIATIONS UTÉRINES. — Il est un fait général qu'on ne saurait méconnaître, c'est que la condition anatomique nécessaire pour que la fécondation puisse s'opérer, est que le liquide spermatique puisse pénétrer dans l'orifice du col de l'utérus. Or, pour que ce résultat soit obtenu, il faut que dans l'acte du coït l'extrémité du canal de l'urèthre corresponde à peu près au niveau de l'orifice du museau de tanche et un peu au-devant de lui.

Un rapport absolu dans la direction des axes des deux conduits n'est pas rigoureusement nécessaire ; mais ils ne doivent pas être trop écartés l'un de l'autre.

Pour que cette condition anatomique soit remplie, une déviation un peu notable de l'utérus ne doit pas exister. Cette nécessité de rapports dans la direction des deux axes a été contestée, cependant le fait est parfaitement vrai, puisque toutes les fois qu'il y a une déviation un peu considérable, il y a infécondité, et que l'infécondité cesse quand on peut faire disparaître le déplacement. Les déviations doivent donc être considérées comme une cause assez fréquente de stérilité.

Avant de les étudier sous ce point de vue, je dois rappeler ici une observation que l'on doit à M. Roubaud, et dont la démonstration est loin d'avoir été donnée. D'après ce médecin, il existerait en dehors des déviations classiques, décrites par tous les auteurs, des déplacements momentanés, qui se produisent seulement pendant la durée du coït, quand les dimensions du membre viril sont hors de proportion avec celles du vagin, et qui disparaissent ensuite. Ces déplacements, qu'on ne peut retrouver ni par le toucher vaginal, ni au moyen du spéculum, constitueraient cependant une cause assez fréquente d'infécondité. Certainement ce fait est possible, mais n'est-ce pas encore une hypothèse ?

Déplacement ou haute élévation de l'utérus. — L'élévation de l'utérus s'observe dans quelques cas, fait incontestable, rare, et qu'on a regardé hypothétiquement comme une cause de stérilité ; il faudrait des observations bien rigoureuses pour admettre une semblable conclusion. Si le fait était vrai, ce dont je doute beaucoup, je ne sais quels moyens on pourrait employer pour combattre cette espèce de déplacement.

Abaissement de l'utérus.—Lorsque l'abaissement de l'utérus est tel que le museau de tanche est entre les lèvres de la vulve, ou même l'a franchie, il est bien évident que la fécondation est difficile (1) ; la seule manière d'y obvier est la réduction de

(1) Une femme atteinte d'un prolapsus complet a pu devenir enceinte par suite de l'intromission directe du pénis dans la cavité utérine.

l'utérus. Si l'abaissement est moins considérable, et si le museau de tanche est à quelques centimètres de la vulve, il y a bien souvent une cause d'infécondité, et voici comment : le membre viril introduit dans le vagin passe en arrière du museau de tanche et arrive dans le cul-de-sac vaginal rétro-utérin, où l'éjaculation a lieu, et où elle est complétement stérile, car le sperme est lancé contre la face postérieure du corps de l'utérus. Un moyen bien simple pour obvier à cette cause d'infécondité, lorsqu'on en a constaté l'existence, est de conseiller au mari de se retirer un peu au moment de l'éjaculation, de manière à faire correspondre l'orifice du canal de l'urèthre à l'ouverture du museau de tanche. En opérant ce mouvement de retrait, le gland doit se trouver placé entre les grandes lèvres, presque à la vulve. Ce moyen, très simple, a souvent réussi ; mais n'est-il pas bien préférable de combattre ces légers abaissements par des injections ou des douches froides, comme nous l'avons indiqué (voy. p. 296).

Renversement de l'utérus. — Le renversement de l'utérus est une cause absolue d'infécondité, tant qu'on n'y aura pas remédié. La réduction de cette espèce de déplacement et le maintien de cette réduction sont les seuls moyens à employer.

Antéversion de l'utérus. — Dans l'antéversion portée à un haut degré, le col de l'utérus est situé en arrière, et dirigé vers l'excavation du sacrum ; le museau de tanche correspond à la paroi antérieure du rectum. Il est évident qu'en pareil cas, la fécondation doit être fort difficile. Le membre viril, pendant l'acte du coït, est parallèle à la direction de l'utérus, et l'émission du sperme a lieu au-dessous du museau de tanche, et dans une ligne parallèle à la direction de l'orifice de la cavité cervicale, en arrière. On conçoit la difficulté que le fluide spermatique éprouve avec une telle émission, pour pénétrer dans la cavité utérine, d'autant plus que la paroi vaginale postérieure, en s'appliquant sur le col, joue vis-à-vis de lui le rôle d'une véritable soupape, qui s'oppose à ce que le liquide spermatique passe du vagin dans l'utérus.

Une antéversion aussi considérable coïncidant la plupart du temps avec un état phlegmasique du corps ou du col de l'utérus, le premier conseil à donner, est de combattre cet état phlegmasique. Une fois l'inflammation disparue, on insistera sur les douches et les injections froides, et il est probable que l'antéversion sera diminuée d'une manière assez notable pour que la fécondation puisse avoir lieu. Dans le cas contraire, si elle vient à persister, on peut avoir recours à deux moyens bien simples : le premier, qui est dû à M. Rayer, consiste à introduire une éponge dans l'excavation du sacrum en arrière du col utérin, manœuvre qu'il est facile d'exécuter ; cette éponge refoule le col en avant, et donne à l'orifice de la cavité cervicale une direction convenable et de nature à permettre la fécondation d'avoir lieu ; dans le second, on conseille le coït *more bestiarum*. On prétend que dans cette position l'extrémité du canal de l'urèthre est située en haut et en arrière, et par conséquent qu'il est dans une position convenable pour que le liquide spermatique pénètre dans la cavité utérine. C'est un moyen qu'on peut tenter, et qui, en somme, ne présente aucun inconvénient. Réussit-il ? C'est autre chose, et je ne me chargerais pas de l'affirmer.

Rétroversion de l'utérus. — Dans la rétroversion considérable, le col de l'utérus est en avant et en haut, en arrière du pubis. Dans l'acte du coït, le pénis passe dessous le col de l'utérus, suit la direction de la face postérieure de l'utérus, qui est devenue inférieure, et lorsque l'éjaculation a lieu, le fluide spermatique est lancé dans le cul-de-sac postérieur du vagin. Il est donc impossible que, dans ce cas, la fécondation ait lieu.

Pour y remédier, je donnerai d'abord le même conseil que pour l'antéversion, c'est-à-dire qu'il faut combattre l'état phlegmasique qui accompagne en général ces rétroversions considérables, et une fois l'inflammation disparue, avoir recours aux douches et aux injections froides. La rétroversion sera probablement assez diminuée pour que la fécondation puisse avoir lieu.

Dans le cas où elle persisterait, on pourrait employer l'éponge de M. Rayer qu'on placerait dans le cul-de-sac vaginal antérieur, afin de repousser en arrière le corps de l'utérus. On redonnerait alors en partie au col sa direction normale ; on pourrait même agir comme dans l'abaissement simple, et terminer l'acte du coït en plaçant l'orifice du canal de l'urèthre à l'entrée du vagin et immédiatement en arrière de la vulve.

Flexions de l'utérus. — Les flexions de l'utérus sont très souvent combinées avec des versions ; il serait important de les étudier si l'on voulait chercher la cause d'une stérilité. On peut en pareil cas, du reste, déterminer avec soin la place du col de l'utérus et du museau de tanche, et donner un conseil en rapport avec cette position.

D'après Scanzoni, les flexions de l'utérus sont portées quelquefois à un tel degré que, par suite de la plicature qu'elles produisent, la cavité utérine et celle du col sont complétement séparées l'une de l'autre, et qu'il en résulte une impossibilité de fécondation. Il est possible que les choses se passent ainsi ; mais une flexion portée au point de produire ce résultat est toujours accompagnée d'un état phlegmasique de l'organe fléchi. Toute l'indication consiste donc à combattre cet état phlegmasique, et une fois disparu, il est probable que l'oblitération momentanée des cavités utérines aura également cessé d'exister.

ARTICLE III. — État général de la constitution dans ses rapports avec la stérilité.

Constitution, tempérament. — La constitution et le tempérament ne semblent avoir aucune influence sur la stérilité. On voit tous les jours la fécondation s'opérer chez des femmes faibles, chétives, à tempérament lymphatique ou scrofuleux, tandis qu'elle ne peut se faire chez des femmes fortes, vigoureuses et d'un bon tempérament, qui restent constamment stériles.

Anémie, chlorose. — L'anémie et la chlorose, quelles que

soient les causes qui les aient déterminées, sont une des causes les plus communes et les plus certaines de stérilité. Il est rare qu'une femme anémique devienne enceinte ; le diagnostic de cette cause de stérilité est très facile, et l'on peut bien souvent la combattre avec fruit. Je renvoie l'histoire du traitement de ces deux états morbides au chapitre qui leur est consacré et dans lequel je m'étendrai longuement sur les moyens qui leur conviennent.

Maladies antérieures. — Toute femme convalescente d'une maladie grave est nécessairement stérile pour un certain temps ; elle recouvre en général cette faculté lorsqu'elle est complétement rétablie. Cependant il est certaines maladies, telles que la fièvre typhoïde, qui, lorsqu'elles sont graves et de longue durée, jettent une telle perturbation dans l'organisme et le modifient tellement pour l'avenir, que la stérilité succède chez elles à l'état contraire qu'elles présentaient avant. En pareil cas, il faut tout attendre du temps, des moyens hygiéniques, des eaux minérales ou des bains de mer convenablement employés.

Maladies chroniques. — Toutes les maladies chroniques ne sont pas une cause de stérilité, tant s'en faut. On voit journellement des femmes tuberculeuses, cancéreuses, devenir enceintes ; mais cependant on peut établir d'une manière générale que toutes les fois qu'une maladie chronique a fortement débilité une femme, celle-ci devient stérile.

Voilà bien des causes de stérilité, et cependant il reste encore un certain nombre de femmes qui sont stériles, et chez lesquelles on ne peut découvrir aucune des causes nombreuses que nous avons passées en revue.

Bien des causes ont été invoquées pour expliquer cette stérilité, et surtout pour la faire disparaître ; on est arrivé à un résultat presque nul. Posons cependant bien l'état de la question.

Tous les jours, on observe la stérilité chez des femmes fortes, bien constituées, robustes, d'un tempérament très bon, jeunes, bien réglées, sans aucune maladie. Quelle est la cause de la stérilité chez elles ? Voici les explications qui ont été proposées :

1° *Stérilité relative.* — On doit comprendre sous ce nom cet état de certaines femmes qui sont infécondés avec un homme et fécondes avec un autre. On a prétendu expliquer ce fait en disant que la femme était sans doute malade et atteinte de quelque affection utérine avec le premier mari; mais c'est une explication mauvaise. Le fait, bien que rare, est réel et positif; il faut entre l'homme et la femme un certain *consensus* parfaitement inexplicable pour que la fécondation ait lieu. Je résume de la manière suivante la difficulté que présente ce fait: il y a des hommes et des femmes parfaitement aptes à la fécondation si on les sépare, et qui ensemble sont parfaitement stériles; pour cette cause, nous ne pouvons rien, et nous nous abstiendrons de donner un conseil.

2° *Défaut de tempérament génital.* — Quelle que soit la nature que l'on assigne au tempérament génital, qu'on le considère comme un tempérament ovarien, utérin ou clitoridien, peu importe; il semble évidemment sans influence sur la fécondation. Ne sait-on pas que les femmes les plus éloignées de ce tempérament peuvent être parfaitement fécondées?

3° *Absence de sensation voluptueuse chez la femme.* — Ceci est encore une grande erreur: les femmes les plus froides et qui ont même de la répulsion pour l'acte du coït, comme on en voit quelquefois, peuvent être parfaitement fécondées. Ne sait-on pas aussi que des femmes ont pu être fécondées sans avoir la conscience que l'acte du coït avait été pratiqué?

4° *Excès de sensation voluptueuse de la part de la femme.* — Cette cause doit encore être mise de côté, au moins comme influence générale; il est évident que des femmes ardentes peuvent aussi bien être fécondées que d'autres.

5° *Excès de coït.* — Il est évident que beaucoup de filles publiques ne deviennent jamais enceintes. On a invoqué l'absence de sensation voluptueuse chez elles; le fait est possible, et même la plupart sont restées stériles après avoir quitté leur métier.

6° *Embonpoint extrême.* — Il est bien souvent une cause de

stérilité ; mais cependant il est loin d'en être une exclusion absolue.

7° *Maigreur extrême.* — Elle produit quelquefois le même résultat ; mais le fait est moins commun que pour l'embonpoint.

8° *Durée de l'existence de l'ovule.* — Voici une cause d'infécondité apparente sur laquelle M. Négrier (1) a insisté.

Depuis que la théorie de l'ovulation est à peu près généralement admise, on reconnaît que la fécondation de la femme ne peut avoir lieu que pendant la durée de l'existence de l'ovule qui comprend le temps de la menstruation et les huit ou dix jours suivants. Si cette doctrine est vraie, toute femme serait inféconde hors le temps que nous venons d'établir. Il est probable que les faits se passent ainsi ; cependant la science n'en possède pas une démonstration rigoureuse.

M. Négrier a été plus loin. La durée de l'existence des ovules est variable ; elle peut ne dépasser le temps de la menstruation que de deux, trois, quatre ou cinq jours, ou n'être exactement que celle de la menstruation elle-même ; alors les femmes peuvent sembler stériles tout en ne l'étant pas, et voici comment. Généralement il n'y a pas de rapports conjugaux pendant la période menstruelle de la femme ; or, si une femme dont les ovules n'ont de durée d'existence que celle de la menstruation elle-même n'a de rapports conjugaux qu'en dehors de cette période, elle sera inféconde ; aussi M. Négrier conseille-t-il, en pareil cas, le coït pendant les règles : il cite un certain nombre d'observations de femmes longtemps stériles, auxquelles il donna ce conseil et qui devinrent enceintes. D'après lui, toutes les fois qu'on est consulté pour une femme stérile, avant de prononcer l'infécondité absolue, on doit conseiller aux époux cette tentative. — Les faits de M. Négrier paraissent concluants, mais il en faudrait un plus grand nombre pour se prononcer d'une manière absolue.

Telles sont les causes invoquées pour expliquer la stérilité.

(1) Négrier, *Recueil de faits pour servir à l'histoire des ovaires et des affections hystériques de la femme*, 1858, 1 vol. in-8.

Chacune d'elles y contribue peut-être un peu pour sa part, ou bien plusieurs se réunissent probablement pour produire ce résultat. Il n'en reste pas moins positivement établi qu'il est un certain nombre de femmes qui, en l'absence de toutes ces causes et même des dernières que nous venons de passer en revue, sont bien définitivement stériles.

ARTICLE IV. — Traitement de la stérilité absolue et sans cause appréciable.

On a conseillé un certain nombre de moyens, tous empiriques, contre l'espèce de stérilité que nous venons d'étudier en dernier lieu ; nous allons les passer rapidement en revue.

Bains de mer. — Ils réussissent souvent ; mais a-t-on affaire à une stérilité simple ou à une stérilité causée par l'anémie ? elles ont été bien souvent confondues, de sorte qu'il est difficile de se prononcer d'une manière absolue sur la valeur de cette médication.

Eaux minérales ferrugineuses. — Elles ont quelquefois donné de bons résultats. On emploie de préférence les eaux ferrugineuses de Forges, de Spa, de Schwalbach, de Pyrmont, etc. ; mais on peut se poser la même question que pour les eaux de mer, et se demander si ce ne sont pas encore des stérilités par suite d'anémie qu'on a fait ainsi disparaître.

Les *eaux sulfureuses* en général, et quelques-unes de celles des Pyrénées en particulier, ont été et sont encore conseillées contre la stérilité. Elles ont réussi quelquefois ; mais n'ont-elles pas agi plutôt en opérant la guérison d'affections utérines anciennes persistant et s'opposant à ce que la fécondation pût avoir lieu ? Ces eaux ne pouvaient-elles agir encore en reconstituant l'organisme ?

Les eaux d'Ems sont souvent recommandées et ont quelquefois réussi ; la propriété fécondante appartiendrait à l'action directe d'une source qu'on dirige, à l'instant de sa sortie de terre, sur les parties génitales de la femme. On commence par l'administrer sur les parties externes, et plus tard on dirige le jet de la douche mitigée sur le col de l'utérus, au moyen d'une canule de caoutchouc.

L'administration de cette douche, que j'ai pu étudier moi-même avec soin, me semble un des meilleurs moyens à employer contre la stérilité, et j'ai eu occasion de la voir réussir dans deux cas.

On a conseillé une foule de médicaments empiriques, et que l'on regarde peut-être encore comme spécifiques de la stérilité; aucun n'est sérieux, et il est inutile de les énumérer.

En terminant, constatons que malheureusement un certain nombre de stérilités absolues et sans cause appréciable sont complétement incurables.

CHAPITRE V.

DE L'INFLUENCE DES DIATHÈSES (1), ET DES MALADIES CONSTITUTIONNELLES SUR LE DÉVELOPPEMENT DES AFFECTIONS DE L'UTÉRUS.

Le rôle des diathèses, méconnu ou négligé pendant longtemps, commence à être étudié de nouveau avec soin. Pour beaucoup d'affections, on veut aller au delà de l'état local et des lésions que l'œil ou le microscope permet de constater, et rattacher une série de maladies à des causes plus générales, à des diathèses;

(1) L'expression *diathèse* que j'emploie ici n'aura peut-être pas l'approbation de tous les médecins. Voici à cet égard l'opinion de deux hommes fort distingués :

M. N. Gueneau de Mussy (*) définit ainsi les diathèses : « On donne le nom de *diathèses* à ces conditions pathologiques, à ces états morbides constitutionnels qui se révèlent par des manifestations le plus souvent multiples, successives ou simultanées. » Et plus loin : « Une fois développées, elles s'emparent de l'organisme, deviennent une puissance dont il est pour ainsi dire vassal et avec laquelle il doit compter; tantôt s'y révélant par les manifestations qui leur appartiennent en

(*) Gueneau de Mussy, *Traité de l'angine glanduleuse*, 1857, 1 vol. in-8.

ce travail a déjà été fait avec fruit pour certaines classes de maladies. Ainsi les affections de la peau commencent à ne plus être classées d'après la nature des lésions diverses constatées à la surface cutanée, et l'on établit les grandes classes des affections herpétiques, des syphilides, des scrofulides et des maladies parasitaires. On a fait jouer un rôle très important et très juste à l'herpétisme dans l'angine glanduleuse du pharynx. On a essayé, mais avec beaucoup moins de succès, de le faire pour la plupart des maladies inflammatoires de l'utérus. C'est cet ordre de questions que je veux reprendre en essayant de faire la part de ce qui est vrai et de ce qui est inexact dans les tentatives de généralisation qu'on a essayées pour les maladies de l'utérus. Nous étudierons successivement l'influence de la diathèse *herpétique*, de la diathèse *syphilitique*, de la diathèse *scrofuleuse* et de la diathèse *arthritique*.

§ 1. Diathèse herpétique.

La diathèse herpétique manifeste son existence chez un sujet par la production d'un certain nombre d'affections cutanées très

propre, tantôt revêtant les apparences les plus diverses, se masquant quelquefois sous les formes les plus trompeuses, pouvant affecter les organes les plus différents dans leur texture et dans leurs attributions fonctionnelles. »

M. Bazin établit une différence entre ce qu'il appelle diathèses et maladies constitutionnelles :

« Une maladie constitutionnelle est une maladie aiguë ou chronique, pyrétique ou apyrétique, continue ou intermittente, ordinairement à longues périodes, contagieuse ou non contagieuse, caractérisée par un ensemble de produits morbides et d'affections très variées, sévissant indistinctement sur tous les systèmes organiques.

» Une diathèse est une maladie aiguë ou chronique, pyrétique ou apyrétique, continue ou intermittente, le plus souvent rénitente, contagieuse ou non contagieuse, caractérisée par la formation d'un seul produit morbide qui peut avoir son siége indistinctement dans tous les systèmes organiques. Exemple : les diathèses purulente, chondromateuse, tuberculeuse, etc., etc. » Il admet trois groupes de maladies constitutionnelles : 1° la scrofule, la syphilis, l'arthrite ; 2° la lèpre, la pellagre, la dartre ; 3° le scorbut, le rachitisme.

variées, et qui présentent pour caractère général une ténacité très grande dans leur existence et leur durée, une résistance très énergique à la guérison, enfin une facilité extrême dans les récidives. Elle se manifeste encore par la production d'une angine pharyngée toute spéciale, si bien décrite par M. N. Gueneau de Mussy sous le nom d'*angine glanduleuse*. On voit encore les conséquences de l'herpétisme sur la membrane muqueuse oculaire et nasale, sur le gland. Quant aux organes internes, malgré les prétentions qui ont été élevées à cet égard, il n'y a encore absolument rien de satisfaisant (1).

Cependant on a tenté de rattacher à l'herpétisme la plupart des affections de l'utérus que nous attribuons maintenant à un état phlegmasique. Un médecin distingué, M. Fontan, a été un

(1) Pour donner une idée des maladies qu'on a attribuées à l'herpétisme, voici les maladies qui peuvent être rapportées au principe herpétique, d'après M. Fontan.

« Dans ses migrations, il peut se porter :

» *a*. Dans le conduit auditif, où il produit une sécrétion séreuse ou concrète, une hypertrophie des conduits avec déformation entraînant une variété de surdité très fréquente.

» *b*. Dans les narines, où il produit des pustules avec ulcérations qui déterminent une variété d'ozène.

» *c*. Aux yeux, où il détermine des blépharites avec ou sans granulations, des tumeurs, et plus tard quelques fistules lacrymales.

» *d*. Au voile du palais et à la gorge, où il produit ces granulations fatigantes qui succèdent quelquefois aux affections syphilitiques sans être syphilitiques, et qui surviennent comme une variété d'affection du larynx chez les personnes qui forcent la voix en chantant, comme les acteurs de l'Opéra, les crieurs publics, les personnes qui parlent longtemps par état, comme les avocats, les présidents de cours, de tribunaux correctionnels et d'assises, etc.

» *e*. Aux bronches, où il détermine ces rhumes fréquents et tenaces qui font le tourment du malade et des médecins, et qui font croire quelquefois à des phthisies qui n'existent pas, malgré les apparences, et qui guérissent très bien sous l'influence des eaux sulfureuses les plus actives.

» *f*. A l'estomac, où il produit des gastralgies et des gastrites chroniques, et une variété de ces hypertrophies du pylore prises quelquefois pour des cancers.

» *g*. Aux intestins, où il produit des constipations opiniâtres ou des diarrhées chroniques qui résistent à tout, sauf à l'action des eaux sulfureuses.

» *h*. A l'anus, où il cause des hémorrhoïdes, les prurits, et une variété de fissures

des plus ardents propagateurs de cette doctrine, que la plupart des médecins français attachés aux eaux sulfureuses minérales n'ont pas tardé à adopter. Il s'agit d'examiner cette assertion, qui simplifierait d'une manière notable, si elle était vraie, le traitement de la plupart des affections phlegmasiques de l'utérus.

Pour démontrer la nature herpétique des maladies de l'utérus, on s'est appuyé sur les raisons suivantes :

1° Les maladies de l'utérus, et spécialement les affections du col, caractérisées par l'inflammation de la membrane muqueuse des surfaces interne et externe du col utérin, les granulations, les ulcérations et la tuméfaction du tissu utérin, sont des maladies longues, tenaces, rebelles au traitement et sujettes à récidiver ; elles coïncident très souvent avec des affections herpétiques de la peau, des angines glanduleuses et d'autres indices de l'herpé-

et de contractions consécutives. Ces deux dernières affections amènent souvent l'hypochondrie, qui cesse au développement d'une affection externe qui annonce le déplacement du mal.

» *j*. Au prépuce, où il entraîne ces herpès succédant aux affections vénériennes, mais qui n'ont rien de vénérien et qui effrayent beaucoup les malades.

» *k*. Dans le canal de l'urèthre, où il produit les blennorrhagies chroniques et la blennorrhée, et le plus grand nombre de rétrécissements de l'urèthre.

» Dans la vessie, les cystites chroniques et la perte des urines, surtout chez les enfants, par excitation du col.

» *l*. A la vulve, où il produit les divers prurits et les saillies papillaires qui augmentent et quelquefois anéantissent les sensations.

» *m*. Au vagin, où il cause les leucorrhées séreuses et puriformes.

» *n*. Au col de l'utérus, où il produit les granulations et les excoriations, la leucorrhée muqueuse, et puis quelques hypertrophies ou engorgements, et quelques dérivations qui en sont la suite ; souvent la stérilité et quelquefois l'avortement.

» *o*. Peut-être aussi le principe herpétique se porte-t-il sur les membranes du cerveau et le cerveau, et y cause-t-il quelques folies ; sur la moelle, quelques paralysies.

» *p*. Sur les nerfs, quelques névralgies.

» *q*. Sur les muscles, des rétractions musculaires et des tendons, et par suite les flexions des membres, les déviations, etc. »

Si j'ai retranscrit ce passage de M. Fontan, c'est pour donner une idée de l'exagération à laquelle on a été conduit en attribuant un certain nombre de maladies à l'herpétisme.

tisme; dans d'autres cas, elles alternent avec ces états morbides ou leur succèdent.

2° Les granulations, si fréquentes dans les maladies herpétiques, sont un des modes les plus communs de la traduction des maladies de l'utérus, et une des manifestations les plus rebelles, les plus tenaces et les plus sujettes à récidives.

3° Les maladies de l'utérus, si rebelles à tout autre traitement, guérissent très facilement et très vite sous l'influence des eaux minérales naturelles sulfureuses.

Examinons ces divers arguments.

1° Les affections de l'utérus, et spécialement celles du col, sont des maladies rebelles, tenaces et difficiles à guérir.

Cet argument n'a aucune valeur en faveur de l'herpétisme; en effet, des maladies peuvent être longues et rebelles pour une tout autre raison que cette dernière. Ainsi, pour les affections utérines, les causes de la longueur de la maladie, de sa ténacité et de leur résistance au traitement sont la répétition mensuelle des congestions sanguines destinées à fournir les matériaux de la menstruation, la persistance de l'exercice du coït chez la plupart des femmes, et le séjour permanent des parties malades au milieu des liquides pathologiques sécrétés.

2° Les affections de l'utérus et du col coïncident souvent ou alternent avec des maladies herpétiques siégeant ailleurs. Or, ceci est une profonde erreur ou au moins une exagération singulière; le fait est vrai quelquefois, mais il n'est pas fréquent; je puis même affirmer que cette coïncidence ou cette alternance est certainement le cas le plus rare. Voici une circonstance qui a pu contribuer à faire commettre cette erreur contre laquelle il faut bien se mettre en garde : beaucoup de femmes atteintes d'affections de l'utérus présentent des prurits vulvaires intenses, des eczémas et des érythèmes des cuisses, toutes lésions rebelles, il est vrai, mais qui ne sont que la conséquence de l'action des liquides pathologiques s'écoulant par l'orifice de la vulve et contaminant la partie interne des cuisses. Ces lésions cutanées ne sont donc en aucune manière un indice d'herpétisme, mais la conséquence d'une action locale de liquides irritants sur la peau.

3° Les granulations sont un des modes de manifestation les plus communs des affections utérines, et la traduction d'une affection herpétique.

Exagération singulière encore. Ces granulations, produites par une inflammation des follicules muqueux, soit du vagin, soit de la surface externe du col, sont loin d'exister dans tous les cas et manquent très souvent ; dans d'autres circonstances, elles ne sont que le commencement, que la première période d'autres altérations, et en particulier de l'ulcération.

Une observation attentive faite sur plusieurs centaines de malades me permet d'affirmer que les granulations vaginales ou utérines ne coïncident et n'alternent pas plus avec des affections herpétiques que toute autre maladie utérine.

4° Les eaux minérales naturelles sulfureuses guérissent toutes les affections utérines plus vite et plus certainement que les autres médications.

Il faut certainement être bien partisan des eaux sulfureuses pour avancer une telle proposition ; je crois à l'efficacité de ces eaux dans certains cas donnés qui peuvent être précisés :

a. Tout état inflammatoire aigu de l'utérus n'éprouve aucune amélioration de l'emploi des eaux sulfureuses qui, dans ce cas, doivent être défendues.

b. Toute affection phlegmasique chronique de l'utérus caractérisée par la tuméfaction du col, par une inflammation catarrhale de la membrane muqueuse, par des granulations et des ulcérations, ne pourra être améliorée que lorsque la maladie aura été traitée par une série de cautérisations convenables ; alors les eaux sulfureuses pourront être d'une grande utilité pour achever la résolution des états phlegmasiques, consolider la guérison, prévenir les récidives et améliorer l'état anémique de la femme soumise au traitement.

Mais ce que font les eaux sulfureuses, bien d'autres eaux produisent les mêmes effets : je citerai en particulier celles de

Néris, de Plombières, et surtout d'Ems, que je préfère, sous ce rapport, à toutes les autres eaux minérales.

L'hydrothérapie, employée d'une manière suivie et continuée assez longtemps, remplirait encore absolument la même indication ; seulement le traitement est plus long.

L'argument tiré de la réussite si rapide des eaux sulfureuses naturelles n'a donc pas plus de valeur que les autres ; ajoutons encore que toutes les eaux minérales échouent quelquefois.

Voici une circonstance toute spéciale qui peut se presenter, et c'est la seule concession que je ferai aux partisans de l'herpétisme dans les affections utérines :

Une femme atteinte à plusieurs reprises d'affections dartreuses, et sous l'influence de la diathèse herpétique, peut avoir une maladie de l'utérus, tout aussi bien qu'une autre femme ; peut-être même la contractera-t-elle plus facilement, fait non démontré, mais possible. La maladie une fois développée, il est possible que la diathèse sous laquelle est placée cette femme influence l'état phlegmasique local, le rende plus rebelle, plus tenace et plus difficile à faire disparaître, ce qui n'est pas prouvé, mais peut être admis ; alors je crois que les eaux minérales sulfureuses naturelles peuvent être très utiles : elles agiront sur l'ensemble de la santé, modifieront l'état général, et contribueront à guérir l'état local, soit par leur action propre sur la lésion matérielle, soit par leur influence sur l'état diathésique.

En résumé, toutes les fois qu'on devra conseiller les eaux minérales à une femme atteinte d'une phlegmasie chronique du corps ou du col de l'utérus, et que cette femme aura présenté à une époque antérieure, ou présentera actuellement des traces d'une affection dartreuse, on devra lui conseiller de préférence les eaux minérales sulfureuses ou des bains sulfureux artificiels, tout en lui faisant subir préalablement le traitement par les cautérisations.

§ 2. Diathèse syphilitique.

Il y a deux manières d'entendre l'action du virus syphilitique sur l'utérus.

Il est d'abord évident que le virus appliqué à la surface du col utérin, à la suite d'un coït suspect, ou par une inoculation artificielle, développe à la surface de ce col des accidents primitifs dont la forme et les caractères sont très variés. M. le docteur Bernutz a étudié avec le plus grand soin ces accidents primitifs, et j'ai présenté (t. Ier, p. 168), le résumé de ses remarquables travaux.

Ces accidents primitifs, une fois développés, sont parfaitement capables d'infecter tout l'organisme, et de produire la vérole constitutionnelle, c'est-à-dire la diathèse syphilitique. Voici la question que je veux discuter : Une femme atteinte de vérole constitutionnelle, et sous l'influence de la diathèse syphilitique, et qui voit cette diathèse se manifester sous des formes très variées, peut-elle, parmi ces modes de manifestation si divers, être atteinte d'accidents du col de l'utérus spontanément développés? En un mot, peut-on observer au col de l'utérus des accidents syphilitiques secondaires ou tertiaires?

Cette question, à l'époque où j'étais placé comme médecin à l'hôpital de Lourcine, était loin d'être résolue, et il n'existait aucun document scientifique qui pût servir à la décider dans un sens ou dans l'autre. Voici une série de faits que j'observai dans mon service de cet hôpital, et qui bien que dépassés par des travaux plus récents, ne laissent pas que d'avoir une certaine importance.

Parmi les nombreuses femmes que j'ai pu y observer pendant dix-huit mois, il s'en est trouvé un certain nombre qui présentaient simultanément les deux sortes d'accidents suivants : 1° des syphilides parfaitement caractérisées ; 2° une inflammation chronique du col utérin, avec ou sans granulations et ulcérations.

J'ai traité ces femmes par deux sortes de moyens : les mercuriaux et l'iodure de potassium d'une part, et de l'autre les cautérisations locales. Ces femmes guérirent toutes, ou du moins quittèrent Lourcine avec toutes les apparences d'une guérison parfaite.

J'ai trouvé en même temps une autre série de femmes qui présentaient tous les accidents d'une inflammation chronique du col bien caractérisée, et qui n'avaient à cet instant aucun accident syphilitique secondaire appréciable ; seulement elles nous annonçaient avoir eu, à une époque antérieure, des accidents primitifs et parfois même des accidents consécutifs, qui avaient disparu à la suite d'un traitement approprié. Ces femmes furent soumises comme les autres aux cautérisations locales, et je fus très étonné de voir la maladie traîner d'une manière incroyable : les accidents persistaient ; la cicatrisation des ulcérations n'arrivait pas, et parfois les choses duraient ainsi plusieurs mois. J'eus la pensée d'administrer à ces femmes de l'iodure de potassium et la liqueur de Van-Swieten ; au bout de peu de temps, la maladie s'amendait ; les cautérisations produisaient leur effet, et la guérison, qui s'était fait attendre si longtemps, ne tardait pas à arriver.

Ce fait, qui se reproduisit assez fréquemment, ne me laissa aucun doute sur l'influence de la diathèse syphilitique. Il fut évident pour moi que si elle n'avait pas créé elle-même cette inflammation chronique, ces granulations, ces ulcérations, elle exerçait au moins une influence puissante sur elles, et les modifiait de telle manière qu'elles n'arrivaient à guérir par les moyens ordinaires qu'en les aidant par l'emploi des mercuriaux et des iodures. Le même phénomène se présenta pour des femmes qui niaient tout accident primitif ou consécutif antérieur ; l'inflammation chronique du col résistait aux cautérisations, et la guérison n'arrivait que lorsqu'on venait à administrer la médication antisyphilitique. Depuis que ces observations ont été faites, la science a marché.

M. le docteur Bernutz, dans un travail extrêmement remarquable, et qui malheureusement n'est pas imprimé, a non-seulement étudié avec le plus grand soin, et exposé beaucoup mieux qu'on ne l'avait fait avant lui, l'histoire des accidents primitifs syphilitiques qui peuvent se montrer du côté de l'utérus, mais encore il a démontré la possibilité du développement des accidents syphilitiques secondaires et tertiaires du côté de l'utérus; je regrette donc vivement de ne pas pouvoir en présenter le résumé au lecteur.

D'après les recherches de mon savant collègue, l'utérus peut être le siége de manifestations syphilitiques qu'on peut classer de la manière suivante :

Accidents primitifs. — Chancres, balanite chancreuse.

Accidents secondaires. — Plaques muqueuses, végétations, érosions, syphilides.

Accidents tertiaires. — *Tubercules, gommes.*

Il est bien entendu que dans ces cas divers, il faut employer avant tout la médication antisyphilitique, et qu'elle seule pourra peut-être, même sans médication locale, opérer la guérison de la maladie.

§ 3. Diathèse scrofuleuse.

La diathèse scrofuleuse sous ses deux états, tempérament lymphatique exagéré, et état scrofuleux proprement dit, a été considérée par beaucoup de médecins comme une des causes les plus communes des maladies chroniques du col et du corps de l'utérus. Cette proposition a été admise sans preuves bien évidentes ; aussi est-ce une question qu'il est important d'examiner.

1° Trouve-t-on beaucoup de maladies utérines chez les femmes à tempérament lymphatique exagéré ou avec des lésions caractéristiques des scrofules? Cette question est facile à résoudre, car l'expérience démontre qu'il n'en est rien : on observe tout au plus dans ces deux cas une disposition plus grande à présenter et à conserver une leucorrhée essentielle plus ou moins longue et plus ou moins rebelle ; mais on ne trouve d'inflammation chronique du corps ou du col de l'utérus que dans les mêmes proportions et avec les mêmes conditions qu'on les observe chez les autres femmes. Les auteurs qui se sont le plus occupés de scrofules émettent l'opinion que les femmes sont plus prédisposées à la leucorrhée et ne font pas mention des affections utérines.

2° Parmi les femmes qui viennent consulter pour des inflammations chroniques de l'utérus, trouve-t-on une prédominance du tempérament lymphatique exagéré ou des traces de scrofules? En aucune manière; il peut y en avoir quelques-unes, mais je puis affirmer, d'après les nombreuses observations que j'ai faites, que c'est le plus petit nombre. Je suis convaincu qu'on a souvent pris la décoloration de la peau, l'état de souffrance générale qu'éprouvent presque toutes les femmes atteintes d'inflammations chroniques de l'utérus, pour les indices d'un tempérament lymphatique ou des scrofules.

Si ces deux propositions sont vraies, on ne peut en tirer d'autres conclusions, si ce n'est que le tempérament lymphatique et l'état scrofuleux ne prédisposent pas aux maladies de l'utérus ; mais ce qu'on peut également admettre et ce que je crois parfaitement vrai, c'est que ces états phlegmasiques, venant à se développer chez des femmes placées dans ces conditions, doivent être beaucoup plus tenaces, plus rebelles et plus difficiles à guérir que dans les conditions opposées : c'est alors qu'il faudra avoir recours aux moyens capables de refaire la constitution, tels que les iodures, l'huile de foie de morue, etc., en même temps qu'on appliquera les moyens locaux et qu'on insistera sur une hygiène convenable.

§ 4. Diathèse rhumatismale.

L'existence d'une diathèse rhumatismale ne saurait plus maintenant être mise en doute, et il est évident qu'elle traduit son existence par des lésions ou des maladies assez diverses (1). La seule question qui doive nous occuper est celle de savoir si cette diathèse rhumatismale peut produire des lésions matérielles de l'utérus ; jusqu'à présent, aucun fait ne démontre qu'il puisse en être ainsi. Sans contredit, une femme qui a été affectée une ou plusieurs fois dans sa vie de rhumatisme aigu ou chronique peut être parfaitement atteinte d'une affection utérine, mais elle n'y est pas plus exposée qu'une autre, et je ne sache pas qu'on ait démontré que les phlegmasies utérines développées chez des femmes rhumatisantes y aient présenté des caractères spéciaux ou aient été influencées d'une manière quelconque par la diathèse préexistante.

La névralgie utérine elle-même me semble tout à fait en dehors de l'influence rhumatismale, comme j'ai déjà eu occasion de le dire.

§ 5. Diathèse cancéreuse.

Il ne sera question ici de la diathèse cancéreuse que pour mémoire ; nous nous trouverions en effet conduit à discuter cette éternelle question : Le cancer est-il primitivement une affection locale qui se généralise ensuite, ou bien est-il le résultat d'une prédisposition spéciale de l'organisme, d'une diathèse, en un mot? Cette question est insoluble dans l'état actuel de la science ; je crois cependant, avec la plupart des médecins, que les cancers de l'utérus reconnaissent pour cause première une diathèse, et que la manifestation locale n'est que l'expression

(1) Voici de quelle manière M. Fontan résume les effets de la diathèse rhumatismale :

« Le rhumatisme simple ou compliqué de goutte, qui peut exister à l'état latent ou en action, se portant à l'extérieur sur les membres ou la colonne vertébrale, ou à l'intérieur sur les viscères, et pouvant produire dans le premier des tumeurs blanches, des hydarthroses, des arthrites, des paralysies, principalement des paraplégies, des nécroses ou des névralgies ; quelques variétés de folie, s'il se porte sur les membranes internes du crâne ou sur le cerveau lui-même ; des gastralgies et des entérites chroniques, des métrites et des vaginites qui se manifestent quelquefois subitement. »

de cette prédisposition. Cet état local, en effet, est indépendant de toute cause occasionnelle, de toute maladie antérieure et de toute influence morbide portant sur l'utérus ; aussi est tombé dans le néant tout ce qu'on a essayé de faire pour démontrer qu'il n'en est pas ainsi et pour attribuer à des causes locales les cancers de l'utérus.

L'existence de cette diathèse une fois admise, j'ai dû employer l'expression *les cancers*. C'est qu'en effet la diathèse cancéreuse manifeste son développement dans l'utérus sous trois formes bien différentes et dont les rapports n'ont pas encore été bien établis. Ce sont : 1° les cancers proprement dits, comprenant le squirrhe et l'encéphaloïde ; 2° les cancroïdes végétants ou tumeurs épithéliales ; 3° les ulcères cancroïdes. Ces trois variétés, distinctes dans la première période, se confondent à une certaine époque de leur évolution et finissent par amener les mêmes résultats, c'est-à-dire des écoulements séro-purulents, des hémorrhagies, la cachexie cancéreuse et la mort.

On ne connaît aucun signe capable de faire connaître si une femme est atteinte d'une prédisposition cancéreuse, congénitale ou acquise. On ignore complétement les moyens de la combattre quand elle existe ; par conséquent on est bien plus ignorant encore à l'égard de ceux qu'il faudrait employer lorsqu'elle ne se manifeste au dehors par aucun phénomène.

§ 6. Diathèse tuberculeuse.

D'après M. Aran, de toutes les diathèses, celle qui lui semble influencer le plus directement le système utérin, est la phthisie pulmonaire, la diathèse tuberculeuse, qui agirait, non pas en déposant la matière tuberculeuse dans l'utérus ou ses annexes, mais en créant un affaiblissement de la constitution favorable au développement d'une affection utérine. D'après lui, un assez grand nombre de femmes atteintes d'affections utérines sont depuis longtemps sujettes à s'enrhumer, crachent du sang depuis plusieurs années, ou bien appartiennent à des familles de phthisiques. Un examen attentif démontre que ces malades sont déjà tuberculeuses, et que leur attention est détournée de la maladie de poitrine dont elles souffrent peu, par les accidents utérins.

« Améliorez leur affection utérine, et bientôt vous verrez la balance pencher de nouveau du côté de la phthisie, les accidents pulmonaires se reproduire et se précipiter souvent vers une terminaison fatale. »

La conclusion de M. Aran est importante ; car il ne veut pas qu'on poursuive avec vigueur la guérison des affections utérines développées dans ces circonstances. Elles sont pour lui une sorte de révulsion précieuse que la nature a faite ainsi au profit de la malade. On ne doit modérer les accidents du côté de la poitrine que lorsque ceux de l'utérus deviennent trop fatigants ou trop pénibles. Il vaut mieux respecter cette espèce de balancement qui s'est établi entre l'affection utérine et la phthisie pulmonaire, quand les accidents sont supportables.

Cette théorie est fort ingénieuse, mais elle est évidemment empreinte d'une exagération singulière. Sans contredit, on observe quelques femmes phthisiques qui sont atteintes d'affections utérines, on voit aussi quelquefois la phthisie pulmonaire se développer chez des femmes atteintes de ces maladies ; mais elles constituent certainement le plus petit nombre, ce qui est loin de la fréquence que M. Aran veut attribuer à l'influence de cette diathèse. Du reste, on trouvera, dans une *Note statistique* placée à la fin de ce volume, un résultat qui est loin de confirmer cette manière de voir. En effet, sur 50 femmes traitées par moi du 1er janvier au 1er juillet 1858 à l'hôpital de la Pitié, pour des affections utérines, et spécialement pour l'inflammation chronique du col, une seule femme était phthisique.

D'un autre côté, cette espèce de balancement pouvant exister entre l'affection utérine et les tubercules me semble fort sujet à contestation. J'ai traité et guéri plusieurs affections utérines chez des jeunes femmes phthisiques, et je n'ai jamais vu la phthisie pulmonaire marcher ensuite plus rapidement.

CHAPITRE VI.

DE L'ANÉMIE ET DE LA CHLOROSE.

L'anémie joue un rôle si important dans la plupart des maladies de l'utérus et la chlorose exerce une si notable influence sur la production de l'aménorrhée et de la dysménorrhée, que l'étude de ces deux états morbides doit marcher à côté de l'histoire des affections utérines. Je vais donc en tracer un exposé rapide et cependant aussi complet que possible ; j'y suis engagé par la confusion que ne cessent encore de faire beaucoup de médecins entre l'anémie et la chlorose, confusion qui empêche un diagnostic exact, et qui rend le traitement incertain et souvent infidèle.

L'histoire de l'anémie et de la chlorose a été surtout éclairée par des travaux modernes. Sans remonter à une époque bien éloignée, je rappellerai que les altérations du sang, dans ces deux états morbides, n'ont été bien connues que depuis les analyses chimiques de Fœdisch, de Lecanu, de MM. Andral et Gavarret, de MM. Becquerel et Rodier. On n'a pas encore contesté ni modifié les résultats auxquels nous sommes arrivés, et que nous avons fait connaître dans plusieurs mémoires qui ont été récompensés par l'Académie des sciences (1). Sous le point de vue clinique, nous rappellerons aussi les recherches de M. Bouillaud, de M. Jolly, de M. Trousseau, etc., sur lesquelles nous nous appuierons pour la rédaction de ce chapitre.

Nous étudierons à part l'anémie et la chlorose, et nous les rapprocherons ensuite pour constater leurs différences et leurs analogies, et établir avec soin le traitement qui leur convient.

I. De l'anémie.

L'expression d'*anémie* est mauvaise, car l'α privatif ajouté à l'étymologie αἷμα indique la privation du sang. Il serait diffi-

(1) Becquerel et Rodier, *Traité de chimie pathologique appliquée à la médecine pratique*, 1854, 1 vol. in-8, p. 153.

cile cependant de changer cette expression, attendu que tous les médecins s'entendent quand ils parlent de l'anémie, et qu'il est toujours difficile de faire accepter une locution nouvelle.

Nous emploierons le mot *anémie* comme synonyme de diminution de proportion des globules du sang, et par conséquent nous définirons l'anémie : un état morbide caractérisé par une notable diminution de proportion des globules du sang. Ainsi expliquée, il est facile de voir que l'anémie n'est pas une maladie proprement dite, mais simplement un état morbide *consécutif* à beaucoup d'autres, un état morbide *symptomatique*, comme on l'a appelé avec raison. C'est, en effet, dans ce sens que nous l'entendrons et que nous essayerons d'esquisser son histoire fort intéressante, car il n'est peut-être pas de maladie avec laquelle l'anémie ne puisse se combiner, et sous l'influence de laquelle elle ne puisse se produire.

État du sang dans l'anémie. — Pour faire comprendre quel est l'état du sang dans l'anémie, il est utile de se rappeler la composition de ce liquide à l'état normal, composition que je vais résumer rapidement et en la rapportant à 1000 parties de sang.

La quantité d'eau est comprise entre les chiffres 750 et 800 ; la proportion des globules peut être établie entre 140 et 125 ; la quantité de fibrine doit être fixée de 2 à 3,5 sur 1000 parties.

La quantité d'albumine séparée des matières extractives et des sels, et à l'état de pureté, se trouve comprise entre 70 et 80 sur 1000 parties de sérum.

Les matières extractives, les sels et les matières grasses peuvent être représentés par un chiffre qui varie de 10 à 15 millièmes.

Voici maintenant les modifications que l'anémie peut faire éprouver à ces chiffres :

La quantité d'eau peut s'élever au-dessus du chiffre 800 et aller jusqu'à 900. Cette augmentation est du reste extrêmement variable ; on peut dire qu'elle est en raison inverse de l'ensemble des chiffres des parties solides : plus ces dernières sont en moindre proportion, plus la quantité d'eau augmente.

La proportion des globules peut descendre du chiffre 120 au chiffre 40. Sous ce rapport, les différences dans la diminution sont telles qu'on peut admettre trois degrés dans l'anémie.

Premier degré (*anémie peu considérable*). — Le chiffre des globules est compris entre 100 et 120.

Deuxième degré (*anémie notable*). — Le chiffre des globules est compris entre 80 et 100.

Troisième degré (*anémie considérable*). — Les globules sont descendus au-dessous du chiffre 80.

La proportion de fibrine diminue très peu ; on trouve cependant très souvent le chiffre de ce principe immédiat représenté par le minimum physiologique 2, ce qui a lieu dans quelques cas d'anémie profonde.

La quantité d'albumine comprise dans 1000 parties de sérum varie également très peu ; cependant toutes les fois que l'anémie est considérable, il y a un léger degré d'abaissement du chiffre de ce principe immédiat. En pareil cas, il n'est pas rare de voir l'albumine descendre jusqu'à 65 : lorsqu'il en est ainsi, les matières grasses, les matières extractives et les sels subissent en général une diminution analogue ; cependant ce n'est pas une règle absolue, et l'on voit dans quelques cas exceptionnels l'albumine diminuer, tandis que les matières extractives, les matières grasses et les sels restent à l'état normal, ou peut-être même augmentent. Ce sont surtout les matières grasses qui conservent cette indépendance. L'albumine peut diminuer d'une manière notable en même temps que les globules ; il en résulte alors un autre état morbide qui constitue une complication spéciale et peut amener une hydropisie. Cette complication toutefois est rare dans l'anémie simple, et il faut de grandes perturbations dans l'organisme pour qu'elle se produise.

Les modifications du sang que nous venons de passer en revue peuvent se développer sous l'influence de causes bien différentes les unes des autres qu'on doit étudier avec beaucoup de soin.

ARTICLE I. — Étiologie de l'anémie.

Les causes qui produisent l'anémie sont toutes les circonstances physiologiques ou morbides capables d'affaiblir les individus, de diminuer leurs forces, d'épuiser leur organisation.

Nous trouvons un premier ordre de causes dans les conditions antihygiéniques.

L'alimentation en quantité insuffisante, surtout quand elle se prolonge un peu longtemps, peut produire l'anémie ; une diète trop sévère peut, à plus forte raison, aboutir à ce résultat. C'est ainsi qu'on peut expliquer la diminution des globules que nous avons constatée à la suite de la plupart des maladies aiguës, dans nos travaux avec M. Rodier, travaux dont les résultats sont consignés dans nos *Recherches sur la composition du sang*. Il résulte de nos analyses qu'on doit trouver une diminution des globules chez la plupart des convalescents.

D'après les recherches de MM. Andral et Gavarret, il y a, dans certains cas de cancer de l'estomac, une inanition résultant des vomissements incessants qui tourmentent les malades et de la diète forcée qui en est la conséquence ; cette inanition amène assez rapidement une notable diminution de la proportion des globules du sang.

Une nourriture insuffisamment réparatrice, exclusivement ou presque exclusivement composée de végétaux, surtout lorsqu'elle est prolongée, produit des résultats analogues.

La misère, la famine, agissent dans le même sens ; ces deux conditions spéciales peuvent être considérées comme les plus capables de produire rapidement l'anémie.

Le défaut de renouvellement facile de l'oxygène, l'aération insuffisante, l'absence de lumière ou du moins son action insuffisante et incomplète, sont capables de produire la diminution des globules. Ce fait a été observé chez les prisonniers longtemps détenus dans les cachots obscurs. Hallé a admirablement décrit l'anémie des mineurs d'Anzin, qui était due à des causes de ce genre ; le séjour prolongé dans un lieu humide peut également produire la diminution des globules.

On peut considérer encore comme produisant l'anémie les émotions vives et prolongées, les chagrins durables, les passions vives, l'amour contrarié, une vie trop sédentaire, les travaux de cabinet trop opiniâtres ou trop forts pour la constitution de ceux qui s'y livrent, les fatigues musculaires trop fortes, les excès vénériens, la masturbation, enfin les excès de tout genre. Sous toutes ces influences, on voit en général l'anémie se produire avec plus de facilité chez la femme que chez l'homme.

CAUSES PATHOLOGIQUES. — La diminution des globules se montre dans une foule d'états morbides divers, dont elle n'est en général que la conséquence. On peut admettre, du reste, que dans certains cas, elle est le résultat de la maladie elle-même, tandis que dans d'autres elle est amenée par les modes de traitement mis en usage pour la combattre ; on peut, à cet égard, établir les propositions suivantes :

1° *Maladies aiguës.* — Lorsqu'elles ont duré un certain temps et qu'elles ont été assez intenses pour exercer une influence générale débilitante sur l'organisme, il est à peu près certain qu'on verra se développer pendant la convalescence une anémie véritable.

Cette influence est modifiée par l'âge ; la diminution des globules se produit plus vite, plus facilement, et est plus forte chez l'enfant que chez l'adulte. La force de constitution, l'état excellent antérieur de la santé, s'opposent au contraire à la production aussi facile de l'anémie.

Le traitement subi par les malades exerce une influence notable sur la production de cette affection. L'anémie sera d'autant plus intense qu'on aura fait, par exemple, un plus grand nombre d'émissions sanguines, ou administré des purgatifs nombreux ou des diurétiques très actifs.

2° *Maladies chroniques.* — Dans ces affections, l'anémie se produit plus facilement que dans les maladies aiguës ; il suffit qu'elles aient duré un certain temps, et qu'elles aient débilité l'organisme d'une manière notable pour la voir se développer. En pareil cas, l'anémie est d'autant plus considérable qu'il y aura eu des pertes quelconques de liquides, telles que des hémorrhagies, une diarrhée d'une certaine intensité, un flux urinaire.

L'anémie se produira encore avec d'autant plus de facilité que ces maladies chroniques seront dues au développement d'un produit organique de nouvelle formation, tel que le cancer, le tubercule, etc., etc.

3° *Certaines médications spéciales.* — Il existe un certain nombre de médications qui peuvent produire l'anémie, ou plutôt la diminution des globules du sang. Telles sont :

A. *Emissions sanguines.* — L'anémie est d'autant plus notable que les pertes de sang ont été plus fortes, plus répétées, et qu'elles ont été accompagnées d'une diète plus sévère.

B. *Purgatifs.* — L'anémie sera d'autant plus notable qu'ils auront été plus répétés, et que les selles déterminées auront été plus fréquentes et plus abondantes.

C. *Diurétiques énergiques.* — S'il en existe, ils produiront des résultats analogues.

D. *Mercure et iode.* — Ces deux médicaments, par leur usage trop longtemps répété et par leur abus, peuvent produire l'anémie.

Ces principes admis, nous devons examiner à part la manière dont se produit l'anémie dans les principales classes de maladies.

1° *Phlegmasies.* — Tout ce que nous avons dit des maladies aiguës ou chroniques peut s'y appliquer; ajoutons seulement deux faits :

A. Les phlegmasies de l'intestin capables de produire la diarrhée déterminent bien facilement l'anémie.

B. Toute suppuration abondante, en se prolongeant un certain temps, produira encore rapidement la diminution des globules du sang.

2° *Hémorrhagies.* — Elles sont une des causes les plus fréquentes, les mieux constatées, et nous pouvons dire les plus énergiques de la diminution des globules. L'anémie sera d'autant plus considérable que des hémorrhagies auront été plus fortes, plus fréquemment répétées, et qu'elles auront eu lieu chez des individus plus faibles ou bien déjà en proie à d'autres maladies.

3° *Hydropisies.* — Elles s'accompagnent fréquemment de la diminution de proportion des globules : ainsi, dans la maladie de Bright, cette diminution est produite en même temps que celle de l'albumine du sérum.

4° *Maladies organiques du cœur.* — Ces maladies s'accompagnent fréquemment de la diminution des globules, surtout quand elles sont arrivées au point de produire des hydropisies mécaniques.

5° *Syphilis constitutionnelle.* — Lorsque la syphilis existe depuis longtemps, et surtout quand elle a été mal traitée, elle détermine assez souvent l'anémie.

6° *Maladies nerveuses.* — Certaines maladies nerveuses, la plupart des névroses, un certain nombre de névralgies, surtout quand elles sont tenaces et opiniâtres, peuvent produire l'anémie. L'hystérie, l'hypochondrie, la nostalgie, s'accompagnent fréquemment de la diminution de proportion des globules.

7° *Fièvres intermittentes.* — Les fièvres intermittentes ayant duré très longtemps, ou bien encore le séjour habituel dans un lieu marécageux, produisent un état cachectique spécial, dont la diminution des globules est un des éléments constitutifs.

8° *Empoisonnements.* — Certaines intoxications et en particulier celles dues aux affections saturnines, produisent facilement la diminution de proportion des globules.

9° Les *pertes séminales involontaires*, certains flux, tels que la polyurie, les sueurs anormales, sont encore des causes pathologiques capables de produire l'anémie.

Je rangerai dans une classe spéciale l'anémie qui se développe chez les femmes atteintes des diverses maladies utérines. Voici, sous le rapport étiologique, ce qu'il est possible d'en dire :

On peut, sous le point de vue de l'anémie, partager les affections utérines en deux classes, les unes sont le résultat de maladies aiguës ou chroniques de cet appareil, sans formation de produits accidentels ; les autres sont dues à des lésions organiques caractérisées par le développement de néoplasmes de diverses espèces.

1° La première section comprend les inflammations chroniques ou subaiguëes du corps et du col de l'utérus, les blennorrhagies, les flux de cet appareil.

Sous l'influence de ces maladies, qu'il existe ou non une sécrétion pathologique, il se produit dès le début une diminution de proportion des globules du sang, qui dure tout le temps qu'elle existe, augmente, diminue, cesse avec elle. Cette anémie joue un très grand rôle dans l'histoire de ces affections, et elle est l'origine à peu près unique de tous les phénomènes généraux qui les caractérisent. Sans doute cette anémie n'est pas la même chez toutes les femmes : la faiblesse de la constitution, les maladies antérieures, l'intensité de la maladie, le défaut de résistance, produisent la diminution des globules au plus haut degré ; on n'en doit pas moins établir d'une manière générale que toute affection utérine, forte ou légère, occasionne toujours l'anémie.

Quant aux cas compliqués d'hémorrhagie ou de leucorrhée, l'explication de l'anémie est trop simple pour qu'il soit utile d'y insister.

2° Dans les maladies organiques de l'utérus et de ses annexes, telles que tumeurs de diverse nature, kystes, cancers, etc., l'anémie ne survient pas nécessairement, elle est subordonnée aux trois conditions suivantes :

a. La grande étendue et l'ancienneté de la maladie ; on voit alors la diminution des globules se produire à coup sûr.

b. Les écoulements sanguins ou les sécrétions de diverse nature qui sont la conséquence de la maladie produisent l'anémie également avec une très grande rapidité.

c. La nature de l'affection : ainsi, dans le cancer, l'anémie survient rapidement et avec une très grande intensité.

ARTICLE II. — Symptomatologie de l'anémie.

L'anémie constitue souvent le seul état morbide, et se révèle alors par les caractères qui lui sont propres, et que nous allons étudier; dans d'autres cas, au contraire, elle est mélangée à d'autres affections, et il est parfois assez difficile de faire la part des symptômes qui appartiennent à l'anémie ou aux maladies coexistantes.

Dans cette description, pour suivre un ordre, nous adopterons cette division, et nous étudierons successivement l'*anémie simple* et l'*anémie compliquée.*

Anémie simple. — Les phénomènes morbides par lesquels l'anémie simple se traduit diffèrent entre eux, suivant le degré auquel est arrivée la diminution du chiffre des globules. Il est incontestable que ces phénomènes ne seront pas les mêmes, ou au moins n'auront pas la même intensité, selon que le chiffre des globules sera compris entre 120 et 100, ou bien sera tombé au-dessous de 80.

Nous prendrons pour base de notre description les symptômes de l'anémie correspondant à des chiffres compris entre 80 et 100, ce qu'on peut appeler l'anémie moyenne, et nous noterons, chemin faisant, les différences qu'une diminution plus forte ou moins considérable des globules est capable d'y apporter.

L'habitude extérieure des sujets anémiques est caractéristique : leur figure exprime la souffrance et la tristesse; la peau est pâle, et cette pâleur est plutôt d'un mat blanc que d'une autre nuance. Dans les diminutions très considérables des globules, la nuance est plutôt blanc verdâtre; toutefois cette coloration est plus particulière à la chlorose. En général, dans l'anémie des femmes, les yeux sont cernés d'un cercle bleuâtre.

En même temps que la peau est décolorée, il y a presque toujours un amaigrissement général, qu'à première vue il est facile de distinguer de l'espèce de bouffissure ou de turgescence des tissus qu'on observe dans la chlorose.

La diminution des forces est en rapport avec le degré de diminution des globules, et se traduit par une facilité extrême des malades à contracter de la fatigue ou de la courbature : cette diminution est un des phénomènes les plus caractéristiques de l'existence de l'anémie.

Le sommeil est en général bien conservé ; il semble que les malades éprouvent le besoin de compenser les pertes qu'elles ont subies, et de réparer la diminution des globules.

Tube digestif. — L'appétit et la soif sont en général conservés, quelquefois même plutôt augmentés. L'exagération de ce dernier sentiment devient parfois un des symptômes les plus caractéristiques de la diminution considérable des globules. Chez la grande majorité des femmes anémiques, la digestion stomacale s'opère bien ; il n'existe pas de gastralgie ni d'entéralgie bien intense, sauf toutefois dans certaines formes dont il sera question plus loin : c'est ce qui arrive spécialement dans l'anémie, se développant sous l'influence d'une affection quelconque de l'utérus ; les troubles gastriques se montrent avec une notable intensité et jouent un rôle important.

L'anémie, dans ces circonstances, est accompagnée d'une gastralgie bien dessinée, qui se manifeste par un sentiment de fatigue dans la région de l'estomac, et une sensation de tiraillement presque toujours caractéristique.

La constipation est un phénomène assez habituel chez les anémiques ; nous ne dirons pas la même chose du développement facile de gaz, qui ne s'observe que très accidentellement. On peut résumer les symptômes observés du côté du tube digestif, en disant que, sauf les cas de maladies de l'utérus, il n'y a, la plupart du temps, aucun désordre bien sensible, aucun phénomène morbide bien saillant.

Respiration. — Du côté de l'appareil respiratoire, nous n'avons guère à signaler que la dyspnée, qui est un des phénomènes les plus fréquents de l'anémie.

Quand les globules sont peu ou médiocrement diminués, cette dyspnée ne se manifeste guère que lorsque les sujets qui en sont atteints se livrent à quelque exercice, montent un escalier, etc., etc.

Mais dans les anémies considérables où le chiffre des globules atteint 60, 50, 40, la dyspnée est souvent considérable, et l'on voit quelquefois les malades ne pouvoir faire un mouvement dans leur lit sans être pris de dyspnée.

Circulation. — Le pouls est en général petit et assez faible ; il n'offre pas de résistance au doigt ; sa fréquence augmente à mesure que les globules diminuent davantage. On sait, en effet, que chez les sujets profondément anémiques, comme, par exemple, chez ceux qui ont subi des pertes sanguines considérables, le pouls s'accélère d'une manière singulière, et, en même temps qu'il présente cette grande fréquence, il devient petit. La tendance aux lipothymies et aux syncopes est encore un symptôme dont le caractère est de plus en plus tranché à mesure que les globules diminuent. On voit quelquefois, dans les anémies très intenses, le moindre mouvement, la moindre émotion déterminer des syncopes avec une facilité singulière.

En même temps il existe une grande tendance au refroidissement ; les malades se réchauffent difficilement et ont besoin d'être couverts très chaudement, car la moindre impression de froid les affecte péniblement.

Les battements du cœur deviennent, en général, plus vifs, plus fréquents, ce qui coïncide avec la sensation de palpitations éprouvées par les malades et qui sont un des caractères les plus constants de l'anémie correspondant à un chiffre inférieur à 80. Ces palpitations se développent soit spontanément, soit sous l'influence des mouvements, de l'exercice, de l'ascension d'un escalier, ou bien encore sous l'influence de simples émotions morales, ou même, dans quelques cas exceptionnels, du simple travail digestif.

A l'auscultation, les battements du cœur sont plus clairs,

plus nets, et quelquefois même ils présentent une espèce de résonnance métallique.

Leur impulsion est augmentée, ainsi que l'étendue dans laquelle on peut les percevoir. Il faut toutefois en excepter les cas dans lesquels il y a une anémie vraie en même temps que la diminution des globules.

Les bruits que l'on peut percevoir au cœur ou dans les gros vaisseaux varient notablement, suivant le degré d'abaissement du chiffre des globules.

Lorsque les globules sont entre 120 et 100, on perçoit un bruit de souffle doux à la base du cœur et qui correspond au premier temps. Il est fréquent de le voir se prolonger le long de l'aorte, quelquefois même dans les carotides, mais jamais avec une grande intensité. On doit toutefois observer qu'en pareil cas la pression la plus légère exercée sur les carotides avec le stéthoscope fait produire le bruit de souffle dans ces artères avec une facilité singulière.

L'existence du bruit de souffle n'est cependant pas un fait constant dans l'anémie ; quelquefois il manque, et l'on observe simplement les bruits clairs et doués d'un certain éclat ; dans d'autres cas, on leur trouve un caractère ronflant tout spécial.

Lorsque les globules sont entre 100 et 80, les phénomènes d'auscultation sont plus positifs.

D'abord le bruit de souffle au premier temps et à la base du cœur devient constant ; il est plus fort et plus éclatant, quelquefois même il présente le caractère ronflant.

Ce souffle se prolonge dans l'aorte et dans les carotides ; le bruit que l'on entend alors dans les artères est intermittent et en général assez intense, tantôt doux et tantôt dur, quelquefois participant aux caractères ronflants que présente celui du cœur ; quand ce dernier a ces caractères et que les globules sont tombés au-dessous de 80, les signes sont encore différents. Le bruit de souffle au premier temps et à la base du cœur se produit toujours, et n'a de caractère sensiblement différent que dans le cas précédent.

Le bruit de souffle intermittent existe toujours dans les carotides, mais il est souvent masqué par le bruit de souffle continu qui existe dans les veines.

L'existence du souffle veineux continu est, en effet, un des signes les plus constants de l'abaissement des globules au-dessous du chiffre 80.

Le bruit continu peut présenter toutes les variétés que l'on connaît : bruit doux, bruit de mouche, bruit de bourdonnement, bruit de diable, etc., etc.

Le bruit musical est très rare. Lorsque le bruit continu des veines et le bruit intermittent des artères se produisent en même temps et ont à peu près la même intensité, on perçoit bien le mélange des deux bruits.

Deux questions se présentent à l'égard de la production de ces deux bruits, et ces questions ne sont pas sans importance :

1° Ces deux bruits sont-ils subordonnés l'un à l'autre, et à mesure qu'on s'élève dans l'échelle des bruits correspondants à la diminution plus considérable des globules, doit-on continuer à percevoir ceux qui ont été entendus les premiers ? Je m'explique. Lorsqu'on entend au premier temps du cœur un bruit de souffle anémique, il est bien évident qu'il peut exister seul, et que sa présence n'implique en aucune manière l'existence des bruits vasculaires carotidiens ou veineux.

Mais quand on entend ces bruits vasculaires, doit-on nécessairement continuer à entendre en même temps le bruit de souffle ? Sous ce rapport, je ne saurais avoir aucun doute, et je répondrai : Oui, certainement, dès qu'on entend un bruit carotidien intermittent ou bien un bruit veineux continu, on doit nécessairement entendre un souffle anémique au premier temps du cœur ; je n'ai pas encore trouvé d'exception à cette règle.

2° Quelquefois, en même temps que la diminution des globules, il y a diminution de la masse totale du sang, anémie vraie, si l'on veut. Lorsqu'il en est ainsi, les bruits de souffle au cœur et les bruits vasculaires se produisent avec beaucoup moins de facilité ; leur intensité est moindre ; leurs caractères sont moins tranchés, quelquefois même peu évidents. Enfin, si l'anémie vraie est considérable, ils peuvent ne pas se produire du tout, fait très important, dont il faut être prévenu pour le diagnostic de l'anémie par diminution des globules.

Sécrétions. — Les hydropisies peuvent-elles être considérées comme un des symptômes de l'anémie? C'est une question que beaucoup de médecins ne croient pas encore complétement résolue, et cependant rien n'est plus facile que d'en donner la solution.

Une hydropisie générale ne peut être produite que par une seule altération du sang, qui est la diminution de proportion de l'albumine du sérum.

Une simple diminution des globules ne produit jamais une hydropisie, tandis que s'il y a une diminution de l'albumine, on observe une hydropisie, ou tout au moins un œdème des membres inférieurs. Or, nous avons vu, en traitant de l'étiologie, que la diminution des globules, surtout quand elle est considérable, entraîne dans un certain nombre de cas la diminution de l'albumine. C'est alors seulement qu'il se forme des hydropisies.

Il en est quelquefois ainsi dans les chloroses très intenses, où il existe une forte diminution de globules; alors cette lésion amène presque toujours une légère diminution de l'albumine, et l'infiltration séreuse se forme.

Les urines, en général modifiées chez les sujets anémiques, prennent alors les caractères suivants de l'espèce à laquelle j'ai donné le nom d'*urines anémiques* (1): elles sont pâles, moins colorées, quelquefois verdâtres; leur densité est moindre, leur acidité plus faible. Ces changements sont dus aux modifications chimiques suivantes : la quantité d'eau est conservée normale; et tous les éléments solides de l'urine ont simultanément et proportionnellement diminué de quantité.

Système nerveux. — A moins de diminution considérable des

(1) Becquerel, *Séméiotique des urines*, 1844, 1 vol. in-8.

globules, les symptômes nerveux ne présentent pas de caractères bien tranchés et n'ont pas surtout une grande intensité. C'est même là un des caractères différentiels de l'anémie et de la chlorose, sur lequel j'insisterai plus loin. Je ne nie pas complétement l'existence des accidents nerveux dans l'anémie ; je prétends seulement que, manquant souvent, ils n'ont pas, en général, une grande intensité ni des caractères bien spéciaux.

Voici, du reste, ce qu'il y a de plus général :

Le système nerveux est évidemment fortement débilité, et par conséquent plus irritable et beaucoup plus impressionnable.

La sensibilité est plus vive, plus facilement mise en jeu.

La myotilité s'épuise plus vite, et est, que l'on me passe cette expression, moins vigoureuse et moins résistante ; cette diminution est la cause de la fatigue et de l'épuisement qui se produisent si facilement chez les malades.

L'intelligence ne subit aucune modification ; elle est parfois plus lente, plus obtuse ; d'autres fois plus lucide ; en tout cas, facilement fatiguée.

La tristesse est un des caractères des sujets anémiques, et elle est généralement accompagnée d'une grande impressionnabilité.

Les émotions morales, les chagrins, les joies ou les douleurs subites laissent chez ces individus des traces plus profondes que chez les autres malades.

Signalons enfin que, dans les anémies très considérables, et à peu près exclusivement dans celles qui sont la conséquence de soustractions de sang copieuses ou d'hémorrhagies abondantes, on voit quelquefois se développer une céphalalgie intense, des vertiges, des bourdonnements d'oreilles, du délire et des mouvements convulsifs.

Dans une autre catégorie de cas, et spécialement dans les anémies qui accompagnent les maladies utérines, on rencontre des accidents nerveux sympathiques qui donnent à la maladie une physionomie toute spéciale. Ainsi, on observe des troubles variés de la sensibilité, des névralgies de diverses espèces et des douleurs de tout genre, des troubles de la motilité, qui peut ou diminuer ou même s'abolir complétement. Enfin, il survient quelquefois une modification plus profonde de l'intelligence.

Quant aux accidents hystériques qu'on a prétendu trouver en pareille circonstance, ils sont aussi indépendants et distincts de l'anémie que de l'affection utérine elle-même.

Anémie combinée avec d'autres états morbides. — Cette espèce comprend deux cas bien distincts :

1° L'anémie est un phénomène consécutif, et s'est produite, comme cela arrive si fréquemment, sous l'influence d'une maladie, d'un autre état morbide qui en a été la cause directe.

En pareille circonstance, les symptômes de l'anémie se surajoutent à ceux de la maladie primitive, se mélangent, et se confondent avec eux ; mais un praticien exercé peut toujours faire la part des uns et des autres, ce qui en effet est très important pour la méthode à suivre dans le traitement.

2° Une maladie nouvelle succède à une affection produite sous l'influence d'une cause quelconque, physiologique ou pathologique, mais qui a disparu pour ne laisser que ses effets, c'est-à-dire l'anémie. Cette question est plus complexe que la précédente ; il faut, en effet, faire la part de l'anémie antérieure et de la maladie consécutive. C'est à ce sujet que je devrais étudier avec détail l'influence de l'anémie sur le développement des maladies ; dans l'impossibilité de traiter complétement une question aussi vaste, je résumerai ce qu'il y a à dire sous forme de propositions :

1° L'anémie favorise manifestement le développement de toutes les maladies chez les sujets qui en sont atteints ; ce qui est dû à ce que la diminution des globules a pour effet à peu près constant de rendre les malades plus facilement accessibles et plus impressionnables à toutes les causes morbifiques quelconques.

2° L'anémie masque quelquefois le début des états morbides

consécutifs, ce qui arrive surtout quand le début de ces affections est lent et insidieux.

3° L'existence d'une anémie antérieure modifie souvent l'aspect d'une maladie développée consécutivement. Le mélange des symptômes des deux états morbides rend l'expression de chacune d'elles moins nette, moins claire, moins franche et moins accentuée.

4° L'influence d'une anémie antérieure tend à faire durer plus longtemps les maladies consécutives, et, dans quelques cas, à les faire passer à l'état chronique.

5° L'anémie rend plus difficile l'application des médications énergiques dans les maladies intercurrentes. Elle met dans l'obligation de ne recourir qu'avec beaucoup de réserve aux moyens capables de faire subir aux malades des déperditions quelconques de liquides, tels que saignées, purgatifs, sudorifiques, etc., etc.; moyens capables par eux-mêmes de produire un certain degré d'anémie.

Pour terminer la symptomatologie de l'anémie, et pour arriver au but que je me proposais en consacrant un chapitre à l'anémie et à la chlorose, je vais présenter le tableau général de l'*anémie symptomatique* des maladies utérines; je prendrai pour type celle qui se développe dans le cas d'inflammation chronique du col ou du corps de l'utérus.

Cette anémie peut débuter de plusieurs manières différentes : tantôt on la voit succéder à des symptômes utérins existant déjà depuis un certain temps ; tantôt l'anémie et les troubles fonctionnels de la matrice se développent simultanément ; quelquefois, enfin, les symptômes locaux sont nuls ou très peu caractérisés. C'est l'anémie qui se montre tout d'abord et domine la scène ; en pareil cas, elle n'est que trop souvent confondue avec la chlorose.

Dans ces cas divers, voici ses principaux caractères :

La figure est pâle, d'un blanc parfois mat, amaigrie ; lorsque les symptômes locaux ont une certaine intensité, elle exprime la souffrance, les traits sont tirés, les yeux presque toujours entourés d'un léger cercle noir.

Le tube digestif présente deux sortes de troubles qui parfois même peuvent se combiner. Tantôt, en effet, on rencontre les symptômes d'un embarras gastrique caractérisé par une langue saburrale et de la dyspepsie, tandis que, le plus souvent, ce sont des phénomènes gastralgiques qui sont communs, mais qui n'ont pas, la plupart du temps, une grande intensité. On n'observe jamais ces gastralgies si variées et quelquefois si violentes de la chlorose, mais des tiraillements d'estomac et des douleurs parfois assez vives après les repas. Les digestions sont pénibles, accompagnées de sécrétion gazeuse stomacale et intestinale, d'un peu de fatigue et d'accélération du pouls. Les entéralgies sont peu communes ; la constipation est habituelle et constante, il est vrai qu'elle peut s'expliquer par l'état local des organes.

La dyspnée, les palpitations s'observent assez souvent et sont cependant peut-être un peu moins communes et un peu moins accentuées que dans les autres espèces d'anémie, et surtout que dans la chlorose.

Il existe très souvent des bruits de souffle au cœur, et dans les vaisseaux artériels et veineux, sur lesquels j'ai assez insisté précédemment pour qu'il soit utile d'y revenir.

Les sécrétions sont souvent troublées ; les urines présentent des altérations qu'il faut mettre sur le compte de l'état local de cet organe et que nous avons décrit en traitant de l'inflammation chronique de l'utérus (voy. t. Ier, p. 287). Si cet état local n'existe pas, elles ont le caractère anémique.

La graisse diminue rapidement, et les femmes perdent assez vite leur embonpoint.

Les phénomènes nerveux se montrent assez fréquemment, ainsi que j'ai eu occasion précédemment de le dire. Quelquefois on observe simplement un changement dans le caractère, une impressionnabilité plus grande, une tristesse inaccoutumée, de l'inaptitude aux travaux intellectuels, un certain état de paresse. Dans d'autres cas, les phénomènes nerveux sont plus caractérisés : ainsi, on peut observer diverses espèces de névralgies et de névroses, un état névrosthénique général qui se manifeste sous des formes variées ; des accidents hystériques peuvent venir, dans d'autres cas, compliquer l'état général.

Telle est l'anémie des femmes atteintes de phlegmasies utérines chroniques ; mais il faut bien se garder de croire que ce tableau soit toujours fidèle. Quelquefois l'anémie manque complétement, ce cas est certainement le plus rare ; d'autres fois, elle est peu caractérisée, et les phénomènes morbides qui l'annoncent sont peu accentués, tandis que dans d'autres cas ils prennent un haut degré de développement et dominent la scène.

Les phénomènes d'anémie sont, en général, plus intenses et plus caractérisés quand l'affection utérine s'accompagne d'hémorrhagies ou d'une leucorrhée très abondante.

Lorsque cette anémie se complique de cachexie cancéreuse, on observe de plus les phénomènes suivants : teinte jaunâtre de la face, abattement plus grand des forces, amaigrissement plus considérable des parties supérieures et infiltration œdémateuse des membres inférieurs, dyspnée et palpitations beaucoup plus caractérisées.

ARTICLE III. — Traitement de l'anémie.

La question du traitement de l'anémie est une des plus importantes de la médecine pratique, car il est souvent difficile d'opérer la soustraction de la cause qui a produit cette lésion. Dans les anémies dues à de mauvaises conditions hygiéniques, lorsque ces influences peuvent disparaître, la première indication à remplir pour obtenir la guérison est d'y soustraire la malade ; il suffit ensuite d'attendre les bons effets de ce changement hygiénique pour voir l'anémie diminuer, et les globules se reconstituer quelquefois même rapidement.

Dans les anémies développées sous l'influence de causes pathologiques, trois circonstances peuvent se présenter :

1° La cause peut être enlevée par un traitement approprié. C'est ce qu'il faut faire avant tout ; car une fois l'influence morbide, origine de l'anémie, disparue, les globules se reconstituent presque toujours seuls et assez rapidement, ce que nous voyons tous les jours pour les anémies consécutives aux diverses espèces d'affections utérines. Dès que ces affections sont reconnues, traitées et guéries, l'anémie disparaît d'elle-même ; tandis que si l'on cherche à la combattre avec du fer, du quinquina, pendant l'existence de l'affection utérine, on perd complétement son temps et sa peine, et l'on fatigue les malades avec des médicaments.

2° La cause morbide ne peut être facilement enlevée, et il faut un temps très long et des soins très longtemps continués pour l'obtenir ; dans d'autres cas, elle est seulement améliorée.

En pareille circonstance, c'est plutôt sur les moyens hygiéniques que sur les médicaments qu'il faut compter, question qui ne peut être traitée qu'à propos de chaque maladie ; je me borne à signaler le fait général.

3° L'état morbide, cause de l'anémie, ne peut être modifié : alors on doit regarder la maladie comme incurable.

Le médecin doit encore, malgré cela, chercher à combattre l'anémie ; car la diminution progressive et incessante des globules hâtera certainement le terme fatal de la maladie. Il y aura donc lieu de chercher à modifier, par des moyens appropriés, cette anémie, qui, en définitive, est une fâcheuse complication.

Quant au traitement de l'anémie elle-même, considérée indépendamment de la cause productrice, nous en ferons l'exposé après avoir traité de la chlorose et lorsque nous établirons le parallèle entre ces deux maladies.

II. De la chlorose.

Fr. Hoffmann a donné de la chlorose une définition que nous adopterons, en modifiant toutefois quelques-uns de ses termes pour les mettre en rapport avec l'état actuel de la science.

Nous définirons donc la chlorose : Une maladie caractérisée par un changement survenu dans toute l'habitude extérieure du corps ; par la coloration blanche, verdâtre ou jaunâtre de la face ; la diminution presque constante de la proportion des globules du sang, des troubles de la circulation, des accidents nerveux, l'atonie des viscères et une prostration plus ou moins marquée.

Cette définition implique déjà la nature que nous reconnaissons à la chlorose ; pour nous, en effet, cette maladie est une névrose, et la diminution des globules, tout en se montrant un des éléments principaux de la chlorose, n'en est pas, comme pour l'anémie, l'élément essentiel, en un mot, toute la maladie.

Une première question se présente : Existe-t-il toujours des altérations du sang dans la chlorose ?

Pour beaucoup de médecins, la solution de cette question est des plus simples ; car ils n'établissent aucune distinction entre la chlorose et l'anémie. La diminution des globules est donc pour eux un élément aussi essentiel dans la chlorose que dans l'anémie.

Telle n'est pas mon opinion ; il existe en effet, dans la science, quelques faits qui démontrent que la chlorose peut exister sans qu'il y ait de diminution bien sensible de la proportion des globules. Dans les expériences que j'ai faites avec M. Rodier, nous avons rapporté deux faits de ce genre ; dans l'un de ces cas, il y avait 123,8 de globules, et dans l'autre 126,4.

Ces faits, étant encore les seuls, ne sauraient décider la question ; il faut de nouvelles et nombreuses observations pour que la science soit définitivement fixée sur ce point ; ils constatent seulement que la diminution constante des globules dans la chlorose n'est pas un fait irrévocablement démontré.

Malgré ces faits jusqu'à présent exceptionnels, il n'en est pas moins positif que, dans la très grande majorité des cas, il existe une altération réelle du sang dans la chlorose ; nous allons essayer d'en déterminer la nature.

Voici les résultats auxquels ont conduit les analyses chimiques faites sur le sang des chlorotiques pendant ces vingt dernières années.

1° La quantité d'eau contenue dans le sang a éprouvé une notable augmentation, qui, du reste, est très variable : tantôt faible, quelquefois très considérable, elle est représentée à peu près par les mêmes chiffres que dans l'anémie. Comme dans cette dernière, cette quantité d'eau est en raison inverse des éléments solides du sang ; lorsque ces derniers diminuent, l'eau augmente. La diminution de densité du sang est la conséquence nécessaire de cette augmentation de l'eau ; elle est représentée par des chiffres compris entre 1045 à 1050, au lieu de 1055 à 1060.

La proportion des globules varie ; la moyenne, dans vingt cas de chlorose, a été de 85 millièmes ; les limites extrêmes sont très étendues ; on peut dire que les variations les plus ordinaires du chiffre des globules sont comprises entre les chiffres 60 et 100.

La fibrine est en général en quantité normale ; presque toujours même elle occupe les degrés les plus élevés de l'échelle physiologique : 3 est la proportion habituelle ; 2 et 4 sont cependant des chiffres qu'elle présente souvent dans la chlorose.

Les matières grasses et les sels paraissent rester dans leurs proportions habituelles. La densité du sérum est normale : 1028 est le chiffre moyen, 1025 et 1030 sont les limites extrêmes. La quantité d'albumine est également tout à fait normale, 75 en moyenne, 65 à 85 les extrêmes.

La conservation normale des proportions de l'albumine est un des faits les plus positifs, les plus constants de la chlorose. Ce n'est que dans quelques cas où cette maladie est très ancienne ou très intense, qu'on voit cette albumine diminuer ;

jamais toutefois cette diminution n'est considérable : son existence explique les faits d'hydropisie et d'œdème qu'on peut observer dans cette maladie.

L'étude des altérations du sang dans la chlorose permet de conclure que, dans cette maladie, la diminution de proportion des globules du sang n'est qu'une conséquence de la maladie, qu'un de ses éléments, élément très important, si l'on veut, mais qui enfin ne constitue pas toute la maladie. La chlorose ne saurait donc être définie une anémie essentielle.

Il y a une autre considération à faire valoir : c'est que, si souvent dans la chlorose la diminution de la proportion des globules est directement proportionnelle à l'intensité de la maladie, il n'en est pas toujours ainsi, et la modification du sang n'est pas toujours en rapport avec le degré de la maladie. Il n'y a pas, dans ces cas, de proportion directe; de sorte que ces deux éléments, le sang d'une part, les phénomènes morbides de l'autre, ne sont pas irrévocablement sous la dépendance l'un de l'autre.

ARTICLE I. — Étiologie de la chlorose.

L'étude des causes de la chlorose démontre tout d'abord qu'il existe une différence très grande entre cette maladie et l'anémie. Dans l'anémie, les causes peuvent toujours être appréciées ; il est rare qu'on ne puisse les découvrir, tandis que pour la chlorose, on pourrait presque retourner la proposition. On ignore en effet presque complétement les causes qui peuvent faire développer ou au moins favoriser la production de la chlorose. Quelque faibles cependant que soient nos connaissances à cet égard, il n'est pas moins nécessaire de résumer le peu que nous savons relativement à l'étiologie de cette affection.

La chlorose est une maladie propre à la femme, et qui n'a probablement été observée dans aucun cas chez l'homme. Toutes les chloroses signalées par divers auteurs chez l'homme sont des cas d'anémie accompagnée presque toujours d'une susceptibilité très grande du système nerveux et constituant un état névrosthénique.

Age. — C'est à l'époque de la puberté, de treize à dix-huit ans, que la chlorose se développe le plus communément. J'en ai observé quelques cas chez des jeunes filles de six à onze ans. A partir de vingt-cinq ans, la chlorose est très rare, et elle peut être rangée dans les faits exceptionnels ; elle diminue de fréquence de vingt à vingt-cinq ans.

Une question importante à décider serait celle de savoir si la chlorose peut se développer chez des filles qui ont perdu leur virginité. Certainement cela est possible ; mais c'est une question tout entière à revoir. Mes observations me portent à croire que la chlorose, chez les filles déflorées ou les femmes mariées, est extrêmement rare ; si l'on croit la trouver, on se trompe, et l'affection considérée comme telle est tout simplement une anémie, presque toujours alors symptomatique d'une affection utérine. La science ne possède pas de statistique qui permette de confirmer ou d'infirmer cette opinion.

La constitution faible, le tempérament lymphatique, la misère, semblent prédisposer à la chlorose. On voit cependant cette maladie se produire aussi bien chez des jeunes personnes bien constituées et placées dans d'excellentes conditions, au milieu du luxe et de l'aisance. Il est vrai qu'on a invoqué, dans ce dernier cas, la vie trop molle, trop efféminée, le défaut d'air, d'exercice, etc., etc. ; il n'en est pas moins certain qu'aucune espèce de constitution, aucune variété de tempérament et aucune condition sociale ne prédisposent spécialement à la chlorose.

L'aménorrhée a été considérée comme une cause de la chlorose ; c'est une erreur. Ce symptôme est plutôt un des phénomènes morbides, consécutifs, et en même temps caractéristiques de la maladie ; il est un des signes importants de cette affection, et par conséquent ne peut en être considéré comme la cause. Nous pouvons en dire autant de la dysménorrhée.

On a signalé la leucorrhée comme une cause fréquente de la chlorose ; ce ne peut être encore qu'un défaut d'observation. Si un flux leucorrhéique pouvait être assez abondant pour produire un état morbide consécutif, il occasionnerait tout au plus un léger degré d'anémie. La plupart du temps ce flux est tout simplement un des symptômes de la chlorose.

La masturbation peut-elle produire la chlorose ? C'est une question fort difficile à résoudre, et pour la solution de laquelle on manque de documents.

Les excès de coït, d'après la manière dont nous envisageons la chlorose, n'ont affaire absolument en rien dans son étiologie.

Les chagrins profonds, les contrariétés vives et fréquemment répétées, l'amour contrarié, les désirs vénériens non satisfaits chez des jeunes filles à tempérament ardent, peuvent, sinon produire, du moins favoriser le développement de la chlorose.

Le mode d'action et l'influence des causes que nous avons passées en revue ne sont pas démontrés d'une manière incontestable et positive. Leur présence n'est pas non plus indispensable ; car la chlorose se développe fréquemment sans qu'on puisse la rattacher à aucune cause appréciable.

ARTICLE II. — Symptomatologie de la chlorose.

Début. — La chlorose débute quelquefois assez rapidement, et l'on voit les accidents divers qui la caractérisent arriver en très peu de jours à un certain degré d'intensité. Un tel mode de début est rare ; la plupart du temps, la maladie se développe très lentement et d'une manière presque insensible. On voit les jeunes filles devenir tristes et bizarres ; leur caractère s'aigrit ; elles pâlissent, présentent un peu de dyspnée et des palpitations, puis la menstruation s'arrête.

Système nerveux. — La peau est pâle, décolorée, et d'une nuance d'un jaune verdâtre léger, analogue à celle que présente de la cire blanche qui a vieilli ; de là le nom donné à la maladie. Quelquefois la peau présente en même temps un reflet comme demi-transparent ; le degré de la décoloration et celui de la teinte cireuse de la peau sont en rapport direct avec l'intensité de la maladie. La céphalalgie, la migraine et toutes ses variétés sont un des symptômes les plus communs de la chlorose.

Les névralgies siégeant spécialement à la tête, mais pouvant se montrer aussi dans d'autres régions, constituent un symptôme que l'on observe fréquemment chez les jeunes chlorotiques, et qui se montre avec une fréquence beaucoup plus grande que dans l'anémie.

Nous devons signaler également les douleurs tantôt légères et vagues, tantôt intenses et fixes, que les chlorotiques accusent dans diverses parties du corps.

Il existe en général un notable affaiblissement du système locomoteur ; les jeunes malades accusent des courbatures faciles, des lassitudes sans causes ; elles sont paresseuses au physique comme au moral ; il est souvent difficile de leur faire faire un exercice quelconque, et elles éprouvent fréquemment le besoin de se reposer. A moins de complication d'hystérie, il est rare d'observer des paralysies de la motilité ou de la sensibilité. Lorsque ces paralysies se développent, il existe presque toujours une névrose hystériforme compliquant la chlorose.

L'intelligence présente d'autres troubles que dans l'anémie ; les jeunes filles sont tristes, ennuyées ; rien ne les égaye, et ne leur plaît ; elles sont impressionnables, irritables ; leur caractère s'aigrit ; et parfois même elles ont des idées bizarres.

Le sommeil est très variable et ne présente rien de spécial dans la chlorose. On voit des jeunes filles atteintes de cette maladie qui dorment d'un sommeil calme et profond, tandis que d'autres ont un sommeil inquiet et agité.

Tube digestif. — L'appétit, quelquefois diminué, est surtout remarquable chez beaucoup de chlorotiques par sa bizarrerie et ses irrégularités. Les jeunes malades désirent des aliments acides, âcres, des fruits peu mûrs, des boissons froides, glacées et acides. Souvent ces bizarreries vont encore beaucoup plus loin, et l'on voit très fréquemment de jeunes chlorotiques manger les substances les plus singulières, les plus mauvaises, les plus fétides, et y trouver un singulier plaisir.

La soif est souvent augmentée ; j'ai observé deux fois une polydipsie chez de jeunes chlorotiques ; dans d'autres cas, elle reste à l'état normal.

La gastralgie sous toutes ses formes est un des accidents les plus fréquents de la chlorose. Les douleurs de l'estomac varient beaucoup sous le rapport de leur intensité, de leur nature et de leur siége. Tantôt elles ne se développent qu'après l'ingestion des aliments ; dans d'autres cas, elles existent d'une manière continue, mais avec des exacerbations ; tantôt vives ou bien lancinantes, elles ont quelquefois le caractère de brûlures (fer chaud, pyrosis). Dans quelques cas, la gastralgie s'accompagne de nausées, et parfois de vomissements qu'il est assez difficile de faire cesser.

Les entéralgies peuvent également s'observer dans la chlorose ; plus rares que les gastralgies, elles sont encore cependant assez communes. La sécrétion anormale de gaz dans l'intestin est un phénomène extrêmement commun dans la chlorose, et qui peut se développer avec ou sans entéralgie.

La constipation, soit seule, soit accompagnée de développement de gaz, est un des symptômes fréquents de la chlorose, elle fatigue souvent beaucoup les malades.

Appareil respiratoire. — La dyspnée, quelquefois spontanée, d'autres fois se développant sous l'influence de la marche, de la course, d'un exercice fatigant, de l'ascension des escaliers, se rencontre fréquemment dans la chlorose. On peut aussi observer une toux qui ne dépend d'aucune lésion aiguë ou chronique des voies respiratoires, et qui semble de nature nerveuse.

Appareil circulatoire. — Les palpitations constituent un des phénomènes les plus habituels de la chlorose ; elles ont quelquefois un tel degré d'intensité, qu'elles ont pu faire croire à une hypertrophie du cœur.

Le pouls n'est pas accéléré comme dans l'anémie ; son accélération est un fait exceptionnel et ne dépend pas d'une complication. Il est rare de trouver le pouls faible ; dans un grand nombre de cas, il est fort et développé, parfois assez large, rarement irrégulier et intermittent.

L'auscultation du cœur démontre les modifications suivantes, qui ne sont pas tout à fait les mêmes que celles que l'on observe dans l'anémie ; c'est cependant sur ce terrain que la confusion de ces deux états morbides est surtout possible :

a. Impulsion plus forte du cœur contre les parois thoraciques.

b. Étendue plus considérable de la surface dans laquelle se produisent les battements.

c. Bruits du cœur plus nets et plus clairs.

d. Développement d'un bruit de souffle à timbre doux au premier temps du cœur. Ce bruit, tout en conservant ce caractère, peut cependant être intense ; il est en général clair et net. Le bruit de souffle du premier temps se prolonge le long de l'aorte ; souvent semblable à celui de l'anémie, il s'en distingue quelquefois par un timbre plus sonore et plus ronflant, qui prend quelquefois le caractère musical.

e. Dans la région cervicale on peut percevoir un bruit carotidien ou un bruit veineux. Le bruit carotidien, qui s'entend si souvent seul dans l'anémie, constitue le bruit intermittent. Dans la chlorose il peut également s'entendre, mais il est beaucoup plus commun de constater son existence en même temps que celle du bruit veineux.

Le bruit veineux continu, ou avec redoublement, s'il est accompagné du bruit carotidien, est un des symptômes les plus constants de la chlorose : il s'y présente avec des caractères extrêmement variés, et son existence constitue un des caractères différentiels les plus nets de la chlorose et de l'anémie. Le bruit veineux, bruit continu simple ou bruit continu avec redoublement, peut se présenter sous des formes très variées ; tantôt simple et plus ou moins intense ; il simule parfois des bruits de mouche, de diable, de bourdonnement ; il peut enfin présenter un caractère tout à fait musical. On doit admettre qu'il est aussi commun de trouver dans l'anémie le souffle continu simple à divers degrés d'intensité dans les veines qu'il est fréquent de rencontrer dans la chlorose les bruits variés que je viens de décrire, et qui semblent indiquer un rôle de la part des parois vasculaires ; on peut se demander en effet s'ils ne sont pas dus à une sorte de contraction nerveuse de la tunique des vaisseaux qui les produisent.

M. le docteur Vernois, dans son excellente thèse d'inauguration (1), est un des premiers qui ait appelé l'attention des observateurs sur la possibilité de cette action nerveuse des parois vasculaires.

Les différences que je viens de signaler constituent des éléments de diagnostic dont on n'a pas assez tenu compte jusqu'ici pour distinguer la chlorose de l'anémie.

Sécrétions. — Les urines éprouvent absolument les mêmes modifications dans la chlorose que dans l'anémie, elles deviennent anémiques. La quantité d'eau reste à l'état normal ; la somme des éléments solides diminue environ d'un tiers à la moitié de ce qu'elle est en bonne santé. Les sels, les matières extractives et les matières grasses diminuent à peu près dans la même proportion. L'acide urique, s'il ne disparaît pas complétement, est au moins en très faible proportion.

Les hydropisies sont très rares dans la chlorose; dans quelques cas dont le début remonte à une époque éloignée, et dans lesquels les accidents présentent une grande intensité, on voit quelquefois cependant survenir une infiltration du tissu cellulaire.

Cette complication ne se montre en général que lorsqu'une diminution de l'albumine du sérum est venue se joindre à la diminution de proportion des globules. En dehors de ces cas qui, je le répète, sont tout à fait exceptionnels, il n'y a pas d'hydropisie dans la chlorose. Ce phénomène morbide, quand il survient, constitue une complication et n'est pas un des éléments de la maladie.

(1) Vernois, *Études physiologiques et cliniques pour servir à l'histoire des bruits des artères*, 1837, in-4, fig.

Menstruation. — La suppression des règles est un des symptômes les plus constants et les plus caractéristiques de la chlorose. Elle existe dès le commencement chez un certain nombre de malades, et elle marque le début de la maladie dont elle est alors le seul symptôme ; chez d'autres elle s'accompagne à peine de quelques phénomènes morbides mal dessinés, et qui sans l'aménorrhée ne pourraient caractériser la maladie.

Voici, du reste, les cas divers qui peuvent se présenter :

Lorsque la menstruation ne s'est pas encore manifestée, et que les symptômes de la chlorose viennent à se développer, cette fonction ne s'établit pas du tout, ou du moins l'époque de sa première apparition est notablement retardée. Chez d'autres malades, on peut voir les règles s'établir, mais le flux sanguin est en petite quantité, et le retour des époques n'offre aucune régularité.

Une fois la menstruation établie, si la chlorose survient, plusieurs circonstances peuvent se présenter : d'abord les règles se suppriment complétement ; dans d'autres cas elles sont simplement retardées, ou bien irrégulières, moins abondantes et constituées par un sang clair et peu coloré. Chez un certain nombre de chlorotiques, le flux sanguin des époques menstruelles est remplacé par une leucorrhée plus ou moins abondante. Si cette leucorrhée existait avant, on la voit seulement devenir plus intense à l'époque menstruelle. Dans ces divers cas l'aménorrhée se complique, la plupart du temps, de dysménorrhée, et les règles, quand elles paraissent, s'accompagnent alors de douleurs plus ou moins vives dans l'hypogastre, dans les lombes et les cuisses.

ARTICLE III. — Diagnostic de la chlorose.

Le diagnostic de la chlorose est souvent fort difficile ; on peut le simplifier en établissant dans cette maladie plusieurs formes ou variétés. Ces formes sont au nombre de six.

Première forme. — Chlorose simple régulière. — Cette forme, la plus commune, est celle dans laquelle on voit se développer régulièrement et parvenir ensemble au même degré d'intensité la plupart des symptômes qui viennent d'être décrits. La décoloration de la peau, la dyspnée, les palpitations, les diverses espèces de gastralgie, les bruits de souffle cardiaques et vasculaires, enfin l'aménorrhée, tels sont les phénomènes caractéristiques et qui peuvent se montrer avec une intensité variable.

2e *Forme. — Chlorose avec prédominance de la céphalalgie.* — Dans cette forme, la céphalalgie est si intense, si constante et revient avec une telle ténacité, qu'elle est le seul symptôme qui frappe l'attention de la malade et souvent même celle du médecin ; elle s'accompagne souvent de vomissements. Mais en même temps que ces symptômes prédominent, il y a de la décoloration de la peau, quelques palpitations, et des souffles vasculaires et cardiaques qui permettent d'établir le diagnostic.

3e *Forme. — Chlorose avec prédominance de dyspnée et de palpitations.* — Cette prédominance a bien souvent fait croire à l'existence d'une maladie organique du cœur, et journellement encore on voit commettre cette erreur.

Les symptômes qui se développent en même temps permettront la plupart du temps d'établir le diagnostic.

Le caractère du bruit de souffle du cœur, sa propagation énergique dans les carotides, le souffle continu des jugulaires et les variétés qu'il peut présenter, unis à la décoloration de la peau et à l'absence d'infiltration, permettent d'être fixé d'une manière certaine sur le diagnostic.

4e *Forme. — Chlorose avec prédominance de gastralgie.* — Les douleurs d'estomac, les appétits bizarres, la sécrétion gazeuse de l'estomac et des intestins, la constipation opiniâtre, semblent dominer toute la scène.

Mais il existe en même temps des souffles vasculaires et cardiaques, une décoloration de la peau, et une aménorrhée ou une dysménorrhée caractéristique.

5e *Forme. — Chlorose avec prédominance de troubles de la*

menstruation. — C'est au début que le diagnostic est souvent difficile à établir : à cette époque, les troubles des appareils respiratoire et circulatoire sont peu prononcés ; la peau est loin d'être complétement décolorée ; les bruits de souffle sont rudimentaires ; les phénomènes gastralgiques n'existent pas ou commencent à peine à se montrer. On voit donc, au milieu d'une bonne santé apparente, les règles se supprimer.

En pareil cas, le diagnostic est obscur. S'il s'agit d'une fille déflorée ou d'une femme mariée, toutes les chances sont pour que cette suppression soit due soit à une grossesse, soit à une affection utérine, et l'on devra avant tout réclamer l'examen de la femme. La seule difficulté qui peut se présenter, et elle est grande, est l'incertitude où l'on peut être de la virginité de la jeune fille pour laquelle on est consulté. C'est une appréciation que nous ne pouvons discuter, et dont la prudence du médecin saura le tirer. Pour une jeune fille vierge, il est extrêmement probable que c'est d'une chlorose au début qu'il s'agit. Cependant il faut se rappeler que les jeunes filles placées dans ces conditions peuvent être atteintes d'une inflammation du col utérin, et rentrer sous ce rapport dans la catégorie précédente. Ce cas, tout rare qu'il est, ne doit pas moins être pris en sérieuse considération.

Dans ces cas divers, le seul élément de diagnostic bien positif en dehors des appareils génitaux est la plus grande intensité des souffles vasculaires et cardiaques, et leurs caractères plus spéciaux dans la chlorose que dans l'anémie symptomatique des maladies utérines.

6e *Forme. — Chlorose avec prédominance d'un affaiblissement général.* — Dans cette forme, les symptômes sont peu saillants, peu caractérisés ; la couleur verdâtre de la peau, l'amaigrissement, l'affaiblissement du système musculaire, sont des symptômes prédominants.

Quelquefois à ces symptômes se joint de la toux, et l'on peut penser avoir affaire à une tuberculisation pulmonaire.

En pareille circonstance, le diagnostic est d'une extrême

difficulté, et la suite seule permet d'être certain de l'existence ou de l'absence des tubercules.

Ce qui augmente encore la difficulté est la coïncidence fréquente du développement simultané, chez quelques jeunes filles, de la chlorose et de la tuberculisation.

ARTICLE IV. — Complications de la chlorose.

On a cru pendant longtemps que les hydropisies et les hémorrhagies se montraient fréquemment chez les chlorotiques. Il est maintenant reconnu qu'il n'en est rien ; ce sont des altérations d'un tout autre genre, et portant sur d'autres éléments du sang qui amènent les hémorrhagies (diminution de fibrine) et les hydropisies (diminution de l'albumine, du sérum).

La chlorose se complique quelquefois d'hypochondrie et d'hystérie : il est en général facile de discerner ce qui appartient à chacun de ces états morbides.

Les tubercules pulmonaires sont une complication fréquente chez les jeunes filles qui y sont prédisposées par hérédité ; c'est souvent pendant l'existence d'une chlorose que débutent les produits accidentels. Enfin, une dernière complication consiste dans une véritable hypertrophie du cœur qu'on voit se développer consécutivement à la chlorose.

On peut expliquer ce résultat par l'influence des palpitations nerveuses, qui, d'abord simple trouble fonctionnel, conduisent plus tard à un excès de nutrition du tissu musculaire du cœur.

ARTICLE V. — Pronostic, terminaison de la chlorose.

Dans l'immense majorité des cas, la chlorose sans complications, quelque intenses que soient les phénomènes qui la caractérisent, guérit au bout d'un certain temps, et souvent même spontanément ; il est fort douteux qu'on ait observé des cas de mort, et dans ceux qui ont été regardés comme tels, il est probable qu'il s'agissait de tubercules pulmonaires méconnus. Ce n'est que lorsqu'il existe des complications que la chlorose peut se terminer d'une manière fâcheuse. Ces complications, du reste, sont d'autant plus à redouter, qu'elles sévissent sur une constitution que l'existence de la chlorose a déjà affaiblie.

Parallèle de l'anémie et de la chlorose.

Nous pouvons maintenant comparer la chlorose à l'anémie, et voir sous combien de rapports elle en diffère ; voici un tableau qui résume les différences et les analogies qui peuvent exister entre ces deux états morbides.

ANÉMIE.	CHLOROSE.
1° Synonyme de diminution de proportion des globules ; elle est un symptôme commun à beaucoup d'états morbides, et dépend de causes bien diverses.	1° La chlorose est une maladie dont l'évolution et les caractères sont nets et tranchés. On peut la placer dans la classe des névroses.
2° La diminution des globules constitue toute la maladie, et est le point de départ de tous les accidents qu'on observe.	2° Dans la plupart des cas de chlorose, il existe en même temps une diminution de proportion des globules du sang. Si importante que soit cette diminution, elle n'est cependant qu'un élément et non la maladie tout entière.
3° L'anémie sans la modification du sang n'existerait pas, puisque c'est elle seule qui la constitue.	3° Tout imparfaite qu'elle est, l'altération du sang n'est pas absolument indispensable pour constituer la chlorose.
4° Altération du sang caractérisée de la manière suivante :	4° Altération du sang ainsi caractérisée :
a. Diminution des globules en rapport direct avec l'intensité de l'anémie.	*a.* Diminution des globules souvent considérable, mais sans rapport direct avec l'intensité de la chlorose.
b. Diminution consécutive et possible de la fibrine et surtout de l'albumine du sang dans les anémies très intenses.	*b.* Conservation constante de la proportion d'albumine et de fibrine quand il n'y a pas de complication.
c. Diminution proportionnelle des matières extractives, des matières grasses et des sels.	*c.* Conservation, la plupart du temps normale, des matières extractives, des matières grasses et des sels.
5° Causes palpables, évidentes, toujours connues. On peut en quelque sorte les produire à volonté. Le degré de l'anémie est en rapport avec l'intensité de la cause.	5° Causes la plupart du temps inconnues.

ANÉMIE.	CHLOROSE.
6° Symptômes surtout dans l'appareil circulatoire. Phénomènes nerveux rares, peu caractéristiques. Peau décolorée simplement. Troubles menstruels nuls ou peu importants.	6° Symptômes résidant dans l'appareil circulatoire, et surtout dans le système nerveux et les fonctions génitales. Peau décolorée et verdâtre.
7° Symptômes souvent mêlés ou combinés à ceux des maladies qui ont causé l'anémie.	7° Symptômes seuls, isolés et caractérisant bien la maladie.
8° Pronostic, durée et terminaison subordonnés à la persistance, à la durée et à la terminaison des causes productrices.	8° Pronostic, durée et terminaison ne concernant que la chlorose seule.
9° Double indication pour le traitement : 1° traiter la cause de l'anémie ; 2° traiter l'anémie.	9° Traitement reposant sur une seule indication, qui est la nature de la maladie elle-même.

ARTICLE VI. — Traitement de l'anémie et de la chlorose.

§ 1. Traitement de l'anémie.

Le traitement de l'anémie n'est pas aussi simple qu'on pourrait le croire *à priori*. Il est aisé de s'en convaincre en songeant aux nombreuses circonstances et aux états morbides très divers que l'anémie vient compliquer, et à la suite desquels elle se développe. On peut toutefois poser à cet égard quelques règles générales, ce que nous allons essayer de faire. On doit sous ce rapport établir une triple distinction :

1° La diminution des globules ; l'anémie est le seul phénomène persistant, toute trace de sa cause productrice a disparu.

2° L'anémie est encore seule ; mais les maladies ou les causes qui l'ont produite ont laissé quelques traces dans l'organisme, et en particulier une grande susceptibilité des organes précédemment atteints.

3° La maladie qui a produit l'anémie existe encore.

Avant d'examiner ces trois cas, il faut établir, en règle générale, que pour combattre une anémie, la première indication à remplir est de détruire la cause productrice.

Ainsi, s'agit-il d'une mauvaise condition hygiénique, telle qu'un vice dans l'alimentation, le défaut d'air, de lumière, etc., il est incontestable que tant que les individus y seront exposés, aucun traitement ne saurait réussir, parce que la cause, se renouvelant sans cesse, reproduirait la diminution des globules à mesure qu'on les réparerait par des agents convenables. On commencera donc par soustraire la malade à la cause.

Quant aux maladies qui ont produit l'anémie, c'est à elles qu'il faut d'abord s'adresser, sans s'occuper autrement de l'anémie que comme d'une contre-indication formelle à certaines médications. Vouloir combattre une anémie tandis que la maladie qui l'a produite existe encore, c'est s'exposer à voir rester ses efforts sans succès.

Examinons maintenant ce qu'il faut faire dans ces trois cas :

1° L'anémie est le seul phénomène restant, la cause productrice a disparu.

En pareil cas, il suffit presque toujours d'un simple traitement hygiénique ; les globules se refont seuls sous son influence, et le plus souvent l'emploi des médicaments est parfaitement inutile.

Ce traitement hygiénique consiste dans l'emploi des moyens suivants :

L'habitation à la campagne, dans un lieu sec, aéré, sain, peu humide ; la lumière solaire directe ; si l'on ne peut remplir ces conditions, on s'en rapprochera autant que possible.

L'exercice modéré et sans fatigue ; plus tard, s'il y a possibilité de le faire, l'exercice à cheval.

Une alimentation saine, une nourriture substantielle, facilement digestible, et consistant surtout en bouillons, potages gras, viandes rôties ; des vins généreux mélangés à l'eau.

Si l'anémie résiste à ces conditions hygiéniques alimentaires, il faut avoir recours à l'une des deux médications suivantes :

1° *Traitement hydrothérapique.* — Ce traitement doit être doux, mitigé et administré avec la plus grande circonspection ; son emploi m'a toujours paru suivi d'une amélioration rapide.

2° *Eaux minérales.* — Cette médication est complexe, car on ne peut méconnaître que le changement de lieux, la locomotion, les modifications qu'on apporte dans le genre de vie, ont plus qu'on ne pensait contribué pour beaucoup à l'amélioration que les malades éprouvaient sous l'influence des eaux minérales.

Quant au choix, on n'a en quelque sorte que l'embarras; on peut s'adresser aux trois classes d'eaux minérales suivantes.

a. Les *eaux sulfureuses*. Le choix est facile dans nos magnifiques eaux des Pyrénées; on doit toutefois les employer avec beaucoup de ménagements.

b. Les eaux *salines simples* ou *sodo-bromurées*, telles que celles de Salins en France, de Kreuznach, de Nauheim en Allemagne, sont un moyen actif qui produit souvent et rapidement d'excellents effets.

d. Les *eaux ferrugineuses*, telles que celles de Forges en France, de Spa en Belgique, de Schwalbach sur les bords du Rhin.

L'action des eaux ferrugineuses est complexe, et nous aurons tout à l'heure à nous expliquer sur ce sujet.

Les *bains de mer* constituent encore une bonne médication, surtout quand on peut les conseiller dans une saison chaude ou bien dans le midi de la France.

Doit-on recourir au quinquina et aux préparations ferrugineuses? Elles peuvent être utiles comme toniques et corroborantes; je discuterai, du reste, leur action en m'occupant du traitement de la chlorose.

2° L'anémie est le seul phénomène morbide; la cause productrice a disparu, mais il reste une grande susceptibilité.

Les moyens hygiéniques que nous avons indiqués doivent être seuls employés, et encore avec beaucoup plus de réserve que dans le cas précédent; il faut beaucoup de temps et de prudence.

Quant aux préparations de fer et de quinquina, il y a moins de chance encore de les voir réussir que dans le cas précédent; et si l'on se décide à y avoir recours, elles doivent être employées à de faibles doses et avec beaucoup de précautions.

3° La cause productrice existe encore.

Dans cette circonstance, l'indication est formelle, à moins que l'anémie ne soit profonde, l'organisme fortement altéré et la débilité extrême, c'est la maladie qu'il faut traiter et non l'anémie symptomatique. Cette dernière, toutefois, pèsera d'un grand poids dans la balance et s'opposera à toute thérapeutique ayant pour objet une déperdition de liquides, telle que des émissions sanguines, des purgatifs un peu énergiques. Si l'on est obligé d'y avoir recours, on les emploiera avec beaucoup de ménagement.

Dans les cas de diminution considérable des globules et d'anémie profonde, il faudra, nonobstant les maladies primitives, conseiller quelques préparations de fer et de quinquina. On fera cependant une exception : lorsque l'anémie sera la suite soit de phlegmasies chroniques de l'utérus, soit d'hémorrhagies utérines abondantes, il faudra, autant que possible, essayer de la combattre sans employer les préparations ferrugineuses, attendu que chez un certain nombre de femmes, ces médicaments congestionnent l'utérus, exaspèrent la phlegmasie chronique, ou font reparaître les hémorrhagies.

§ 2. Traitement de la chlorose.

La première indication dans la chlorose, de même que dans l'anémie, consiste dans la soustraction de la cause présumée qui a pu lui donner naissance. Sans doute, cette cause est la plupart du temps inconnue ; mais il faut au moins essayer de faire disparaître les influences qui peuvent avoir favorisé son développement, ou au moins l'entretenir.

Les moyens hygiéniques viennent ensuite en première ligne ; ce sont tous ceux que nous avons indiqués en parlant de l'anémie. L'alimentation, l'habitation dans un lieu convenable, les vêtements de laine sur la peau, un exercice convenable, etc.

Mais en même temps que ces indications, il y en existe d'autres ; car seuls tous ces moyens échoueraient dans la plupart des cas de chlorose ; nous allons les examiner successivement.

Fer. — Le fer est-il indispensable dans le traitement de la chlorose? Première question qui mérite d'être examinée avec soin.

Fœdisch, le premier peut-être, avança que le fer n'était pas indispensable pour reconstituer les globules de sang, et qu'il agissait plutôt comme tonique sur la membrane muqueuse de l'estomac, en favorisant la digestion et l'assimilation, et produisant ainsi d'une manière directe la guérison de la chlorose.

Presque à la même époque, M. Jolly, dans un article imprimé dans la *Revue médicale*, 1839, sur la chlorose, insiste plus fortement sur cette idée que le fer n'était point indispensable pour le traitement de cette maladie. Je retranscris ce passage qui a été un peu trop oublié :

« Si le fer était la cause naturelle de la coloration du sang et si son absence était la cause nécessaire de l'état chlorotique, il deviendrait indispensable de traiter cette maladie avec du fer. Sans fer, il n'y aurait plus de salut pour aucune maladie. Or il n'en est point ainsi. On n'a pas toujours eu recours aux préparations martiales, et les chlorotiques, qui depuis des siècles ont subi l'application des doctrines médicales de leur temps, n'ont pas pour cela été vouées à une mort inévitable. On voit tous les jours des malades guérir sans traitement ; car il est encore des personnes qui respectent les pâles couleurs comme le prélude naturel de la révolution nubile, et je ne parle pas de ceux qui guérissent malgré les émissions sanguines employées contre l'aménorrhée qui accompagne ordinairement l'état chlorotique (1). »

Depuis, beaucoup de médecins en France et à l'étranger ont partagé cette opinion. J'avoue que mes observations me portent tout à fait à incliner vers elle ; j'ai vu tant de jeunes chlorotiques résister à l'emploi des ferrugineux continués pendant de longues années, j'en ai également vu tant d'autres guérir sans l'emploi du fer, que mes convictions relativement à l'ac-

(1) Jolly, *Du siége et du traitement de la chlorose* (*Revue médicale*, décembre 1839, p. 305).

tion thérapeutique de ce médicament sont fortement ébranlées; sans doute la question n'est pas encore complétement résolue, mais on possède beaucoup de documents capables de l'éclairer. On doit au moins admettre que si la chlorose guérit par l'emploi du fer, ce qui n'est pas douteux, elle peut aussi guérir sous l'influence d'autres médications. Ce sont ces médications que nous allons maintenant étudier avec soin; nous commencerons par le fer, et, pour être plus impartial, nous nous placerons tout à fait au point de vue de ceux qui regardent son emploi comme indispensable pour la guérison de la chlorose, et qui admettent que ce médicament jouit de la propriété de reconstituer directement les globules du sang.

Nous examinerons ensuite les médications suivantes : le quinquina, les bains sulfureux, l'hydrothérapie, les bains froids et les bains de mer, les bains d'eaux minérales naturelles.

Si l'on considère le fer comme exerçant une action reconstituante spéciale sur les globules du sang, la première question à discuter est celle de savoir quelle est la préparation de fer qu'il faut employer de préférence ?

C'est une question que les beaux travaux de M. Mialhe et de Quevenne permettent de discuter, et dans l'examen desquels on peut, grâce à leurs recherches, apporter une grande précision.

Nous adopterons l'ordre suivant :

1° Toutes les préparations de fer peuvent-elles reconstituer les globules ? Non. Le cyanure double de potassium et de fer d'une part, et de l'autre le sulfo-cyanure de potassium et de fer, ne jouissent pas de cette propriété. Ces préparations introduites dans l'organisme sont éliminées par les urines, ce qui n'a pas lieu, du moins de la même manière, pour les autres préparations ferrugineuses. M. Mialhe, et je crois qu'il a raison, explique ainsi ce résultat : « Ces préparations, une fois absorbées, dit-il, ne sont pas décomposables par les alcalis du sang, condition indispensable pour que les préparations ferrugineuses jouissent du pouvoir reconstitutif. »

En deuxième lieu, nous rangerons toutes les préparations ferrugineuses très astringentes ou même caustiques, comme le perchlorure de fer; il est évident qu'en raison de leur action locale, elles ne sauraient être employées, ou du moins il faut qu'elles soient étendues dans une très forte proportion d'eau.

2° Parmi toutes les préparations ferrugineuses conseillées, quelle est ou quelles sont celles qui doivent être employées ?

Ici les recherches de Quevenne et de M. Mialhe vont nous servir de guide.

Des préparations de protoxyde et des préparations de peroxyde de fer. — Pour beaucoup de médecins, et en particulier pour M. Bouchardat, les préparations de protoxyde sont les seules qui jouissent des pouvoirs reconstitutifs. On doit à M. Mialhe d'avoir démontré d'une manière irrécusable que toutes les préparations de protoxyde et de peroxyde, donnant naissance dans l'organisme à des composés ferrugineux susceptibles d'être décomposés par les alcalis du sang, sont également propres à reconstituer les globules.

On ne peut dire si dans l'organisme les composés de protoxyde passent à l'état de peroxyde, ou si les composés de peroxyde passent à l'état de protoxyde pour jouir de cette propriété reconstitutive : peu importe; le seul fait évident est l'action égale des uns et des autres, action égale que la loi de M. Mialhe formule parfaitement et qui est si exacte.

Des préparations insolubles et des préparations solubles. — A. *Préparations insolubles.* — Elles sont nombreuses. Tels sont : fer réduit par l'hydrogène, limaille de fer, sous-carbonate de fer, pilules de Vallet (carbonate de protoxyde de fer), pilules de Blaud (carbonate ferroso-ferrique), éthiops martial (oxyde ferroso-ferrique), safran de mars apéritif (peroxyde de fer anhydre), cyanure ferroso-ferrique (bleu de Prusse), surtout celui du commerce qui contient de l'oxyde de fer.

Les recherches de Quevenne relativement au fer réduit ont beaucoup éclairé la question, de même que pour les autres composés insolubles. Ces préparations, introduites dans l'estomac, sont attaquées par les acides du suc gastrique, et il se forme une très petite quantité de sel soluble de fer. Sont-ce des chlorures ou des lactates ? La question n'a pas été élucidée.

La partie non transformée passe dans l'intestin grêle, puis dans le gros intestin, s'y mêle aux matières fécales et est éliminée au dehors. Quant à la partie soluble (sel soluble de fer), elle est absorbée et portée dans le sang, où elle jouit du pouvoir reconstitutif. D'après M. Mialhe, elle agit en vertu de sa décomposition par les alcalis du sang, et l'oxyde de fer, entrant dans des combinaisons inconnues et mystérieuses, amène la reconstitution des globules. Nous ne pouvons démontrer ces transformations, et ce qui se passe dans cette circonstance restera probablement toujours un mystère.

De toutes ces préparations, le fer réduit par l'hydrogène est, d'après les recherches de Quevenne, celui qui laisse absorber le plus de fer et qui agit le mieux. Nous consentons à admettre cette conclusion ; car ses expériences sont très bien et très consciencieusement faites.

Les préparations insolubles, qui du reste, à l'exception peut-être du bleu de Prusse, sont toutes très bonnes, ont cependant cet inconvénient sérieux, de ne pouvoir être actives qu'à l'instant où du suc gastrique existe dans l'estomac, c'est-à-dire à l'instant des repas ; administrées en dehors, elles sont tout à fait inutiles. Elles se prescrivent à une dose de 1 à 2 grammes dans les vingt-quatre heures, et peuvent se donner soit en nature, soit en pilules.

B. *Préparations solubles.* — Les unes sont à base de protoxyde : ce sont le citrate de protoxyde de fer, le lactate de protoxyde de fer, le sulfate de protoxyde de fer, le proto-iodure de fer. Les préparations à base de peroxyde de fer sont : le citrate de peroxyde de fer, le tartrate de peroxyde de fer, le tannate de peroxyde de fer, le tartrate ferrico-potassique (tartrate de peroxyde de fer et de protoxyde de potassium).

Toutes ces préparations sont bonnes, et doivent leur action à leur solubilité.

Voici, d'après les recherches de M. Mialhe et de Quevenne, ce qui se passe dans leur emploi :

Le sel soluble introduit dans l'estomac est immédiatement décomposé en partie par les matières animales organiques qu'il y trouve. La partie précipitée et combinée avec la matière organique passe dans les intestins grêles, et de là dans le gros intestin, où elle se mêle aux excréments pour être éliminée avec eux. La partie des sels solubles non décomposée est absorbée et passe dans le sang, où elle subit l'influence des alcalis comme dans le cas précédent.

L'avantage de ces préparations solubles est d'agir en dehors de la digestion, et sans qu'il soit besoin que du suc gastrique se trouve dans l'estomac.

Elles s'administrent à la dose de 1 à 2 grammes, et peuvent être données sous forme de sirop, de dragées, de pastilles, de pilules, etc.

De toutes ces préparations, il en est une qui possède une supériorité très grande, et l'on doit à M. Mialhe de l'avoir démontrée d'une manière incontestable : c'est la tartrate ferrico-potassique ; tels sont ses avantages, reconnus même par Quevenne, qui toutefois plaçait au-dessus le fer réduit par l'hydrogène :

1° Le tartrate ferrico-potassique est soluble ; on peut l'administrer à la plus haute dose, car, d'après Quevenne, il faut aller depuis 5 jusqu'à 7 grammes de ce sel pour produire des effets morbides ; tandis que pour avoir les mêmes effets, il ne fallait, d'après le même expérimentateur, que les doses suivantes des sels ci-dessous :

Fer réduit......	1 à 2	grammes.
Protocarbonate...	2	—
Sulfate de fer....	3	—
Lactate de fer....	3	—

C'est donc le tartrate ferrico-potassique qui est supporté par l'économie à la dose la plus considérable.

2° Le tartrate ferrico-potassique est celui qui précipite le moins par les matières organiques du tube digestif.

3° Il a une saveur peu forte.

4° La partie précipitée dans l'estomac et passée dans l'intestin grêle se trouve en présence d'alcalis qui la revivifient, et permettent ainsi à une nouvelle partie de ce sel revivifié d'être absorbée à la partie supérieure de l'intestin grêle. C'est le seul sel de fer qui jouisse de cette propriété, et c'est là surtout ce qui fait sa grande supériorité ; car tous les autres, sans exception, une fois passés dans les intestins grêles, sont des corps inertes. Le tartrate ferrico-potassique s'administre sous plusieurs formes : en *sirop*, qui n'a pas un goût très désagréable : chaque quantité de 30 grammes de sirop en contient 1 gramme ; en *pilules* : chaque pilule contient 25 centigrammes de tartrate. On pourrait en faire toute autre préparation.

Une bonne préparation est une eau ferrée au tartrate ferrico-potassique : elle se fait en dissolvant 1 gramme de tartrate dans une bouteille d'eau.

Une autre excellente préparation est la réunion dans la même formule de l'iodure de potassium et du tartrate ferrico-potassique ; on en fait un sirop iodo-ferré ou une eau iodo-ferrée, dont M. Mialhe a donné de bonnes formules. Quant au sirop d'iodure de fer, on doit à M. Mialhe la démonstration d'un fait curieux : c'est que l'iodure de fer n'agit uniquement que par son fer et nullement par son iode ; l'iodure de fer, en pénétrant dans le sang, est décomposé par les alcalis de ce liquide, le fer y reste, et l'iode forme un iodure alcalin qui s'élimine par les urines. En résumé, dans le traitement de la chlorose, la préparation de fer que je conseille d'employer de préférence est le tartrate ferrico-potassique, soit sous forme pilulaire, soit *en dissolution* dans l'eau à l'état d'eau ferrée (1 à 2 grammes par litre).

Malgré ma profonde conviction que la chlorose peut guérir sans l'emploi des préparations ferrugineuses, je n'en suis pas moins convaincu que ces médicaments sont d'un grand secours dans le traitement de cette maladie ; excellents toniques, ils exercent bien souvent une action favorable sur les gastralgies chlorotiques anciennes ; ils augmentent les forces et aident puissamment l'action des moyens hygiéniques et des autres médications dont il va être question. Je ne voudrais donc pas que l'on conclût de tout ce que je viens de dire qu'il faut y renoncer ; loin de là, je suis d'avis qu'il faut toujours en administrer aux chlorotiques, seulement je pense qu'il ne faut pas se borner à cette seule médication.

Préparations de quinquina. — Les diverses préparations de quinquina sont très souvent employées avec succès dans la chlorose. L'extrait mou et l'extrait sec de quinquina, la décoction aqueuse, mais surtout le vin de quinquina, sont des médicaments excellents, et qui contribuent puissamment à la guérison de cette maladie. Sans contredit ce serait une grave erreur de croire que le quinquina et ses diverses préparations puissent guérir seuls la chlorose. Je ne pense pas qu'il y ait des médecins qui professent une semblable opinion, mais ce qu'on peut dire c'est que le quinquina aide puissamment au traitement de la chlorose, et contribue certainement à en abréger la durée. Il exerce surtout un effet favorable sur l'appétit, les gastralgies et les sécrétions gazeuses, si faciles à se produire et si fatigantes pour les malades.

J'ai l'habitude d'administrer tous les jours aux jeunes chlorotiques, de 30 à 60 grammes de vin de quinquina, préparation qui en pareil cas m'a semblé le mieux réussir.

Médication hydrothérapique. — La médication hydrothérapique est une de celles qui peuvent être employées avec le plus de succès contre la chlorose.

M. le docteur Basset, actuellement médecin des eaux de Saint-Nectaire, et alors mon interne, a publié le résultat des expériences que j'avais faites dans mon service relativement à l'emploi de la médication hydrothérapique dans la chlorose. 19 jeunes filles, chlorotiques à un haut degré, soumises au traitement hydrothérapique le plus simple (douches en pluie froide et douches en jet), ont toutes guéri dans un espace de temps qui n'a pas atteint six semaines pour celles qui ont le plus résisté.

M. Fleury, d'après les indications duquel j'avais songé à appliquer la médication hydrothérapique dans la chlorose, l'avait déjà employée avec succès et préconisée contre cette affection. Je suis tellement persuadé de l'heureuse efficacité de l'hydrothérapie dans cette maladie, que j'ai renoncé à tout autre traitement dans mon service à l'hôpital, et que je n'ai pas encore eu de revers. Je prescris, il est vrai, simultanément les préparations ferrugineuses et le quinquina pour abréger la durée du traitement.

Il est presque inutile d'ajouter que dans les 19 observations publiées par M. Basset on n'avait administré aucun médicament ferrugineux. Si l'on était parfaitement libre dans la pratique civile de traiter, comme on le désire, les jeunes chlorotiques, je n'hésiterais pas à employer l'hydrothérapie, convaincu que nulle autre méthode ne pourra les ramener aussi rapidement à la santé. Quant aux procédés à suivre et aux précautions à prendre, le lecteur voudra bien consulter l'ouvrage de M. Fleury et le mémoire de M. Basset (1).

Bains de rivière froids. — En l'absence de l'hydrothérapie, les bains de rivière froids sont d'une grande utilité dans le traitement de la chlorose. Combinés avec les autres moyens hygiéniques, ils favorisent certainement la guérison de la maladie ; je connais même une jeune fille qui a été guérie d'une chlorose intense sans l'emploi du fer et à la suite de bains de rivière nombreux pris pendant tout un été.

Les bains de rivière employés pour combattre la chlorose doivent être de courte durée, on doit surveiller avec soin le développement de la réaction.

Bains de mer. — Les bains de mer sont encore bien plus

(1) Basset, *Traitement de la chlorose par l'hydrothérapie*, in *Annales de la Société d'hydrologie médicale*, t. IV, 1857-1858, p. 438.

efficaces que les bains de rivière, et on voit tous les jours des chloroses guérir par leur emploi sagement combiné. Nous ne saurions donc trop conseiller leur emploi dans cette maladie ; il faut, en général, au moins une saison de six semaines pour pouvoir compter sur un succès durable.

Bains d'eaux minérales naturelles. — Plusieurs espèces d'eaux minérales naturelles ont été et sont encore employées tous les jours avec succès dans le traitement de la chlorose ; dans cette affection plus encore que dans l'anémie, on peut les considérer comme un moyen adjuvant puissant, et qui à lui seul amènera la guérison de la maladie.

Les *eaux minérales sulfureuses* sont très souvent conseillées aux jeunes chlorotiques, et leur usage est en général suivi d'une grande amélioration, sinon d'une guérison complète. Toutes les eaux sulfureuses agissent dans le même sens, c'est-à-dire en produisant une stimulation dans tout l'organisme ; elles n'ont sous ce rapport aucune spécificité d'action comme dans l'herpétisme.

Eaux salées. — Les eaux salées provenant des sels gemmes, telles que Kreusnach, Nauheim en Allemagne, Salins en France, exercent sur la chlorose une action aussi favorable que les eaux sulfureuses. C'est encore en vertu d'une action stimulante et qui n'a rien de spécifique que les eaux salines agissent.

Eaux ferrugineuses. — Ce sont surtout les eaux ferrugineuses que l'on doit conseiller aux jeunes filles chlorotiques, et on voit bien souvent des guérisons complètes et radicales opérées sous leur influence. Malheureusement les eaux ferrugineuses les meilleures, telles que Schwalbach, Spa, Pyrmont, etc., se donnent surtout en boisson et très peu en bains, ce qui prive les malades d'un moyen d'action énergique.

Toutes les eaux minérales, du reste, n'agissent pas seulement par l'influence stimulante qu'elles exercent sur l'organisme entier ; il faut tenir compte de l'absence de séjour habituel, du genre de vie différent, des nouvelles habitudes que l'on contracte, de la respiration d'un air plus pur, des promenades,

des distractions de tout genre qu'on trouve en général aux eaux, et qui peuvent favoriser la guérison.

Dans le traitement de la chlorose les divers moyens hygiéniques sont d'une indispensable nécessité et peuvent même quelquefois produire seuls la guérison. Je me bornerai ici à rappeler les indications suivantes : un air pur, le soleil et le séjour à la campagne, l'habitation dans un lieu spacieux, aéré et sans humidité, l'exercice le plus possible, soit à pied, soit à cheval, soit en voiture ; des exercices gymnastiques modérés, un régime fortifiant, des viandes rôties et du vin pur en petite quantité de préférence à toute autre alimentation ; les distractions et le contentement d'esprit. Tous ces moyens aident puissamment à la guérison complète de la chlorose.

APPENDICE STATISTIQUE.

Je pense qu'il sera intéressant pour le lecteur de lui communiquer les résultats statistiques qui ont été obtenus par deux de mes élèves, M. Ball, interne distingué des hôpitaux, et M. le docteur Portalier, et qui sont relatifs à deux sujets que je les avais priés d'étudier.

Les premiers résultent du travail de M. Ball que je ne saurais trop remercier pour l'exactitude et le soin qu'il a mis dans leur étude. Ils sont le dépouillement de l'analyse anatomique de 100 utérus de femmes mortes dans mon service dans le cours de l'année 1858, et qu'il a étudiés avec le plus grand soin.

Les seconds, recueillis par M. Portalier, sont le résultat de l'analyse de 50 cas d'affections utérines traitées par moi dans mon service, du 1er janvier au 1er juillet 1858.

ARTICLE I. — Considérations d'anatomie générale et pathologique résultant de l'analyse anatomique de 100 utérus recueillis chez des femmes ayant succombé aux maladies les plus diverses.

Je base ces considérations, ainsi que je l'ai dit, sur les résultats obtenus par M. Ball.

§ 1. Dimensions de l'utérus.

Toutes les mesures ont été prises à l'extérieur et sur la paroi antérieure. Le diamètre transversal a été mesuré entre les deux insertions des ligaments larges.

	Moyenne.	Minimum.	Maximum.
Diamètre transversal........	0,051	0,025	0,085
Hauteur verticale du corps....	0,044	0,021	0,070
Hauteur verticale du col.....	0,027	0,003	0,090
Épaisseur des parois du corps..	0,013	0,005	0,035
Épaisseur des parois du col...	0,008	0,004	0,024
Épaisseur de l'orifice externe.	0,011	on ne peut admettre de stylet (7 cas).	0,025

§ 2. Influence de l'âge.

Sur ces 100 utérus, 12 ont été recueillis sur des sujets dont l'âge était inconnu.

Les 88 autres cas ont été subdivisés de la manière suivante :

De 15 à 30 ans....	32 cas.
30 à 45.......	16
45 à 60.......	12
Au-dessus de 60....	28

Voici les mesures aux divers âges :

	15 à 30.	30 à 45.	45 à 60.	Au-dessus de 60.
Diamètre transversal......	0,048	0,063	0,052	0,047
Hauteur verticale du corps..	0,040	0,053	0,042	0,042
Hauteur verticale du col....	0,026	0,023	0,029	0,032
Épaisseur des parois du corps.	0,014	0,016	0,013	0,011
Épaisseur des parois du col.	0,012	0,010	0,012	0,009
Largeur de l'orifice externe.	0,011	0,012	0,013	0,009

On voit, d'après ces tableaux qui reposent sur un nombre de faits assez considérable, que les dimensions du corps de l'utérus proprement dit suivent une progression ascendante depuis l'âge de 18 ans ; elles atteignent leur maximum dans l'espace compris entre 30 et 45 ans, et déclinent ensuite jusqu'au-dessous du point de départ.

Au contraire, les dimensions longitudinales du corps suivent une marche inverse. Plus considérables chez les jeunes filles et les vieilles femmes que chez celles dont les organes génitaux sont appelés à fonctionner, elles semblent décroître en raison inverse de l'activité des fonctions génitales. Du reste, ce que le col gagne en longueur chez les femmes âgées, il le perd en épaisseur, et ses parois s'amincissent notablement.

Sur les 100 cas analysés, il s'est trouvé 2 vierges. L'utérus offrait chez elles les dimensions suivantes :

	Vierge de 19 ans.	Vierge de 16 ans.
Diamètre transversal...........	0,051	0,051
Diamètre vertical du corps......	0,055	0,055
Diamètre vertical du col........	0,024	0,022
Épaisseur des parois du corps....	0,015	0,012
Épaisseur des parois du col......	0,009	0,007
Largeur de l'orifice externe.....	0,005	0,004

On a constaté que dans 14 cas les femmes avaient eu des enfants, et que dans 16, en y comprenant les 2 vierges, elles n'en avaient pas eu. Voici, du reste, les moyennes observées :

	Femmes ayant eu des enfants.	Femmes n'ayant pas eu d'enfants.
Diamètre transversal.......	0,065	0,048
Hauteur verticale du corps...	0,048	0,045
Hauteur verticale du col....	0,035	0,027
Épaisseur des parois du corps.	0,014	0,012
Épaisseur des parois du col..	0,014	0,010
Largeur de l'orifice externe..	0,012	0,006

§ 3. Direction de l'utérus.

Chez la première des deux vierges citées précédemment, l'utérus offrait une antéflexion légère ; chez la seconde, il était vertical.

Les inclinaisons suivantes ont été observées sur les 100 utérus :

Direction verticale		71 cas.
Antéversion		15
Rétroversion		2
Latéroversion	droite	9
	gauche	5
Antéflexion		5
Rétroflexion		1
Latéroflexion	droite	1
	gauche	0

Les déviations se trouvèrent combinées de la manière suivante 9 fois :

Antéflexion et latéroversion	4 cas.
Rétroflexion et latéroversion	1
Antéversion et latéroversion	4

En somme, sur 100 utérus, on observa des déviations chez 29 malades.

L'abaissement de l'utérus a été observé 7 fois :

1 fois sans autre déviation, 1 fois avec adhérences vicieuses au rectum et à la vessie, 1 fois avec hypertrophie du col, 1 fois avec antéflexion, 2 fois avec antéversion, 1 fois avec rétroflexion.

Chez les 14 femmes ayant eu des enfants, l'utérus présentait les directions suivantes ; il était : vertical, 8 fois ; en antéversion, 3 fois ; en rétroversion, 1 fois ; incliné latéralement, 1 fois ; antéfléchi, 1 fois.

Chez les 16 femmes n'ayant pas eu d'enfants, l'utérus était vertical 11 fois ; en antéversion, 2 fois ; incliné latéralement, 2 fois ; en antéflexion, 1 fois.

§ 4. Affections concomitantes de l'utérus.

Dans les 29 cas de déviations, on a trouvé les lésions concomitantes suivantes dont plusieurs sont combinées ensemble :

Ulcérations ou granulations du col	19 cas.
Engorgement utérin	6
Tumeurs fibreuses	8
Cancer de l'utérus	2
Kystes de l'ovaire	3
Inflammation de la trompe d'un côté	1
Aucune altération	5

Dans les 29 cas de déviations, les maladies qui ont causé la mort ont été les suivantes :

Phthisie pulmonaire	18
Fièvre typhoïde	5
Maladies du cœur	3
Affections cancéreuses	1
Maladies diverses	2

Les femmes qui ont présenté ces déviations diverses avaient les âges suivants :

De 15 à 30 ans. ...	8 cas.
30 à 45	14
45 à 60	2
Au-dessus de 60	6
Age inconnu	2

Ces résultats obtenus relativement aux déviations ont une importance qui n'échappera à personne. Il est évident, en effet, que sur 100 cas d'utérus pris chez des femmes ayant succombé aux maladies les plus diverses, ces déviations existaient sans se traduire par aucun phénomène morbide caractéristique. Ce résultat vient complétement à l'appui de mon opinion sur la symptomatologie des déviations (versions et flexions), et contribue à démontrer qu'en l'absence de lésions phlegmasiques, aucun trouble fonctionnel ne peut faire soupçonner leur existence.

§ 5. Des lésions morbides de l'utérus trouvées sur les 100 utérus examinés par M. Ball.

Sur les 100 utérus, 67 fois on a trouvé des altérations morbides de l'organe que l'on examinait. Voici comment ces 67 cas ont été distribués :

1. Tumeurs fibreuses, soit dans l'épaisseur des parois, soit adhérentes par un pédicule à l'extérieur	21
2. Cancers de l'utérus	3
3. Métrite	8
4. Adhérences vicieuses	3
5. Polypes muqueux ou fibreux	9
6. Distension de l'utérus par le sang menstruel (atrésie vulvo-vaginale	1
7. Ulcérations et granulations	22
	67

Voici maintenant les détails de ces cas :

1° *Tumeurs fibreuses.* — On a constaté l'âge 20 fois sur 21 cas. Voici ce qui a été observé :

De 15 à 30 ans. ...	1
30 à 45	5
45 à 60	2
Au-dessus de 60	12
	20

Sur ces 21 cas, on a constaté seulement dans 7 cas l'absence ou l'existence d'enfants ; dans 4 cas, les malades avaient eu des enfants ; dans 3, elles n'en avaient pas eu.

Sur ces 21 cas, les affections auxquelles ont succombé les malades ont été les suivantes :

Phthisie pulmonaire...........	4
Pneumonie...................	2
Maladies du cœur.............	5
Hémorrhagie cérébrale.........	5
Maladies diverses ou inconnues..	5
	21

2° *Cancer de l'utérus.* — Dans un cas, il s'agissait d'une malade âgée de trente-neuf ans, affectée de mélanose de l'œil qui offrait une généralisation extraordinaire de la diathèse cancéreuse. Il y avait une mélanose de l'œil, de l'encéphale et des poumons, un cancer du foie, du cœur, du diaphragme, des reins, de l'utérus et des ovaires.

Dans les 2 autres cas, il s'agissait de femmes âgées de plus de soixante ans.

La première, âgée de quatre-vingt-deux ans, a succombé à une pneumonie (observation rapportée précédemment page 103, au sujet de l'allongement hypertrophique). Cette femme avait eu plusieurs enfants.

La seconde, morte d'un cancer du foie.

On a rencontré dans les autopsies un certain nombre de cancers de l'utérus que nous n'avons pas compris dans ce résumé. L'étendue des altérations nous a empêché, en effet, d'apprécier soit la forme, soit les directions, soit les rapports de l'utérus.

3° *Métrite.* — Sur les 8 cas qui ont été observés, l'âge a été indiqué de la manière suivante dans 7 cas :

De 15 à 30 ans....	3
30 à 45.......	2
45 à 60.......	2
Au-dessus de 60....	0

Dans 3 cas, il y avait eu des enfants ; dans 4, il n'y en avait eu aucun.

Les maladies qui ont occasionné la mort ont été les suivantes :

Phthisie pulmonaire.	2
Maladies du cœur...	2
Fièvre typhoïde....	1
Affections diverses..	2
Causes inconnues...	1

4° *Adhérences vicieuses.* — On a trouvé une adhérence avec la vessie chez une femme âgée de soixante-quatre ans et ayant succombé à des tubercules pulmonaires. Il existait un abaissement de l'utérus.

5° *Polypes.* — Sur les 9 observations, l'âge a donné les résultats suivants :

De 16 à 30 ans....	1
30 à 45.......	3
45 à 60.......	2
Au-dessus de 60....	3

Les maladies causes de la mort avaient été les suivantes :

Phthisie pulmonaire.....	3
Pneumonie............	2
Maladies de cœur.......	2
Hémorrhagie cérébrale...	1
Cause inconnue........	1

6° *Atrésie vulvo-vaginale.* — Chez une jeune femme âgée de vingt-trois ans, mère d'un enfant et ayant eu deux avortements, il s'était développé une fièvre typhoïde, à la suite de laquelle des eschares se formèrent à la vulve. Cette malade ayant toujours refusé de se laisser examiner pendant le cours de sa maladie, des adhérences vicieuses se formèrent dans l'intérieur du vagin.

Les règles s'étant accumulées à trois ou quatre reprises dans l'utérus, une opération devint nécessaire ; elle eut pour résultat d'évacuer le sang contenu dans la cavité de l'organe ; mais peu de jours après, la malade succombait à une péritonite.

7° *Granulations et ulcérations.* — Sur 22 cas, l'âge des sujets a été noté 16 fois, et les maladies auxquelles ils ont succombé, 22 fois. Voici cet âge :

De 15 à 30 ans....	5 fois.
30 à 45	4
45 à 60	5
Au-dessus de 60	2

Dans 8 cas, il y avait seulement des granulations ; dans 14 cas, ces granulations étaient accompagnées d'ulcérations.

Dans 5 cas, les ulcérations se trouvaient en même temps dans la cavité du col utérin.

Il n'a pas été donné de trouver des ulcérations dans la cavité du corps de l'utérus. Plusieurs fois on a constaté que la membrane muqueuse était rouge, offrait des arborisations vasculaires, et donnait facilement du sang quand on y portait la pointe d'un scalpel ; mais jamais on n'a trouvé à l'intérieur ni fongosités, ni granulations, ni plaie.

On a recherché le nombre des enfants dans 8 cas : dans 5, il y en avait eu ; dans 3, aucun.

Les maladies auxquelles ont succombé les femmes qui ont présenté ces granulations et ces ulcérations ont été les suivantes :

Phthisie pulmonaire.....	7
Pneumonie............	2
Maladies du cœur.......	2
Fièvre typhoïde........	1
Hémorrhagie cérébrale...	1
Maladies diverses.......	3
Causes inconnues.......	6

§ 6. Altérations ayant leur siége dans les ovaires.

Les ovaires ont été toujours examinés en même temps que l'utérus.

Sur 100 cas, on a trouvé 9 fois des kystes des ovaires : 6 fois simples, 3 fois multiples.

L'âge de ces femmes était le suivant :

De 15 à 30 ans....	1
30 à 45........	3
45 à 60........	3
Au-dessus de 60.....	2

Les maladies, qui dans ces cas ont été causes de la mort, étaient les suivantes :

Phthisie pulmonaire.....	3
Pneumonie............	2
Hémorrhagie cérébrale...	2
Affections diverses......	2

Une seule fois le kyste avait le volume de la tête d'un fœtus à terme ; dans les autres cas, ils étaient très petits. Une seule fois, on a trouvé un kyste pileux chez une femme âgée de cinquante et un ans, morte d'un cancer abdominal. Nous avons rencontré une fois un cancer de l'ovaire chez la femme dont il a été question plus haut, et qui a succombé à une généralisation du cancer à la suite d'une mélanose de l'œil. Une fois nous avons trouvé une ovarite du côté droit chez une jeune femme de vingt ans, mère d'un enfant, et qui entra dans notre service pour s'y faire traiter de granulations du col, et qui, n'ayant pas été vaccinée, succomba à une variole.

§ 7. Affections des trompes.

On a trouvé un kyste séreux d'un seul côté chez la femme atteinte d'une atrésie vulvo-vaginale ; une inflammation de la trompe droite et des adhérences du pavillon chez la femme qui mourut des suites d'une variole confluente.

Le tableau ci-joint offre un résumé de tous les faits précédents, relativement à l'âge et aux maladies concomitantes :

MALADIES.	AGES.				MALADIES.						
	15 à 30.	30 à 45.	45 à 60.	Au-dessus de 60.	Phthisie.	Pneumonie.	Maladies du cœur.	Fièvre thyphoïde.	Hémorrhagie cérébrale.	Cancers.	Maladies diverses.
Tumeurs fibreuses	1	5	2	12	4	2	5	...	5	1	4
Cancers	1	...	...	2	...	1	...	...	...	1	1
Métrite	3	2	2	...	2	...	2	1	...	...	3
Polypes	1	3	2	3	3	2	2	...	1	...	1
Adhérences vicieuses	...	...	...	1	1	...	...	...	...	...	...
Atrésie vulvaire	1	...	...	...	...	...	...	...	...	...	1
Ulcérations et granulations	5	4	5	2	7	2	2	1	1	...	9
Kystes de l'ovaire	1	3	3	2	3	2	...	...	2	...	2
Kyste pileux	...	...	1	...	...	...	...	...	...	...	1
Cancer de l'ovaire	1	...	...	...	...	...	...	...	...	...	1
Ovarite	1	...	...	...	...	...	...	...	...	...	1
Kyste de la trompe	1	...	...	...	...	...	...	...	...	...	1
Inflammation de la trompe	1	...	...	...	...	...	...	...	...	...	1

ARTICLE II. — Des maladies de l'utérus traitées à l'hôpital de la Pitié, dans mon service (salle Sainte-Geneviève), du 1er janvier au 1er juillet 1858.

M. le docteur Portalier a eu la complaisance de recueillir les observations des femmes atteintes de maladies de l'utérus, que nous avons traitées dans l'espace de six mois à l'hôpital de la Pitié. Ces observations sont au nombre de 50. Voici le résumé de leur histoire.

Age. — Sur les 50 femmes, 5 avaient moins de vingt ans (la plus jeune avait dix-huit ans), 27 avaient de vingt à trente ans, 15 de trente à quarante ans, 3 avaient plus de quarante ans (la plus âgée avait quarante-cinq ans).

Professions. — Toutes ces femmes appartenaient à la classe des ouvrières ou des domestiques.

30 étaient filles, 18 étaient mariées et 2 veuves. Aucune des 30 premières n'était vierge.

Conditions hygiéniques.—Les conditions hygiéniques au milieu desquelles étaient placées ces 50 malades ont été les suivantes : Dans 19 cas, ces conditions étaient bonnes et satisfaisantes; 14 fois elles étaient simplement suffisantes, et 9 fois elles étaient très médiocres. Chez 8, elles étaient mauvaises, et ces dernières gagnaient difficilement leur vie.

Sur ces 50 femmes, 18 avaient eu des enfants : 1, six; 3, cinq; 4, quatre; 2, trois; 7, deux ; 1, un seul enfant. Chez ces 18 femmes, outre les enfants, on a noté un certain nombre d'avortements; ainsi 9 avaient eu une ou plusieurs fausses couches.

Sur les 32 femmes complétant avec les 18 le nombre de 50, une était enceinte, 5 avaient fait des fausses couches et 26 n'avaient jamais été enceintes.

Antécédents morbides. — Voici quels ont été les antécédents morbides dans ces 50 cas : une fois, des pertes sanguines utérines plus ou moins graves ; chez 12, des accidents syphilitiques primitifs ou consécutifs, mais qui avaient disparu ; chez 2, des allaitements prolongés outre mesure ; chez 1, une chlorose ; chez 2, un phlegmon péri-utérin ; chez 1, une métro-péritonite ; chez 1, une métrite chronique ; chez 1, une blennorrhagie ; 2 étaient hystériques et 1 seule tuberculeuse ; 6 avaient une altération notable de la santé qui avait précédé l'affection utérine, et qui pouvait être attribuée à une anémie plus ou moins caractérisée ; 20 enfin avaient eu une forte santé avant le développement de l'affection utérine.

Causes présumées de la maladie d'après le récit des malades. — 11 fois une fausse couche, 13 fois les suites d'un accouchement à terme, 1 fois une blennorrhagie, 2 fois une métro-péritonite, 6 fois un coït impur, 1 fois des grossesses répétées, 1 fois des grossesses répétées et une fausse couche, 1 fois une syphilis constitutionnelle, 1 fois une syphilis avec une grossesse, 6 fois des hémorrhagies utérines avaient coïncidé avec le développement de la maladie ; dans les 7 autres cas, les malades n'assignaient aucune cause à leur affection.

Diagnostic. — Voici quelles furent les lésions que le spéculum révéla : 31 fois le col était tuméfié, plus volumineux et manifestement engorgé ; sur ces 31 cas, 1 fois le col, en même temps qu'il était tuméfié, était induré ; 24 fois il était ramolli d'une manière plus ou moins notable et à des degrés divers ; 6 fois sa consistance semblait conservée. Sur ces 31 cas, 19 fois la maladie avait gagné la membrane muqueuse ; 6 fois elle avait atteint le vagin (vaginite) ; 2 fois elle était accompagnée d'une métrite chronique du corps de l'utérus, et 2 fois d'une congestion utérine.

Dans les 19 autres cas, il n'existait que des lésions de la membrane muqueuse de la surface du col ou de la cavité cervicale. Voici, du reste, de quelle manière ces lésions, considérées isolément les unes des autres, ont été distribuées dans les 50 cas où elles existaient : 24 fois il y eut des granulations avec ou sans excoriations, 18 fois des ulcérations plus ou moins profondes à la surface ou au pourtour du col utérin ; 27 fois il y avait un épaississement avec ramollissement et rougeur de la membrane muqueuse, 11 fois seulement les granulations ou les ulcérations qui existaient n'étaient pas accompagnées d'une lésion de la membrane muqueuse du col.

En même temps que ces lésions diverses, on trouva les altérations suivantes sur les 50 cas : Dans presque tous, un léger degré d'abaissement plus ou moins notable ; il était plus considérable dans 7 cas. 2 fois une rétroflexion ; 5 fois une antéversion, dont 2 fois avec abaissement ; 3 fois une rétroversion, dont une accompagnée d'une rétroflexion ; 1 fois une latéroversion, 1 fois une ovarite, 3 fois une blennorrhagie qui sembla consécutive.

Symptômes généraux. — Sur les 50 cas, 12 fois il existait une anémie profonde considérable et des plus caractérisées ; elle s'accompagnait d'un état nerveux en général bien caractérisé. Chez 10, les accidents d'anémie étaient encore très caractérisés, mais à un moindre degré que les précédents; 8 présentaient une anémie moins intense, mais marquée encore par des phénomènes gastralgiques, un bruit de souffle au premier temps du cœur et dans les carotides; 8 présentaient les symptômes de l'anémie siégeant uniquement dans le sang sans phénomènes nerveux; 2 avaient une anémie légère avec symptômes nerveux intenses; 10 enfin n'avaient ni anémie ni état nerveux.

TRAITEMENT. — Le traitement a été formulé de la manière suivante :

1° *Inflammation chronique de la membrane muqueuse* (granulations, ulcérations, ramollissement), avec absence de tuméfaction du tissu utérin ou très légère tuméfaction de ce tissu. Cautérisations avec le nitrate d'argent solide répétées tous les cinq jours, chez 10 malades; il y eut de 3 à 11 cautérisations.

2° *Inflammation chronique du col utérin* bien caractérisée, accompagnée d'induration ou de ramollissement, avec ou sans lésion consécutive de la membrane muqueuse. Emploi de la cautérisation au fer rouge ou au fer chauffé par l'électricité, soit que les cautérisations soient pratiquées d'emblée, soit qu'on les fasse succéder à des cautérisations au nitrate d'argent. 17 fois, cautérisation au fer rouge seul; 18 fois, cautérisation au fer rouge que l'on fait succéder aux cautérisations au nitrate d'argent. Il y eut 35 cautérisations au fer.

3° *Engorgement hypertrophique simple*, l'état phlegmasique ayant disparu. 5 fois, traitement hydrothérapique simple; dans un cas, perchlorure de fer, puis eau froide.

Dans tous ces 50 cas, sans en excepter un, on employa en même temps que les cautérisations le traitement hydrothérapique suivant : douches utérines froides, peu violentes, répétées souvent deux fois le jour; bains de siége d'immersion froide, d'une à deux minutes, une fois le jour. Dans le cas de métrite du corps, bains hydrosudopathiques; dans les cas d'anémie intense ou d'état nerveux très caractérisé, douches froides extérieures (hydrothérapie).

Voici quel fut le résultat final de ce traitement : 35 guérisons complètes; 9 malades sont parties sans avoir voulu attendre la fin du traitement, mais très notablement améliorées; 3 revinrent chez moi, et je terminai la guérison; enfin 3 étaient en traitement quand on cessa de recueillir les observations, mais 2 guérirent, et 1 sortit sans en attendre la fin. — Deux malades présentèrent, après la cautérisation au fer rouge, les symptômes d'une métrite aiguë qui cédèrent à une application de sangsues et à des bains entiers tièdes. Ces 2 cas ne présentèrent pas assez d'intensité pour inspirer quelque inquiétude.

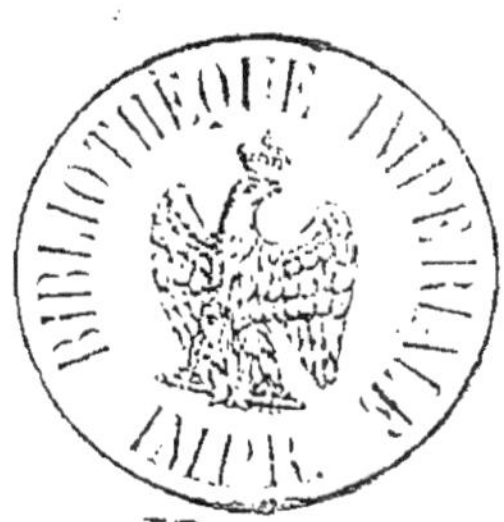

TABLE DES MATIÈRES

CONTENUES DANS LE TOME SECOND.

TROISIÈME PARTIE.

FIN DE LA TABLE DES MATIÈRES DU TOME SECOND ET DERNIER.

www.ingramcontent.com/pod-product-compliance
Ingram Content Group UK Ltd.
Pitfield, Milton Keynes, MK11 3LW, UK
UKHW020150250726
13967UKWH00002B/975

9 782012 963276